W0260334

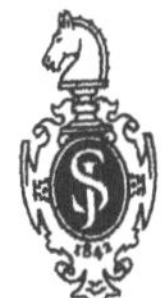

Springer

Berlin
Heidelberg
New York
Barcelona
Hongkong
London
Mailand
Paris
Singapur
Tokio

28. Hämophilie-Symposion

Hamburg 1997

Herausgeber: I. Scharrer, W. Schramm

Verhandlungsberichte:

Virusinfektion
Synovitis – Pathogenese und Behandlung
Thrombophilie: Prothrombinmutation
Pädiatrische Hämostaseologie
Kasuistiken

Wissenschaftliche Leitung:
I. Scharrer, Frankfurt
W. Schramm, München

Moderatoren:
L. Gürtler, München; R. Burger, Berlin; I. Scharrer, Frankfurt; H.-H. Brackmann, Bonn; M. Lechner, Wien; W. Schramm, München; M. Barthels, Hannover; R. Zimmermann, Heidelberg; A. H. Sutor, Freiburg; W. Kreuz, Frankfurt; H. Pollmann, Münster; E. O. Meili, Zürich; H. Lenk, Leipzig

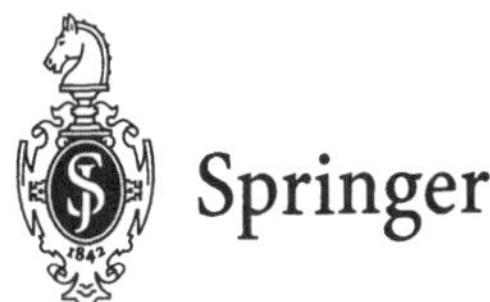

Springer

Professor Dr. med. INGE SCHARRER
Zentr. d. Inn. Med., Med. Klinik I
Universitätsklinikum
Theodor-Stern-Kai 7
D-60590 Frankfurt am Main

Professor Dr. med. WOLFGANG SCHRAMM
Hämostaseologische Abteilung
Med. Univ.-Klinik Innenstadt
Ziemssenstraße 1a
D-80336 München

Mit 196 Abbildungen

Die Deutsche Bibliothek – CIP-Einheitsaufnahme

Hämophilie-Symposion (28, 1997, Hamburg): Verhandlungsberichte/ 28. Hämophilie-Symposion: Hamburg 1997 / Hrsg.: Inge Scharrer; Wolfgang Schramm. – Berlin; Heidelberg; New York; Barcelona; Hongkong; London; Mailand; Paris; Singapur; Tokio; Springer, 1999

ISBN-13: 978-3-540-64581-8 e-ISBN-13: 978-3-642-59915-6
DOI: 10.1007/978-3-642-59915-6

Satzherstellung: Goldener Schnitt Herstellungsservice, 76547 Sinzheim
Druck: Druckhaus Beltz, 69502 Hemsbach

SPIN 10675263 3134/5 4 3 2 1 0 – gedruckt auf säurefreiem Papier

Inhaltsverzeichnis

I. Virusinfektion

II. Synovitis – Pathogenese und Behandlung

III. Thrombophilie: Prothrombinmutation

IV. Pädiatrische Hämostaseologie

VI.c Poster: von-Willebrand-Jürgens-Syndrom

VI.d Poster: Virusinfektion

VI.e Poster: Pädiatrie

VI.f Poster: Thrombophilie

VI.g Poster: Kasuistiken

VI.h Poster: Freie Themen

Teilnehmerverzeichnis

ABEDINPOUR, F., Dr.
Abt. Hämatologie, I. Medizinische Abt.
Krankenhaus München-Schwabing, München

ACKERMANN, K., Dr.
Klinik und Poliklinik für Kieferchirurgie,
Klinikum der Ludwig-Maximilians-Universität, München

ALBERT, T.
Institut für experimentelle Hämatologie und
Transfusionsmedizin der Universität, Bonn

ALISCH, A., Frau
Abt. Transfusionsmedizin, Universitätsklinik Eppendorf, Hamburg

ANDERLE, K., Dr.
IMMUNO Wien, A-Wien

ANDERS, O., Prof. Dr.
Klinik und Poliklinik für Innere Medizin der Universität Rostock, Rostock

ARENDS, P., Dr.
Arzt für Kinderheilkunde, A-Güssing

ASCHERMANN, G., Frau,
Abt. Hämatologie und Onkologie, Medizinische Hochschule Hannover,
Hannover

ASMUSSEN, C.
Abt. Transfusionsmedizin, Univ.-Krankenhaus Eppendorf, Hamburg

AUERSWALD, G., Dr.
Professor-Hess-Kinderklinik, Zentralkrankenhaus St.-Jürgen-Straße, Bremen

Aumann, A., Frau Dr.
Krankenhaus Altstadt, Magdeburg

Aumann, V., Dr.
Zentrum für Kinderheilkunde, Medizinische Fakultät
Otto-von-Guericke-Universität, Magdeburg

Aygören-Pürsün, E., Frau Dr.
Hämophilieambulanz, Zentrum Innere Medizin,
Klinikum der Johann-Wolfgang-Goethe-Universität, Frankfurt am Main

Balleisen, L., Prof. Dr.
Abt. Hämatologie und Onkologie, Innere Medizin, Evangelisches Krankenhaus, Hamm

Barthels, M., Frau Prof. Dr.
Abt. Hämatologie und Onkologie, Zentrum Innere Medizin,
Medizinische Hochschule Hannover, Hannover

Barz, D., Frau Dr.
Abt. Transfusionsmedizin, Klinik für Innere Medizin der Universität Rostock, Rostock

Batorova, A., Frau Dr.
Klinika Hematologie, a Transfuzie Krvi, CSFR-Bratislava

Bau, J., Frau
Abt. Transfusionsmedizin, Transplantationsimmunologie, Univ.-Krankenhaus Eppendorf, Hamburg

Baumgartner, H., Dr.
Facharzt für Kinder und Jugendliche, spez. Hämatologie, CH-Gossau

Beck, C., Frau Dr.
Ärztin für Kinderheilkunde, Berlin

Beck, E.A., Prof. Dr.
Arzt für Hämatologie, CH-Lugano

Beck, K.-H., Dr.
Abt. Transfusionsmedizin, Klinikum der Albert-Ludwigs-Universität, Freiburg i. Br.

Beeck, H., Frau Dr.
Institut für Transfusionsmedizin und Immunhämatologie,
Klinikum der Stadt Ludwigshafen, Ludwigshafen

Beeser, H.P., Prof., Dr.
Institut für Transfusionsmedizin, Klinikum der Albert-Ludwigs-Universität Freiburg i. Br.

Behnisch, W., Dr.
Universitätsklinik Ulm, Ulm

Beicht, P.
Institut für Med. Mikrobiologie und Immunologie, Bonn

Berger, H., Dr.
Gerinnungslabor, Innere Medizin, Westpfalz-Klinikum GmbH, Standort I Kaiserlautern, Kaiserslautern

Bertina, R.M., Dr.
Haemostasis and Thrombosis Research, University Hospital Leiden, NL-Leiden

Binder, F., Dr.
Chirurgische Abteilung, Diakoniekrankenhaus, Schwäbisch Hall

Bobrowska, H., Frau Dr.
Voievodship Children's Hospital, Department of Hematology, PL-Poznan

Böschow, G., Frau
Kinderklinik, Carl-Thiem-Klinikum, Cottbus

Böttcher, D., Prof. Dr.
Abt. Innere Medizin, Krankenhaus Bethesda, Wuppertal

Brackmann, H.-H., Dr.
Institut für Experimentelle Hämatologie und Transfusionsmedizin der Universität, Bonn

Brandl, A., Frau
Med. Einrichtung der Rheinisch-Westfälischen Technischen Hochschule, Aachen

Bratanoff, E., Frau Dr.
Sozialpädiatrisches Zentrum, Erfurt

Braun, A., Dr.
DRK-Kinderklinik, Siegen

Braun, U., Frau Dr.
Deutsche Hämophiliegesellschaft, München

Breuer, W.
IGH, Bonn

Brockhaus, W., Dr.
7. Medizinische Klinik, Klinikum Süd, Nürnberg

Brommer, Z., Frau
Gerinnungslabor, Universitätsklinik Ulm, Ulm

Brückner, S., Frau Dr.
Medizinische Universität zu Lübeck, Klinik für Anaesthesiologie, Lübeck

Budde, U., Priv.-Doz. Dr.
Gemeinschaftslabor Dr. Keeser und Prof. Arndt, Hamburg

Burger, R., Prof. Dr.
Robert-Koch-Institut, Berlin

Burstein, C., Frau Dr.
Institut für Klinische Chemie und Pathobiochemie, Universität Rostock, Rostock

Bush, K.
Baxter GmbH Deutschland, Unterschleißheim

Bykowska, K., Frau Dr.
Institut of Haematology and Blood Transfusion, PL-Warsaw

Carrero, I., Frau Dr.
Abt. Transfusionsmedizin, Chirurgische Klinik, Universitätsklinik Eppendorf, Hamburg

Caspari, G., Dr.
Institut für Med. Virologie, Klinikum der Justus-Liebig-Universität, Gießen

Chen, C. Dr.
Kinderklinik mit Poliklinik der Universität Erlangen-Nürnberg, Erlangen

Clausen, N., Dr.
Pediatric Department, DK-Aarhus N

Crone-Erdmann, J.
IMMUNO Heidelberg, Heidelberg

Cucuruz, M., Frau Dr.
University of Medicine, Clinica I-a Pediatrie, R-Timisoara

DEPKA PRONDZINSKI, M. von, Dr.
Abt. Hämophilie, Med. Poliklinik, Medizinische Hochschule Hannover, Hannover

DICK, A., Frau
Abt. Hämostaseologie, Medizinische Klinik Innenstadt der Ludwig-Maximilians-Universität, München

DILL, D., Frau
Abt. Hämatologie und Hämostaseologie, Kinderklinik, Klinikum der Albert-Ludwigs-Universität, Freiburg i. Br.

DULICEK, P., Dr.
Hämatologische Abteilung, I. Medizinische Klinik, Univ.-Krankenhaus, CZ-Hradec Králové

EBELING, F., Frau Dr.
The Finnish Red Cross, Blood Transfusion Service, FIN-Helsinki

EBER, S., Prof. Dr.
Zentrum Kinderheilkunde, Med. Klinik und Poliklinik der Georg-August-Universität, Göttingen

EBERL, W., Dr.
Kinderklinik, Städtisches Klinikum Holwedestraße, Braunschweig

EBRECHT, A., Dr.
Paul-Ehrlich-Institut, Bundesamt für Sera und Impfstoffe, Langen

ECKERT, G., Frau
Hämophilieambulanz, Zentrum, Innere Medizin, Klinikum der Johann-Wolfgang-Goethe-Universität, Frankfurt am Main

EGGELING, B., Frau Dr.
Abt. Onkologie, Städtische Kliniken Kassel, Kassel

EGLI, H., Prof. Dr.
Bonn

EHRENFORTH, S., Frau Dr.
Hämophilieambulanz, Zentrum Innere Medizin, Klinikum der Johann-Wolfgang-Goethe-Universität, Frankfurt am Main

EICHINGER, S., Frau Dr.
Universitätsklinik für Innere Medizin I, A-Wien

Eickhoff, H.H., Dr.
Orthopädische Klinik, St.-Josef-Hospital, Troisdorf

Eifrig, B., Frau Dr.
Abt. Blutgerinnungsstörungen, Chirurgische Klinik, Univ.-Krankenhaus Eppendorf, Hamburg

Ellbrück, D., Dr.
Praxis Drs. Feil/Grenzler, Memmingen

Ernst, R., Dr.
Abt. Hämatologie und Onkologie, Kinderklinik, Med. Einr. der Westfälischen Wilhelms-Universität, Münster

Escuriola-Ettingshausen, C., Frau Dr.
Zentrum Kinderheilkunde, Klinikum der Johann-Wolfgang-Goethe-Universität, Frankfurt am Main

Faessler, H., Dr.
Innere Medizin, CH-Chiasso

Falger, J., Frau Dr.
Universitätsklinik für Kinderheilkunde, A-Wien

Feldmann, C., Frau cand. med.
Abt. Transfusionsmedizin, Transplantationsimmunologie, Universitätsklinik Eppendorf, Hamburg

Felten, A. von, Prof. Dr.
Gerinnungslabor, Abt. Innere Medizin, Universitätsspital, CH-Zürich

Fijnheer, R.
Academisch Ziekenhuis Utrecht, NL-Utrecht

Fischer, B., Frau Dr.
Institut für Humangenetik, Klinikum der Christian-Albrechts-Universität, Kiel

Fischer, M., Prof. Dr.
Zentrallaboratorium, Krankenhaus der Stadt Wien-Lainz, A-Wien

Frank, D., Dr. R.
Med. Klinik II, Med. Einr. der Rheinisch-Westfälischen Technischen Hochschule, Aachen

Franke, D., Priv.-Doz. Dr.
Praxis für Medizin und Gefäßkrankheiten, Magdeburg

FRANKE, S., Frau
Hämophilieambulanz, Zentrum, Innere Medizin,
Klinikum der Johann-Wolfgang-Goethe-Universität, Frankfurt am Main

FRICK, U., Frau Prof. Dr.
Institut für klinische Chemie der Ernst-Moritz-Arndt-Universität, Greifswald

FUNKE, U.
Klin.-chem. Zentrallabor, Kreiskrankenhaus Zittau, Zittau

GALLISTL, S., Dr.
Zentrallabor, Univ.-Kinderklinik, A-Graz

GANDENBERGER-BACHEM, S., Frau Dr.
Praxis Dr. Böse, München

GASTPAR, H., Prof. Dr.
Neusäss

GEBAUER, E., Prof. Dr.
Institut of Mother and Child Health, University of Novi Sad, YU-Novi Sad

GEIB, R., Frau Dr.
Kinderklinik, Saarbrücker Winterbergkliniken, Saarbrücken

GEIDEL, K., Frau
Abt. Transfusionsmedizin, Chirurgische Klinik und Poliklinik Universitätsklinik
Eppendorf, Hamburg

GEISEN, U., Dr.
Zentrallabor, Medizinische Universitätsklinik
der Julius-Maximilians-Universität, Würzburg

GENSER, N., Dr.
Universitätsklinik für Kinderheilkunde, A-Innsbruck

GIRISCH, M.,Frau Dr.
Universitätsklinik für Kinder und Jugendliche, Erlangen

GRÄBNER, H., Frau Dr.
Klinik für Kinder- und Jugendmedizin, Bezirkskrankenhaus Heinrich-Braun,
Zwickau

GRAF, N., Priv.-Doz. Dr.
Kinderklinik, Universitätskliniken des Saarlandes, Homburg/Saar

Gräper, S.
Institut für medizinischeMikrobiologie und Immunologie der Universität, Bonn

Gross, J., Dr.
Abt. Klinische Hämostaseologie und Transfusionsmedizin, Universitätskliniken des Saarlandes, Homburg/Saar

Gross, W., Prof. Dr.
Medizinische Poliklinik der Julius-Maximilians-Universität, Würzburg

Güldenring, Dr.
Städt. Krankenhaus Dresden-Neustadt, Kinderklinik, Dresden

Gürtler, L., Prof. Dr.
Max-von-Pettenkofer-Institut für Hygiene und medizinische Mikrobiologie der Universität München, München

Gutensohn, K., Dr.
Abt. Transfusionsmedizin, Transplantationsimmunologie, Univ.-Kankenhaus Eppendorf, Hamburg

Halbmayer, M., Dr.
Zentrallaboratorium, Krankenhaus der Stadt Wien-Lainz, A-Wien

Handler, S., Frau Dr.
Klinisches Institut für medizinische und chemische Labordiagnostik, A-Wien

Hanzel, S., Dr.
Univ.-Klinikum Ulm, Abt. Innere Medizin III, Ulm

Hartl, H.K., Dr.
Institut für Sozialmedizin der Universität Wien, A-Wien

Hartung, K.-J., Dr.
Institut für Klinische Chemie und Laboratoriumsdiagnostik, Otto-von-Guericke-Universität, Magdeburg

Hasler, K., Frau Prof. Dr.
Abt. Hämatologie und Onkologie, Zentrum Innere Med. I, Klinikum der Albert-Ludwigs-Universität, Freiburg i. Br.

Haushofer, A., Dr.
Zentrallabor, Krankenhaus der Stadt Wien-Lainz, A-Wien

Hauswald, I., Frau Dr.
Institut Regensburg, Blutspendedienst des BRK, Regensburg

HEILMEIER, Z, Dr.
Professor-Hess-Kinderklinik, Bremen

HEIM, M.U., Prof. Dr.
Institut für Transfusionsmedizin und Immunhämatologie mit Blutbank, Otto-von-Guericke-Universität, Magdeburg

HEINEKING, B.
Medizinische Einrichtung der Westfälischen-Wilhelms-Universität, Münster

HEINRICHS, C., Frau Doz. Dr.
Zentralabteilung Hämostaseologie, Hämophilie-Zentrum, Krankenhaus im Friedrichshain, Berlin

HEMPELMANN, L., Dr.
Kinderklinik Lindenhof, Krankenhaus Lichtenberg, Berlin

HERRMANN, F.H., Prof. Dr. Dr.
Institut für Humangenetik, Medizinische Fakultät der Ernst-Moritz-Arndt-Universität, Greifswald

HESS, L., Dr.
Institut für experimentelle Hämatologie und Transfusionsmedizin der Universität, Bonn

HILGENFELD, E., Frau Dr.
Klinik für Kinderheilkunde, Univ.-Klinikum Rudolf Virchow, Humboldt-Universität zu Berlin, Berlin

HILPERT, D., Frau
Salzgitter

HOLZHÜTER, H., Prof. Dr.
Hämophilie-Zentrum Nordwest, Bremen

HOPMAIER, P., PRIM. Doz. Dr.
Krankenhaus Rudolfsstiftung, A-Wien

HOVY, L., Priv.-Doz. Dr.
Orthopädische Universitätsklinik Friedrichsheim, Frankfurt am Main

HUCH, B., Frau Dr.
Klinik für Anästhesiologie und Intensivmedizin, Universitätskliniken des Saarlandes, Homburg/Saar

HUTH-KÜHNE, A., Frau Dr.
Kurpfalzkrankenhaus Heidelberg und Hämophiliezentrum gGmbH, Heidelberg

IFSITZ, A., Frau
Wiener Gebietskrankenkasse, A-Wien

IMAHORN, P., Dr.
CH-Brig

JENDREYKO, N., Frau
Labor für pädiatrische Molekularbiologie, Berlin

JOHS, R., Dr.
Kinderklinik, Städtisches Klinikum Holwedestraße, Braunschweig

JOIST, J.H., Prof. Dr. Dr.
Hemostasis and Thrombosis Unit, St. Louis University,
Health Sciences Center, St. Louis/MO, USA

JONES, N., Dr.
Kinder- und Infektionsabeiltung, Allg. Österr. Landeskrankenhaus, A-Salzburg

JURGUTIS, R., Dr.
Seaman's Hospital, LT-Lithuania

KAIML, M., Frau Dr.
Zentrum Kinderheilkunde,
Klinikum der Johann-Wolfgang-Goethe-Universität, Frankfurt am Main

KAISER, R., Dr.
Institut für medizinische Mikrobiologie und Immunologie der Universität, Bonn

KALNINS, W., Dr.
Marmagen

KAPPERS-KLUNNE
Acad. Ziekenhuis Dykzigt, NL-Rotterdam

KEMKES-MATTHES, B., Frau Priv.-Doz. Dr.
Zentrum für Innere Medizin, Klinikum der Justus-Liebig-Universität, Gießen

KIRCHHOFF, D., Frau Dr.
Kinderklinik, Klinikum der Albert-Ludwig-Universität, Freiburg i. Br.

KJELLMAN, H.
S-Skinnskatteberg

KLAMROTH, R., Dr.
Hämophilie-Zentrum im Krankenhaus Friedrichshain, Berlin

KLARE, M., Dr.
III. Innere Klinik, Klinikum Berlin-Buch, Berlin

KLOSE, H.J., Priv.-Doz. Dr.
Arzt für Kinderheilkunde, München

KLUCE, G., Dr.
Linezers,Centre of Clinical Medicin, Latvian Academy of Medicine, LV-Riga/Latvia

KLUG, B., Frau Dr.
Paul-Ehrlich-Institut, Bundesamt für Sera und Impfstoffe, Langen

KNÖFLER, R., Dr.
Klinik und Poliklinik für Kinderheilkunde, Univ.-Klinikum Carl Gustav Carus, Dresden

KOBELT, R., Dr.
Arzt für Kinderheilkunde, CH-Wabern

KOCHAN, B., Frau
Institut für medizinische Mikrobiologie und Immunologie der Universität, Bonn

KÖHLER, M., Prof. Dr.
Abt. Transfusionsmedizin, Zentrum Hygiene- und Humangenetik der Georg-August-Universität, Göttingen

KÖHLER-VAJTA, K., Frau Dr.
Ärztin für Kinderheilkunde, Grünwald

KOMRSKA, V., Dr.
II. Detska Klinika, FN Motol, CZ-Praha

KÖRHOLZ, D., Priv.-Doz. Dr.
Klinik für Pädiatrische Hämatologie und Onkologie der Heinrich-Heine-Universität, Düsseldorf

KOSCIELNY, J., Dr.
Institut für Transfusionsmedizin und Immunhämatolgie (Charité), Humboldt-Universität zu Berlin, Berlin

KÖSTERING, H., Prof. Dr.
Lemgo

KRALL, G., Dr.
Head Hemophilia Care Center, H-Budapest

KRAUSE, M., Frau
Hämophilieambulanz, Medizinische Klinik I
der Johann-Wolfgang-Goethe-Universität, Frankfurt am Main

KREUZ, W., Priv.-Doz. Dr.
Zentrum Kinderheilkunde, Klinikum
der Johann-Wolfgang-Goethe-Universität, Frankfurt am Main

KRUCK, H., Frau Dr.
Med. Einrichtungen der Heinrich-Heine-Universität, Kinderklinik, Düsseldorf

KÜHN, D., Frau Dr.
Kinderklinik, Universitätskliniken des Saarlandes, Homburg/Saar

KÜHN-WALZ, K., Frau Dr.
Institut für Transfusionsmedizin des Städtischen Krankenhauses
Köln-Merheim, Köln

KUNZE, M., Prof. Dr.
Institut für Sozialmedizin, A-Wien

KUPFER, B., Dr.
Institut für medizinische Mikrobiologie und Immunologie der Universität, Bonn

KURME, A., Dr.
Arzt für Kinderheilkunde, Hamburg

KURNIK, P., Dr.
Kinderinterne Abeilung, Allg. Österr. Landeskrankenhaus, A-Klagenfurt

KUSE, R., Prof. Dr.
Abt. Hämatologie, Allgemeines Krankenhaus St. Georg, Hamburg

KYANK, U., Frau Dr.
Univ.-Kinderklinik, Medizinische Fakultät der Universität Rostock, Rostock

LAGUNA, P., Dr.
Dept. of Paediatrics, Haematology, Medical Academy, PL-Warsaw

LANG, A., Dr.
Interne Abt., Allg. Österr. Landeskrankenhaus, A-Feldkirch-Tisis

LANG, H., Dr.
IMMUNO Wien, A-Wien

LANGMACKER, M., Frau Dr.
Abt. Innere Medizin II, Hämophilie-Zentrum, Krankenhaus im Friedrichshain, Berlin

LECHLER, E., Prof. Dr.
Klinik I für Innere Medizin der Universität zu Köln, Köln

LECHNER, A., Dr.
II. Medizinische Abteilung, Allg. Österr. Landeskrankenhaus, A-Salzburg

LECHNER, K., Prof. Dr.
Abt. Hämatologie, Hämostaseologie, Universitätsklinik für innere Medizin I, A-Wien

LEHTMAA, J., Frau Dr.
Tartu University, Children's Hospital, Tartu/Estonia

LENK, H., Priv.-Doz. Dr.
Klinik für Kindermedizin, Universität Leipzig, Leipzig

LENZ, E., Frau Dr.
Zentrum Kinderheilkunde, Medizinische Klinik und Poliklinik der Georg-August-Universität, Göttingen

LESTIN, H.-G., Prof. Dr.
Institut für Labormedizin, Klinikum Schwerin, Schwerin

LEUTNER, E., Frau Dr.
Abt. Innere Medizin, Fachkrankenhaus Neckargemünd gGmbh, Neckargemünd

LIGHEZAN, D., Dr.
Universitatea de Medicina si, Farmacie Timisoara, Clinica Medicina Interna II, Spital Municipal, R-Timisoara

LIMBACH, H.-G., Dr.
Kinderklinik, Universitätskliniken des Saarlandes, Homburg/Saar

LINDSTEDT, M., Frau Dr.
Koagulationsmottagningen, Karolinska Sjukhuset, S-Stockholm

LOOSEN, H., Dr.
Zahnärztliche Abteilung, Allgemeines Krankenhaus St. Georg, Hamburg

LORETH, R.M., Dr.
Abt. Klin. Hämostaseologie, Medizinische Klinik III, Westpfalz-Klinikum GmbH, Kaiserslautern

LOTTAZ, D., Dr.
Schweiz. Hämophiliegesellschaft, CH-Bern

LUDWIG, G.
Hämophilieambulanz, Klinikum der Johann-Wolfgang-Goethe-Universität, Frankfurt am Main

LÜHR, C., Frau
Zentrum Innere Medizin, Medizinische Hochschule Hannover, Hannover

LUTZ, W., Dr. Praktischer Arzt
Esserswil, CH-Roggwil

LUTZE, G., Prof. Dr.
Institut für Klinische Chemie und Laboratoriumsdiagnostik, Otto-von-Guericke-Universität, Magdeburg

MAAK, B., Priv.-Doz. DR
Thüringen-Klinik, Georgius Agricola Saalfeld, Saalfeld

MAKAI, F., Prof. Dr.
Orthopaedic Clinic, FN, CSFR-Bratislava

MARBY, P., Frau Dr.
Kinderklinik und Ambulanz, Städtisches Klinikum Dessau, Dessau

MAREK, R., Dr.
Wiener Gebietskrankenkasse, A-Wien

MAROSI, A., Dr.
Heim Pál Hospital, H-Budapest

MARSMANN, G., Dr.
Arzt für Kinderheilkunde, Varel

MARTIN, A., Frau Dr.
Charité-Kinderklinik, Med. Fakultät der Humboldt-Universität zu Berlin, Berlin

MARTIN, H., Frau Dr.
Abt. Hämatologie und Onkologie, Zentrum Innere Medizin, Georg-August-Universität, Göttingen

MARTINKOVÁ, I., Frau Prim. Dr
odd. Hematologie, Fakultni nemocnice v Plzni, CZ-Plzen-Bory

MARX, G., Dr.
Gerinnungslabor, Chirurgische Klinik, Univ.-Krankenhaus Eppendorf, Hamburg

MATYSKOVA, M., Frau Dr.
Department of Hematology, II. Interni Klinika, CZ-Brno

MATZDORFF, A., Dr.
Abt. Hämatologie und Onkologie, Zentrum Innere Medizin,
Klinikum der Justus-Liebig-Universität, Gießen

MAURER, M., Prof. Dr.
Bernau/Chiemsee

MAUZ-KÖRHOLZ, C., Frau Dr.
Pädiatrische Hämatologie, Onkologie, Med. Einr.
der Heinrich-Heine-Universität, Düsseldorf

MAYER, B., Frau
Med. Fakultät der Humboldt-Universität, Charité,
Institut für Transfusionsmedizin, Berlin

MEILI, E.O., Frau Dr.
Gerinnungslabor, Abt. Innere Medizin, Universitätsspital, CH-Zürich

MILETICH, J.P., M.D., Ph.D.
Division of Laboratory Med./Box8118, Washington Univ. School of Medicine,
St. Louis/MO, USA

MINGERS, A.-M., Frau Prof. Dr.
Würzburg/Lengfeld

MOLL, W., Dr.
Zentrallabor, Med. Zentrallaboratorium Ges.m.b.H, A-Feldkirch-Tisis

MONDORF, W., Dr.
Praxis und Labor zur Diagnostik und Therapie, Frankfurt am Main

MORGENSCHWEIS, K., Dr.
Institut für Hämostaseologie und Transfusionsmedizin,
Heinrich-Heine-Universität, Düsseldorf

MÖSSELER, J., Dr.
Arzt für Kinderheilkunde, Dillingen

MÜLLER, V., Dr.
Bluttransfusionsdienst, Zentralinstitut für Transfusionsmedizin, Hamburg

MÜLLER-WEIHRICH, S., Priv.-Doz. Dr.
Kinder- und Poliklinik, Krankenhaus München-Schwabing, München

MÜNCHOW, N., Frau Dr.
Abt. Hämatologie, Onkologie, Kinderklinik, Universitätsklinik Eppendorf, Hamburg

MUSS, N., Dr.
Facharzt für Innere Medizin, A-Salzburg

NEIDHARDT, B., Dr.
Abt. Transfusionsmedizin, Chirurgische Universitätsklinik, Erlangen

NEUWALD, C., Frau Dr.
Institut für Labordiagnostik, Kaiser-Franz-Josef-Spital, A-Wien

NIENHAUS, K., Dr.
Chirurgische Intensivstation, Universitätskliniken des Saarlandes, Homburg/Saar

NOWAK-GÖTTL, U., Frau Priv.-Doz. Dr.
Abt. Hämatologie, Onkologie, Kinderklinik, Med. Einr.
der Westfälischen Wilhelms-Universität, Münster

OEHLER, G., Prof. Dr.
Rehabilitationsklinik Föhrenkamp, Mölln

ÖFFNER, A., Frau
Hämophilieambulanz, Meldizinische Klinik Innenstadt
der Ludwig-Maximilians-Universität, München

OLDENBURG, J., Dr.
Institut für Humangenetik, Biozentrum der Universität Würzburg, Würzburg

OLEJNIKOVA, G., Frau Dr.
General Health Insurance, CSFR-Bratislava

PERNE, J., Dr.
Zentrallaboratorium, Allg. Österr. Landeskrankenanstalten, A-Klagenfurt

PETRINI, P., Frau Dr.
Barnkliniken, Karolinska Sjukhuset, S-Stockholm

PILLKAHN, R., Frau Dr.
Abt. Hämatologie, Medizinische Klinik I, Klinikum der Stadt Gera, Gera

PLENDL, H., Dr.
Institut für Humangenetik, Klinikum der Christian-Albrechts-Universität, Kiel

POEK, K.
Deutsche Hämophiliegesellschaft, Berlin

POLLMANN, H., Dr.
Abt. Hämostaseologie, Kinderklinik, Med. Einr.
der Westfälischen Wilhelms-Universität, Münster

PONSEL, G., Dr.
IMMUNO Heidelberg, Heidelberg

POSTUVANSCHITZ, C., Frau Dr.
POSTUVANSCHITZ, U., Direktor
Amt der Salzburger Landesregierung, Sanitätsdirektion, A-Salzburg

PRÜMMER, O., Priv.-Doz. Dr.
Abt. Innere Medizin III, Med. Universitätsklinik, Ulm

PTOSZKOVA, H,. Frau Dr.
Hämatologie, CZ-Ostrava-Zabreh

QUEHENBERGER, P., Dr.
Klinisches Institut für medizinische und chemische Labordiagnostik, A-Wien

RABENSTEIN, C., Frau
Hämophilieambulanz, Zentrum Innere Medizin,
Klinikum der Johann-Wolfgang-Goethe-Universität, Frankfurt am Main

RAGELIENE, L., Frau Dr.
Department of Hematology, Children's Hospital,
Vilnius University, LT-Vilnius/Litauen

RAMSCHAK, H., Doz. Dr.
I. Medizinische Universitätsklinik, A-Graz

RAUCH, R., Dr.
Kinderklinik mit Poliklinik der Universität Erlangen-Nürnberg, Erlangen

RAUHÖFT, C., Frau Dr.
Abt. Transfusionsmedizin, Universitätsklinik Eppendorf, Hamburg

REDDEMANN, H., Prof. Dr.
Abt. Hämatologie und Onkologie, Kinderklinik
der Ernst-Moritz-Arndt-Universität, Greifswald

Repas-Humpe, M., Frau Dr.
Zentrum Kinderheilkunde, Med. Klinik und Poliklinik der Georg-August-Universität, Göttingen

Richter, D., Frau Dr.
Zentrallabor, Klinikum Ernst von Bergmann, Potsdam

Ries, M., Priv.-Doz. Dr.
Kinderklinik mit Poliklinik der Universität Erlangen-Nürnberg, Erlangen

Roggendorf, M., Prof. Dr.
Institut für medizinische Virologie, Univ.-Klinikum der Gesamthochschule, Essen

Rommel, F., Dr.
Abt. Hämostaseologie, Medizinische Klinik Innenstadt der Ludwig-Maximilians-Universität, München

Rost, S., Frau
Institut für medizinische Mikrobiologie und Immunologie der Universität, Bonn

Rozeik, C., Frau Dr.
Hämophilieambulanz, Zentrum Innere Medizin, Klinikum der Johann-Wolfgang-Goethe-Universität, Frankfurt am Main

Ruf, T., Dr.
Institut für medizinische Mikrobiologie und Immunologie der Universität, Bonn

Sandvoss, A., Dr.
Kinderklinik, Städtisches Klinikum Holwedestraße, Braunschweig

Sas, G., Prof. Dr.
Postgraduate Medical University, Department of Haematology, H-Budapest/Ungarn

Sasowski, U., Frau
Institut für medizinische Mikrobiologie und Immunhämatologie der Universität Bonn, Bonn

Schakowski, F.,
Institut für experimentelle Hämatologie und Transfusionsmedizin, Bonn

Scharrer, I., Frau Prof. Dr.
Hämophilieambulanz, Zentrum, Innere Medizin, Klinikum der Johann-Wolfgang, Goethe-Universität, Frankfurt am Main

SCHEEL, H., Dr.
Klinische Hämostaseologie, Klinik für innere Medizin, Universität Leipzig, Leipzig

SCHEIRING, H., Dr.
Tiroler Gebietskrankenkasse, A-Innsbruck

SCHELLE, G.
IGH, Bonn

SCHERLITZKY, z, Dr.
Allgemeines Krankenhaus Harburg, Hamburg

SCHETTLER, C., Frau
Kinderklinik, Med. Einr. der Westfälischen Wilhelms-Universität, Münster

SCHIMPF, K., Prof. Dr.
Heidelberg

SCHLENKRICH, U., Dr.
Leipzig

SCHMELTZER, B., Frau Dr.
Ärztin für Kinderheilkunde, Potsdam

SCHMID, L., Dr.
Institut für Klinische Chemie und Hämatologie, Kantonsspital, CH-St. Gallen

SCHMIDT-SIEGERT, S., Frau
Hämophilieambulanz, Zentrum, Innere Medizin,
Klinikum der Johann-Wolfgang-Goethe-Universität, Frankfurt am Main

SCHMUTZLER, R., Prof. Dr.
Wuppertal

SCHNEPPENHEIM, R., Priv.-Doz. Dr.
Kinderklinik, Klinikum der Christian-Albrechts-Universität, Kiel

SCHOBESS, R., Frau Dr.
Klinik für Kinderheilkunde der Martin-Luther-Universität Halle-Wittenberg, Halle

SCHOLZ, M., Dr.
Kinderklinik, Universitätskliniken des Saarlandes, Homburg/Saar

SCHRAMM, W., Prof. Dr.
Abt. Hämostaseologie, Medizinische Klinik Innenstadt
der Ludwig-Maximilians-Universität, München

Schröder, J.
Institut für Humangenetik, Biozentrum der Universität Würzburg, Würzburg

Schröder, W., Frau Dr.
Insitut für Humangenetik, Med. Fakultät der Ernst-Moritz-Arndt-Universität, Greifswald

Schulte-Overberg, U., Frau Dr.
Abt. Hämatologie und Onkologie, Kinderpoliklinik, Virchow-Klinikum, Humboldt-Universität zu Berlin, Berlin

Schulz, M., Frau Dr.
Abt. Blutspende- und Transfusionsmedizin der Ernst-Moritz-Arndt-Universität, Greifswald

Schulze, M., Priv.-Doz. Dr.
Innere Abt., Kreiskrankenhaus Zittau, Zittau

Schumacher, R.
Kinderklinik, Klinikum Schwerin, Schwerin

Schürmann, U., Frau Dr.
Hämatol./onkol. Ambulanz, Zentrum für Kinderheilkunde, Univ.-Klinikum der Gesamthochschule, Essen

Schüttrumpf, J., Dr.
Universitätsklinik für innere Medizin I, A-Wien

Schwaab, R. Dr.
Institut für experimentelle Hämatologie und Transfusionsmedizin der Universität, Bonn

Schwarz, H., Frau Dr.
Kinderambulanz, Klinikum Suhl, Suhl

Schwarz, H.-P., Prof. Dr.
IMMUNO, A-Wien

Schwarz, R., Dr.
Landeskinderklinik, A-Linz

Sedlak, W., Dr.
Arzt für Kinderheilkunde, A-Linz

Seitz, R., Prof. Dr.
Paul-Ehrlich-Institut, Abt. Hämatologie und Transfusionsmedizin, Langen

SERBAN, M., Frau Prof. Dr.
University of Medicine, Clinica I-a Pediatrie, R-Timisoara

SIEGEMUND, A., Frau Dr.
Institut für Klinische Chemie und Pathopysiologie, Universität Leipzig, Leipzig

SIEGERT, G., Frau Dr.
Institut für Klinische Chemie und Laboratoriumsmedizin,
Univ.-Klinikum Carl-Gustav-Carus, Dresden

SIEMENS, H.-J., Dr.
Hämatologie – Labor, Klinik für innere Medizin II, Med. Universität zu Lübeck,
Lübeck

SIGG, P., Dr.
Schweiz. Pflegerinnenschule, CH-Zürich

SILLER, M.
Berlin

SLAVICKOVA, E., Frau Dr.
Hämatologie, CZ-Brno

SOSADA, M., Dr.
Abt. Hämatologie und Onkologie, Städtisches Krankenhaus Siloah, Hannover

SOSADA, U., Frau Dr.
Kinderklinik, St.-Bernward-Krankenhaus, Hildesheim

SPANAGEL, M., Dr.
Abt. Biomechanik, Orthopäd. Klinik, Med. Einr.
der Rheinischen Friedrich-Wilhelms-Universität, Bonn

SPANNAGL, M., Dr.
Abt. Hämostaseologie, Medizinische Klinik Innenstadt
der Ludwig-Maximilians-Universität, München

STEINER, M., Dr.
Gerinnungslabor, Institut für Labormedizin, Universität Rostock, Rostock

STIER-BRÜCK, I., Frau
Hämophilieambulanz, Zentrum Innere Medizin,
Klinikum der Johann-Wolfgang-Goethe-Universität, Frankfurt am Main

STRÄTER, R., Dr.
Kinderklinik, Med. Einr. der Westfälischen Wilhelms-Universität, Münster

Subert, R., Frau Dr.
Abt. Hämatologie und Onkologie, Klinik für innere Medizin II, Klinikum Schwerin, Schwerin

Sulovska, I., Frau Dr.
Hämatologische Klinik, Fakultätskrankenhaus, CZ-Olomouc

Süssenguth, R., Dr.
Altonaer Kinderkrankenhaus, Hamburg

Sutor, A.H., Prof. Dr.
Abt. Hämatologie und Hämostaseologie, Kinderklinik, Klinikum der Albert-Ludwigs-Universität, Freiburg i. Br.

Sykora, K.-W., Priv.-Doz. Dr.
Zentrum Kinderheilkunde, Medizinische Hochschule Hannover, Hannover

Syrbe, G., Priv.-Doz. Dr
Innere Abteilung, Landesfachkrankenhaus Stadtroda, Stadtroda

Tousovska, K., Frau Dr.
Kinderklinik, Univ.-Krankenhaus, CZ-Hradec Králové

Tuchschmid, P., Dr.
Abt. Hämatologie, Univ.-Kinderklinik, CH-Zürich

Türk-Kraetzer, B., Frau Dr.
Ärztin für Kinderheilkunde, Oldenburg

Uhle, C., Dr.
Kurpfalzkrankenhaus Heidelberg und Hämophiliezentrum gGmbH, Heidelberg

Unkrig, C., Dr.
Med. Univ.-Poliklinik, Bonn

Uttenreuther-Fischer, M., Frau Dr.
Kinderklinik, Charité, Virchow-Klinikum, Berlin

Veldman, A., Dr.
Zentrum Kinderheilkunde, Klinikum der Johann-Wolfgang-Goethe-Universität, Frankfurt am Main

Vielhaber, H., Dr.
Abt. Hämatologie, Onkologie, Kinderklinik, Med. Einr. der Westfälischen Wilhelms-Universität, Münster

VIERTLER, E., Frau Dr.
Universitätsklinik für Kinderheilkunde, A-Innsbruck

VIGH, T,. Dr.
Hämophilie-Ambulanz, Zentrum Innere Medizin, Klinikum der Johann-Wolfgang-Goethe-Universität, Frankfurt am Main

VINAZZER, H., Prof. Dr.
Laboratorium für Blutgerinnung, Hämophiliezentrum, A-Linz

VOERKEL, W., Dr.
Markkleeberg

VORLOVA, Z., Frau Dr.
Institut für Hämatologie und Bluttransfusion, CZ-Praha

WALLNY, T., Dr.
Orthopädische Klinik,
Med. Einr. der Rheinischen Friedrich-Wilhelms-Universität, Bonn

WANIVENHAUS, A., Dr.
Universitätsklinik für Orthopädie, A-Wien

WANK, H., Dr.
St.-Anna-Kinderspital, A-Wien

WATZKE, H., Dr.
Universitätsklinik für Innere Medizin I, A-Wien

WEBER, D., Frau
Kinderklinik, Med. Einr. der Westfälischen Wilhelms-Universität, Münster

WEDEMEYER, U., Frau Dr.
Ärztin für innere Medizin, Potsdam

WEISS, J.
Österr. Hämophiliegesellschaft, A-Wien

WEISSBACH, G., Prof. Dr.
Klinik und Poliklinik für Kinderheilkunde,
Univ.-Klinikum Carl Gustav Carus, Dresden

WEISSER, J., Dr.
Abt. Pädiatrie, Neuropädiatrie, Fachkrankenhaus Neckargemünd gGmbH, Neckargemünd

Weltermann, z, Dr.
Universitätsklinik für innere Medizin I, A-Wien

Wenke, A., Frau Dr.
Hämophilieambulanz, Zentrum Innere Medizin,
Klinikum der Johann-Wolfgang-Goethe-Universität, Frankfurt am Main

Wenzel, E., Prof. Dr.
Abt. Klinische Hämostaseologie und Transfusionsmedizin, Universitätskliniken des Saarlandes, Homburg/Saar

Werner, N., Frau
Hämophilieambulanz, Zentrum Innere Medizin,
Klinikum der Johann-Wolfgang-Goethe-Universität, Frankfurt am Main

Wieding, J.U., Dr.
Abt. Transfusionsmedizin, Universitätskliniken, Göttingen

Wielenga, J.J., Dr.
Acad. Ziekenhuis Dykzigt, NL-Rotterdam

Wolf, H.-H., Dr.
Med. Klinik IV der Martin-Luther-Universität,
Abt. Hämatologie und Onkologie, Halle

Wulff, K., Frau Dr.
Insitut für Humangenetik, Med. Fakultät der Ernst-Moritz-Arndt-Universität, Greifswald

Zeitler, P., Frau Dr.
Kinderklinik und Poliklinik der Julius-Maximilians-Universität, Würzburg

Zenz, W., Dr.
Univ.-Kinderklinik, A-Graz

Ziemer, S., Frau Dr.
Charité, Institut für Laboratoriumsmedizin und Pathobiochemie, Berlin

Zimmermann, R., Prof. Dr.
Kurpfalzkrankenhaus Heidelberg und Hämophiliezentrum gGmbH, Heidelberg

Zwieauer, K., Prim. Dr.
Abt. Kinderheilkunde, Allg. Österr. Krankenhaus, A-St. Pölten

I. Virusinfektion

Diskussionsleitung:

L. Gürtler (München)
R. Burger (Berlin)

Todesursachen und Aids-Erkrankungen Hämophiler in der Bundesrepublik Deutschland (Umfrageergebnisse Oktober 1997)

W. Schramm, R. Puchta

Beteiligte Zentren

1983 begann Prof. Landbeck in den alten Bundesländern mit einer jährlichen Erhebung, die Todesursachen und Aids-Erkrankungen Hämophiler erfassen sollte. Die Fragebögen zielten daher v. a. auf den Infektionszeitpunkt, den Ausbruch von Aids, die genaue Diagnose der Aids-definierenden Erkrankung und die Todesursache. Allen Kollegen, die sich auch dieses Jahr wieder an der Umfrage beteiligt haben, sei herzlich gedankt.

In den ersten Jahren der Umfrage erhöhte sich jedes Jahr die Zahl der Zentren, v. a. seit sich seit 1991 auch Behandlungszentren aus den neuen Bundesländern an dieser Umfrage beteiligen. Die Zentren in den neuen Bundesländern betreuen allerdings aufgrund ihrer besonderen Geschichte kaum anti-HIV-positive Hämophile. 1997 ist die Resonanz mit 104 beteiligten Zentren im gesamten Bundesgebiet im Vergleich zum Vorjahr etwas gesunken (Tabelle 1); dafür ist vermutlich eine fortschreitende Zentralisierung gerade in der Versorgung von anti-HIV-positiven Hämophilen die Ursache. Außerdem melden Zentren, deren anti-HIV-positive Patienten mittlerweile gestorben sind, in der Regel auch nicht mehr vollständig. Erstmalig konnten dieses Jahr die von den einzelnen Zentren gemeldeten Daten mit denen des Humanitären Hilfsfonds der Deutschen Ausgleichsbank (DAG) verglichen werden.

Teilnehmende Hämophiliebehandlungszentren

1.	Berlin	C. Beck, D. Kroll	12.	Dresden	H. Güldenring
2.	Berlin	L. Hempelmann	13.	Dresden	H. Wolf
3.	Berlin	U. Schulte-Overbeck	14.	Düsseldorf	R. E. Scharf, K. Morgenschweis
4.	Berlin	E. Hilgenfeld			
5.	Bonn	H.-H. Brackmann	15.	Erfurt	E. Bratanoff
6.	Braunschweig	W. Eberl	16.	Erlangen	R. Eckstein
7.	Bremen	G. Auerswald	17.	Essen	U. Schürmann
8.	Cottbus	E. Holfeld, D. Möbius	18.	Frankfurt	W. Kreuz
9.	Delmenhorst	C. Niekrens	19.	Frankfurt	I. Scharrer
10.	Dillingen	J. Mößeler	20.	Frankfurt/Oder	C. Klinkenstein
11.	Dortmund	W. Freund	21.	Freiburg	K. Hasler

Fortsetzung s. nächste Seite

I. Scharrer/W. Schramm (Hrsg.)
28. Hämophilie-Symposion Hamburg 1997

22.	Freiburg	B. Zieger	48.	München	E. Hiller
23.	Giessen	B. Kemkes-Matthes	49.	München	C. Notheis
24.	Göttingen	S. Eber	50.	Münster	H. Pollmann
25.	Greifswald	H. Reddemann	51.	Neckargemünd	E. Leutner, W. D. Brittinger
26.	Grünwald	K. Köhler-Vajta			
27.	Halle/Saale	R. Schobeß	52.	Neubrandenburg	R. Arndt
28.	Hamburg	K. M. Wittkowsky	53.	Niederorderwitz	P. Hanzl
29.	Hamburg	G. Marx	54.	Oldenburg	Kinderklinik
30.	Hamm	L. Balleisen	55.	Potsdam	U. Wedemeyer
31.	Hannover	M. Barthels	56.	Potsdam	B. Schmeltzer
32.	Hannover	K. Welte	57.	Rostock	U. Kyank
33.	Heidelberg	R. Zimmermann	58.	Saalfeld	B. Maak
34.	Hildesheim	J. Kerstan	59.	Schwerin	R. Schumacher
35.	Homburg	G. Dockter	60.	Schwerin	R. Subert
36.	Homburg	E. Wenzel	61.	Siegen	F. J. Göbel
37.	Kassel	B. Eggeling	62.	Stadtroda	G. Syrbe
38.	Kiel	R. Schneppenheim	63.	Suhl	H. Schwarz
39.	Köln	H. D. Bruhn	64.	Tübingen	H. Scheel-Walter
40.	Köln	E. Lechler	65.	Ulm	Ch. Buck
41.	Leipzig	H. Lenk	66.	Wuppertal	D. Böttcher
42.	Magdeburg	D. Franke	67.	Würzburg	U. Geisen
43.	Magdeburg	V. Aumann	68.	Würzburg	P. Zeitler
44.	Marburg	H. Christiansen	69.	Zella-Mehlis	W. Richter
45.	Marburg	V. Kretschmer	70.	Zwickau	H. Gräbner
46.	München	W. Schramm	71.	Zwickau	G. Schott, U. Kreibich
47.	München	H. J. Klose			

Tabelle 1. Beteiligte Hämophiliezentren

	1991	1992	1993	1994	1995	1996	1997
BRD-W	47	62	79				
BRD-O	18	18	24				
	65	80	103	111	119	119	104[a]

[a]Davon 33 aus den Vorjahren, deren Patienten gestorben waren.

Patienten

Insgesamt wurden (incl. möglicher Doppelmeldungen) 4236 Hämophile gemeldet (Tabelle 2). Davon waren, wie im Vorjahr, 1368 mit HIV infiziert (Abb. 1a). Mehr als die Hälfte der anti-HIV-positiven Hämophilen (732) sind im Beobachtungszeitraum von 1981–1997 gestorben (Abb. 1b), 556 davon an Aids (Tabelle 2).

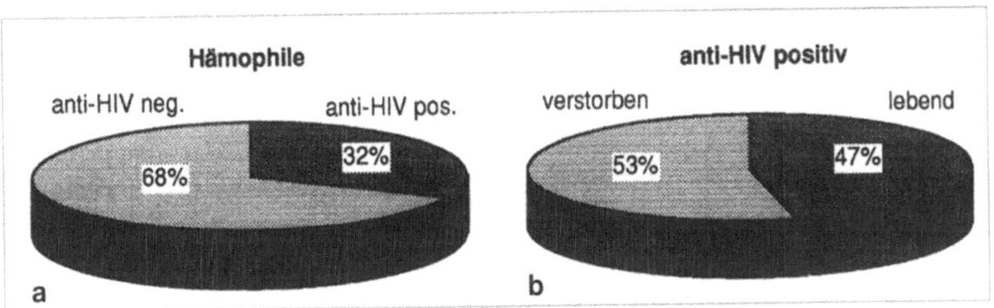

Abb. 1a, b. (*a*) Prozentsatz der anti-HIV-positiven Hämophilen (n = 4236). (*b*) Anteil der gestorbenen Patienten (n = 1368)

Tabelle 2. Erfassung Hämophiler in Deutschland (incl. Gestorbener)

Gesamtzahl Stand 31.12.1997		4236 incl. mögliche Doppelmeldungen (im Vorjahr: 4434)	
Anti-HIV-positiv (incl. Verstorbener)	1368	32,3%	(von 4236)
- Hämophilie A	1110	85,8%	(von 1293)
- Hämophilie B	183	14,2%	(von 1293)
- ohne Angabe	75		
Lebend (anti-HIV-positiv)	638		
- manifest an Aids erkrankt	106		
- asymptomatisch anti-HIV-positiv	532		
Gestorben (anti-HIV-positiv)	732[a]		
- Hämophilie A	22		
- Hämophilie B	94		
- ohne Angabe	37		
Gestorben an Aids	556		
- Hämophilie A	452		
- Hämophilie B	74		
- ohne Angabe	34		
Gestorben an anderen Ursachen	162		
Gestorben Anti-HIV-negativ	58		

[a]Nur DAG erfaßt: n = 21.

Von den anti-HIV-positiven Hämophilen können 82% dem Hämophilietyp A, 13% dem Hämophilietyp B zugeordnet werden (Abb. 2). Bei 5% der gemeldeten anti-HIV-positiven Hämophilen lagen keine Angaben zum Hämophilietyp vor.

Von den 4434 aus der Bundesrepublik gemeldeten Hämophilen sind rund 1/3 (1368) mit dem HI-Virus infiziert (Tabelle 2).

Von den 638 lebenden anti-HIV-positiven Hämophilen sind im Moment 106 manifest an Aids erkrankt, während mit 532 die große Mehrheit (83,4%) asymptomatisch ist (Abb. 3a). Über die Hälfte der anti-HIV-positiven Hämophilen (53,5%) sind mittlerweile gestorben, 3/4 davon an Aids (Abb. 3b).

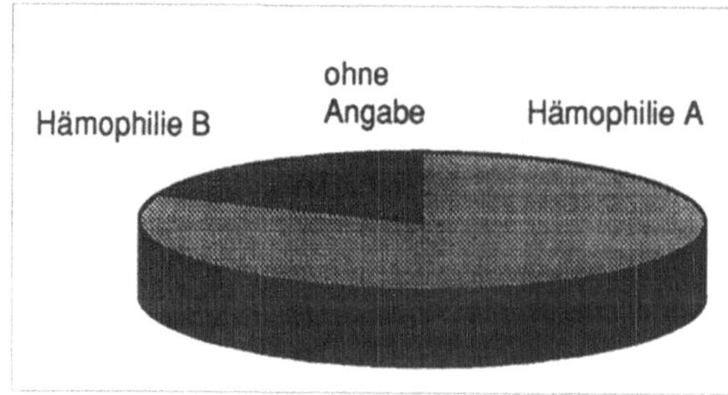

Abb. 2. Verteilung der Hämophilietypen anti-HIV-positiver Hämophiler (n = 1368)

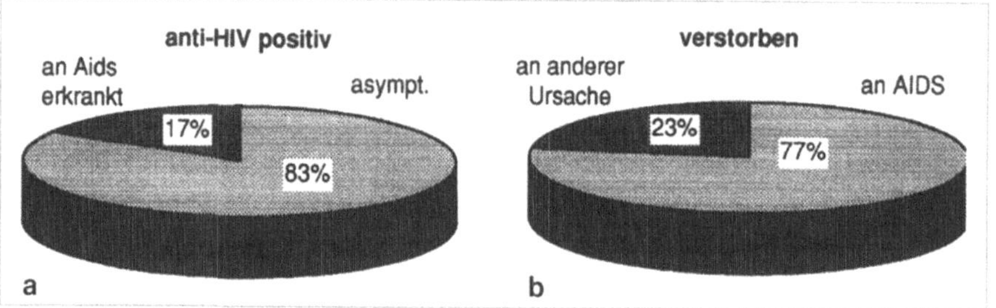

Abb. 3a, b. Momentaner Zustand der anti-HIV-positiven Hämophilen (n = 1368). (*a*) Lebende Patienten (n = 638), (*b*) gestorbene Patienten (n = 732)

Todesursachen

Bei den bisher an Aids gestorbenen anti-HIV-positiven Hämophilen sind mit über 50% Kachexie, PCP, zerebrale Toxoplasmose und HIV-Enzephalopathie wie in den vergangenen Jahren die häufigsten Todesursachen (Tabelle 3). Der Anteil an HIV-Enzephalopathie mit 10,6% ist vergleichbar mit anderen HIV-infizierten Patientengruppen. Bemerkenswert ist, daß eine Enzephalopathie oder ein demenzähnliches Bild ausschließlich bei HIV-positiven Patienten beobachtet wurde.

Im Gegensatz zu den 53,5% gestorbenen anti-HIV-positiven Hämophilen sind von den 2868 gemeldeten anti-HIV-negativen Hämophilen im gleichen Zeitraum nur 58 (2%) als gestorben gemeldet (Tabelle 2). Eine Todesursache, die möglicherweise mit einer Creutzfeld-Jakob-Erkrankung in Zusammenhang gebracht werden könnte, wurde bei den 58 HIV-negativen Patienten, die von 1978–1997 als gestorben gemeldet wurden, nicht angegeben. Selbst unter Berücksichtigung der Tatsache, daß anti-HIV-negative Hämophile nicht so engmaschig überwacht werden und ihr Tod deshalb dem Behandlungszentrum nicht unbedingt bekannt wird, ist der Unterschied zu den anti-HIV-positiven Hämophilen dennoch eklatant. Da bei 40 der gestorbenen anti-HIV-negativen Patienten Angaben zur Todesursache vorliegen, konnten sie mit denen der anti-HIV-positiven Hämophilen verglichen werden (Tabelle 4 und Abb. 4).

Bei Betrachtung der einzelnen Todesursachen fällt auf, daß die klassischen Todesursachen der Hämophilen (Leberzirrhose, Blutungen) bei den anti-HIV-

Tabelle 3. Todesursache Aids (z. T. Mehrfachnennungen)

Aufgeschlüsselte Todesursache	Anzahl (n)	(in % bezogen auf Patienten)
Kachexie	54	15,9
Pneumocystis-carinii-Pneumonie	50	14,8
Zerebrale Toxoplasmose	45	13,3
HIV-Enzephalopathie	34	10,6
„Pneumonie“	28	8,3
Sepsis	25	7,4
HIV-assoziierte Blutung	15	4,4
CMV-Manifestation	12	3,6
Lymphom, NHL	11	3,3
Atypische Mykobakteriose	11	3,3
Candidiasis, Soor	9	2,7
Herpesinfektion	8	2,4
Kryptosporidiose	8	2,4
Diarrhö	6	1,8
Kryptokokken	6	1,8
„Opportunistische Infektionen“	5	1,5
PML	5	1,5
Salmonelleninfektion	4	1,2
Mykoplasmeninfektion	1	0,3
Karposi-Sarkom	1	0,3

positiven Hämophilen gegenüber der Todesursache Aids nicht mehr ins Gewicht fallen (Abb. 4). Vergleicht man allerdings die Todesursachen der anti-HIV-negativen Hämophilen mit denen der nicht an Aids gestorbenen anti-HIV-positiven Hämophilen, so fällt nur noch ein erhöhter Anteil an Malignomen auf (Tabelle 5).

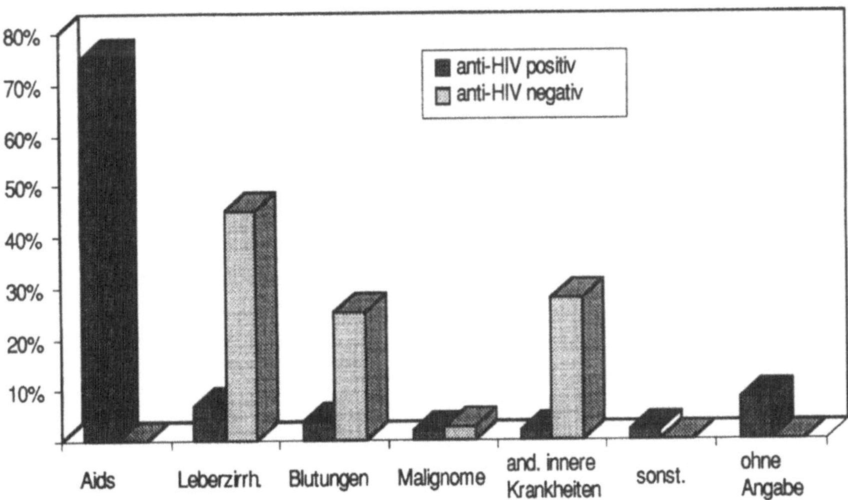

Abb. 4. Vergleich der Todesursachen von anti-HIV-positiven (n = 738) und -negativen (n = 40) Hämophilen

Tabelle 4. Todesursachenverteilung der Hämophilen (von 1981–1997)

Todesursache/HIV-Status	anti-HIV positiv		anti-HIV-negativ	
Aids	556	75,3%	0	0%
Leberzirrhose	49	6,6%	18	31,0%
Blutung	29	3,9%	10	17,3%
Malignome	14	1,9%	1	1,7%
Andere innere Krankheiten	15	2,0%	11	19,0%
Unfall, Suizid, Mord, Drogen	14	1,9%	0	0%
Ohne Angabe	61	8,3%	18	31,0%
Gesamt	738	100%	58	100%

Tabelle 5. Todesursachen anti-HIV-positiver und -negativer Hämophiler ohne Aids

Todesursache	Anti-HIV-positiv	Anti-HIV-negativ
Leberzirrhose	45%	40%
Blutungen	25%	24%
Malignome	3%	12%
Andere innere Krankheiten	27%	12%

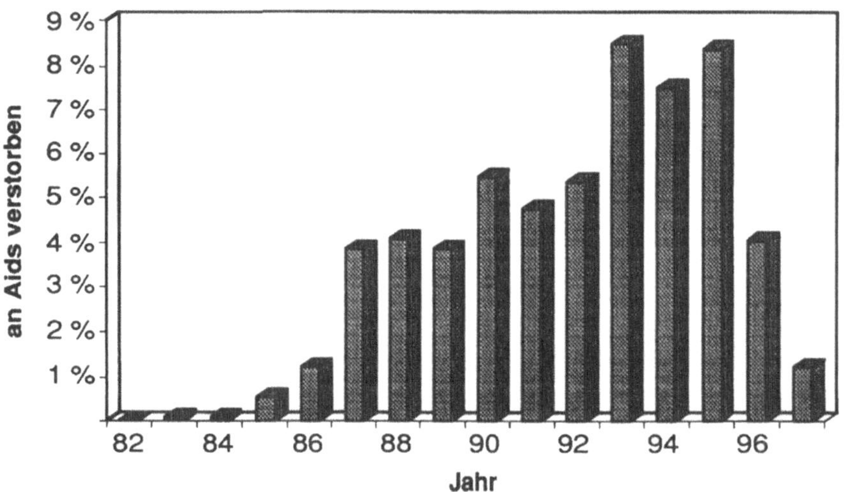

Abb. 5. Prozentsatz der an Aids gestorbenen im Verhältnis zu den jeweils lebenden anti-HIV-positiven Hämophilen

Insgesamt betrachtet ist damit Aids mit 70% die häufigste Todesursache bei Hämophilen im Beobachtungszeitraum. Während bis 1995 ein kontinuierlicher Anstieg der Aids-Toten zu verzeichnen war, zeigt sich seit 1995 ein signifikanter Rückgang (Abb. 5). Diese erfreuliche Entwicklung bestätigt die Beobachtung der letzten Jahre und dürfte auf die verbesserten Therapiemethoden, v. a. die Proteaseninhibitoren in der Kombinationstherapie, zurückzuführen sein.

Infektionszeitpunkt

Der Zeitpunkt der HIV-Infektion ist bei den meisten Hämophilen nicht genau zu bestimmen, da die dafür nötigen Testmethoden erst im Juli 1984 und damit deutlich nach dem wahrscheinlichen Zeitpunkt der meisten Serokonversionen zur Verfügung standen. Legt man den Zeitpunkt des ersten positiven HIV-Tests zugrunde, wäre der stärkste Anstieg der Serokonversionen zwischen 1983 und 1986 gewesen (gestrichelte Linie in Abb. 6). 50% aller ersten positiven HIV-Tests fanden bis zum Jahr 1984 statt. Das gibt eher die Verfügbarkeit des HIV-Tests als die tatsächliche Serokonversion wieder. Nach 1986 sollten eigentlich keine Serokonversionen mehr aufgetreten sein, da die Faktorenkonzentrate dann durch HIV-Screening und Hitzesterilisation nicht mehr infektiös waren. Die nach 1986 gemeldeten ersten positiven HIV-Tests stehen daher mit der tatsächlichen Serokonversion nicht in zeitlichem Zusammenhang (mit Ausnahme der bedauerlichen Fälle in Zusammenhang mit einem PPSB-Präparat im Jahre 1990).

Retrospektive Untersuchungen von tiefgefrorenen Plasmen von 93 Hämophilen des Münchner Behandlungszentrums ermöglichten die Bestimmung des letzten negativen und des ersten positiven HIV-Tests. Aus diesen Daten konnten Kroner und Goedert (NIH) durch Anwendung der Turnbull-Berechnung den wahrscheinlichen Zeitpunkt der Serokonversionen bestimmen. Demnach traten bei diesem Patientenkollektiv die ersten Serokonversionen 1979 auf, in den Jahren 1980–1983 war der stärkste Anstieg an Neuinfektionen zu verzeichnen (durchgezogene Linie in Abb. 6). Man kann daher mit einiger Wahrscheinlichkeit annehmen, daß sich

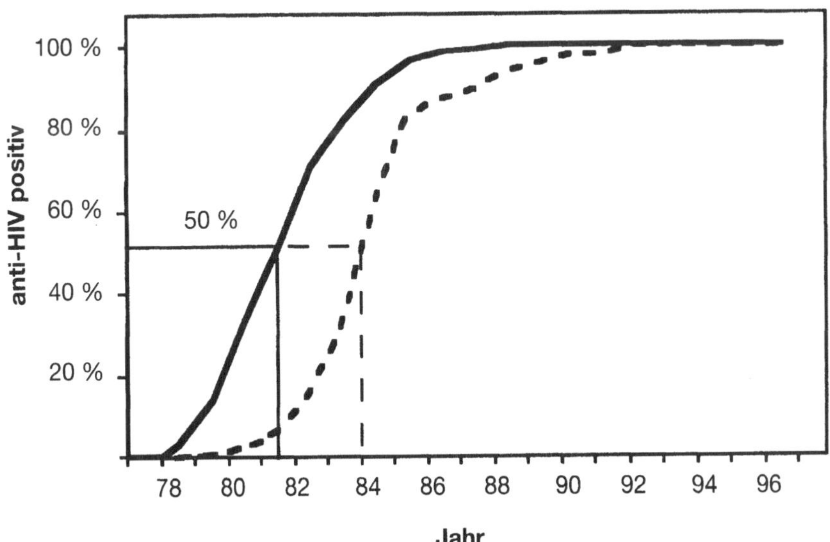

Abb. 6. *Durchgezogene Linie:* Serokonversion von 93 Hämophilen des Münchner Behandlungszentrum; *gestrichelte Linie:* erster positiver HIV-Test der gemeldeten anti-HIV-positiven Hämophilen

auch der Großteil der anderen Hämophilen in diesen Jahren infiziert hat. Da im April 1982 bereits 50% der Patienten infiziert waren, kann man dieses Jahr als den wahrscheinlichen Infektionszeitpunkt bezeichnen (Abb. 6).

Überlebensrate

Ein weiterer interessanter Aspekt ist, wie lange die Patienten zum Zeitpunkt ihres Todes mit dem HI-Virus infiziert waren, um die mittlere Lebenserwartung HIV-Infizierter bestimmen zu können. Vom ersten positiven HIV-Test gerechnet, beträgt die mittlere Lebensdauer 7,6 Jahre (helle Balken in Abb. 7). Da aber, wie die Abbildung 6 zeigt, der tatsächliche Infektionszeitpunkt 2 1/2 Jahre früher liegt, ergibt sich ein Mittelwert von 10,1 (Tabelle 6). Die Zahl der Patienten, die nach dem wahrscheinlichen Infektionszeitpunkt weniger als 5 Jahre überlebten, ist dabei mit 105 relativ gering, während immerhin 774 Patienten länger als 10 Jahre ihre HIV-Infektion überlebten (Abb. 7).

Betrachtet man die lebenden anti-HIV-positiven Hämophilen, ergibt sich ein noch günstigeres Bild: im Mittel liegt der erste positive HIV-Test 1985, d. h. die Patienten sind mindestens seit 12 Jahren infiziert (s. dunkle Balken in Abb. 7). Da aber der wahrscheinliche Infektionszeitpunkt April 1982 ist (Abb. 6), kann man davon ausgehen, daß ein Großteil schon seit über 15 Jahren infiziert ist (Tabelle 6). Von diesen lebenden anti-HIV-positiven Patienten sind 15 Jahre nach dem Hauptinfektionszeitpunkt immer noch 83% asymptomatisch (Abb. 3a).

Der Mittelwert seit dem ersten positiven HIV-Test für lebende und gestorbene anti-HIV-positive Patienten zusammen liegt bei 10,1 Jahren, korrigiert nach dem Zeitpunkt der wahrscheinlichen Serokonversion bei 12,6 Jahren (Tabelle 6).

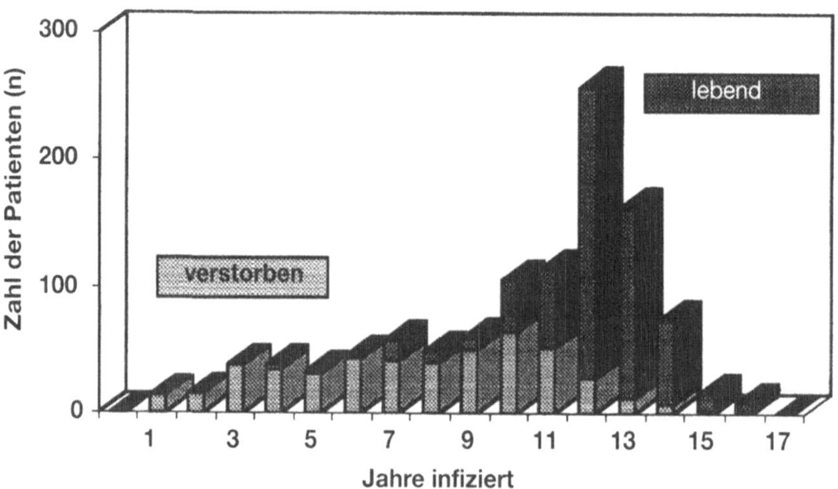

Abb. 7. Zeitraum seit dem ersten positiven HIV-Test. *Helle Balken:* gestorbene Patienten, *dunkle Balken:* lebende Patienten

Tabelle 6. Mittlerer Überlebenszeitraum seit der HIV-Infektion

	Mittlerer Zeitraum seit	
	dem ersten positiven HIV-Test	der wahrscheinlichen Serokonversion
Gestorbene Patienten	7,6 Jahre	10,1 Jahre
Lebende Patienten	12,0 Jahre	14,5 Jahre
Alle Patienten	10,1 Jahre	12,6 Jahre

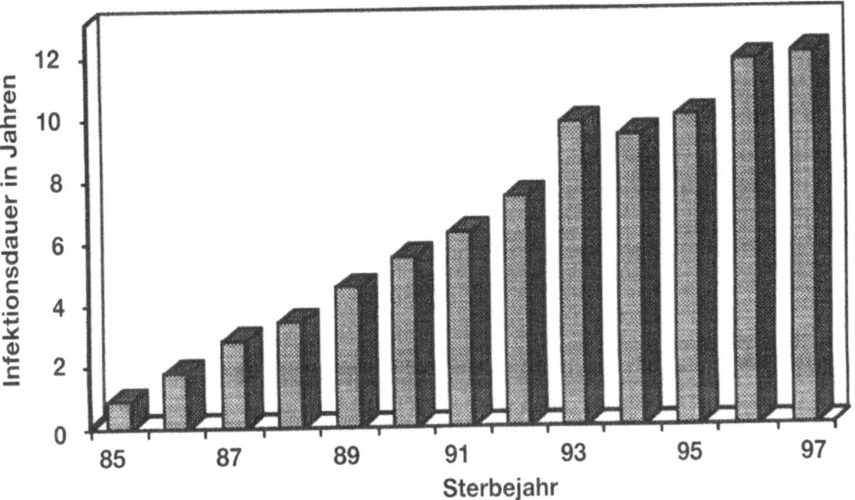

Abb. 8. Zeitraum zwischen erstem positiven HIV-Test und Tod nach Sterbejahrgängen

Insgesamt steigt der Überlebenszeitraum von Jahr zu Jahr an. Während der erste positive HIV-Test der 1985 gestorbenen Patienten im Mittel nur 1 Jahr zurücklag, sind es 1997 bereits über 12 Jahre (Abb. 8).

Altersverteilung

Die Altersverteilung von Hämophilen entspricht nicht der der Normalbevölkerung, da die Altersklassen ab 40 Jahren deutlich unterrepräsentiert sind (Abb. 9). Das liegt vermutlich daran, daß vor dem Einsatz der Faktorenkonzentrate die Lebenserwartung eines Hämophilen deutlich reduziert war und deshalb nur wenige der älteren Patienten den lebensverlängernden Einsatz der Faktorenkonzentrate erlebten.

Der Einfluß des Alters eines HIV-infizierten Hämophilen auf den Verlauf der HIV-Infektion ist ein weiterer interessanter Aspekt. Die Abbildung 10 zeigt deutlich, daß der Anteil an gestorbenen anti-HIV-positiven Hämophilen mit steigendem Alter zunimmt. Das legt die Vermutung nahe, daß ältere Patienten schneller

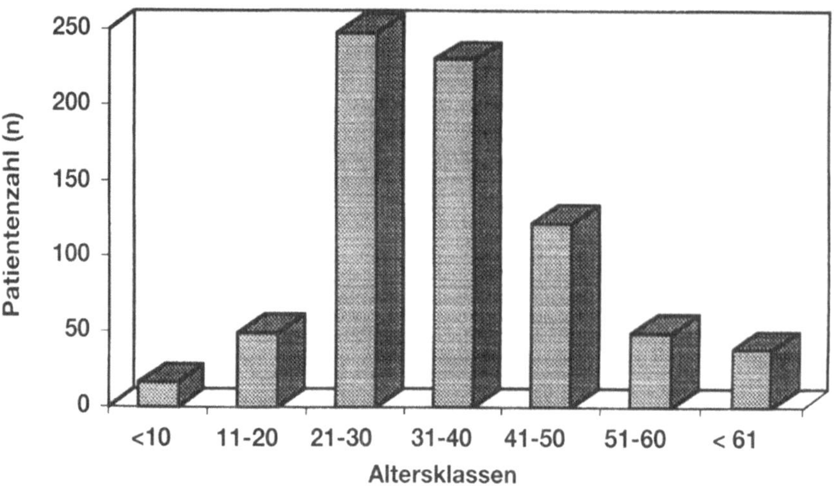

Abb. 9. Altersverteilung der lebenden anti-HIV-positiven Hämophilen

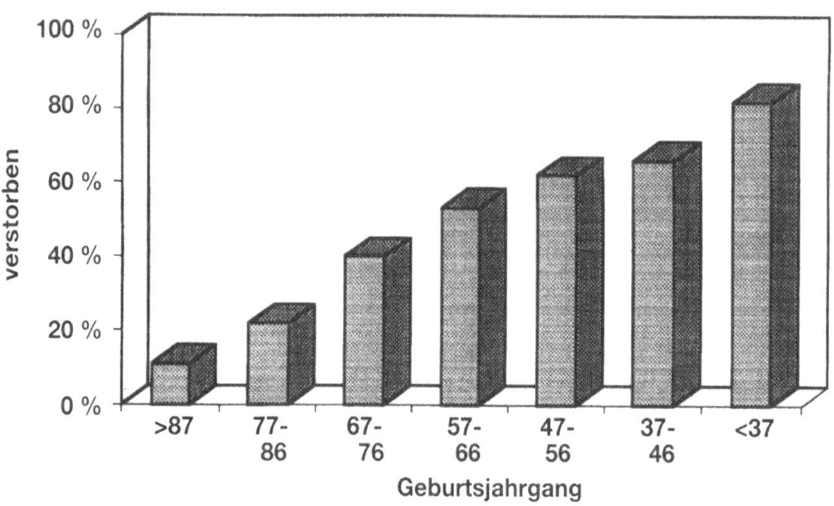

Abb. 10. Anteil der gestorbenen anti-HIV-positiven Hämophilen in Prozent bei verschiedenen Altersjahrgängen

an den Folgen einer HIV-Infektion sterben als jüngere (s. auch Multi Center Hemophilia Cohort Study von Jim Goedert).

Betrachtet man das Alter, das die gestorbenen anti-HIV-positiven Patienten erreichten, so fällt auf, daß es im Mittel nur 34,4 Jahre beträgt. In den Jahren 1983–1986, als die ersten Aids-bedingten Todesfälle bei Hämophilen auftraten, lag das Durchschnittsalter mit über 40 Jahren signifikant höher als in den Folgejahren mit 33,1 Jahren (Abb. 11). Erstaunlicherweise zeigen sich ab 1987 keine Unterschiede mehr im Todesalter, was der Hypothese, daß ältere Patienten schneller an einer HIV-Infektion sterben als jüngere, widerspricht.

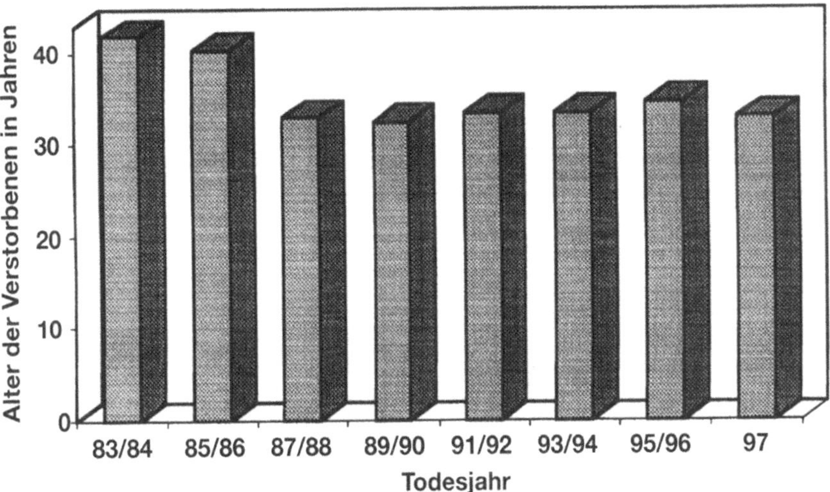

Abb. 11. Durchschnittliches Alter im Todesjahr (Medianwert)

Ausblick

Da Zahl und Zustand der anti-HIV-positiven Hämophilen mittlerweile gut dokumentiert sind, wird sich die Umfrage künftig vermehrt mit neuen Therapiemethoden und ihren Konsequenzen befassen. Dazu wird ein neuer Fragebogen verfaßt, der allen an der Umfrage beteiligten Therapiezentren zugesandt wird.

Hämophilie und HIV-Infektionen in Österreich – Sammelerhebung 1997

H. K. Hartl, U. Kunze, N. Mitsche, E. Groman, P. Arends, J. Falger, K. Finding, A. Gamper, N. Genser, N. D. Jones, M. Kronawetter, P. Kurnik, C. Male, G. Müller, I. Pabinger, H. Ramschak, R. S. Schwarz, K. Schmitt, W. Streif, H. Türk, H. Vinazzer, H. Wank, W. Zenz

Organisation der Umfrage und statistische Verarbeitung der gelieferten Daten erfolgte am Institut für Sozialmedizin der Universität Wien. Folgende Zentren beteiligten sich wieder an der alljährlichen Sammelerhebung:

Feldkirch	Pädiatr. Abt. LKH (G. Müller),
Graz	Med. Univ. Kinderklinik (W. Zenz, K. Finding),
Graz	Med. Univ. Klinik (H. Ramschak, M. Kronawetter),
Güssing	Ordination Dr. P. Arends,
Innsbruck	Univ. Klinik f. Kinderheilkunde, (N. Genser, W. Streif),
Klagenfurt	Abt. f. Kinder- und Jugendheilkunde LKH (P. Kurnik),
Klagenfurt	1. Med. Abt. A.Ö. KH (H. Türk),
Linz	Kinderklinik (R. S. Schwarz, K. Schmitt),
Linz	Ordination Prof. Dr. Vinazzer,
Salzburg	Kinderspital LKH (A. Gamper, N. D. Jones),
Wien	St. Anna Kinderspital (H. Wank),
Wien	Univ. Kinderklinik AKH (C. Male, J. Falger),
Wien	Univ. Klinik für Innere Medizin, AKH (I. Pabinger, E. Groman),
Wien	Universität, Institut für Sozialmedizin (H. K. Hartl, U. Kunze, N. Mitsche).

Die Daten wurden von den o. g. Ärzten erhoben und in einen dem deutschen Fragebogen zur Todesursachenstatistik identischen Fragebogen eingetragen. Diesem waren die Angaben des jeweiligen Zentrums aus 1996 zur Vereinfachung des Procederes beigelegt. Der sehr genaue und detaillierte Fragebogen war jedoch v. a. großen Zentren zu zeitaufwendig gewesen, so daß wiederum nur 183 komplette Bögen (1996: 158), bei gesamt 475 gemeldeten Patienten, bei uns eintrafen.

Auswertung

Gemeldet wurden:	
Hämophilie A:	400 Patienten,
Hämophilie B:	75 Patienten,
gesamt:	475 Patienten.

I. Scharrer/W. Schramm (Hrsg.)
28. Hämophilie-Symposion Hamburg 1997

Aufgrund der Patientenblätter wurden 5 doppelte Fälle abgezogen. Es ist anzunehmen, daß noch weitere nicht bekannte doppelte Fälle vorhanden sind, da nur 183 Patientenblätter zu insgesamt 475 Patienten vorliegen.

Die Auswertung der Patientenblätter ergibt:	
Hämophilietyp:	A: 123 Patienten (83,1%), B: 25 Patienten (16,9%).
Schweregrad:	leicht: 56 Patienten (31,3%), mittel: 20 Patienten (11,2%), schwer: 103 Patienten (57,5%).
Hemmkörper:	8 Patienten (4,4%).

Das Durchschnittsalter der Patienten beträgt 26 Jahre, median 25, der älteste Hämophile Österreichs ist 83, der jüngste Patient 1 Jahr alt.

65 Patienten sind HIV-infiziert (56 Patienten mit Hämophilie A/9 mit Hämophilie B), 5 haben per definitionem Aids. 5 Angehörige (Partnerinnen) sind als HIV-infiziert bekannt. 2 Patienten sind im vergangenen Jahr als an Aids gestorben gemeldet, 3 an anderen Todesursachen (Tabelle 1).

Tabelle 1. Hämophilie + HIV-Infektionen in Österreich. Sammelerhebung 1997 (*TU* Todesursache)

Hämophilie A	400	davon HIV-positiv	56
		davon Aids:	4
		an Aids gestorben:	1
		andere TU:	2
Hämophilie B	75	davon HIV-positiv	9
		davon Aids:	1
		an Aids gestorben:	1
		andere TU:	1

Diskussion

Der nun von uns verwendete, dem deutschen identische Bogen stellt eine hohe Anforderung an die großen Hämophiliezentren dar. Für den zweiten Anlauf ist eine „Resonanz“ von annähernd 40% festzustellen, immerhin eine Steigerung um 10% im Vergleich zum Vorjahr. Eine konsequente Weiterführung dieser Untersuchung wird damit in wenigen Jahren eine sehr genaue Übersicht über die Bluterkrankheit in Österreich ermöglichen.

Eine Auswertung der Patientenblätter ergibt z. B., daß 58,5% der österreichischen Hämophilen in der Steiermark leben oder dort behandelt werden, aber nur 5,5% in Wien. Weitere Schlüsse aus der Auswertung der Patientenblätter müssten unter diesem Gesichtspunkt betrachtet werden und werden daher nicht weiter angeführt.

Update of the HIV Infection: Contribution of Recent Tests to the Treatment Strategy

L. GÜRTLER

Passing through 10 years of specific inhibition of the HIV growth by the nucleoside analogs to inhibit the reverse transcriptase, the view gets away from one drug to more than eight that inhibit this enzyme and to more than four that inhibit the protease. Effectiveness of the initially used drugs like suramine, α-interferon, soluble CD4 and interleukin-2 was not measurable by laboratory tests more than 12 years ago.

Status of the Immune System

The status of the immune system is still best monitored by the CD4 cell count. Analysis of the cells, separated from EDTA plasma within few hours after drawing by FACS (fluorescence activated cell sorter) is the superior method. Recent data indicate that cells gained in the circulation by a rise of the CD4 cells after reduction of the viral load do not show some of the normal T-cell activities. This indicates that part of the genuine immune function is definitively lost (Musey et al. 1997). When the immune system is triggered by vaccination or equally by responding to an infectious agent, this kind of immune stimulation will liberate a higher amount

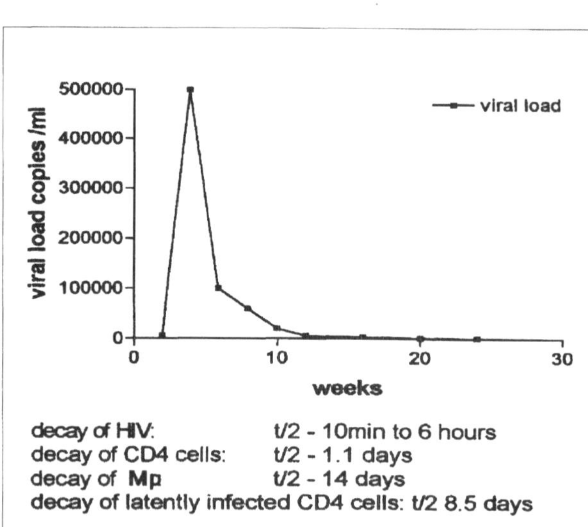

Fig. 1. Typical profile of the HIV load after seroconversion and early-started therapy. The initial viral burden is reduced. A second slope of the HIV decrease may be seen after a few weeks. This slope is indicative of the long-term prognosis for the occurrence of immune deficiency

I. Scharrer/W. Schramm (Hrsg.)
28. Hämophilie-Symposion Hamburg 1997

of virus than that produced under "normal" conditions (Stanley et al. 1996). In conclusion every vaccination should be protected by antiviral therapy and every common infect has to be considered as enhancing the release of HIV from infected cells. In AIDS patients the viral turnover rate might be more than 10^8 per ml per day, and the T-cell turnover rate in the same range of up to 10^9 cells per day (Ho et al. 1995). After starting effective therapy the decay rate of HIV might be between half-hours and days and the slope of the decay is an indicator of the long-term prognosis of the patient (De Jong et al. 1998). A schematic graph is shown in Figure 1. The quicker the decline of the HIV quantity, the better will be the outcome of the patient and the higher is the increase in CD4 cells.

Chemokine Receptors

Two coreceptors for the HIV entry on human T cells and macrophages have been identified, the chemokine receptor 4, abbreviated as fusin, CXCR4, CCR4 or CKR-4 (Feng et al. 1996) and the chemokine receptor 5, abbreviated as CCR5 or CKR-5 (Dean et al. 1996; Table 1). It has been claimed that macrophage tropic HIV strains

Table 1. Chemokine receptors

CKR-5	Mφ tropic strains (Rantes, Mip-1α, β)
CCR-4	T-lymphotropic strains
Questions:	Tropism of HIV strains over time
	Density of receptors
	Turnover of receptors
	Genetic deletions like CKR-5 Δ 32
	Genetic variability
	Clinical outcome

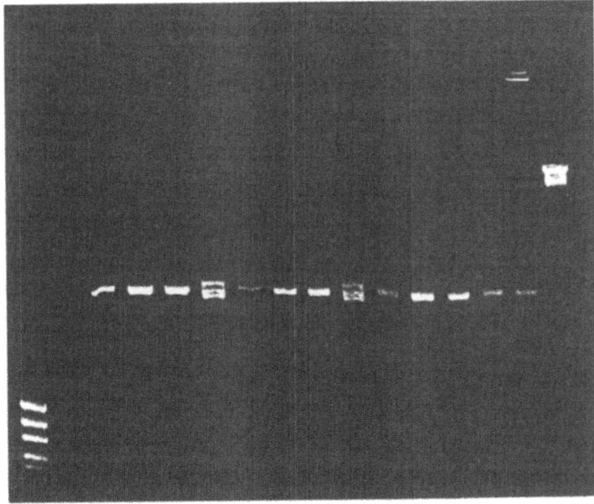

Fig. 2. Agarose gel electrophoresis of a 1000-bp fragment of the chemokine receptor 5 gene which holds the Δ 32 deletion in some of the patients analyzed. The double bands indicate the heterozygous genetic status. Staining of the amplificate was performed with ethidium bromide

prefer the CKR-5, while T-lymphotropic strains, which preferentially circulate in the late stage of the disease and mostly show the syncytia inducing virulence type use the CKR-4 receptor together with the CD4 molecule (Fauci 1996). There are culture data showing that several strains use both receptors and additionally enter the cell when the CKR-5 has a mutation (Δ 32) that leads to an early stop codon and absence of the molecule in the cell membrane (Zhang et al. 1996). Several reports indicate that the Δ 32 deletion is not protective and has on a long-term aspect no effect on the outcome of the HIV infection, while on the short-term follow-up, for some 5 years, there might be a minor benefit (Meyer et al. 1997; Olsen et al. 1997; Biti et al. 1997; O'Brien et al. 1997; Balotta et al. 1997).

Since some 10–15% of the Caucasian population show the homozygous Δ 32 deletion in the CKR-5 molecule, also haemophiliacs carry this genetic mutation, which can be analysed very quickly by polymerase chain reaction. A typical profile after gel electrophoresis of the amplificates is shown in Figure 2. Since the outcome of the HIV infection is finally, and especially after years of infection – which is the case in the German community of the haemophiliacs – not linked to the homozygous or heterozygous presence of the Δ 32 deletion, there is no reason to determine this gene mutation in the patients without and under treatment.

Determination of the Drug Resistance of the HIV Strains

Two methods for the monitoring of the susceptibility of various drugs or drug combinations are available. One is the phenotypic or biological measurement of resistance and the second is the genotypic resistance. Both methods may detect different modes of the inhibition of the enzymes reverse transcriptase and protease, but finally lead to relevant information for the clinician to continue or change the current treatment (Brun-Vézinet et al. 1997).

Phenotypic Resistance

There are two methods to look at the performance of the viral enzymes in the presence of different drugs.

Cloning of the Gene of the Reverse Transcriptase and Protease

One method uses the PCR-amplified enzyme genome which is incorporated in human T-cells or in bacteria, like E.coli. The enzyme action is measured directly in the presence of different concentrations of the drug and the IC50 can be calculated. The output of this test is the so-called virogram, which by its typical shape gives quick information on the susceptibility of the virus (Hertogs and Pauwells 1997). Average time to perform the assay is 6 weeks. Since a repertoire of molecular cloning techniques are needed, the test is not inexpensive.

Culturing of HIV in the Presence of Drug

The other procedure to yield the phenotypic resistance is to isolate the HIV out of the blood lymphocytes, cultivate it in tissue culture, and expose it to different concentrations of the available drugs. The HIV isolation is cumbersome and time-consuming but gives finally a reliable result. Drugs have to be available to the laboratory which sometimes is not possible despite the fact that capsules are given to the patient. Time needed for the assay is usually 8 weeks and when the test has to be repeated 12 weeks. The delay in time is the biggest disadvantage of this method. One advantage is that different drug combinations can be tested in vitro, which might be especially important in multidrug-treated patients with partially resistant HIV.

Genotypic Resistance

Also for this procedure at the moment 2 methods are available.

LIPA – Line Probe Assay

One procedure is the hybridization of HIV-DNA to a strip that carries the wild type and the typical mutated positions-oligonucleotide on a short, nitrocellulose-fixed probe (LIPA strip). Under appropriate stringency conditions the amplified HIV-DNA fragment will bind with its complementary counterpart and can be made visible by a substrate reaction of the second enzyme-labelled probe (Stuyver et al. 1997). Typical mutations may be identified and the resistance of the HIV strain deduced. The advantage of this assay is the short time for performance which is usually not longer than 3 days. The disadvantage is that mutations identifying some of the more recently introduced RT inhibitors are not included and that a strip for the analysis of mutations in the protease gene is pending.

Nucleic Acid Sequence Analysis

The second method for the genotypic analysis of the genome of the RT and PR is nucleic acid sequence analysis of the whole gene and deduction of the amino acids. Since for most of the drugs key amino acids are known, the resistance pattern can be calculated (Schinazi et al. 1996). The advantage of this method is that with one sequence analysis of the 5' and 3' strain susceptibility to all known drugs can be determined. The disadvantage is the expensive equipment until sequencing can be started and the time delay of 1 to 2 weeks until the analysis is finally performed.

A further restriction which is as well common to some other mentioned procedures is the variability of the HIV nucleic acid sequences especially when other subtypes than HIV-1B have to be amplified. Therefore one has to be prepared to use a set of at least 20 primers to get the desired sequences within an acceptable time. Genotyping has been said to be the gold standard, but other authors feel that still both methods should be used (De Jong et al. 1998). This request is from a scientific point reasonable, but from an economic aspect impossible to fulfil. As long as both methods, i.e. phenotypic and genotypic resistance determinations, coexist, the benefit of both methods should be drawn when special problems in the treatment schedule of the individual patient arise. On a long-term aspect both methods will be needed not only for HIV but for the other viruses, for which specific treatment regimens have been developed. From a technical point the procedure of sequencing is the less cumbersome and less expensive and as many as 30 specimens can be handled per week.

References

1. Balotta C, Bagnarelli P, Violi M, Ridolfo AL, Zhou D, Berlusconi A, Corvasce S, Corbellino M, Clementi M, Clerici M, Moroni M, Galli M. Homozygous Δ 32 deletion of the CCR-5 chemokine receptor gene in an HIV-1 infected patient. AIDS 1997, 11: F67–F71
2. Biti R, French RF, Young J, Bennetts B, Stewart G. HIV-1 infection in an individual homozygous for the CCR5 deletion allele. Nature Med 1997; 3: 252–253
3. Brun-Vézinet F, Boucher C, Loveday C, Descamps D, Fauveau V, Izopet J, Jeffries D, Kaye S, Krzyanowski C, Nunn A, Schuurman R, Seigneurin JM, Tamalet C, Tedder R, Weber J, Weverling GJ. HIV-1 viral load, phenotype, and resistance in a subset of drug-naive participants from the Delta trial. Lancet 1997; 350: 983–990
4. Dean M, Carrington M, Winkler C, Huttley GA, Smith MW, Allikmets R, Goedert JJ, Buchbinder SP, Vittinghoff E, Gomperts E, Donfield S, Vlahov D, Kaslow R, Saah A, Rinaldo C, Detels R, O'Brien S. Genetic restriction of the HIV-1 infection and progression to AIDS by a deletion allele of the CKR5 structural gene. Science 1996; 273: 1856–1862
5. De Jong MM, Boucher CAB, Danner SA, Gazzard B, Griffiths PD, Katlama C, Lange JMA, Richman DD, Vella S. Summary of the international consensus symposium on management of HIV, CMV and hepatitis virus infections. Antivir Res 1998; 37: 1–16
6. Fauci AS. Host factors and the pathogenesis of HIV-induced disease. Nature 1996; 384: 529–534
7. Feng Y, Broder CC, Kennedy PE, Berger EA. HIV-1 entry cofactor: functional cDNA cloning of a seventransmembrane, G protein-coupled receptor. Science 1996; 272: 872–876
8. Hertogs K, Pauwells R. HIV-1 drug resistance monitoring by a phenotypic technology. In AIDS, Neue Perspektiven, Therapeutische Erwartungen, Die Realität 1997. Hans Jäger editor, Ecomed Verlag, Landsberg, pp 62–64
9. Ho DD, Neumann AU, Perelson AS, Chen W, Leonard JM, Markowitz M. Rapid turnover of plasma virions and CD4 lymphocytes in HIV-1 infection. Nature 1995; 373: 123–126
10. Meyer L, Magierowska M, Hubert JB, Rouzioux C, Deveau C, Sanson F, Debre P, Delfraissy JF, Theodorou I. Early protective effect of CCR-5 Δ 32 heterozygosity on HIV-1 disease progression: relationship with viral load. AIDS 1997; 11: F73–F78
11. Musey L, Hughes J, Schaker T, Shea T, Corey L, McElrath JM. Cytotoxic T-cell responses, viral load, and disease progression in early human immunodeficiency virus type 1 infection. N Engl J Med 1997; 337: 1267–1274
12. O'Brien TR, Winkler C, Dean M, Nelson JAE, Carlington M, Michael NL, White GC. HIV-1 infection in a man homozygous for CCR5 Δ 32. Lancet 1997; 349: 1219
13. Olsen JE, Iversen ANK, Garred P, Koppelhus U, Pedersen C, Benfield TL, Sorensen AM, Katzenstein T, Dickmeiss E, Gerstoft J, Skinhoj P, Svejgaard A, Nielsen JO, Hofmann B. Heterozygosity for a deletion in die CKR-5 gene leads to prolonged AIDS-free survival and slower CD4 T-cell decline in a cohort of HIV-seropositive individuals. AIDS 1997; 11: 305–310

14. Stanley SK, Ostrowski MA, Justement JS, Gantt K, Hedayati S, Mannix M, Roche K, Schwartzentruber DJ, Fox CH, Fauci AS. Effect of immunization with a common recall antigen on viral expression in patients infected with human immunodeficiency virus type 1. N Engl J Med 1996; 334: 1222–1230
15. Schinazi RF, Larder BA, Mellors JW. Mutations in retroviral genes associated with drug resistance. Int Antiviral News 1996; 4: 95–107
16. Stuyver L, Wyseur A, Rombout A, Louwagie J, Scarcez T, Verhofstede C, Rimland D, Schinazi RF, Rossau R. Line probe assay for rapid detection of drug-selected mutations in the human immunodeficiency virus type 1 reverse transcriptase gene. Antimicrob Agents Chemother 1997; 41: 284–291
17. Zhang L, Huang Y, He T, Cao Y, Ho DD. HIV-1 subtype and second receptor use. Nature 1996; 383: 768

II. Synovitis – Pathogenese und Behandlung

Diskussionsleitung:

I. SCHARRER (Frankfurt)
H.-H. BRACKMANN (Bonn)

Diagnostik und Behandlung der Synovitis bei Hämophilen

L. Hovy

Bei schweren Gerinnungsstörungen (Hämophilie A, B und Von-Willebrand-Syndrom) treten häufig spontane Gelenkblutungen auf. Dabei ist eine besondere Prädisposition einzelner großer Gelenke (sog. "target-joints") auffällig. Die Blutungen treten häufig nach Bagatellverletzungen meist schon im frühen Kindesalter auf. Es kommen aber auch Blutungen ohne erkennbare mechanische Ursache vor. Diese entstehen möglicherweise durch Einklemmungen von Synovialzotten der Gelenkinnenhaut an großen Gelenken mit relativ lockerer synovialer Kapselstruktur wie z. B. Knie-, Sprung- und Ellbogengelenk. Darüber hinaus müssen auch biochemische Veränderungen in der Gelenkflüssigkeit oder der Synovia diskutiert werden (Müller et al. 1997).

Eine Gelenkblutung beginnt in der Synovialis und führt letztlich zu einem ausgedehnten Bluterguß in der Gelenkhöhle (Mohr 1993). Im Rahmen der Resorption kommt es über verschiedene Mechanismen (Rodriguez-Merchán 1997) immer zu einer entzündlichen Begleitreaktion an der Gelenkinnenhaut (Synovitis) mit typischen morphologischen Veränderungen (Mohr 1993). Diese sind bereits 4 Tage nach dem Blutungsereignis nachweisbar und entsprechen auch klinisch einer *akuten Synovitis.* Wiederholte Einblutungen führen zu einer deutlichen Verdickung und villösen Hyperplasie (Mohr 1993; Rodriguez-Merchán 1997) der Synovialis. Klinisch korreliert dies mit einer *chronisch persistierenden Synovitis,* die durch eine deutliche Kapselschwellung und Überwärmung imponiert. Diese chronische Entzündung führt bei Kindern zur bekannten radiologisch nachweisbaren Vergrößerung der Epiphysen. Diese entsteht wahrscheinlich durch die vermehrte Durchblutung des gesamten Gelenkabschnitts. In den Spätstadien der hämophilen Arthropathie vernarbt die Synovialis (Mohr 1993) zunehmend, und Gelenkblutungen treten nur noch selten auf. Es liegen nun fortgeschrittene Gelenkstörungen in Form einer sekundären Arthrose vor.

Durch mechanische Reize, Knochen- und Knorpelabschilferungen sowie Zelldetritus entstehen schwere Gelenkreizungen mit trüb-seröser Ergußbildung. Diese Gelenkreizungen entwickeln sich oft nach nur geringen Überlastungen und müssen im Sinne einer *aktivierten Arthrose* von den o. g. Formen der akuten und chronischen Synovitis abgegrenzt werden (Hovy u. Thoma 1996).

I. Scharrer/W. Schramm (Hrsg.)
28. Hämophilie-Symposion Hamburg 1997

Diagnostik

Klinik

Eine akute Gelenkblutung ist stark schmerzhaft und führt im Rahmen der sofort einsetzenden *akuten Synovitis* zu einer ausgeprägten Bewegungseinschränkung mit Schonhaltung der Extremität. Sie kann in jedem Lebensalter auftreten, wenngleich Blutungen in den Spätstadien der hämophilen Arthropathie selten sind. Klinisch kann man an der prall gefüllten Gelenkkapsel eine Fluktuation (am Knie als sog. tanzende Patella) nachweisen.

Im Gegensatz dazu ist die *chronische Synovitis* relativ schmerzarm! Trotz deutlicher Schwellung und mäßiger Überwärmung ist die Beweglichkeit des Gelenkes meist noch gut erhalten. Die Kapsel ist diffus geschwollen, und eine Fluktuation läßt sich meist nicht mehr nachweisen. Eine chronische Synovitis kommt gehäuft im Kindesalter zwischen dem 5. und 16. Lebensjahr vor. In einigen Fällen mit chronischer Synovitis treten zusätzlich rezidivierende Blutungen auf. Diese Gelenke sind dann hoch schmerzhaft und deutlich überwärmt. Intraoperativ erkennt man eine tiefrote (hämorrhagisch-entzündliche) Synovialis, die bereits bei oberflächlicher Berührung mit einem Tasthaken blutet. Eine *aktivierte Arthrose* in den Spätstadien der hämophilen Arthropathie imponiert als intraartikulärer Erguß ohne wesentliche Überwärmung. Die Kapsel tastet sich straff, das Gelenk ist häufig weitgehend eingesteift bzw. stark bewegungseingeschränkt.

Sonographie

Die Sonographie kann als einfaches und schnell verfügbares bildgebendes Verfahren eingesetzt werden. Im arthrosonographischen Bild ist die intraartikuläre Ergußbildung (freies Blut oder auch ein Reizerguß bei der aktivierten Arthrose) gut nachweisbar. Der Nachweis gelingt auch bei kleineren Blutungen, die sich der Palpation entziehen (z. B. am Hüftgelenk). Bei chronischen Synovitiden mit rezidivierenden Einblutungen kann aufgrund der geringen Dichteunterschiede die verdickte Synovia nicht mehr sicher von Koageln und Blut abgegrenzt werden. Auch Knorpeldefekte lassen sich sonographisch nicht darstellen. Die Sonographie stellt dennoch eine preisgünstige Methode insbesondere zur Verlaufsbeobachtung dar.

Kernspintomographie

Die Magnetresonanztomographie (MRT) oder Kernspintomographie erlaubt demgegenüber eine hervorragende Darstellung der Synovialis. Die Synoviaproliferation ist im t1-gewichteten Bild insbesondere nach Kontrastmittelgabe (Gadolinium) gut abgrenzbar. Auch die Hämosiderinablagerungen der Synovialis stellen sich im t1-gewichteten Bild signalarm dar. Eine t2-gewichtete Darstellung zeigt intraartikuläre Flüssigkeit als signalintensives Echo.

Blut stellt sich dagegen komplexer und weniger signalintensiv dar, sowohl im t1-, als auch im t2-gewichteten Bild.

Knorpelläsionen und subchondrale Zysten kommen im Kernspintomogramm sicher zur Darstellung. Dagegen können knöcherne Veränderungen im konventionellen Röntgenbild wesentlich besser beurteilt werden.

Die deutlich aufwendige MRT sollte deshalb bei chronischen Synovitiden insbesondere zur Differentialindikation der verschiedenen konservativen bzw. operativen Verfahren eingesetzt werden. In den Spätstadien der hämophilen Arthropathie ist eine MRT in der Regel nicht mehr indiziert.

Röntgen

Die knöchernen Veränderungen der Arthropathie werden im konventionellen Röntgenbild eindeutig dargestellt.

Im Gegensatz zur Sonographie und zur MRT werden die Weichteilstrukturen im Röntgenbild allenfalls als diffuse Verdickung des Weichteilmantels abgebildet. Auch Knorpelveränderungen sind nicht darstellbar. Ein Röntgenbild sollte immer zur Differenzierung der knöchernen Gelenkstrukturen (Epiphysenvergrößerung) und v. a. bei Achsenfehlstellungen angefertigt werden.

Therapie

Konservative Maßnahmen

Unabhängig von einer eventuellen Prophylaxe mit Faktorpräparaten muß jede akute Gelenkblutung schnellstmöglich adäquat substituiert werden!

Eine massive Gelenkblutung mit prallem Erguß (z. B. mehr als 20 ml im Kniegelenk) sollte anschließend durch eine Punktion entlastet werden (Greene et al. 1997; Hovy 1993; Ribbans et al. 1996). Die Punktion erfolgt unter absolut aseptischen Bedingungen. Durch die Reduktion des freien Blutes im Gelenk ist eine schnellere Resorption der Restblutmenge möglich. Damit wird gleichzeitig das Ausmaß der reaktiven akuten Synovitis und der Hämosiderineinlagerung vermindert. Eine konsequente tägliche Faktorsubstitution in fallender Dosierung für 1–2 Wochen verhindert die erneute Einblutung. Danach wird eine regelmäßige Prophylaxe zur Vermeidung einer chronisch persistierenden Synovitis durch rezidivierende Mikroeinblutungen für 7–9 Monate empfohlen (Greene et al. 1997).

Die reaktive akute Synovitis nach jedem Blutungsereignis wird durch die Gabe von nichtsteroidalen Antirheumatika (z. B. Diclofenac) wirksam reduziert. Dies kann durch externe Salbenverbände und Eisanwendungen unterstützt werden. Das betroffene Gelenk sollte für maximal 24 h auf einer Schiene ruhiggestellt und evtl. hochgelagert werden.

Zur Vermeidung einer Muskelatrophie erfolgt in der Regel keine Ruhigstellung im Gips oder auf einer Schiene. Das Gelenk wird lediglich für 2–3 Tage mit Unterarmgehstützen entlastet. Die Mobilisierung beginnt so früh wie möglich zunächst mit isometrischen Übungen. Danach muß immer eine konsequente krankengymnastische Behandlung angeschlossen werden. Die Physiotherapie wird übereinstimmend als wirksamste Maßnahme zur Vermeidung einer Muskelatrophie, zur Wiederherstellung eines physiologischen Gelenkspiels und damit zur Blutungsprophylaxe angesehen (Buzzard 1997; Heim et al. 1997; Hovy 1993, 1996, 1997; Ribbans et al. 1997).

Bei verzögertem Ansprechen der akuten Synovitis auf die konservativen Behandlungsmaßnahmen wird die Verwendung von Gelenkbandagen empfohlen (Heijnen et al. 1997; Heim et al. 1997; Hovy 1997a).

Bei einer chronischen Synovitis müssen nichtsteroidale Antirheumatika längerfristig verabreicht und die oben beschriebenen physikalischen und physiotherapeutischen Maßnahmen konsequent angewendet werden. Eine intraartikuläre Steroidinjektion wird als wirksame zusätzliche Maßnahme empfohlen (Fernández-Palazzi et al. 1997; Gilbert u. Radomisli 1997).

Auch bei einer aktivierten Arthrose erzielt die intraartikuläre Kortisonbehandlung oftmals anhaltende Schmerzlinderung (Fernández-Palazzi et al. 1997; Hovy u. Thoma 1996).

Bei einer chronischen Synovitis ist ein konservativer Behandlungsversuch für mindestens 3–6 Monate zu empfehlen. Erst bei erfolgloser Therapie ist eine *Synovektomie* zur Entfernung der Gelenkinnenhaut indiziert (Gilbert u. Radomisli 1997). Eine Synovektomie kann *operativ* (durch ein offenes Verfahren oder arthroskopisch) bzw. *semiinvasiv* (durch eine Radiosynoviorthese oder eine chemische Synovektomie) erfolgen.

Operative Synovektomie

Bei den operativen Verfahren wird in Abhängigkeit vom radiologischen Stadium der Arthropathie zwischen einer sog. *Frühsynovektomie* und einer *Spätsynovektomie* unterschieden. Die operative Synovektomie kann technisch *offen* oder *arthroskopisch* durchgeführt werden (Gilbert u. Radomisli 1997).

Die vom Autor bevorzugte offene Technik erfolgt üblicherweise durch 2 separate Hautschnitte in der von Mori (1963) angegebenen Methode. Dabei wurde in allen Fällen (n = 9) eine sichere Kontrolle der chronischen Synovitis, der subjektiven Schmerzhaftigkeit und v. a. der Blutungsneigung erzielt. Es wurden keine Komplikationen oder Nachblutungen beobachtet. Im Verlauf von 4–5 Jahren nach der Operation verschlechterte sich bei den Spätsynovektomien (n = 5) jedoch die initial verbesserte Beweglichkeit wieder deutlich (Hovy 1993, 1997b). Der entscheidende Vorteil der offenen Technik liegt in der sicheren Entfernung auch von ausgeprägten granulomatösen Formen der Synovialitis, die durch eine arthroskopische Technik nicht ausreichend reseziert werden können.

1984 wurde von Wiedel die arthroskopische Synovektomie vorgeschlagen (Wiedel 1996). In mehreren Arbeiten wird über günstige Ergebnisse mit der arthroskopischen Technik bei der postoperativen Beweglichkeit berichtet (Rodriguez-Merchán et al. 1994; Triantafyllou et al. 1992; Wiedel 1996). Dabei darf allerdings nicht die deutlich höhere perioperative Komplikationsrate mit Nachblutungen übersehen werden, die zuletzt von Eickhoff et al. (1997) in Übereinstimmung mit anderen Autoren mit bis zu 50% angegeben wird. Dabei trat in einem Fall sogar eine Gelenkinfektion auf.

Radiosynoviorthese (RSO)

Basierend auf den Erfahrungen bei der rheumatoiden Arthritis wurde die Verschorfung der Gelenkinnenhaut durch radioaktives Gold erstmals 1971 von Alberg bei der hämophilen Synovitis angewendet. Die Fibrosierung der Synovialis kann mit verschiedenen radioaktiven Isotopen wie Gold (^{118}Au), Yttrium (^{90}Y), Phosphor (^{32}P) und Rhenium (^{186}Re) durchgeführt werden.

In der Literatur werden langjährige gute Erfahrungen aus verschiedenen Behandlungszentren v. a. von Fernández-Palazzi et al. (1996) in Venezuela, Löfqvist et al. (1997) in Schweden und Rodriguez-Merchán et al. (1997) in Spanien mitgeteilt. Übereinstimmend wird eine signifikante Abnahme der Blutungsfrequenz und Reduktion der chronischen Synovitis festgestellt.

Allerdings verringert sich der Effekt der RSO zunehmend bei länger bestehenden chronischen Synovitiden und bei zunehmendem Schweregrad der Arthropathie (Fernández-Palazzi et al. 1996; Rodriguez-Merchán et al. 1997). In diesen Fällen wird von beiden Autoren eine 1- bis 2malige Wiederholung der Injektion nach 4–6 Monaten empfohlen. Erst danach wird eine operative Synovektomie vorgeschlagen. Eine Progression der Arthropathie kann jedoch weder durch die RSO noch durch eine operative Synovektomie verhindert werden.

Diese Angaben decken sich mit den eigenen Erfahrungen bei 13 Radiosynoviorthesen, die mit Yttrium (^{90}Y) und Rhenium (^{186}Re) durchgeführt wurden. Die Indikation zur RSO wurde v. a. bei Patienten mit Hemmkörperhämophilie oder bestehenden Infektionen, wie Hepatitis und HIV mit stark reduziertem Allgemeinzustand, gestellt. Nebenwirkungen durch die RSO wurden in keinem Fall beobachtet.

Die Indikation zur RSO haben wir bisher äußerst streng gestellt, wobei die Patienten möglichst über 40 Jahre alt sein sollten. Diese Altersbegrenzung wurde aufgrund der möglichen Strahlennebenwirkung gesehen. Andererseits berichten Rivard et al. (1994), daß bei über 5000 bekannten RSO seit 1970 bisher in keinem Fall eine maligne Entartung bekannt geworden ist. Die RSO wird von einigen Autoren sogar bei Kindern (Rodriguez-Merchán et al. 1997), z. T. auch unter 9 Jahren (Fernández-Palazzi et al. 1996), angewendet. Fernández-Palazzi et al. (1996) konnten keine chromosomalen Abweichungen feststellen, wenngleich die Diskussion über mögliche Strahlennebenwirkungen noch nicht endgültig abgeschlossen ist (Gilbert u. Radomisli 1997).

Chemische Synovektomie

Alternativ zur RSO wurde in Südamerika auch eine empirische Synovitisbehandlung durch intraartikuläre Injektion von Rifampicin beschrieben (Caviglia et al. 1997; Rodriguez-Merchán u. Caviglia 1997). Durch das Antibiotikum Rifampicin wird ebenfalls eine Fibrosierung der Synovialis erreicht, wie Caviglia et al. (1997) in experimentellen Studien belegen konnten. Der entscheidende Nachteil von Rifampicin liegt in der starken Schmerzhaftigkeit der Injektion, die bis zu 10mal in wöchentlichen Abständen wiederholt werden muß. Diese Substanz ist aber im Vergleich zu den Radioisotopen deutlich preisgünstiger und schneller verfügbar (Rodriguez-Merchán u. Caviglia 1997).

Intraartikuläre Kortisontherapie

Sowohl die RSO als auch die chemische Synovektomie sind nicht befriedigend wirksam in den fortgeschrittenen Stadien der hämophilen Arthropathie, da es hier überwiegend zu Reizzuständen im Sinne einer *aktivierten Arthrose* (s. oben) kommt. Diese entstehen durch degenerative Bestandteile in der Synovia und durch mechanische Irritationen, die günstig auf eine lokale antiphlogistische Behandlung vor allem mit Kortison ansprechen. Nach den eigenen Erfahrungen hat sich die intraartikuläre Injektion von Triamcinolon-Kristallsuspension bewährt. Von Fernández-Palazzi et al. (1997) wird eine 3malige Injektion des schwächer wirksamen Dexamethason empfohlen. Zu beachten ist hierbei jedoch die relative Gefahr einer intraartikulären Infektion.

Schlußfolgerung

Im Anschluß an jede Gelenkblutung entwickelt sich im Rahmen der Begleitresorption stets eine akute Synovitis in unterschiedlicher Ausprägung. Das Ziel der multimodalen konservativen Therapie muß daher eine möglichst rasche und konsequente Wiederherstellung der physiologischen Gelenkfunktion sein. Vor allem reduziert die Verhinderung von erneuten Einblutungen die Gefahr der Entwicklung einer *chronischen Synovitis* bzw. einer späteren Arthropathie.

Auch eine chronische Synovitis sollte für mindestens 4–6 Monate konsequent mit einem konservativen Therapieregime behandelt werden. Erst bei Versagen dieser Therapie besteht die Indikation zur direkten Lokalbehandlung der entzündlich veränderten Synovialis. Für die Entfernung bzw. Verschorfung der chronischen Synovitis stehen verschiedene operative oder nichtoperative (semiinvasive) Verfahren zur Verfügung. Das jeweils adäquate Verfahren muß individuell für jeden Patienten festgelegt werden.

In den Spätstadien der hämophilen Arthropathie treten wieder gehäuft akute Gelenkreizungen im Sinne einer *aktivierten Arthrose* auf, die somit von den akuten und chronischen Formen der Synovitis unterschieden werden müssen. Auch hier erfolgt zunächst ein konservativer Behandlungsversuch, wobei intraartikuläres Kortison gut wirksam ist. In den Endstadien der Arthropathie sind letztlich operative Verfahren wie Arthroplastiken, Gelenkversteifungen oder ein endoprothetischer Ersatz angezeigt.

Literatur

1. Buzzard BM (1997) Physiotherapy for Prevention and Treatment of Chronic Hemophilic Synovitis. Clin Orthop 343: 42–46
2. Caviglia AH, Fernández-Palazzi F, Maffei E, Galatro G, Barrionuevo A (1997) Chemical Synoviorthesis for Hemophilic Synovitis. Clin Orthop 343: 30–36
3. Eickhoff HH, Koch W, Raderschadt G, Brackmann H-H (1997) Arthroscopy for Chronic Hemophilic Synovitis of the Knee. Clin Orthop 343: 58–62
4. Fernández-Palazzi F, Rivas S, Cibeira JL, Dib O, Viso R (1996) Radioactive Synoviorthesis in Hemophilic Hemarthrosis. Clin Orthop 328: 14–18
5. Fernández-Palazzi F, Caviglia HA, Salazar JR, López J, Aoun R (1997) Intraarticular Dexmethasone in Advanced Chronic Synovitis in Hemophilia. Clin Orthop 343: 25–29
6. Gilbert MS, Radomisli TE (1997) Therapeutic Options in the Management of Hemophilic Synovitis. Clin Orthop 343: 88–92
7. Greene WB, McMillan CW, Warren MW (1997) Prophylactic Transfusion for Hypertrophic Synovitis in Children with Hemophilia. Clin Orthop 343: 19–24
8. Heijnen L, Roosendaal G, Heim M (1997) Orthotics and Rehabilitation for Chronic Hemophilic Synovitis of the Ankle. Clin Orthop 343.: 68–73
9. Heim M, Martinowitz U, Horoszowski H (1997) Orthotic Management of the Knee in Patients with Hemophilia. Clin Orthop 343: 54–57
10. Hovy L (1993) Konservative und operative Therapie der Synovitis. In: Scharrer I, Schramm W (Hrsg) 23. Hämophilie-Symposion Hamburg 1992. Springer, Berlin Heidelberg, S 95–100
11. Hovy L (1997a) Konservative Behandlung der hämophilen Arthropathie. In: Scharrer I, Hovy L (Hrsg) Orthopädische Hämophiliebehandlung. Springer, Berlin Heidelberg New York, S 35–38
12. Hovy L (1997b) Langzeitergebnisse bei der operativen Behandlung der hämophilen Arthropathie. In: Scharrer I, Hovy L (Hrsg) Orthopädische Hämophiliebehandlung. Springer, Berlin Heidelberg New York, S 47–55
13. Hovy L, Thoma W (1996) Therapeutische Ansätze bei Synovitis. In: Scharrer I, Schramm W (Hrsg) 25. Hämophilie-Symposion Hamburg 1994. Springer, Berlin Heidelberg, S 120–123
14. Löfqvist TH, Petersson C, Nielsson IM (1997) Radioactive Synoviorthesis in Patients with Hemophilia with Factor Inhibitor. Clin Orthop 343: 37–41
15. Mohr W (1993) Pathogenese der Arthropathie. In: Scharrer I, Schramm W (Hrsg) 23. Hämophilie-Symposion Hamburg 1992. Springer, Berlin Heidelberg, S 83–94
16. Müller S, Schulz R, Scharrer I, Hovy L (1997) Tissue Factor Pathway Inhibitor (TFPI): Nachweis und Bestimmung in der Synovialflüssigkeit großer Gelenke. In: Scharrer I, Hovy L (Hrsg) Orthopädische Hämophiliebehandlung. Springer, Berlin Heidelberg New York, S 27–33
17. Mori M (1963) Anterior capsulectomy in the treatment of rheumoid arthritis of the knee joint. Arthritis Rheum 8: 130–136
18. Ribbans WJ, Giangrande P, Beeton K (1997) Conservative Treatment of Hemarthrosis for Prevention of Hemophilic Synovitis. Clin Orthop 343: 12–18
19. Rivard G, Girar M, Belanger R et al. (1994) Synoviorthesis with colloidal 32 P chromic phosphate for the treatment of hemophilic arthropathy. J Bone Joint Surg 76A: 482–488
20. Rodriguez-Merchán EC (1997) Pathogenesis, Early Diagnosis, and Prophylaxis for Chronic Hemophilic Synovitis. Clin Orthop 343: 6–11
21. Rodriguez-Merchán EC, Caviglia HA, Magallón M, Pérez-Bianco R (1997) Chemical synovectomy vs. radioactive synovectomy for the treatment of chronic haemophilic synovitis: a prospective short-term study. Haemophilia 3: 118–122
22. Rodriguez-Merchán EC, Galindo E, Ladreda JMM, Pardo JA (1994) Surgical synovectomy in haemophilic arthropathy of the knee. Int Orthop 18: 38–41
23. Rodriguez-Merchán EC, Magallón M, Galindo E, López-Cabarcos C (1997) Hemophilic Synovitis of the Knee and the Elbow. Clin Orthop 343: 47–53
24. Triantafyllou SJ, Hanks GA, Handal JA, Greer RB (1992) Open and arthroscopic synovectomy in hemophilic arthropathy of the knee. Clin Orthop 283: 196–204
25. Wiedel JD (1996) Arthroscopic Synovectomy of the Knee in Hemophilia. Clin Orthop 328: 46–53

Orthopädische Therapie der hämophilen Synovitis und Arthropathie unter besonderer Berücksichtigung des oberen Sprunggelenkes

H. H. Eickhoff, W. Koch, A. Seuser, T. Wallny, H.-H. Brackmann

Die Blutungsneigung des Hämophilen führt ohne Substitution nach einer intrasynovialen Einblutung über den Einbruch in das Gelenk als Hämarthros zur Synovitis. Bevorzugt in den areolären Gewebszonen der Synovialmembran kommt es schließlich zu einer villösen Hyperplasie (Mohr 1993). Diese Hyperplasie ist von einer Proliferation des Stromas und perivaskulärer Rundzellinfiltration begleitet (Roy u. Ghadially 1967). Das ohnehin hohe fibrinolytische Potential der Synovialis wird bei dieser entzündlichen Irritation des Gelenkes noch weiter erhöht (Storti et al. 1973), was wiederum einer erneuten Einblutung förderlich ist. Als Circulus vitiosus wird die entstehende posthämmorrhagische Arthritis durch rezidivierende Blutungen aus der angiomatös veränderten Synovialis unterhalten. Über eine anhaltende Synovitis und direkte Schädigung durch Hämoglobin und seine Abbauprodukte kommt es letztlich zur fortschreitenden Schädigung des Gelenkknorpels (Mohr 1993).

Das Sprunggelenk zeigt im Rahmen der hämophilen Arthropathie die zweitgrößte Dichte pathologischer klinischer und radiologischer Veränderungen. 27,5% aller Gelenkblutungen ereignen sich im Sprunggelenk. Im Kindesalter war es früher meist das erste "target-joint". Jenseits des 30. Lebensjahres steht jedes zweite Sprunggelenk in einer zumindest leichten Spitzfußkontraktur (Hofmann 1987).

Das orthopädische Therapiekonzept muß sich neben der obligaten hämostaseologischen Faktorensubstitution, also der Therapie der Grunderkrankung, an der jeweils vorliegenden Gelenksituation orientieren. Diese wird zum einen durch die Synovitis und zum anderen durch das Stadium der Arthropathie geprägt.

Klassifikation der Synovitis – akute und chronische Synovitis

Bei der Synovitis der Hämophiliegelenke, also auch des oberen Sprunggelenkes, können wir eine akute von einer chronischen Synovitis unterscheiden.

Die akute Synovitis ist durch die o. g. Hyperplasie mit perivaskulärer Rundzellinfiltration gekennzeichnet. Fibrosierungen finden sich nicht. Es besteht klinisch ein deutlicher Reizzustand des betroffenen Gelenkes mit Bewegungs- und häufigem Ruheschmerz. Reflektorisch wird eine Schonhaltung (Spitzfuß) eingenommen. Palpatorisch findet sich eine "weiche" Verdickung der Gelenkkapsel sowie ein intraartikulärer Erguß bzw. Hämarthros. Die konventionellen Röntgenaufnahmen zeigen allenfalls Weichteilzeichen (Arnold u. Hilgartner 1977; Dihlmann 1987). Von

I. Scharrer/W. Schramm (Hrsg.)
28. Hämophilie-Symposion Hamburg 1997

den bildgebenden Verfahren eignen sich Sonographie und Kernspintomogramm (Eickhoff et al. 1994) gut zur Befunderhebung und Verlaufskontrolle (Sonographie).

Die chronische Synovitis ist definitionsgemäß eine über 6 Monate andauernde Synovitis (Orthopedic advisory committee WFH). Es läßt sich hier eine aktivierte Form von einer nicht aktivierten Form unterscheiden. Prinzipiell finden sich intraoperativ villöse Hyperplasien der Synovialmembran neben mehr fibrotischen Bezirken. Bei der aktivierten Form liegt ein Reizzustand des Gelenkes vor. Nur mit erhöhter Faktorensubstitution über einen längeren Zeitraum sind rezidivierende Einblutungen zu vermeiden. Palpatorisch zeigt sich eine eher „weiche" Verdickung der Kapsel. Bei der nicht aktivierten Form stehen die fibrotischen Veränderungen im Vordergrund. Die Kapselverdickung ist weniger stark ausgeprägt und von „festerer" Konsistenz. Radiologisch ist der Befund durch das vorliegende Arthropathiestadium charakterisiert. Praktikabel ist auch am oberen Sprunggelenk nach wie vor die Einteilung von Arnold u. Hilgartner (1977).

Röntgenologische Aspekte

Neben den allgemein radiologischen Gelenkveränderungen der hämophilen Arthropathie (Gelenkspaltverschmälerung, juxtaartikuläre Knochendemineralisation mit grobmaschiger Spongiosaarchitektur und subchondraler Zystenbildung) finden sich am oberen Sprunggelenk in variabler Ausprägung folgende spezielle Veränderungen:
- Spitzfußstellung,
- Abflachung der Talusrolle,
- ventrale Talussubluxation,
- ventral-distale Tibiaosteophyten mit tibiotalarem Impingement.

Therapie der akuten Synovitis

Die Therapie der akuten Synovitis ist eine Domäne der konservativen Orthopädie. Bei nur geringem intraartikulärem Erguß ist ein invasives Vorgehen nicht erforderlich. Zur Vermeidung einer Muskelatrophie sollte die längerfristige Immobilisation unterbleiben.

Eine Gelenkentlastung an Unterarmgehstützen für einige wenige Tage ist angezeigt. Das nichtbelastete Aufsetzen des Fußes mit Abrollbewegung ist anzustreben. Eine befundbezogene Aufbelastung schließt sich an.

Während der Ruhephasen ist eine Hochlagerung im Bett auf einer Schaumstoffschiene bis maximal 1 Woche sinnvoll. Bei jeder Ruhigstellung besteht besonders beim Hämophilen die Gefahr der Ausbildung eines Spitzfußes (Abb. 1). Hieraus resultiert dann eine funktionelle Beinverlängerung der betroffenen Seite. Sekundär entwickelt sich dann als Kompensation zusätzlich eine Kniebeugekontraktur. Die Ausbildung solcher Kontrakturen muß auf jeden Fall verhindert werden. Im Vordergrund steht die krankengymnastische Behandlung, welche sofort begonnen werden muß (initial konzentrische Isometrie und leichte Dehnungen mit post-

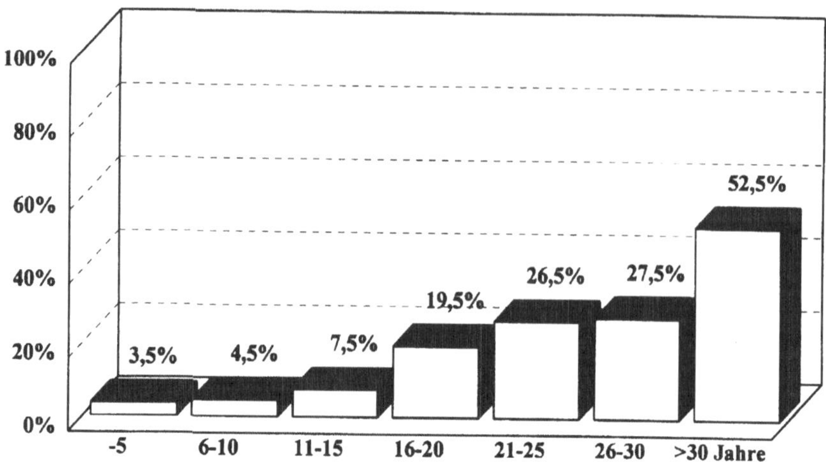

Abb. 1. Prozentuale Altersverteilung des Spitzfußes bei der Hämophilie (n = 494). (Nach Hofmann 1987)

isometrischer Relaxation). Die Übungsparameter (Intensität, Dauer, Intervall etc.) und die Art der Behandlung haben sich am Gelenkbefund und Verlauf zu orientieren. Übungen in der geschlossenen Bewegungskette sind zu bevorzugen. Eine enge Zusammenarbeit zwischen Krankengymnast und Orthopäden ist unabdingbar.

Eine zusätzliche externe elektrische Muskelstimulation kann eine Atrophieprophylaxe unterstützen. Kryotherapie kann den Reizzustand der Gelenke reduzieren.

Eine nichtsteroidal antiphlogistische Begleitmedikation ist stets indiziert. Bei Hämophilen haben wir gute Erfahrungen mit Acemetacin (Rantudil forte 2- bis 3mal 1 Kapsel/Tag) gemacht. Bei ausbleibender Rückläufigkeit des artikulären Reizzustandes sollte eine 1- bis 2malige intraartikuläre Injektion eines Lokalanästhetikum-Kortikoid-Gemisches (z. B. Carbostesin 0,25% + Lipotalon) im Abstand von 3–4 Wochen erfolgen. Von anteromedial oder anterolateral ist das obere Sprunggelenk problemlos zu punktieren. Eine orale Kortikoidmedikation ist nicht indiziert.

Ein operatives Vorgehen, insbesondere eine Synovektomie, ist bei der akuten Synovitis des Sprunggelenkes nicht indiziert. Auch eine Radiosynoviorthese ist zu diesem Zeitpunkt nicht indiziert.

Therapie der chronischen Synovitis

Chronische Synovitis und Arthropathie Stadium I/II nach Arnold und Hilgartner

Bei Chronifizierung der Synovitis trotz adäquater Vorbehandlung besteht sowohl bei der aktivierten als auch bei der nicht aktivierten Form die Indikation zur Frühsynovektomie (Casscells 1987). Der Eingriff ist auch am oberen Sprunggelenk problemlos in arthroskopischer Technik durchführbar. Eine peri- und postoperative Faktorensubstitution ist obligat. Nach erfolgter Operation ist die konsequente physikalische und krankengymnastische Behandlung unabdingbar. Als Kontraindikationen für eine Frühsynovektomie sehen wir das Vorliegen einer Hemmkörperhämophilie und einen positiven HIV-Status.

Alternativ ist in solchen Fällen die Durchführung einer Radiosynoviorthese möglich (Fernández-Pallazzi et al. 1984). Am Sprunggelenk wird Rhenium-186 (2 mCi) als radioaktiver Emitter eingesetzt (Mödder 1995).

Fallbeispiel 1

Bei einem 17jährigen Patienten mit Hämophilie A (schwere Verlaufsform) bestand eine chronische Synovitis des rechten oberen Sprunggelenkes mit Schmerzen bei Gehbelastung. Die Röntgenaufnahmen zeigten keine wesentlichen Veränderungen. Die konservative Therapie war erfolglos. Daraufhin wurde eine arthroskopische Synovektomie durchgeführt. Der Verlauf war komplikationslos. Der Patient war anschließend überwiegend schmerzfrei (Abb. 2).

Chronische Synovitis und Arthropathie Stadium III/IV nach Arnold und Hilgartner

Oftmals erscheinen die Patienten allerdings mit fortgeschritten arthropatischen Veränderungen beim Orthopäden. Das Ziel der Therapie sollte dann eine Schmerzreduktion und Verbesserung der Langzeitprognose für das Gelenk mit Hilfe gelenkerhaltender konservativer und operativer Maßnahmen sein.

Bei Vorliegen einer aktivierten chronischen Synovitis und gleichzeitigem Arthropathiestadium III/IV sollte nach 4- bis 6wöchig erfolglosem konservativem Therapieversuch einschließlich intraartikulärer Injektion mit Lokalanästhetikum-Kortikoid-Gemisch eine Spätsynovektomie und Debridement durchgeführt werden. Die Synovektomie zur Behandlung der hämophilen Arthropathie wurde im offenen Verfahren zuerst von Storti et al. (1969) und in arthroskopischer Technik zuerst von Wiedel (1984) angegeben. Größere Erfahrungen mit der Arthroskopie mit mittelfristig guten Ergebnissen bestehen sowohl bei uns (Eickhoff et al. 1992, 1997) als auch bei anderen Autoren (Klein et al. 1987; Wiedel 1996) in der Behandlung des Kniegelenkes. Auch am Sprunggelenk (Eickhoff et al. 1997) ist der Eingriff in arthroskopischer Technik durchführbar.

Alternativ kommt bei aktivierter chronischer Synovitis in Kombination mit fortgeschrittener Arthropathie statt der Synovektomie die Radiosynoviorthese in Betracht.

Bei nicht aktivierter chronischer Synovitis und gleichzeitig fortgeschrittener Arthropathie ist ein konservatives Vorgehen empfohlen. Große Bedeutung hat auch eine adäquate Schuhversorgung als Zurichtung am Konfektionsschuh oder als orthopädisches Schuhwerk. Ziel sollte eine Stabilisierung und Ausschaltung

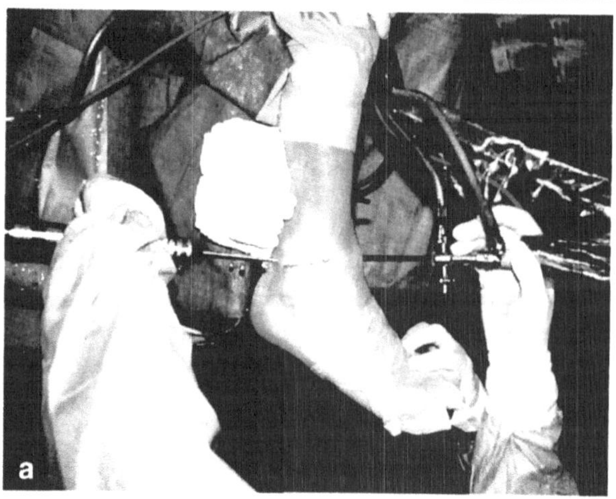

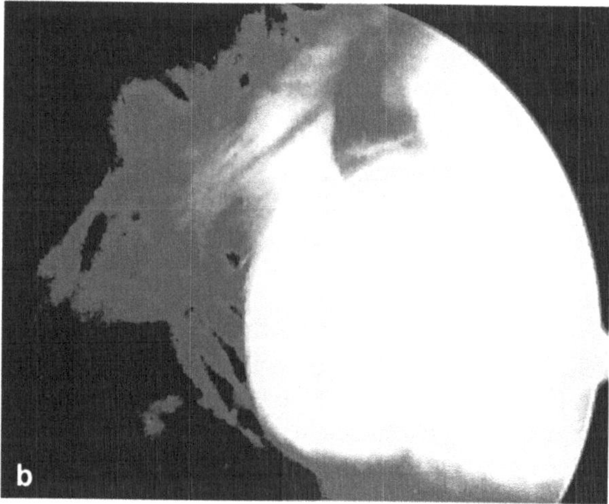

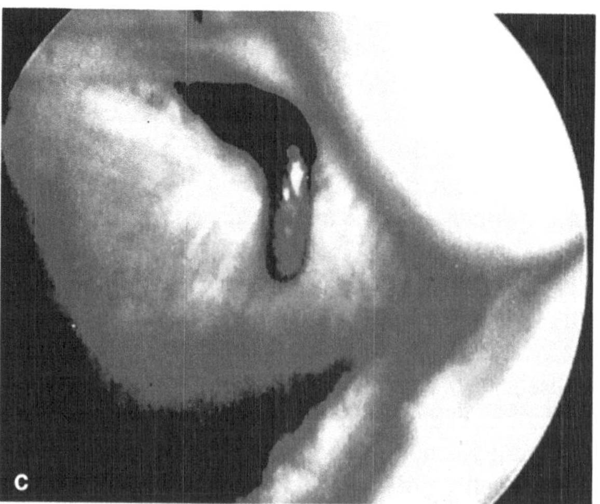

Abb. 2a–c. Fallbeispiel 1: 17jähriger Patient, Hämophilie A mit schwerer Verlaufsform, chronische Synovitis des rechten oberen Sprunggelenkes. Nach erfolgloser konservativer Behandlung bestand die Indikation zur arthroskopischen Synovektomie. (*a*) Operation mit Arthroskop im anteromedialen Portal und Shaver (rotierende Saugfräse) im posterolateralen Portal. (*b*) Der intraoperative Befund vor der Synovektomie zeigt eine deutliche villonodulöse Synovitis. (Anterolaterater Gelenkbereich: oben links distale Tibia, darunter Teile der vorderen Talusrolle). (*c*) Der intraoperative Befund nach der Synovektomie zeigt bei ähnlichem Bildausschnitt die Gelenkkapsel nach Entfernung des Synovialgewebes. Zusätzlich sieht man den über das Arthroskopieportal eingebrachten Tasthaken.

schmerzhafter Bewegungen sein. Entsprechend vorliegendem Befund kommt häufig eine rückversetzte Mittelfußrolle zur Anwendung. Ein Spitzfuß ist mit einer Ausgleichsbettung zu versorgen, was ab 2,5 cm nur noch mit einem orthopädischen Schuh gelingt. Selbstverständlich muß ein Höhenausgleich der Gegenseite zur Beseitigung der funktionellen Beinlängendifferenz erfolgen. Bei schmerzhafter geringer Restbeweglichkeit ist ein Feststellabrollschuh indiziert.

Insgesamt sollten alle Maßnahmen dahin zielen, einen Übergang in die aktivierte Form der chronischen Synovitis zu vermeiden.

Fallbeispiel 2

Bei einem 26jährigen Patienten mit Hämophilie A (schwere Verlaufsform) lag eine mäßig fortgeschrittene Arthopathie (Pettersson-Score 6) des linken oberen Sprunggelenkes vor. Zusätzlich fand sich eine Knochenzyste in der distalen Tibia. Es bestand eine rezidivierende Schwellneigung und Nachtschmerz. Es wurde eine Arthroskopie mit Synovektomie und Resektion der ventralen Tibiaosteophyten bei tibiotalarem Impingement vorgenommen. Anschließend erfolgte über eine Miniinzision und Knochenfensterung eine Auffüllung der Knochenzyste mit autologer Spongiosa. Der postoperative Verlauf war komplikationslos. Postoperativ war der Patient meistens schmerzfrei, und es bestand keine weitere Schwellneigung mehr. Die Beweglichkeit bezüglich Dorsalextension hatte sich von präoperativ 5° auf postoperativ 10° verbessert (Abb. 3).

Arthropathie Stadium V

In diesem Stadium ist das Synovialgewebe ohne pathogenetische Bedeutung. Schmerzen und Funktionseinschränkungen aufgrund der schweren Gelenkdestruktion stehen im Vordergrund. Therapieziel ist eine Reduktion der Schmerzsymptomatik. Unter den konservativen Therapiemaßnahmen sind die Medikation mit nichtsteroidalen Antiphlogistika bzw. Analgetika und eine adäquate Schuhversorgung von besonderer Bedeutung.

Eine Synovektomie oder Radiosynoviorthese sind nicht mehr indiziert.

Bei nicht akzeptabler Schmerzsymptomatik unter konservativer Therapie besteht die Indikation zur Versteifungsoperation (Arthrodese) des oberen Sprunggelenkes. Auch diese Operation ist in minimalinvasiver Technik arthroskopisch durchführbar (Eickhoff et al. 1997).

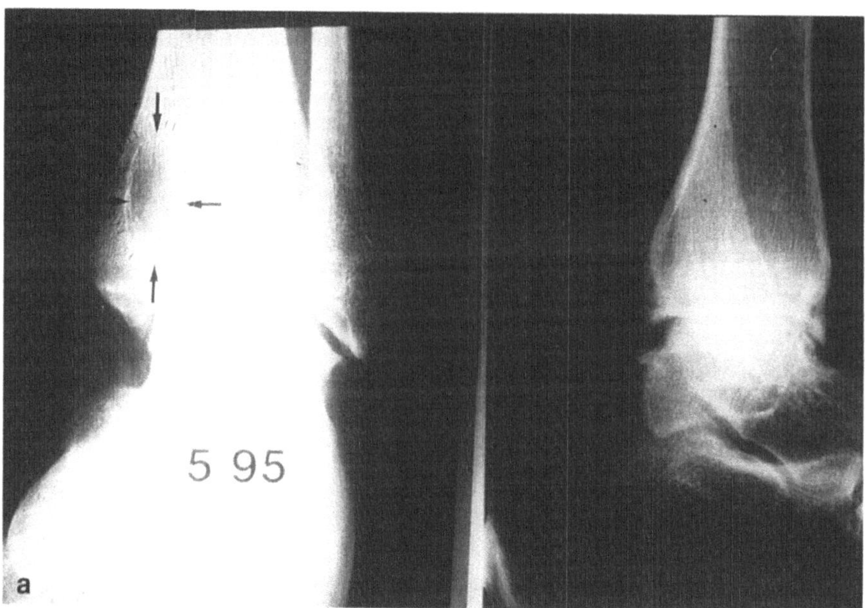

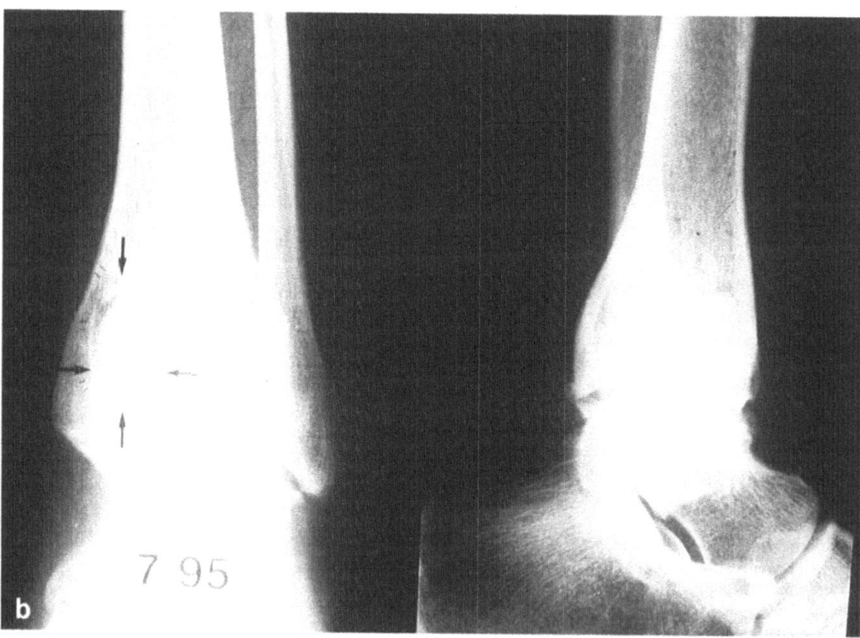

Abb. 3a, b. Fallbeispiel 2: 26jähriger Patient, Hämophilie A mit schwerer Verlaufsform, chronische Synovitis und mäßig fortgeschrittene Arthropathie des linken oberen Sprunggelenkes. (*a*) Die präoperativen Röntgenbilder zeigen auch die Zyste in der distalen Tibia und die ventralen Tibiaosteophyten. Beachte auch die für die hämophile Arthropathie typische Abflachung der Talusrolle in Seitprojektion. (*b*) Postoperativ ist die Knochenzyste mit autologer Spongiosa aufgefüllt. Die ventralen Tibiaosteophyten sind reseziert.

Fallbeispiel 3

Bei einem 37jährigen Patienten mit von-Willebrand-Syndrom fand sich eine Arthropathie des rechten oberen Sprunggelenkes im fortgeschrittenen Stadium (Pettersson-Score 12). Es erfolgte die Arthrodese in arthroskopischer Technik. Der Verlauf war komplikationslos. Der Patient ist völlig schmerzfrei und mit dem Ergebnis sehr zufrieden (Abb. 4).

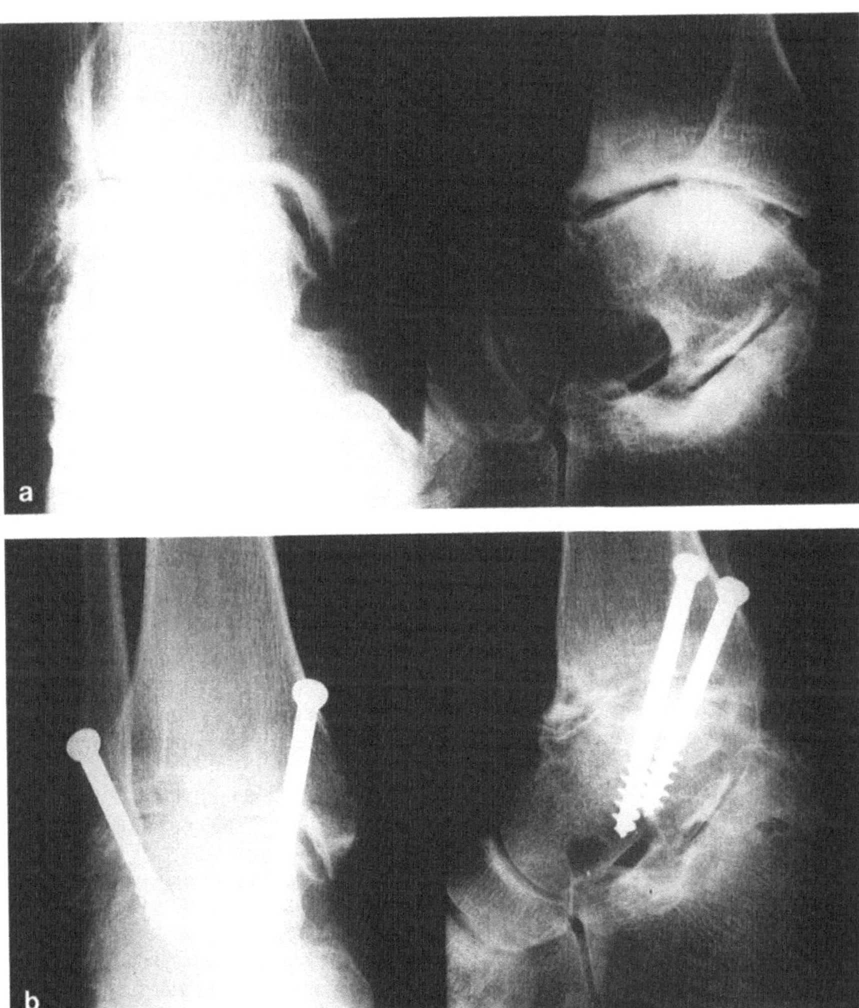

Abb. 4a, b. Fallbeispiel 3: 37jähriger Patient, von-Willebrand-Syndrom. *(a)* Die präoperativen Röntgenbilder zeigen eine fortgeschrittene Arthropathie des rechten oberen Sprunggelenkes. *(b)* Postoperativer Röntgenbefund nach Arthrodese in arthroskopischer Technik. Die zur Osteosynthese benützten Spongiosaschrauben wurden perkutan tibiotalar und fibulotalar unter intraoperativer Röntgendurchleuchtung eingebracht. Nach zwischenzeitlicher Metallentfernung zeigt sich eine knöchern fest durchbaute Arthrodese

Zusammenfassung

Voraussetzung für eine erfolgreiche konservative oder operative Therapie der hämophilen Synovitis ist die adäquate Faktorensubstitution. Diese kann letztendlich im Rahmen der konsequenten prophylaktischen Substitution weitere Gelenkprobleme verhindern.

Die Ausbildung eines Spitzfußes ist möglichst zu verhindern.

Das orthopädische Therapieregime wird auch am oberen Sprunggelenk durch die Klassifikation der Synovitis und das Stadium der Arthropathie bestimmt.

Ist es bereits zu einer Chronifizierung der Synovitis gekommen, ist die arthroskopische Frühsynovektomie zu empfehlen, um das sonst meist unaufhaltsame Fortschreiten der Gelenkerkrankung zu verhindern. Therapieversäumnisse in der Frühphase des pathogenetischen Ablaufes sind im weiteren Verlauf dann kaum noch zu korrigieren.

Bei zunehmender Arthropathie sind dann die konservativen Therapiemaßnahmen auszuschöpfen, bevor die Indikation zum operativen Vorgehen gestellt wird. Minimalinvasiven Operationstechniken mit möglichst geringer Weichteiltraumatisierung ist auch im Hinblick auf Folgeoperationen bei den meist jungen Patienten der Vorzug zu geben.

Bei Fortschreiten der Gelenkerkrankung wird das klinische und radiologische Bild immer mehr durch die Arthropathie geprägt, welche auch bezüglich der Therapie vermehrt in den Vordergrund tritt. Oberstes Ziel sollte dann die Reduktion der Schmerzsymptomatik sein.

Literatur

1. Arnold WD, Hilgartner MW (1977) Hemophilic arthropathy. Current concepts of pathogenesis and management. J Bone Joint Surg [Am] 59: 287–305
2. Casscells CD (1987) Commentary: The argument for early arthroscopic synovectomy in patients with severe hemophilia. Arthroscopy 3: 78–79
3. Dihlmann W (1987) Gelenke – Wirbelverbindungen. Thieme, Stuttgart New York
4. Eickhoff HH, Koch W, Brackmann HH (1992) Arthroskopische Behandlung der hämophilen Kniegelenkarthropathie. Arthroskopie 5: 267–271
5. Eickhoff HH, Nägele M, Koch W, Seuser A, Oldenburg J, Brackmann HH (1994) Wertigkeit der Magnetresonanztomographie bei der hämophilen Arthropathie unter besonderer Berücksichtigung dynamischer Untersuchungen mit Gadolinium. In: Scharrer I, Schramm W (Hrsg) 24. Hämophilie-Symposion Hamburg 1993. Springer, Berlin Heidelberg New York Tokyo, S 158–164
6. Eickhoff HH, Koch W, Effenberger W, Brackmann HH (1997) Arthroskopische Sprunggelenkarthrodese bei einem Patienten mit Willebrand-Syndrom. In: Scharrer I, Schramm W (Hrsg) 26. Hämophilie-Symposion Hamburg 1995. Springer, Berlin Heidelberg New York Tokyo, S 394–401
7. Eickhoff HH, Koch W, Raderschadt G, Brackmann HH (1997) Arthroscopy for chronic hemophilic synovitis of the knee. Clin Orthop 343: 58–62
8. Eickhoff HH, Raderschadt G, Koch W, Seuser A, Brackmann HH (1997) Ankle arthroscopy in haemophilic patients. Vortrag 4th Musculoskeletal Congress of the World Federation of Hemophilia, Madrid, Spain, April 6–9, 1997

9. Fernández-Palazzi F, Bosch NB, Vargas AF (1984) Radioactive synovectomy in haemophilic haemarthrosis: Follow-up of fifty cases. Scand J Haematol 33: 291–300
10. Hofmann P (1987) Orthopädische Probleme der plasmatischen Gerinnungsstörungen. In: Witt AN, Rettig H, Schlegel KF (Hrsg) Orthopädie in Praxis und Klinik, Bd VII, Teil 1. Thieme, Stuttgart New York, S 16.1–16.56
11. Klein KS, Aland CM, Kim HC, Eisele J, Saidi P (1987) Long term follow-up of arthroscopic synovectomy for chronic hemophilic synovitis. Arthroscopy 3: 231–236
12. Mödder G (1995) Radiosynoviorthesis. Involvement of nuclear medicine in rheumatology and orthopaedics. Warlich, Meckenheim
13. Mohr W (1993) Pathogenese der Arthropathie. In: Scharrer I, Schramm W (Hrsg) 23. Hämophilie-Symposion Hamburg 1992. Springer, Berlin Heidelberg New York, S 83–94
14. Roy S, Ghadially FN (1967) Ultrastructure of synovial membrane in human haemarthrosis. J Bone Joint Surg [Am] 49: 1636–1646
15. Storti E, Magrini U, Castello A, Pandolfi M, Ascari E (1973) The histochemistry of fibrinolysis in haemophilic synovial membranes. Acta haematol 49: 142–153
16. Storti E, Traldi A, Tosatti E, Davoli PG (1969) Synovectomy, a new approach to haemophilic arthropathy. Acta Haematol (Basel) 41: 193–205
17. Wiedel JD (1984) Arthroscopic synovectomy for chronic hemophilic synovitis of the knee. Arthroscopy 1: 205–209
18. Wiedel JD (1996) Arthroscopic synovectomy of the knee in hemophilia 10- to 15-year follow up. Clin Orthop 328: 46–53

Hyaluronsäure und die hämophile Arthropathie des Kniegelenkes. Erste Erfahrungen mit 10 Patienten

T. Wallny, A. Seuser, H.-H. Brackmann. H. Semper, G. Schumpe, W. Effenberg, O. Schmitt, H. H. Eickhoff

Die Behandlung von hämophilen Arthropathien ist trotz der Möglichkeiten moderner orthopädischer Chirurgie nicht immer befriedigend, da nicht alle Patienten (nach konservativer Therapieresistenz) operativen Maßnahmen zugeführt werden können. Deswegen ergibt sich die Notwendigkeit, weniger invasive Therapien gerade für die oben beschriebenen Patienten zu überprüfen.

Die Hyaluronsäure ist seit Jahren in der Behandlung der Kniegelenkarthrose ein zugelassenes und erfolgreiches Arzneimittel. Die bei Arthrotikern vermindert produzierte Hyaluronsäure (Carraba et al. 1992) kann bei Supplementierung die Konzentration sowie das Molekulargewicht in der Synovialflüssigkeit normalisieren (Toyoshima et al. 1982).

In-vivo-Studien dieses intraartikulär applizierten Arzneimittels zeigen eine Verbesserung der Parameter Schmerz, Schwellung und Bewegungseinschränkung (Dahl et al. 1985; Dougados 1993).

Im Bereich der hämophilen Arthropathien liegen bisher jedoch keine Erfahrungen an größeren Patientenkollektiven vor. In der vorliegenden Studie werden deshalb die Erfahrungen der ersten 10 mit diesem Medikament behandelten hämophilen Patienten vorgetragen.

Material und Methode

Im Rahmen einer prospektiven Studie wurde nach klinischer, nativ-radiologischer, kernspintomographischer und ultraschalltopometrisch-bewegungsanalytischer Untersuchung eine Ampulle Hyaluronsäure (Hyalart) 5mal in einwöchigem Abstand unter sterilen Kautelen in das Kniegelenk injiziert.

Es wurde der Score des Advisory Committee der WFH sowie zur speziellen Evaluierung des Kniegelenkes der Aichroth-Score benutzt. Bis auf die nativ-radiologische Untersuchung wurden alle o. g. Verfahren 3 Monate nach der 1. Hyalartinjektion zur Kontrolle der Therapie wiederholt. Zusätzlich wurde vor und 3 Monate nach der Behandlung mittels einer visuellen Analogskala der Patient aufgefordert, die Kniegelenkschmerzen einzustufen.

Alle Patienten führten eine Dauerbehandlung von mindestens 3mal 1000–2000 IE Faktor VIII pro Woche durch, so daß am Tag der Punktion zur Verhinderung einer Gelenkblutung einmal zusätzlich 3000 IE appliziert wurden. Alle Patienten (35–56 Jahre) hatten arthropatisch bedingte Schmerzen; 6 von ihnen waren HIV-positiv.

I. Scharrer/W. Schramm (Hrsg.)
28. Hämophilie-Symposion Hamburg 1997

Der Durchschnittswert des Scores der WFH betrug für das betroffene Kniegelenk 10 Punkte, der durchschnittliche Patterson-Score-Wert 8 Punkte. Die durchschnittliche Punktzahl im Aichroth-Score (maximal 55 Punkte) betrug vor der Behandlung 35 Punkte.

Die Studie wurde von der Ethikkommission der Universität Bonn genehmigt.

Ergebnisse

Klinik

Die durchschnittliche Punktzahl des WFH-Scores veränderte sich auf 12 Punkte, der Aichroth-Score auf 42 Punkte, die visuelle Analogskala für den subjektiv empfundenen Schmerz von 5,5 auf 3,5 cm. In den Kontrollkernspintomographien waren keine Unterschiede erfaßbar. Subjektiv profitierten 8 der 10 Patienten mit einer bis zu 50%igen Beschwerdebesserung, 2 Patienten gaben an, durch die Behandlung keinerlei Unterschiede, aber auch keine Verschlechterung zu verspüren. Insbesondere profitierten die verbesserten Patienten bei Belastungen wie Treppensteigen, Spaziergänge über eine 1/2 h und den Anlaufschmerzen. Zu bedenken ist jedoch, daß die verbesserte Belastbarkeit im Kniegelenk durch eine gleichzeitig vorliegende Arthropathie an den Sprunggelenken limitiert werden kann.

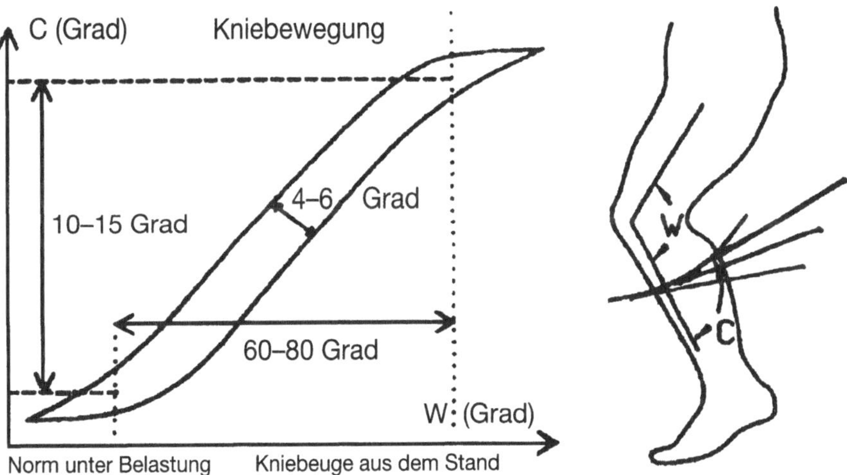

Abb. 1. Normkurve für gesunde Probanden unter Belastung.
Prinzip der Bewegungsanalyse: Läßt man eine gesunde Person eine wiederholte Kniebeugebewegung aus unterschiedlichen Körperhaltungen durchführen, so erhält man anhand eines tangentialen Stellungswinkels *(C)* zu der Tibiabewegungsbahn eine Funktionsbeurteilung des Kniegelenkes im Verhältnis zum Kniebeugewinkel *(W)*. Ein physiologisch gesunder Bewegungsablauf ist durch eine Kombination aus Rollen und Gleiten der Gelenkflächen zueinander gekennzeichnet. Unter Belastung zeigt sich eine Zunahme des Rollanteils, der sich in einer Veränderung des Tibiastellungswinkels C *(Y-Achse)* zeigt

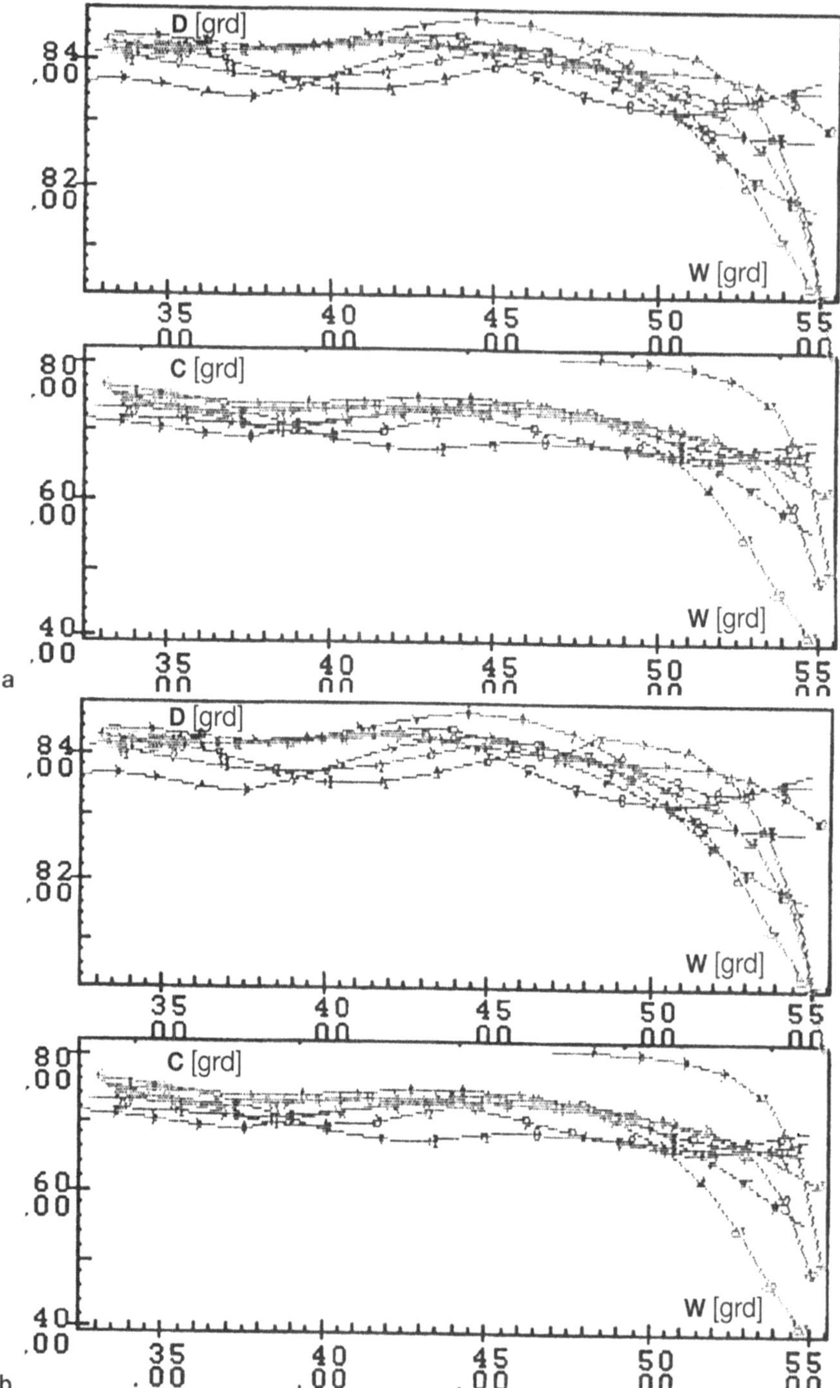

Abb. 2. Hämophiler Patient mit Belastungskurven vor *(a)* und nach Therapie mit Hyaluronsäure *(b)*: obwohl der physiologische Winkelanstieg ausbleibt (kein Rollverhalten, sondern nur Gleiten), zeigt sich eine Harmonisierung des Bewegungsablaufes

Kernspintomographie

Die MR-Tomographien wurden ebenfalls 3 Monate nach der ersten Hyaluronsäureinjektion wiederholt. Hier zeigten sich keine wesentlichen Unterschiede im Vergleich zu den Voruntersuchungen.

Ultraschalltopometrie

Benutzt wurde das von Schumpe (1979) entwickelte Topometer mit externen Ultraschallsendern. Dabei werden 2 Sender an Ober- und Unterschenkel angebracht, deren Raumkoordination über die gemessenen Laufzeiten der Senderimpulse zu 4 Empfängern bestimmt wird. Das Kniegelenk wird zunächst ohne Belastung (Extension/Flexion gegen die Schwerkraft im Sitzen) im maximal möglichen Bewegungsumfang gemessen, danach folgt eine Messung unter Belastung auf der Beinpresse.

Mit Hilfe der Senderspurbewegungen lassen sich die translatorischen und rotatorischen Anteile sowie das Roll-Gleit-Verhalten der Kniebewegung analysieren. Das Roll-Gleit-Verhalten ist definiert als Tibiastellungswinkel in Abhängigkeit zum jeweiligen Kniebeugewinkel. Damit steht ein nichtinvasives, dreidimensionales und hochempfindliches Meßsystem für die innere Kniegelenkkinematik zur Verfügung. Als Vergleich wurde die nicht behandelte Gegenseite zusätzlich vermessen. Es wurden bestimmt:

1. das Bewegungsausmaß von Beugung und Streckung in Grad,
2. die rotatorische Winkelgeschwindigkeit (Grad/s) in Abhängigkeit von der Meßdauer in s,
3. das Roll-Gleit-Verhalten.

Erwartungsgemäß konnte der maximale Bewegungsumfang nicht gesteigert werden. Bei 8 von 10 Patienten konnten jedoch Verbesserungen in der biomechanischen Analyse des Roll-Gleit-Verhaltens gemessen werden. Es kam v. a. zu einer Harmonisierung der Kniebinnenmechanik. Die Variation der Kniebewegung bei 7 Wiederholungen pro Patient war vor der Therapie sehr groß und zeigte nachher eine gute Reproduzierbarkeit. Positiv war auch der Einfluß auf den Rollanteil. Dieser konnte bei fast allen Patienten gesteigert werden. 2 Patienten wiesen ebenso wie die nicht behandelte Seite keine Veränderungen auf.

Diskussion

Die hier vorgestellten Ergebnisse müssen, angesichts eines überschaubaren Zeitraumes von durchschnittlich 5 Monaten, als Erfahrungsbericht gesehen werden. Aussagekräftiger wäre eine doppelblind randomisierte Studie, die jedoch unter diesem Studiendesign nicht durchführbar gewesen wäre. Weiterhin stellt sich die Frage, ob eine Kochsalzinjektion als Placebokontrolle in das Kniegelenk eines HIV-positiven Patienten ethisch vertretbar wäre.

Andererseits muß die Wirksamkeit kritisch beurteilt werden: es fehlen langfristige Studien über den Therapieverlauf, ebenfalls werden im Placebovergleich (bei nicht hämophilen Patienten) keine effektiven Wirkungen berichtet (Henderson et al. 1994). Speziell in der Hämophilie wären Aufwand, Kosten und Risiko bei nur kurz nachweisbaren Therapieerfolgen nicht zu vertreten.

Weitere 10 Patienten werden nach demselben Protokoll untersucht und behandelt werden, so daß in einem Jahr mittelfristige Ergebnisse an einem größeren Patientenkollektiv vorliegen. Erstaunlich war jedoch, daß bei weitgehend zerstörter Knorpelsubstanz trotzdem ein positiver Effekt auf die Gelenkfunktion erreicht werden konnte.

Literatur

1. Carrabba M, Paresce E, Angelini AM et al. (1992) The intraarticular treatment of the osteoarthritis of the knee: a comparative study between hyaluronic acid and orgotein. Eur J Rheumatol Inflamm 12: 43–57
2. Dahl LB, Dahl IMS, Engstrom-Lauret A (1985) Concentration and molecular weight of sodium hyaluronate in fluid from patients with rheumatoid arthritis and other arthropathies. Ann Rheum Dis 44: 817–822
3. Dougados M (1993) High molecular weight sodium hyaluronate in osteoarthritis of the knee: 1 year placebo controlled trial. Osteoarthritis and cartilage 1: 97–103
4. Henderson EB, Smith EC, Pegley F, Blake DR (1994) Intra-articular injections of 750 KD Hyaluronan in the treatment of osteoarthitis: a randomized single centre double-blind placebo-controlled trial of 91 patients demonstrating lack of efficacy. Ann Rheum Dis 53: 529–534
5. Schumpe G (1979) Ganguntersuchung und funktionelle Wirbelsäulenvermessung mittels eines neu entwickelten Echtzeit-Stereo-Ultraschall-Topometers. Enke, Stuttgart
6. Toyoshima H, Mamiki O, Morisaki N (1982) Therapeutic efffects of intraarticular injection of high molecular weight hyaluronic acid on osteoarthritis of the knee. Int Clin Pharm Ther Tox 20: 501–507

III. Thrombophilie: Prothrombinmutation

Diskussionsleitung:

1. Teil: K. Lechner (Wien)
W. Schramm (München)
2. Teil: M. Barthels (Hannover)
R. Zimmermann (Heidelberg)

Stellenwert und Prävalenz der Prothrombin-G20210A-Mutation bei Patienten mit hereditärer Thrombophilie

M. von Depka Prondzinski, R. Eisert, G. Aschermann, C. Wermes, K.-W. Sykora, M. Barthels, A. Ganser

Kürzlich wurde eine neue Mutation im Gen des Prothrombins beschrieben (Poort 1996), die gehäuft bei Patienten mit Thrombosen vorkommt und mit einer erhöhten Thromboseneigung einher gehen soll (Brown 1997; Poort 1996; Cumming 1997; Hillarp 1997; von Depka Prondzinski 1997). Bei dieser Mutation handelt es sich um einen Austausch von Guanin gegen Arginin an der Position 20210 innerhalb eines nicht translatierten Bereichs des Prothrombingens. Diese kam bei 18% aller Patienten mit familiärer Thrombophilie vor, dagegen nur bei ca. 1% gesunder Kontrollen, und ist mit einem ca. 3fach erhöhten Thromboserisiko gegenüber der gesunden Bevölkerung assoziiert. Inzwischen liegen auch Daten über die Prävalenz der Prothrombinmutation bei Kindern mit thromboembolischen Komplikationen und malignen Erkrankungen vor (Wermes 1998).

Material und Methoden

Insgesamt 281 konsekutive Patienten mit mindestens einer gesicherten thromboembolischen Komplikation wurden in die Studie aufgenommen und im Rahmen der Routinethrombophiliediagnostik untersucht. Patienten mit Anti-Phospholipidantikörper-Syndrom sowie mit maligner Erkrankung waren von der Untersuchung ausgeschlossen worden. 176 gesunde Blutspender an der Abteilung Transfusionsmedizin der Medizinischen Hochschule Hannover dienten als Kontrollgruppe. Nähere klinische Angaben zu den Patienten und Kontrollen finden sich in Tabelle 1. Eine Auflistung der jeweiligen thromboembolischen Komplikationen findet sich in Tabelle 2.

Die Detektion der Prothrombinmutation G20210A erfolgte mittels allelspezifischer Hybridisierung. Das Prinzip dieses einfachen und schnellen Verfahrens ist in Abbildung 1 schematisch dargestellt (von Depka Prondzinski 1998). Der DNA-Extraktion folgt die Amplifikation der Zielsequenz mittels 2 Units Taq-Polymerase pro 50 µl und 30 Zyklen. Während der Amplifikation erfolgt das Labelling mit Fluorescein-markierten Primern. Das Amplifikat wird in Streptavidinbeschichtete Mikrotiterplatten gegeben, die zuvor mit biotinylierten allelspezifischen Oligonukleotiden beschichtet wurden. Das denaturierte PCR-Produkt hybridisiert an die Oligonukleotide, von denen eines spezifisch für Prothrombin G20210, eines spezifisch für Prothrombin A20210 ist, während das Fluoresceinmolekül des Primers als Reporter fungiert. Für die Detektion wird ein

I. Scharrer/W. Schramm (Hrsg.)
28. Hämophilie-Symposion Hamburg 1997

Tabelle 1. Klinische Daten der Patienten und Kontrollen

Parameter	Patienten	Kontrolle
n	281	176
– davon m.	110 (39%)	87 (49%)
– davon w.	171 (61%)	89 (51%)
Alter (Jahre) im Mittel (Spanne)	42 (14–77)	36 (18–73)
Alter (Jahre) im Mittel (m.)	44	38
Alter (Jahre) im Mittel (w.)	41	34

Tabelle 2. Thromboembolische Ereignisse der Patientengruppe

Parameter	Lokalisation	n
Arterielle Verschlüsse (17%)	– kardial	1
	– zerebral	36
	– Augenarterie	6
	– sonstige	3
Lungenembolie (isoliert, 8%)		23
Venöse Thrombosen (76%)	– Arm-, Halsvenen	11
	– Augenzentralvene	7
	– Splanchnikusregion	24
	– zerebral (Sinusvene)	2
	– untere Extremität	66
	– Beckenvenen	30

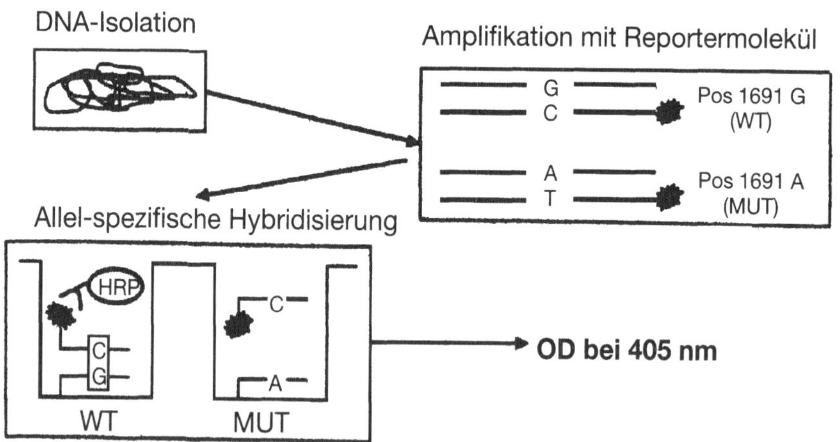

Abb. 1. Prinzip der allelspezifischen Hybridisierung

Anti-Fluorescein-Antikörper verwendet. Die Farbreaktion, die bei einer OD von 405 nm erfolgt, wird mit Tetramethylbenzidin vorgenommen (Fa. Medipro). Mit dieser Methode erfolgt z. Z. ein Durchsatz von 100 Untersuchungen pro Woche an der Medizinischen Hochschule Hannover.

Darüber hinaus wurden als Marker der hereditären Thrombophilie die APC-Resistenz (Fa. Chromogenix), die Faktor-V:Q506-Genanalyse (Fa. Medipro), die Aktivitäten von Antithrombin (Fa. Chromogenix) und Protein C (Fa. Behring) sowie freies Protein S (Asserachrom Protein C, Fa. Stago) bestimmt. Zum Ausschluß eines Anti-Phospholipidantikörper-Syndroms wurden die aPTT (Pathromtin SL, Fa. Behring), dRVVT (Fa. American Diagnostics) als Screeningtests verwendet und als Bestätigungstests Mischungsuntersuchungen sowie ein ELISA der Fa. Stago auf Anti-Phospholipidantikörper (Asserachrom APA IgG, IGM) bzw. der Fa. Elias auf Cardiolipinantikörper (Synelisa Cardiolipinantikörper) durchgeführt. Die Prothrombinaktivität wurde mittels Einstufentest ermittelt (Koagulometer KC-10 Mikro).

Ergebnisse

Die Prävalenzen der Prothrombin-G20210A-Mutation sowie weiterer Thrombophilieparameter sind in Tabelle 3 und 4 wiedergegeben. Im Vergleich Patienten gegenüber Kontrollen fand sich die Prothrombinmutation bei Gesunden signifikant weniger ($p < 0{,}05$, Wilcoxon-Test).

Tabelle 3. Prävalenzen von Thrombophilieparametern einschließlich Prothrombin-G20210A-Mutation (Patienten)

Parameter	n	%
Prothrombin G20210A (heterozygot)	19/281	6,8
FV:Q506 Mutation (heterozygot)	55/265	21
FV:Q506 Mutation (homozygot)	3/265	1
Protein-C-Mangel	11/249	4,4
Protein-S-Mangel	6/243	2,4
Antithrombinmangel	4/243	1,7

Tabelle 4. Prävalenzen von Thrombophilieparametern einschließlich Prothrombin-G20210A-Mutation (Kontrollen)

Parameter	n	%
Prothrombin G20210A (heterozygot)	3/176	1,7
FV:Q506 Mutation (heterozygot)	9/114	7
FV:Q506 Mutation (homozygot)	0/114	0
Protein-C-Mangel	0/99	0
Protein-S-Mangel	1/60	1,6
Antithrombinmangel	0/107	0

4 von 19 Patienten mit heterozygoter Prothrombinmutation (21%) wiesen zugleich eine heterozygote Faktor-V:Q506-Mutation auf. Ein Patient mit heterozygoter Prothrombinmutation von 14 getesteten Patienten litt zusätzlich an einem Protein C-Mangel (7%), 2 Patienten zugleich an einem Protein S-Mangel (14%). Insgesamt konnten wir somit 7/19 Patienten mit Prothrombinmutation identifizieren, bei denen zugleich ein weiterer Risikoparameter der hereditären Thrombophilie bestand (37%). Kombinationen mit einem Antithrombinmangel konnten wir nicht identifizieren.

Beim Vergleich der Prothrombinaktivität im Plasma fiel auf, daß bei Patienten mit Prothrombinmutation deutlich höhere Aktivitäten gemessen wurden als bei Patienten ohne Prothrombinmutation. Eine kürzere aPTT wurde jedoch in beiden Gruppen gleich häufig festgestellt. Patienten, die eine orale Antikoagulation erhielten, wurden von dieser Untersuchung ausgeschlossen. Die exakten Daten finden sich in Tabelle 5.

Tabelle 5. Prothrombinaktivität im Plasma bei Patienten

Parameter	n	Parameter	n
G20210A heterozygot	12	G20210A negativ	168
Faktor II-Aktivität im Mittel	125,6%		110%
Faktor II-Aktivität, Streuung	21,6%		20,5%
Faktor II-Aktivität, Minimum	100%		58%
Faktor II-Aktivität, Maximum	169%		164%
aPTT < 30 s [Norm 33-40s]	2/14 (14%)		24/164 (15%)

Das mittlere Alter beim Erstereignis einer thromboembolischen Komplikation lag bei Patienten mit der Prothrombinmutation im Mittel bei 28 Jahren (Streubreite 16–57 Jahre), bei denjenigen ohne Prothrombinmutation im Mittel bei 34 Jahren (Streubreite 14–77 Jahre). Betrachtet man das Alter bei Erstdiagnose in Abhängigkeit vom Geschlecht, so fand sich bei Frauen mit Prothrombinmutation ein Erstmanifestationsalter von 24,5 Jahren (Streubreite 16–41 Jahre), bei Männern von 40 Jahren (Streubreite 22–57 Jahre), dagegen bei Frauen ohne Prothrombinmutation von 33,5 Jahren (Streubreite 15–77 Jahre) und bei Männern von 37,5 Jahren (Streubreite 14–75 Jahre).

Beim Vergleich der Lokalisationen thromboembolischer Ereignisse fanden sich venöse Verschlüsse der Extremitäten sowie arterieller zerebraler Verschlüsse bei Patienten mit bzw. ohne Prothrombinmutation etwa gleich häufig. Dagegen waren Thrombosen im Splanchnikusgebiet (V. mesenterica superior, V. lienalis, V. portae, V. hepatica) unter Patienten mit der Prothrombinmutation prozentual deutlich häufiger als unter den übrigen Patienten. Die exakten Daten dazu finden sich in Tabelle 6 (Doppelnennungen sind möglich).

Tabelle 6. Lokalisation der thromboembolischen Verschlüsse (Doppelnennungen möglich)

Lokalisation	G20210A heterozygot	G20210A negativ
- Extremitäten (venös)	14 (74%)	212 (76%)
- zerebral (arteriell)	2 (10%)	26 (9%)
- Splanchnikus (venös)	8 (16%)	24 (8%)

(Prozentangaben beziehen sich auf die Anzahl der Patienten)

Zusammenfassung

Die Prävalenz der heterozygoten Prothrombinmutation G20210A unter 281 unselektierten, konsekutiven Patienten mit mindestens einer thromboembolischen Komplikation betrug bei unserer Untersuchung 6,8% und kam damit signifikant häufiger vor als mit 1,7% bei gesunden Blutspendern. Damit lag die Prävalenz der Mutation bei Patienten deutlich unterhalb der von Poort et al. (1996) berichteten Prävalenz. Dies ist jedoch darin begründet, daß das Patientenkollektiv der Erstbeschreiber in Form von Patienten mit familiärer Thrombophilie vorselektiert ist, bei uns jedoch unselektierte Patienten untersucht wurden. Bei einem erheblichen Anteil der Patienten mit der Prothrombinmutation fanden wir zugleich mindestens einen weiteren Marker der hereditären Thrombophilie, was die multifaktorielle Genese der angeborenen Thrombophilie unterstreicht. Das mittlere Erstmanifestationsalter war bei Frauen mit Prothrombinmutation auffällig niedriger (24,5 Jahre) als bei Männern mit der Mutation (40 Jahre) bzw. bei Frauen und Männern ohne Prothrombinmutation (33,5 bzw. 37,5 Jahre). Ob dies beispielsweise mit der Einnahme oraler Kontrazeptiva assoziiert oder begründbar ist, kann derzeit noch nicht genau gesagt werden. Aufgrund der niedrigen Fallzahlen bedarf diese Beobachtung weiterer Untermauerung durch umfangreichere Untersuchungen.

Ebenso muß in nachfolgenden Untersuchungen evaluiert werden, ob Patienten mit thromboembolischen Verschlüssen der Splanchnikusregion tatsächlich unter Mutationsträgern überrepräsentiert sind. Es verdichten sich jedoch die Hinweise, daß diese Mutation zu den (häufigen) hereditären Risikofaktoren der Thrombophilie hinzuzurechnen ist und sie deshalb als Parameter der Thrombophiliediagnostik betrachtet werden muß.

Über den pathogenetischen Mechanismus, der letztlich zur Thromboseneigung führt, kann derzeit nur spekuliert werden. Dabei scheint eine erhöhte Prothrombinaktivität – was auch unsere Untersuchungen belegen – regelhaft bei Patienten mit Prothrombinmutation vorzukommen, wobei es jedoch auch Ausnahmen gibt. Eigene Untersuchungen an 14 Patienten mit homozygoter Faktor-V:Q506-Mutation zeigten mittlere Prothrombinaktivitäten von 124,9% (Streuung: 26,9), bei 95 Patienten ohne Faktor-V:Q506-Mutation lag die Prothrombinaktivität im Mittel jedoch bei 106,7% (Streuung: 15,7) und unterschied sich somit signifikant ($p < 0{,}01$, Wilcoxon-Test) von den homozygoten Patienten (unveröffentlichte Daten). Eine Erhöhung der Prothrombinaktivität scheint somit nicht typisch für Patienten mit Prothrombinmutation zu sein.

Literatur

1. Brown K, Luddington R, Williamson D, Baker P, Baglin T (1997) Risk of venous thromboembolism associated with a G to A transition at position 20210 in the 3'-untranslated region of the prothrombin gene. Br J Haematol 98: 907–909
2. Cumming AM, Keeney S, Salden A, Bhavnani M, Shwe KH, Hay CR (1997) The prothrombin gene G20210A variant: prevalence in a U.K. anticoagulant clinic population. Br J Haematol 98: 353–355
3. Depka Prondzinski M von, Eisert R, Obercanins C, Aschermann G, Barthels M, Ganser A (1997) Thrombosis and prothrombin mutation 20210 G to A detected by rapid PCR and allele specific hybridization. Blood 90: 148
4. Depka Prondzinski M von, Wermes C, Aschermann G et al.(1998) The prothrombin G20210A mutation detected by a rapid PCR-based method in patients with thrombosis. Ann Hematol 76 (Suppl I): P 31
5. Hillarp A, Zoller B, Svensson PJ, Dahlbäck B (1997) The 20210 A allele of the prothrombin gene is a common risk factor among Swedish outpatients with verified deep venous thrombosis. Thromb Haemost 78: 990–992
6. Poort SR, Rosendaal FR, Reitsma PH, Bertina RM (1996) A common genetic variation in the 3'-untranslated region of the prothrombin gene is associated with elevated plasma prothrombin levels and an increase in venous thrombosis. Blood 88: 3698–3703
7. Wermes C, Sykora K, Depka Prondzinski M von, Aschermann G, Welte K (1998) Prothrombin mutation and thrombotic risk in children with cancer. Ann Hematol 76 (Suppl 1): P 179

Zur Prävalenz des G20210A-Prothrombin-Polymorphismus, der C677T-Mutation des MTHFR-Gens und der Faktor-V-Leiden-Mutation in Nordostdeutschland, Argentinien, Venezuela, Costa Rica und Indien

F. H. Herrmann, W. Schröder, R. Altman, R. Jimenez Bonilla, J. L. Perez-Requejo, J. R. Singh

Als molekulargenetische Risikofaktoren für thrombotische und kardiovaskuläre Erkrankungen sowie Apoplexie werden seit 1994 intensiv v. a. folgende spezifische Mutationen und Polymorphismen diskutiert: G1691A-Mutation (Leiden) des Faktor-V-Gens (Bertina et al. 1994; Dahlbäck 1995), C677T-Mutation im Gen für die Methylentetrahydrofolatreduktase (MTHFR) (Frosst et al. 1995; Kluijtmans et al. 1996) und der G20210A-Polymorphismus im Prothrombingen (Poort et al. 1996).

Die FV-Leiden-Mutation stellt die häufigste genetische Disposition für Thrombophilie in Europa dar. Bezüglich der Prävalenz gibt es jedoch große Unterschiede zwischen verschiedenen Populationen (Herrmann et al. 1997, 1998). In einer epidemiologischen Studie haben wir die Prävalenzen der C677T-Mutation des MTHFR-Gens und des G20210A-Polymorphismus in Populationen aus Nordostdeutschland, Argentinien, Venezuela, Costa Rica und Indien bestimmt.

Material und Methoden

Im Rahmen der Studie wurden Blutproben von Neugeborenen aus Nordostdeutschland, gesunden Probanden aus Argentinien, Costa Rica und Indien sowie Blutspendern und gesunden Probanden aus Venezuela untersucht. Aus Venezuela konnte außerdem eine kleine Population von Afroamerikanern und Indianern molekulargenetisch analysiert werden.

Das Blut war auf Spezialfiltertestkarten nach Schröder et al. (1996) aufgetropft worden. Für die molekulargenetische Diagnostik wurde die DNA aus ausgestanzten Filterpapierscheiben (Durchmesser 3 mm) isoliert (Schröder et al. 1997). Der G20210A-Polymorphismus wurde nach Frosst et al. (1995) und die C677T-Mutation im MTHFR-Gen nach Poort et al. (1996) bestimmt.

Ergebnisse und Diskussion

Zur Prävalenz der C677T-Mutation im MTHFR-Gen

Zur Untersuchung standen 242 Blutproben aus Nordostdeutschland, 215 aus Argentinien (Buenos Aires), 191 aus Costa Rica (San José) und 150 aus Indien (Punjab, Amritsar) zur Verfügung. Aus Venezuela konnten 124 Blutspender sowie 55 Afro-

I. Scharrer/W. Schramm (Hrsg.)
28. Hämophilie-Symposion Hamburg 1997

Tabelle 1. Prävalenz der C677T-Mutation der MTHFR in verschiedenen Populationen

Population	(n)	Genotypen [%]			Allelfrequenzen [%]	
		homo-zygot CC677 (-/-)	hetero-zygot C677T (-/+)	homo-zygot 677TT (+/+)	Wildtyp C677 (-)	mutant 677T (+)
Nordostdeutschland	242	52,8	36,7	10,5	71,3	28,7
Argentinien	215	36,3	51,2	12,6	61,8	38,2
Venezuela						
Blutspender	124	53,0	35,5	11,3	70,9	29,1
Blacks	55	63,6	32,7	3,6	80,0	20,0
Indianer	28	14,3	32,1	53,6	30,0	70,0
Costa Rica	191	44,5	32,5	23,0	60,7	39,3
Indien	150	69,3	28,0	2,7	83,4	16,6

amerikaner und eine kleine Population von 28 Indianern aus Westvenezuela untersucht werden. Es wurden die homozygoten normalen (CC 677), heterozygoten (C677T) und homozygot mutanten (677TT) Genotypen bestimmt. Die Ergebnisse sind in Tabelle 1 zusammengestellt.

Bezüglich der Häufigkeiten der Genotypen zeigen sich deutliche Unterschiede zwischen den verschiedenen Populationen. Die Prävalenzen des homozygoten mutanten Genotyps (677TT) liegen in Nordostdeutschland, Argentinien und den Blutspendern aus Venezuela zwischen 10,5 und 12,6%. Deutlich verschieden davon ist die Prävalenz in Costa Rica mit 23%. Demgegenüber ist die Prävalenz in der Population aus Indien (Punjab) mit 2,7% stark erniedrigt.

Auffällig sind jedoch die Unterschiede zwischen den verschiedenen Populationen aus Venezuela. Das untersuchte Kollektiv der Blutspender aus Venezuela sowie die Probanden aus Argentinien und Nordostdeutschland wird v. a. aus Kaukasiern gebildet, die Häufigkeiten der homozygot mutanten Genotypen liegen offenbar deshalb in der gleichen Größenordnung. Demgegenüber fallen jedoch große Unterschiede zu den Afroamerikanern und Indianern aus Venezuela auf. Wenngleich die relativ geringe Anzahl von untersuchten Personen nur eine zurückhaltende Interpretation zuläßt, wird jedoch deutlich, daß offenbar die Häufigkeit unter der Population afrikanischen Ursprungs sehr niedrig ist. Bezüglich der Indianer läßt sich das Ergebnis der extrem hohen Prävalenz von 53,6% an mutant homozygoten Genotypen bei der geringen Anzahl von Personen nur zurückhaltend interpretieren. Hier müssen noch weitere Populationen aus verschiedenen geographischen Regionen untersucht werden. Die Ergebnisse der kleinen Population lassen eher an eine erhöhte Kausanguinitätsrate in einem ethnischen Isolat denken.

Betrachtet man die heterozygoten Genotypen, so scheinen sich die Populationen nicht so stark zu unterscheiden, auffällig ist jedoch, daß innerhalb der Gruppe der vorwiegend Kaukasier in der argentinischen Population die Heterozygoten häufiger sind als der homozygot normale Genotyp.

Bezüglich der Allelfrequenzen zeigen sich signifikante Unterschiede zwischen den in Nordostdeutschland bestimmten und denen von Argentinien (p = 0,01), von Costa Rica (p = 0,01) und von Indien (p = 0,01). In Venezuela unterscheiden sich signifikant die Allelfrequenzen zwischen den Afroamerikanern und Indianern von denen der Gruppe der Blutspender.

Vergleicht man die von uns bestimmten Häufigkeiten mit den in der Literatur beschriebenen, so liegen offensichtlich populationsspezifische Unterschiede vor. In Europa sind relativ hohe Werte an mutanten Homozygoten (677TT) in Italien mit 21% (Sacchi et al. 1997 für Norditalien) bzw. 18% (de Stephano et al. 1997), 16,3% (de Franchis et al. 1995) und niedrige Werte aus England mit 8% (Perry et al. 1997) und den Niederlanden mit 5% (Kluijtmans et al. 1996) auffällig.

Gleichfalls niedrige Häufigkeiten von 4% (677TT) wurden von Arruda et al. (1997a) aus Brasilien beschrieben. In Australien (225 Individuen) wurde von Wilcken et al. (1996) eine Prävalenz von 11% für den homozygot mutanten Genotyp ermittelt.

Zur Prävalenz des G20210A-Polymorphismus des Prothrombingens

Für die Untersuchungen zur Prävalenz des G20210A-Polymorphismus im Prothrombingen standen Blutproben von 105 Neugeborenen aus Nordostdeutschland, 186 gesunden Probanden aus Argentinien, 184 aus Costa Rica, 148 aus Indien sowie aus Venezuela von 82 Blutspendern, 43 Afroamerikanern und 27 Indianern zur Verfügung. Die Ergebnisse sind in Tabelle 2 zusammengestellt.

Es wurden nur homozygote normale (wildtyp-) und heterozygote Genotypen bestimmt, homozygot mutante Genotypen traten nicht auf.

In den kaukasischen Populationen (Nordostdeutschland, Argentinien, Blutspender aus Venezuela und Costa Rica) wurden 1,1% (Argentinien) bis 2,8% Heterozygote nachgewiesen.

Tabelle 2. Prävalenz des G20210A-Polymorphismus des Prothrombingens in verschiedenen Populationen

Population	Anzahl (n)	Genotypen Wildtyp homozygot [%]	Genotypen Carrier heterozygot [%]
Nordostdeutschland	105	97,2	2,8
Argentinien	186	98,9	1,1
Venezuela			
Blutspender	82	97,6	2,4
Blacks	43	100,0	0
Indianer	27	100,0	0
Costa Rica	184	97,9	2,1
Indien	148	100	0

In den Populationen aus Indien (Punjab) sowie unter Indianern und Afrikanern in Venezuela traten keine Heterozygoten auf.

Der Vergleich mit kürzlich vorgestellten Prävalenzdaten aus verschiedenen Ländern Europas ergibt Heterozygotenprävalenzen, die zwischen 0,7% und 2,3% liegen: Schweden 1,8% (Hillard et al. 1997), England 0,7% (Makris et al. 1997), Niederlande 2,3% (Poort et al. 1996), Österreich 0,98% (Watzke et al. 1997). Ob die Differenzen populationsspezifisch sind, läßt sich zum jetzigen Zeitpunkt noch nicht entscheiden, dazu sind umfangreichere Untersuchungen erforderlich.

Der erstmals durch Poort et al. (1996) in Europa beschriebene Polymorphismus ließ sich in unserer Studie unter Indern, venezolanischen Indianern und Afroamerikanern nicht nachweisen. Arruda et al. (1997b) konnten kürzlich bei 2% Afrobrasilianern Heterozygotie bestimmen (3 von 144), unter Amazonasindianern wurde jedoch die Mutation nicht aufgefunden. In der brasilianischen Kontrollgruppe wurde eine Heterozygotenprävalenz von 0,7% bestimmt.

Zur Prävalenz der 3 molekulargenetischen Risikofaktoren: FV-Leiden (homozygot, heterozygot), MTHFR-Genotyp 677TT und Prothrombingenotyp G20210A (heterozygot)

In der Tabelle 3 sind die Prävalenzdaten der 2 hier untersuchten Risikofaktoren mit denen der früher in diesen Populationen untersuchten Prävalenzen der Faktor-V-Leiden-Mutation (Herrmann et al. 1997) zusammengestellt worden. Es wird noch einmal auf die unterschiedlichen Prävalenzen in den verschiedenen Populationen hingewiesen.

Die Kenntnis der tatsächlichen Prävalenzen ist wichtig, um die Rolle der molekulargenetischen Faktoren als Risikofaktoren für thrombotische und kardiovaskuläre Erkrankungen für die verschiedenen Populationen richtig einzuschätzen (Rizzari et al. 1997). Die intensiven Untersuchungen der letzten Jahre weisen immer

Tabelle 3. Prävalenzdaten molekulargenetischer Risikofaktoren in verschiedenen Populationen

Population	FV-Leiden G1691A homozygot + heterozygot [%]	MTHFR C677TT homozygot [%]	Prothrombin G20210A heterozygot [%]
Nordostdeutschland	7	10,5	2,8
Argentinien	5,1	12,6	1,1
Venezuela			
Blutspender	1,6	11,3	2,4
Blacks	0	3,6	0
Indianer	0	53,6	0
Costa Rica	2,0	23,0	2,1
Indien	1,3	2,7	0

Tabelle 4. Häufigkeit von Individuen mit mehreren molekulargenetischen Risikofaktoren in verschiedenen Populationen (Kontrollgruppe, *hz* = heterozygot, *ho* = homozygot mutant)

Population	Kontrolle Gesamtzahl	Kombinationen FV-Leiden, MTHFR, Prothrombin		
		G1691A	C677T	G20210A
Nordost-deutschland	162	hz	hz	–
		hz	hz	–
		–	hz	hz
Argentinien	206	hz	ho	–
		–	hz	hz
		hz	hz	–
		hz	hz	–
Venezuela		–	hz	hz
Blutspender	126	hz	hz	–
Blacks	43	keine Kombinationen		
Indianer	27	keine Kombinationen		
Costa Rica	192	–	ho	hz
		hz	ho	–
		hz	hz	–
		hz	hz	–
		–	hz	hz
Indien	27	keine Kombinationen		

mehr darauf hin, daß gerade in der Kombination dieser Faktoren und mit weiteren genetischen Risikofaktoren für Thrombophilie (Protein-S-, Protein-C-, Antithrombin-III-Mangel, FXII usw.) sowie den bekannten nicht genetischen Risiken (Immobilität, Kontrazeptiva, Tabakrauchen usw.) das erhöhte Risiko für thrombotische und kardiovaskuläre Erkrankungen, Myokardinfarkt und Apoplexie liegt.

In Tabelle 4 sind aus den untersuchten Populationen die Personen zusammengestellt, die Kombinationen der molekulargenetischen Faktoren zeigen. Dabei ergibt sich, daß Kombinationen der untersuchten molekulargenetischen Marker in einer Normalpopulation relativ selten vorkommen. Vergleiche mit entsprechenden Patientengruppen (Fall-Kontroll-Studien) sind für die Beurteilung der molekulargenetischen Marker hinsichtlich ihrer Rolle als Risikofaktor erforderlich (Schröder et al. 1998).

Literatur

1. Arruda VR et al. (1997a) The mutation Ala677→Val in the methylene tetrahydrofolate reductase gene: A risk factor for arterial disease and venous thrombosis. Thromb Haemost 77: 818–821
2. Arruda VR et al. (1997b) Prevalence of the prothrombin gene variant (nt20210A) in venous thrombosis and arterial disease. Thromb Haemost 78: 1430–1433

3. Bertina RM et al. (1994) Mutation in blood coagulation factor V associated with resistance to activated protein C. Nature 369: 64
4. Cooper PC et al. (1997) The prothrombin 20210 G→A variant is associated with increased levels of prothrombin and increased incidence of venous thrombosis. Thromb Haemost 78 Suppl: 379
5. Dahlbäck B (1995) New molecular insights into the genetics of thrombophilia. Resistance to activated protein C caused by Arg506 to Gln mutation in factor V as a pathogenic risk factor for venous thrombosis. Thromb Haemost 74: 139
6. De Franchis R et al. (1995) Spina bifida, 677C→T mutation, and role of folate. Lancet 346: 173
7. De Stefano V et al. (1997) Prevalence of factor V 1691 G to A and methylenetetrahydrofolate reductase 677C to T mutated genes in patients with venous thrombosis. Thromb Haemost 78 Suppl: 569
8. Frosst P et al. (1995) A candidate genetic risk factor for vascular disease: a common mutation in methylenetetrahydrofolate reductase. Nature Genetics 10: 111–113
9. Herrmann FH et al. (1997) Prevalence of factor V Leiden mutation in various populations. Genet Epidemiol 14: 403–411
10. Herrmann FH et al. (1998) Epidemiology of Factor V Leiden mutation in various populations: Northeastern Germany, Poland, Argentina, Venezuela, Costa Rica and India. In: Scharrer I, Schramm W (Hrsg) 27. Hämophilie-Symposion Hamburg 1996. Springer-Verlag, Berlin Heidelberg New York, 1998, S 347–351
11. Hillarp A et al. (1997) Prothrombin gene mutation and venous thrombosis in unselected outpatients. Thromb Haemost 78 Suppl: 378
12. Kluijmans LAJ et al. (1996) Molecular genetic analysis in mild hyperhomocysteinemia: A common mutation in the methylenetetrahydrofolate reductase gene is a genetic risk factor for cardiovascular disease. Am J Hum Genet 58: 35–41
13. Makris M et al. (1997) Co-inheritance of the 20210A allele of the prothrombin gene increases the risk of thrombosis in subjects with familial thrombophilia. Thromb Haemost 78: 1426–1429
14. Perry DJ et al. (1997) TL-MTHFR and venous thromboembolic disease. Thromb Haemost 78 Suppl: 568
15. Poort Sr et al. (1996) A common genetic variation in the 3'-untranslated region of the prothrombin gene is associated with elevated prothrombin levels and an increase in venous thrombosis. Blood 88: 3698–3703
16. Rizzari C et al. (1997) MTHFR 677C→T mutation and neural-tube defects. Lancet 350: 1479–1480
17. Sacchi E et al. (1997) High frequency of the C677 mutation in the methylenetetrahydrofolate reductase (MTHFR) gene in Northern Italy. Thromb Haemost 78: 963–964
18. Schröder W et al. (1996b) Large-scale screening for factor V Leiden mutation in a north-eastern German population. Haemostasis 26: 233–236
19. Schröder W et al. (1998) Molekulargenetische Marker bei Patienten mit Schlaganfall und Thrombosen: Die FV-Leiden (G1691A) Mutation, der G20210A Prothrombin-Polymorphismus und die C677T MTHFR-Mutation. In: Scharrer I, Schramm W (Hrsg) 28. Hämophilie-Symposion 1997. Springer-Verlag, Berlin Heidelberg New York, 1999, in diesem Band
20. Watzke HH et al. (1997) Distribution of the G/A polymorphism in prothrombin in patients with premature coronary heart disease and myocardial infarction. Thromb Haemost 78 Suppl: 379–380
21. Wilcken DEL et al. (1996) Distribution in healthy and coronary populations of the methylenetetrahydrofolate reductase (MTHFR) C677T mutation. Arterioscler Thromb Vasc Biol 16: 878–882

Koexistenz der Prothrombinvariante 20210 GA bei Patienten mit der Faktor-V: R506Q-Mutation und venöser Thrombophilie

S. Ehrenforth, E. Aygören-Pürsün, S. Klinke, M. Krause, G. Ludwig, A. Wenke, B. Zwinge, I. Scharrer

Die durch die 1691 GA-Mutation im Faktor-V-Gen bedingte APC-Resistenz (FV:R506Q) (Dahlbäck et al. 1993; Bertina et al. 1994; Greengard et al. 1994) gilt derzeit als häufigster hereditärer Risikofaktor für venöse Thromboembolien (VTE) mit einer durchschnittlichen Prävalenz von 22% (range 20–52%) bei Patienten mit primärer VTE (de Stefano et al. 1996; Griffin et al. 1993; Koster et al. 1993; Svensson et al. 1994; Nowak-Göttl et al. 1996; Ehrenforth et al. 1998a).

Seit der Beobachtung der häufigen Koexistenz der FV:R506Q-Mutation bei Patienten mit anderen etablierten, hereditären prothrombotischen Gerinnungsdefekten (Protein-C-, Protein-S-, Antithrombinmangel) (Seligsohn u. Zivelin 1997; Boven et al. 1996; Koelemann et al. 1994; Gandrille et al. 1995a, 1995b; Zöller et al. 1995; Koelemann et al. 1995) wird zunehmend offensichtlich, daß die Manifestation thromboembolischer Erkrankungen wesentlich durch das kombinierte Vorliegen zweier bzw. mehrerer Gerinnungsdefekte beeinflußt wird. Diese Erkenntnis wirft die Frage auf, inwieweit auch die 1996 entdeckte Variante des Prothrombingens (Port et al. 1996) mit der FV:R506Q-Mutation kosegregiert und mit einem gesteigerten Thromboembolierisiko der entsprechend betroffenen Patienten assoziiert ist. Die autosomal vererbte Prothrombinvariante ist an der Nukleotidposition 20210 in der 3'-UT-Region des Prothrombingens lokalisiert, wo eine G/A-Transition vorliegt (Port et al. 1996). Die Prävalenz der Prothrombinvariante 20210 GA (FII G20210A) wird derzeit in der gesunden Normalbevölkerung mit ca. 1–3% und bei VTE-Patienten mit ca. 5–8% angegeben (Poort et al. 1996; Cumming et al. 1997; Hillarp et al. 1997; Brown et al. 1997; Ehrenforth et al. 1998b).

Während die Koexistenz der FV:R506Q-Mutation bei Patienten mit Protein-C-, Protein-S- oder Antithrombinmangel bereits detaillierter untersucht wurde, stehen derzeit kaum Daten bezüglich der Koexistenz der beiden derzeit häufigsten hämostatischen Risikofaktoren für das Auftreten einer VTE, den Genvarianten FII 20210 GA und FV 1691 GA zur Verfügung. Dies veranlaßte uns dazu, die Prävalenz der FII 20210 GA-Mutation bei Patienten mit FV:R506Q-Mutation und juveniler VTE zu evaluieren.

I. Scharrer/W. Schramm (Hrsg.)
28. Hämophilie-Symposion Hamburg 1997

Patienten und Methode

Patienten

200 nichtverwandte Patienten mit Erstmanifestation eines objektiv gesicherten venösen thromboembolischen Ereignisses (VTE) vor dem 45. Lebensjahr (juvenile VTE) wurden hinsichtlich einer vorliegenden FII 20210 GA-Mutation untersucht. Bei 70 Patienten (39 Frauen, 31 Männer) konnte bis dato kein thrombogener Gerinnungsdefekt nachgewiesen werden. 30 Patienten (18 Frauen, 12 Männer) waren bekannte homozygote Träger der FV:R506Q-Mutation (Alter bei VTE-Erstmanifestation: 18–33, medianes Alter 27 Jahre), 100 Patienten (62 Frauen, 38 Männer) besaßen die FV-Mutation in heterozygoter Form (Alter bei VTE-Erstmanifestation: 18–45, medianes Alter 28 Jahre). Die Patienten wurden von verschiedenen geographischen Regionen Deutschlands in unsere Klinik überwiesen; entweder zur Therapie bei akuter VTE und/oder zur Abklärung eines prothrombotischen Gerinnungsdefektes.

Kontrollkollektiv

Als Kontrollkollektiv untersuchten wir 220 gesunde Personen hinsichtlich des FII 20210-Genotyps: 170 Personen mit normalem FV 1691-Genotyp (w./m.: 85/85; Alter 18–46, medianes Alter 25 Jahre) und 50 asymptomatische Träger der FV: R506Q-Mutation in heterozygoter Form (w./m.: 28/22; Alter 24–64, medianes Alter 31 Jahre).

Methodik

Zur Durchführung der Genanalysen erfolgte eine venöse Blutentnahme in EDTA-Monovetten (Sarsted, Nümbrecht). Nach Zentrifugation (3000 g, 15 min) wurde der Buffycoat separiert und bei -70 °C aufbewahrt, bis die DNA-Isolierung nach standardisierten Methoden durchgeführt wurde. Zum Screening der 20210 GA-Mutation in der 3'UT-Region des Prothrombingens wurde die von Poort et al. (1996) beschriebene Hind-III-Restriktionsanalyse von mittels PCR-amplifizierten 345 bp-DNA-Fragmenten durchgeführt [Primer: 5'-TCTAGAAA CAGTTGCCTGGC-3' (Nucleotide 19889–19908) und 5'-ATAGCACTGGGAGCATTGAAGC-3' (Nucleotide 20233–20212)]. Die Bestimmung des FV 1691-Genotyps FV:R506Q erfolgte durch MnII-Restriktionsanalyse von mittels PCR-amplifizierten genomischen FV DNA-Fragmenten (Bertina et al. 1994; Greengard et al. 1994).

Statistik

Zum Vergleich der FII 20210 GA-Prävalenzen in den verschieden Untersuchungsgruppen wurde der χ^2-Test angewandt. Das relative Risiko, bei Anwesenheit des

FII 20210 A-Allels an einer juvenilen VTE zu erkranken, sowie die 95% Konfidenzintervalle (CI) wurden mittels Standardmethoden berechnet. p-Werte < 0,05 wurden als statistisch signifikant bewertet.

Ergebnisse

Innerhalb des Normalkollektivs wurden 3/170 gesunden Personen (1,8%) als heterozygote Träger des FII 20210 A-Allels identifiziert (95% CI, 0,4–5,0%), von denen einer gleichzeitig die FV:R506Q-Mutation in heterozygoter Form besaß (Prävalenz des Kombinationsdefektes: 1/170; 0,6%).

Bei Berücksichtigung aller 200 untersuchten Patienten mit einer juvenilen VTE ergab sich mit 10,5% (95% CI, 6,6–15,6%) eine signifikant höhere Prävalenz der Prothrombinvariante (p = 0,0007) als im gesunden Kontrollkollektiv.

In der Gruppe jener VTE-Patienten, bei denen bis dato weder die FV:R506Q-Mutation noch ein anderer prothrombotischer Gerinnungsdefekt nachgewiesen werden konnte (n = 70), wurde die heterozygot vorliegende Prothrombinvariante mit einer Prävalenz von 7,1% gefunden (95% CI, 2,3–15,9%) und damit signifikant häufiger als im Normalkollektiv (p = 0,03). Bei Vorliegen des FII 20210 A-Allels ergab sich ein 4fach erhöhtes Risiko, an einer juvenilen VTE zu erkranken (RR 4,0; 95% CI, 1,1–14,9%).

In der Gruppe der 30 symptomatischen Patienten mit homozygoter FV:R506Q-Mutation konnte bei 4 Patienten eine Koexistenz der Prothrombinvariante 20210 GA nachgewiesen werden, entsprechend einer Prävalenz von 13,3% (95% CI, 3,7–30,7%).

Im Vergleich zu den asymptomatischen heterozygoten Trägern der FV:R506Q-Mutation war die Prävalenz der Prothrombinvariante unter den symptomatischen Patienten (VTE+) mit heterozygoter FV:R506Q-Mutation 3fach erhöht. Von 100 symptomatischen FV:Q506-Carriern war bei 12 (12%) gleichzeitig das FII 20210 A-Allel nachweisbar (95% CI, 6,3–20%), während von den 50 asymptomatischen Trägern der FV-Mutante nur 2 (4%) auch die Prothrombinvariante aufwiesen (95% CI, 0,5–13,7%). Bei Trägern der heterozygoten FV-R506Q-Mutation – welche in unserem Patientenkollektiv mit einem ca. 4fach erhöhten Thromboembolierisiko assoziiert war (Ehrenforth et al. 1998a) – ergab sich durch das gleichzeitige Vorliegen des FII 20210 A-Allels ein zusätzlich 3fach erhöhtes relatives Risiko einer juvenilen VTE (95% CI, 0,8–11,7%).

Homozygote Träger des 20210 A-Allels wurden in keiner der untersuchten Gruppen gefunden.

Patienten, die sowohl Träger der FV:R506Q-Mutation als auch der FII 20210 GA-Variante waren, erlitten ihre erste VTE in etwas jüngerem Alter als jene Patienten, die nur von einer Mutation betroffen waren bzw. bei denen kein thrombogener Gerinnungsdefekt nachgewiesen werden konnte. Das mediane Alter bei Erstmanifestation der VTE lag sowohl bei jenen Patienten mit normalem FV- und normalem FII-Genotyp (range 18–45 Jahre) als auch bei jenen mit alleiniger FII 20210 GA-Mutation bei 33 Jahren (range 27–43 Jahre). Demgegenüber war bei heterozygoten FV:Q506-Patienten das mediane Alter bei Erstmanifestation 29 (range 18–45). Bei

Tabelle 1. Koexistenz der Prothrombinvariante 20210 GA bei thrombophilen Patienten mit normalem Faktor-V-Genotyp bzw. FV:R506Q-Mutation

	Normaler FV Genotyp		Heterozygot FV:R506Q		Homozygot FV:R506Q
	Normal-kollektiv	Patienten +VTE	Asympto-matische Personen	Patienten +VTE	Patienten +VTE
	n = 170	n = 70	n = 50	n = 100	n = 30
FII 20210 GA[1]					
n	3	5	2	12	4
% [95% CI]	1,8	7,1	4	12	13,3
	[0,4–5,0]	[2,3–15,8]	[0,5–13,7]	[6,3–20,0]	[3,7–30,7]
RR [95% CI][2]		4,0 [1,1–14,9]		3,0 [0,8–11,7]	
Frauen/Männer	85/85	39/31	28/22	62/38	18/12
Medianes Alter (range)	25 (18–46)	33 [18–45]*	31 (24–64)	28 (18–45)*	27 (18–33)*

[1] Homozygote Träger der FII 20210 A Mutation wurden nicht gefunden.
[2] RR: Relatives Risiko, bei vorliegendem 20210-A-Allel an einer juvenilen VTE (< 45. Lebensjahr) zu erkranken, im Vergleich zum RR bei normalem Genotyp, bzw. bei singulär vorliegender heterozygoter FV:Q^{506} Mutation.
* Alter bei VTE-Erstmanifestation.

Patienten mit homozygoter FV:R506Q-Mutation ergab sich ein medianes Erstmanifestationsalter von 27 Jahren (range 18–33 Jahre), ebenso bei den doppelt heterozygot betroffenen Patienten (range 18–47 Jahre).

In Tabelle 1 sind die verschiedenen Prävalenzraten der Prothrombinvariante, das jeweilige assoziierte relative Risiko einer VTE sowie die Koexistenz mit der FV: R506Q-Mutation zusammengefaßt.

Diskussion

In bezug auf die Koexistenz der Prothrombinvariante 20210 GA bei Trägern der FV:R506Q-Mutation wurde in der hier vorgestellten Untersuchung relativ junger Patienten mit juveniler VTE eine deutlich höhere Prävalenz gefunden als jene, die zuvor für andere Populationen berichtet wurde (Cumming et al. 1997; Hillarp et al. 1997; Brown et al. 1997; Alhenc-Gelas et al. 1997; Rosendaal et al. 1997). Geht man jedoch von der Theorie aus, daß das kombinierte Vorliegen mehrerer thrombogener Gerinnungsdefekte primär bereits in relativ jungem Lebensalter zu thromboembolischen Manifestationen führt, sind die vorangegangenen Berichte über eine geringe Koexistenzrate der beiden Mutationen FV 1691 GA und FII 20210 GA nur eingeschränkt zu beurteilen. Entweder wurde das Patientenalter überhaupt nicht erwähnt (Alhenc-Gelas et al. 1997), oder ein Großteil der untersuchten Patienten waren älter als 60 Jahre (Hillarp et al. 1997) bzw. deutlich älter als die Patienten unserer Untersuchung (Cumming et al. 1997; Brown et al. 1997). Demgegenüber berichten Poort et al., daß die Prothrombinvariante, die bei 18% selektierter VTE-Patienten identifiziert werden konnte, in 40% mit der FV:R506Q-Mutation kosegregierte (Poort et al. 1996). Weiterhin sollte für die unterschiedlichen Koexistenzraten beider Mutationen in Betracht gezogen werden, daß für das FII 20210 A-Allel evtl. eine ähnlich unterschiedliche geographische bzw. ethnische Verbreitung vorliegt, wie dies für die FV-Mutante bekannt ist (Rees et al. 1995). Diese Überlegungen sollten berücksichtigt werden, wenn es darum geht, das von den Mutationen FII 20210 GA und/oder FV 1691 GA ausgehende Risiko einer juvenilen VTE bzw. ihre Kosegregation für verschiedene Populationen einzuschätzen.

Zusammenfassung

Aufgrund der offensichtlich weiten Verbreitung der Prothrombinvariante 20210 GA sowohl in der Normalbevölkerung als auch unter Patienten mit juveniler venöser Thrombophilie ist davon auszugehen, daß diese Gerinnungsstörung sowohl als unabhängiger Risikofaktor für thromboembolische Erkrankungen als auch als manifestierender Triggerfaktor bei Patienten mit anderen thrombogenen Gerinnungsstörungen eine wichtige Rolle spielt. Diese Bedeutung wird sowohl durch die in der vorliegenden Untersuchung aufgezeigten hohen Prävalenzraten der Prothrombinvariante 20210 GA bei Patienten mit juveniler VTE als auch durch die hohe Koexistenzrate und das damit zusätzlich 3fach erhöhte Thromboembolierisiko bei jungen Patienten mit der FV:Q506-Mutation unterstrichen. Daher sollte bei Patienten mit juveniler VTE die Untersuchung hinsichtlich der Prothrombinvariante in das Thrombophiliescreening einbezogen werden, v. a. dann, wenn bereits ein anderer thrombophiler Gerinnungsdefekt identifiziert werden konnte.

Literatur

1. Alhenc-Gelas M, Le Cam-Duchez V, Emmerich J, Frebourg T, Fiessinger JN, Borg JY, Aiach M (1997) The A20210 allele of the prothrombin gene is not frequently associated with the factor V Arg 506 to Gln mutation in thrombophilic patients. Blood 90: 1711
2. Bertina RM, Koeleman, BPC, Koster T, Rosendaal FR, Dirven RJ, de Ronde H, van der Velden PA, Reitsma PH (1994) Mutation in blood coagulation factor V associated with resistance to activated protein C. Nature 369: 64–67
3. Boven van HA, Reitsma PH, Rosendaal FR, Bayston TA, Chowdhury V, Bauer KA, Scharrer I, Conard J, Lane DA (1996) Factor V Leiden (FV: R506Q) in families with inherited antithrombin deficiency. Thromb Haemost 75: 417–421
4. Brown K, Luddington R, Williamson D, Baker P, Baglin T (1997) Risk of venous thromboembolism associated with a G to A transition at position 20210 in the 3'-untranslated region of the prothrombin gene. Br J Haematol 98: 907–909
5. Cumming AM, Keeney S, Salden A, Bhavnani M, Shwe KH, Hay CRM (1997) The prothrombin gene C20210A variant: prevalence in a U.K. anticoagulant clinic population. Br J Haematol 98: 353–355

6. Dahlbäck B, Carlsson M, Svensson PJ (1993) Familial thrombophilia due to a previously unrecognized mechanism characterized by poor anticoagulant response to activated protein C: prediction of a cofactor to activated protein C. Proc Natl Acad Sci USA 90: 1004-1008
7. Ehrenforth S, Zwinge B, Scharrer I (1998) High pr evalence of factor V R506Q mutation in german thrombophilic and normal population. Thromb Haemostas 79 (3): 684-5
8. Ehrenforth S, Nowak-Göttl U, Ludwig G, Klinke S, Krause M, Scharrer I (1998) The prothrombin 20210 A allele is frequently coinherited in young carriers of the factor V Arg 506 to Gln mutation with venous thrombophilia. Blood 91 (6): 2209-10
9. Gandrille SG, Greengard JS, Alhenc-Gelas M, Juhan-Vague I, Abgrall JF, Jude B, Griffin JH, Aiach M, The French Network on behalf of INSERM (1995a) Incidence of activated protein C resistance caused by the ARG 506 GLN mutation in factor V in 113 unrelated symptomatic protein C-deficient patients. Blood 86: 219-224
10. Gandrille S, Borgel D, Aiach M, The French Network INSERM on molecular abnormalities responsible for protein C and protein S deficiencies (1995b) Incidence of activated protein C resistance due to ARG 506 GLN mutation in factor V in 116 unrelated propositus from families with protein S deficiency. Thromb Haemost 73: 1372 (abst.)
11. Greengard JS, Sun X, Xu X, Fernandez JA, Griffin JH, Evatt B (1994) Activated protein C resistance caused by Arg506Gln mutation in factor Va. Lancet 343: 1361-1362
12. Griffin JH, Evatt B, Widermann C, Fernandez JA (1993) Anticoagulant protein C pathway defective in majority of thrombophilic patients. Blood 82: 1989-1993
13. Hillarp A, Zöller B, Svensson PJ, Dahlbäck B (1997) The 20210 A allele of the prothrombin gene is a common risk factor among swedish outpatients with verified deep venous thrombosis. Thromb Haemost 78: 990-992
14. Koelemann BPC, Reitsma PH, Allaart CF, Bertina RM (1994) Activated protein C resistance as an additional risk factor for thrombosis in protein C-deficient families. Blood 84: 1031-1035
15. Koelemann BPC, van Rumpt D, Hamulyak K, Reitsma PH, Bertina RM (1995) Factor V Leiden: an additional risk factor for thrombosis in protein S deficient families? Thromb Haemost 74: 580-583
16. Koster T, Rosendaal FR, Ronde de H, Briet E, Vandenbroucke JP, Bertina RM (1993) Venous thrombosis due to poor anticoagulant response to activated protein C: Leiden Thrombophilia Study. Lancet 342: 1503-1506
17. Nowak-Göttl U, Koch HG, Aschka I, Kohlhase B, Vielhaber H, Kurlemann G, Oleszuk-Raschke K, Kehl HG, Jürgens H, Schneppenheim R (1996) Resistance to activated protein C (APCR) in children with venous or arterial thromboembolism. Br J Haematol 92: 992-996
18. Poort SR, Rosendaal FR, Reitsma PH, Bertina RM (1996) A common genetic variation in the 3'-untranslated region of the prothrombin gene is associated with elevated plasma prothrombin levels and an increase in venous thrombosis. Blood 88: 3698-3703
19. Rees DC, Cox M, Clegg JB (1995) World distribution of factor V Leiden. Lancet 346: 1133-1134
20. Rosendaal FR, Siscovic DS, Schwartz SM, Psaty BM, Raghunathan TE, Vos HL (1997) A common prothrombin variant (20210 G to A) increases the risk of myocardial infarction in young women. Blood 90 (5): 1747-1750
21. Seligsohn U, Zivelin A (1997) Thrombophilia as a multigenic disorder. Thromb Haemost 78 (1): 297-301
22. Stefano de V, Finazzi G, Mannucci PM (1996) Inherited thrombophilia. Pathogenesis, clinical syndromes and management. Blood 87: 3531-3544
23. Svensson PJ, Dahlbäck B (1994) Resistance to activated protein C as a basis for venous thrombosis. N Engl J Med 330: 517-522
24. Zöller B, Berntsdotter A, Frutos de PC, Dahlbäck B (1995) Resistance to activated protein C as an additional genetic risk factor in hereditary deficiency of protein S. Blood 85: 3518-3523

Molekulargenetische Marker bei Patienten mit venösen und arteriellen Thrombosen: Der G20210A-Prothrombin-Polymorphismus, die C677T MTHFR-Mutation und die Faktor-V-Leiden (G1691A) Mutation

W. Schröder, A. Siegemund, J. Berrouschot, H. Voigt,
B. Vorberg, H. Scheel, F. H. Herrmann

In den letzten Jahren wurden eine Reihe molekulargenetischer Marker als Risikofaktoren für thrombotische und kardiovaskuläre Erkrankungen sowie Apoplexie diskutiert. Von den bisher charakterisierten molekulargenetischen Markern ist die Faktor-V-Leiden-Mutation die häufigste genetische Disposition für thrombotische Erkrankungen in der europäischen Bevölkerung (Herrmann et al. 1997a, b; Schröder et al. 1996). 1996 wurde eine genetische Variante des Prothrombingens beschrieben, die in der europäischen Population ebenfalls relativ häufig ist. Bei dieser Variante handelt es sich um eine G→A-Transition an Position 20210 in der 3'-untranslatierten Region des Prothrombingens, die bereits bei heterozygoten Anlageträgern zu einem signifikant erhöhten Prothrombinspiegel führt und damit einen sicheren Risikofaktor für Thrombophilien darstellt (Poort et al. 1996; Cooper et al. 1997). Poort et al. (1996) und Hillarp et al. (1997) konnten zeigen, daß die Prävalenz dieser genetischen Variante bei Patienten mit venösen Thrombosen tatsächlich signifikant höher als in den vergleichbaren Kontrollpopulationen ist.

Hyperhomozysteinämie ist ein bekannter Risikofaktor für thrombotische Ereignisse. Eine mögliche Ursache für die Entwicklung einer Hyperhomozysteinämie ist eine genetische Veränderung im Gen für das Enzym Methylentetrahydrofolatreduktase. Infolge einer Punktmutation C→T an Position 677 dieses Gens entsteht eine thermolabile Variante des Enzyms. Diese Veränderung ist in den meisten Populationen sehr häufig und führt bei hetero- und homozygoten Anlageträgern zu einer reduzierten Enzymaktivität und infolgedessen zu einem erhöhten Homozysteinspiegel im Plasma (Kang et al. 1991; Frosst et al. 1995). Damit sollte diese Mutation, zumindestens bei homozygoten Trägern, ein potentieller Risikofaktor für thrombotische Erkrankungen sein. Der Einfluß der Mutation C677T wird in der Literatur kontrovers diskutiert. Während Kluijtmans et al. (1966) und Arruda et al. (1997) eine signifikant höhere Anzahl von homozygoten Trägern der Mutation C677T in Patientenkollektiven mit kardiovaskulären Erkrankungen finden, können Untersuchungen anderer Autoren diesen Befund nicht bestätigen (De Stefano et al. 1997; Perry et al. 1997). Die untersuchten Patientengruppen waren jedoch in den meisten Fällen relativ klein und damit die Ergebnisse nicht in jedem Fall statistisch sicher auswertbar.

An klinisch gut charakterisierten und selektierten Patientenkollektiven und einer Kontrollpopulation sollen in der vorliegenden Studie die Prävalenzen der 3 molekulargenetischen Risikofaktoren sowie die Häufigkeit von Kombinationen dieser 3 Faktoren ermittelt werden.

I. Scharrer/W. Schramm (Hrsg.)
28. Hämophilie-Symposion Hamburg 1997

Material und Methoden

Für die Studie standen ein Patientenkollektiv mit venösen Thrombosen aus der Klinik für Innere Medizin Leipzig (131 Probanden), ein Kollektiv von Schlaganfallpatienten aus der Klinik für Neurologie Leipzig (84 Probanden) sowie eine Kontrollpopulation (242 Probanden) aus dem Nordosten Deutschlands zur Verfügung.

Das Blut war auf Spezialfiltertestkarten aufgetropft worden. Diese Filterkarten lassen sich einfach verschicken und sind bei Raumtemperatur gut zu lagern. Für die molekulargenetische Diagnostik wurde die DNA aus ausgestanzten Filterpapierscheiben (Durchmesser 3 mm) isoliert (Schröder et al. 1996). Die jeweiligen Polymorphismen wurden nach Standardmethoden mittels PCR und anschließender Spaltung mit einem Restriktionsenzym ermittelt (G20210A-Polymorphismus: Frosst et al. 1995; C677T-Mutation im MTHFR-Gen: Poort et al. 1996; FV-Leiden: Zöller et al. 1994). Für einen Teil der Leipziger Patientengruppen wurde die Faktor-V-Mutation mit der NASBA-Technik (Organon Teknika, Eppelheim) bestimmt (Siegemund et al. 1998).

Ergebnisse und Diskussion

Erwartungsgemäß war die Prävalenz der Faktor-V-Leiden-Mutation bei den Patienten mit venösen Thrombosen mit ca. 24% heterozygoten und homozygoten Anlageträgern signifikant höher als in unserer Kontrollpopulation (7%). Die Schlaganfallpatienten wiesen im Vergleich zur Kontrolle keine erhöhte Prävalenz dieser Mutation auf (Siegemund et al. 1998). Für die genetische Variante an Position 20210 in der 3'-untranslatierten Region des Prothrombingens konnten wir unter unseren Probanden bisher nur heterozygote Anlageträger nachweisen. Die Prävalenz dieser Variante beträgt in der untersuchten Kontrollpopulation 2,8% (Tabelle 1). Das entspricht den von Poort et al. (1965) veröffentlichten Daten für die Niederlande. Bei Patienten mit venösen Thrombosen ist die Prävalenz dieser Variante mit einer Häufigkeit von 7,6% Heterozygoten signifikant höher. Dagegen ist in der Gruppe der Schlaganfallpatienten die Prävalenz der G20210A-Prothrombinvariation nicht höher als in der Kontrollgruppe. Für arterielle Thrombosen stellt diese Veränderung offensichtlich keinen Risikofaktor dar.

Tabelle 1. Prävalenz des G20210A-Polymorphismus des Prothrombingens bei Patienten mit venösen Thrombosen bzw. Schlaganfall

Kontrollen/Patienten	Genotypen			Allelfrequenzen		
	Anzahl	GG 20210 [%]	G 20210 A [%]	Anzahl	G 20210 [%]	20210 A [%]
Nordostdeutschland	105	97,2	2,8	210	98,6	1,4
Thrombosepatienten	131	93,9	6,1	262	96,9	3,1
Schlaganfallpatienten	84	96,4	3,6	168	98,3	1,7

Für den 3. von uns charakterisierten molekulargenetischen Marker, die Mutation C677T im MTHFR-Gen, konnten wir hinsichtlich der homozygoten Träger der Mutation keinen signifikanten Unterschied der Prävalenzen zwischen Kontrollgruppe und Patienten mit venösen Thrombosen finden. Der homozygot mutante Genotyp (677TT) kommt in der von uns untersuchten Kontrollpopulation mit einer Häufigkeit von 10% vor. Signifikant häufiger ($p = 0{,}01$) fanden wir diesen Genotyp unter den Patienten mit Schlaganfall (17%). Betrachtet man hier die einzelnen Allelfrequenzen, wird bei dieser Patientengruppe die Verschiebung der Häufigkeit des Normalallels zugunsten des Mutantenallels noch deutlicher (Tabelle 2). Nach unseren bisherigen Daten scheint es in der deutschen Population doch einen gewissen Zusammenhang zwischen Schlaganfall und der o. g. Mutation zu geben.

Tabelle 2. Prävalenz der Mutation MTHFR C677T bei Patienten mit venösen Thrombosen bzw. Schlaganfall

Kontrollen/Patienten	Genotypen				Allelfrequenzen		
	Anzahl	CC677 [%]	C677T [%]	677TT [%]	Anzahl	C 677	677 T
Nordostdeutschland	242	52,8	36,7	10,5	484	71,3	28,7
Thrombosepatienten	136	33,0	54,5	12,5	272	60,3	39,7
Schlaganfallpatienten	88	43,2	39,8	17,0	176	60,8	36,9

Aufgrund der widersprüchlichen Daten in der Literatur und der großen populationsspezifischen Unterschiede (Herrmann et al. 1998) ist es sicher wichtig, in weiteren Studien die Bedeutung der thermolabilen Form der MTHFR als Ursache erhöhter Homocysteinwerte im Plasma und damit als Risikofaktor für kardiovaskuläre Erkrankungen zuverlässig abzuklären.

Tabelle 3. Anzahl von Individuen mit mehreren molekulargenetischen Risikofaktoren in einer Kontrollpopulation und bei Patienten mit venösen Thrombosen bzw. Schlaganfall (*hz* heterozygot, *ho* homozygot)

Population	Individuen (% mit mehreren Risikofaktoren)	Anzahl	MTHFR C677T	Prothrombin G2021A	FV-Leiden G1691A
Nordostdeutschland	162	2	hz		hz
	1,8%	1	hz	hz	
Thrombosepatienten	131	4	hz	hz	
	7,6%	1	hz		ho
		4	hz		hz
		1		hz	hz
Schlaganfallpatienten	84	1	ho	hz	hz
	4,7%	3	hz		hz

Untersuchungsergebnisse der letzten Jahre weisen immer mehr darauf hin, daß in der Regel nicht der einzelne genetische Faktor das hauptsächliche Risiko für ein thrombotisches Ereignis darstellt, sondern daß eine Kombination dieser Faktoren mit weiteren genetischen (Protein-S-, Protein-C-, Antithrombin-III-Mangel u. a.) sowie nichtgenetischen Risikofaktoren (Immobilität, Kontrazeptiva, Tabakrauchen usw.) das Risiko für thrombotische und kardiovaskuläre Erkrankungen, Myokardinfarkt und Apoplexie erhöht. Unter diesem Aspekt haben wir die Kombination der 3 untersuchten Marker geprüft und konnten feststellen, daß – incl. der heterozygoten Anlageträger für die MTHFR-Mutation – sowohl bei den Patienten mit venösen Thrombosen als auch bei Patienten mit Schlaganfall die Zahl derjenigen mit wenigstens 2 heterozygoten genetischen Thrombosemarkern deutlich höher ist als in der Kontrollpopulation (Tabelle 3).

Mit unseren Untersuchungen konnten wir die Bedeutung der Faktor-V-Leiden-Mutation und der kürzlich beschriebenen G20210A-Prothrombinvariation als Risikofaktoren für venöse Thrombosen bestätigen. Insbesondere die Kombination mehrerer genetischer Risikofaktoren, einschließlich der C677T-Mutation im Gen der Methylentetrahydrofolatreduktase, erhöht das Thromboserisiko signifikant.

Literatur

1. Arruda VR et al. (1997a) The mutation Ala677→Val in the methylene tetrahydrofolate reductase gene: A risk factor for arterial disease and venous thrombosis. Thromb Haemost 77: 818–821
2. Bertina RM et al. (1994) Mutation in blood coagulation factor V associated with resistance to activated protein C. Nature 369: 64
3. Cooper PC et al. (1997) The prothrombin 20210 G→A variant is associated with increased levels of prothrombin and increased incidence of venous thrombosis. Thromb Haemost 78 Suppl: 379
4. Dahlbäck B (1995) New molecular insights into the genetics of thrombophilia. Resistance to activated protein C caused by Arg506 to Gln mutation in factor V as a pathogenic risk factor for venous thrombosis. Thromb Haemost 74: 139
5. De Stefano V et al. (1997) Prevalence of factor V 1691 G to A and methylenetetrahydrofolate reductase 677C to T mutated genes in patients with venous thrombosis. Thromb Haemost 78 Suppl: 569
6. Frosst P et al. (1995) A candidate genetic risk factor for vascular disease: a common mutation in methylenetetrahydrofolate reductase. Nature Genetics 10: 111–113
7. Herrmann FH et al. (1997a) Prevalence of factor V Leiden mutation in various populations. Genet Epidemiol 14: 403–411
8. Herrmann FH et al. (1997b) Epidemiology of Factor V Leiden mutation in various populations: Northeastern Germany, Poland, Argentina, Venezuela, Costa Rica and India. In: Scharrer I, Schramm W (Hrsg) 27. Hämophilie-Symposion Hamburg 1996. Springer-Verlag, Berlin Heidelberg New York, 1997, S 347–351
9. Herrmann et al. (1998) Zur Prävalenz des G2021A Prothrombin-Polymorphismus, der C677T-Mutation des MTHFR-Gens und der Faktor-V-Leiden-Mutation in Nordostdeutschland, Argentinien, Venezuela, Costa Rica und Indien. In: Scharrer I, Schramm W (Hrsg) 28. Hämophilie-Symposion 1997. Springer-Verlag, Berlin Heidelberg New York, 1998, in diesem Band
10. Hillarp A et al. (1997) Prothrombin gene mutation and venous thrombosis in unselected outpatients. Thromb Haemost 78 Suppl: 378

11. Kang SS et al. (1991) Thermolabile methylenetetrahydrofolate reductase: an inherited risk factor for coronary disease. Am J Hum Genet 48: 536–545
12. Kluijmans LAJ et al. (1996) Molecular genetic analysis in mild hyperhomocysteinemia: A common mutation in the methylenetetrahydrofolate reductase gene is a genetic risk factor for cardiovascular disease. Am J Hum Genet 58: 35–41
13. Perry DJ et al. (1997) TL-MTHFR and venous thromboembolic disease. Thromb Haemost 78 Suppl: 568
14. Poort S et al. (1996) A common genetic variation in the 3'-untranslated region of the prothrombin gene is associated with elevated prothrombin levels and an increase in venous thrombosis. Blood 88: 3698–3703
15. Sacchi E et al. (1997) High frequency of the C677 mutation in the methylenetetrahydrofolate reductase (NITHFR) gene in Northern Italy. Thromb Haemost 78: 963–964
16. Schröder W et al.(1996b) Large-scale screening for factor V Leiden mutation in a north-eastern German population. Haemostasis 26: 233–236
16. Siegemund A et al. (1998) Prothrombinmutation, Prothrombinspiegel und FV-Leiden in Thrombosekollektiven. In: Scharrer I, Schramm W (Hrsg) 28. Hämophilie-Symposion 1997. Springer-Verlag, Berlin Heidelberg New York, 1998, in diesem Band
17. Zöller B et al. (1994) Linkage between inherited resistance to activated protein C and factor V gene mutation in venous thrombosis. Lancet 343: 1536–1538

Prothrombinmutation, Prothrombinspiegel und Faktor-V-Leiden in Thrombosekollektiven

A. Siegemund, H. Scheel, H. Voigt, J. Berrouschot, W. Schröder

In der Literatur finden sich unterschiedliche Angaben über die Häufigkeit hereditärer und erworbener thrombogener Risikofaktoren. In Tabelle 1 sind die dem gegenwärtigen Erkenntnisstand entsprechenden wichtigsten Risikofaktoren für venöse Thrombosen zusammengefaßt (Rosendaal 1997). Regionale Unterschiede sind v. a. für die Faktor-V-Mutation (Faktor-V-Leiden) bekannt. Für die 1996 erstmals beschriebene Prothrombinmutation 20210 G→A (Poort et al. 1996) liegen nur die Prävalenzdaten der Leiden Thrombophila Study (Van der Meer 1997) vor. Nach Poort et al. (1996) kommt das 20210 A-Allel in der Normalpopulation mit einer Prävalenz von 2,3% vor, bei unselektierten Patienten mit Erstmanifestation einer Thrombose liegt die Häufigkeit bei 6,3%; in „Thrombosefamilien", selektiert über die Anamnese, betragen die Prävalenzdaten für diese Mutation 18%.

Poort et al. fanden weiterhin, daß Träger dieser Mutation gegenüber den Kontrollen eine signifikant höhere Prothrombinaktivität aufweisen.

Das Ziel unserer Untersuchungen bestand darin, Prävalenzdaten für die Prothrombinvariante 20210 G→A in unserer Region zu ermitteln und mit den Literaturdaten zu vergleichen. Wir verwendeten ein Patientenkollektiv aus der Region Leipzig (Patienten der Ambulanz für Hämostase und Thrombose, Medizinische Klinik und Poliklinik I und der Klinik und Poliklinik für Neurologie der Universität Leipzig). Die Bestimmung der Faktor-V-Leiden-Mutation wurde zusätzlich in unsere Untersuchungen aufgenommen, weil wir nachweisen konnten, daß homo- und heterozygote Merkmalsträger der Leiden-Mutation ebenfalls höhere Prothrombinwerte, gemessen über die Abspaltung der Prothrombinfragmente F_{1+2}, aufweisen.

Tabelle 1. Risikofaktoren für tiefe Venenthrombose in Abhängigkeit vom Alter

Risikofaktor	< 40 Jahre n = 160 [%]	Kontrollen n = 161 [%]	> 55 Jahre n = 127 [%]	Kontrollen n = 124 [%]
Operationen, Immobilisation	30,0	5,6	24,4	4,8
Faktor-V-Leiden	23,1	3,7	18,1	3,2
Faktor II 20210 G→A	6,9	3,7	4,7	2,4
Protein C/S-, ATIII-Mangel	8,8	2,5	3,9	0,8
Hoher Faktor VIII	25,0	11,8	48,0	29,8
Hyperhomocysteinämie	11,2	10,6	24,4	12,2

I. Scharrer/W. Schramm (Hrsg.)
28. Hämophilie-Symposion Hamburg 1997

Methoden

- Untersuchung der APC-Resistenz mit ProC Global mit Faktor-V-Mangelplasma (Behring Diagnostics GmbH); bei allen Patienten mit NR < 0,7 wurde eine PCR auf Faktor-V-Leiden durchgeführt.
- Faktor-V-Leiden: NASBA, Organon Teknika; System zur Nukleinsäureamplifikation zum Nachweis von RNA inklusive Reagenzien; nachfolgend Umstellung auf DNA-Methode (medipro – Medizinische Produkte GmbH).
- Faktor-II-Mutation, DNA-Methode (medipro).
- Prothrombinfragmente bzw. D-Dimer: Enzygnost F_{1+2}, Enzygnost D-Dimer (Behring Diagnostics GmbH).
- Ampli-Taq DNA-Polymerase (Perkin Elmer).

Patienten

- 235 Blutspender wurden als Kontrollgruppe auf Faktor-V-Leiden untersucht;
- 324 Patienten mit tiefen Venenthrombosen/Lungenembolien auf Faktor-V-Leiden und Prothrombinmutation (Thrombose bzw. Lungenembolie phlebographisch, dopplersonographisch oder perfusionsszintigraphisch gesichert);
- 106 Patienten mit apoplektischem Insult (im CT nachgewiesen), ebenfalls auf beide Mutationen.
- In vorangegangenen Untersuchungen von ca. 500 Patienten mit apoplektischem Insult wurden hinsichtlich der Prävalenz der Faktor-V-Mutation keine Unterschiede zwischen Insultpatienten und gesunden Blutspendern festgestellt, deshalb erfolgte direkter Vergleich von Thrombose- mit Insultgruppe hinsichtlich der Prävalenz beider Mutationen.

Ergebnisse

Aus Tabelle 2 ist ersichtlich, daß die von uns ermittelten Prävalenzdaten im wesentlichen mit den Daten der Leiden Thrombophilia Study (LETS) übereinstimmen. Die Insultpatienten weisen für das 20210 A-Allel eine Häufigkeit von 2,8% auf, vergleichbar mit der Normalpopulation (2,3% LETS).

Aus Tabelle 3 sind die Häufigkeitsdaten für die Faktor-V-Mutation ersichtlich.

4 (von 430) Patienten weisen sowohl die Faktor-V-, als auch die Faktor-II-Mutation auf; 3 dieser Patienten gehören zur Thrombosegruppe, wobei einer dieser

Tabelle 2. Prävalenz der 20210 G→A-Mutation im Prothrombingen

Genotyp	Patienten mit tiefer Venenthrombose/Lungenembolie [%]	Patienten mit apoplektischem Insult [%]
GG	305 (94,1)	103 (97,2)
AG	19 (5,9)	3 (2,8)
AA	–	–

Tabelle 3. Prävalenz der 1691 G→A-Mutation im Faktor-V-Gen

Genotyp	Patienten mit tiefer Venenthrombose/ Lungenembolie [%]	Patienten mit apoplektischem Insult [%]	Kontrollgruppe [%]
GG	247 (76,2)	100 (94,3)	229 (94,3)
AG	73 (22,6)	6 (5,7)	13 (5,3)
AA	4 (1,2)	-	1 (0,4)

Patienten die Thrombose im Rahmen einer heparinassoziierten Thrombozytopenie Typ II entwickelte.

Wie bereits erwähnt wurde, ist das 20210 A-Allel mit erhöhten Prothrombinspiegeln assoziiert. Mutationsträger haben höhere Prothrombinspiegel als Non-Carrier. Da 2/3 der von uns untersuchten Patienten wegen rezidivierender Thrombosen (oder nur wenige Wochen zurückliegender Thrombosen) unter oralen Antikoagulanzien stehen, haben wir nur wenige Daten zum Zusammenhang zwischen Faktor II und dem Vorliegen des 20210 A-Allels. Der Mittelwert der gemessenen Faktor-II-Spiegel der Mutationsträger ohne antithrombotische Therapie lag bei 125% gegenüber 107% bei Patienten ohne Mutation.

Als Zeichen einer gesteigerten In-vivo-Prothrombinaktivierung sind bei Patienten mit Inhibitordefekten (ATIII-Mangel, Protein-C-/-S-Mangel, APC-Resistenz) die Prothrombinfragmente F_{1+2} erhöht (z. B.: Simioni et al. 1996); diese persistierende Erhöhung von F_{1+2} spricht unabhängig von der zugrunde liegenden Mutation oder dem Inhibitormangel für eine Gerinnungsaktivierung, auch wenn damit nicht unmittelbar eine Thrombose assoziiert ist. Die Abbildung 1 zeigt die Prothrombinfragmente F_{1+2} von Thrombosepatienten mit bzw. ohne APC-Resistenz (Faktor-V-Leiden); die Mittelwerte beider Gruppen unterscheiden sich um ca. 0,5 nmol/l. Die beschriebene Prothrombinmutation untersuchen wir erst seit 5 Monaten und überblicken daher noch keine Patientenpopulation, die es uns erlaubt, statistisch signifikante Aussagen zu treffen. Stellvertretend für beide Mutationen stehen Abbildung 2 und 3: Abbildung 2 zeigt den Verlauf der Prothrombinfragmente bei Patienten mit heterozygotem Faktor-V-Leiden, Abbildung 3 zeigt den Verlauf der Prothrombinfragmente bei einer Patientin mit 20210 A-Allel. Träger beider Mutationen weisen jeweils leicht bis moderat erhöhte Prothrombinfragmente über einen längeren Beobachtungszeitraum auf.

Schlußfolgerungen

Der Nachweis des 20210 A-Allels sollte deshalb wie das Vorliegen anderer thrombogener Risikofaktoren, am ehesten wie Faktor-V-Leiden, gewertet werden. Vergleichbar mit der Leiden-Mutation stellt die Mutation im Prothrombingen einen moderaten Risikofaktor für venöse Thrombosen dar; verantwortlich dafür sind die erhöhten Prothrombinspiegel.

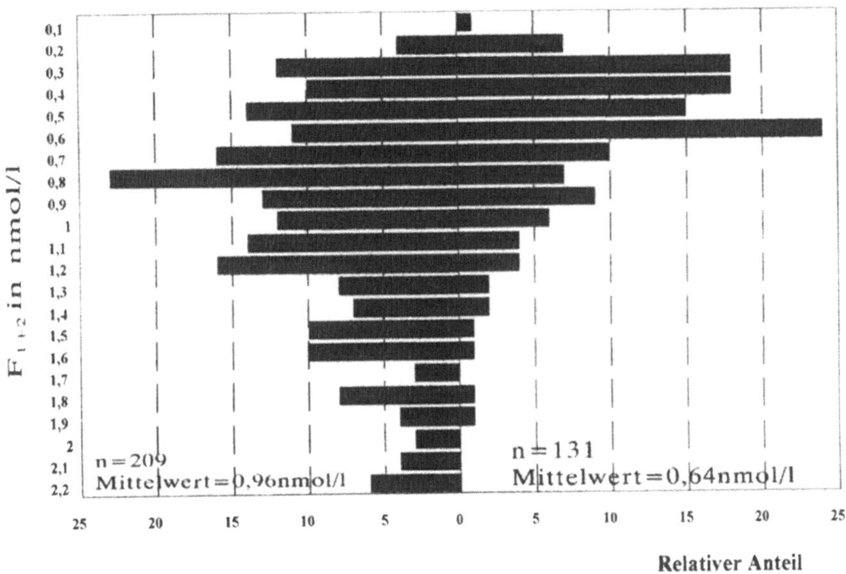

Abb. 1. Prothrombinfragment F_{1+2}: Plasmaspiegel bei Patienten mit *(links)* und ohne APC-Resistenz *(rechts)*

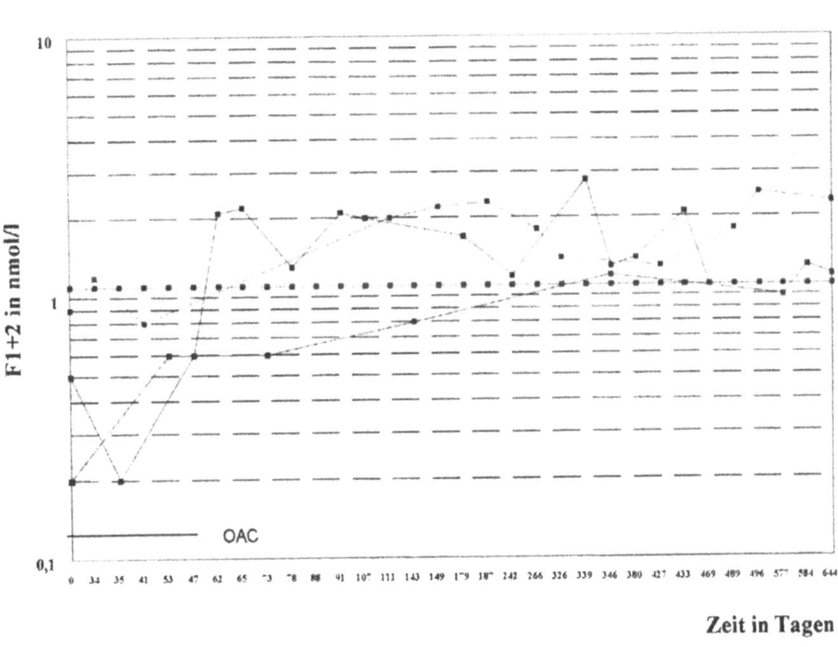

Abb. 2. Verlauf des Prothrombinfragments F_{1+2} von Patienten mit heterozygoter Faktor-V-Leiden-Mutation (OAC orale Antikoagulation)

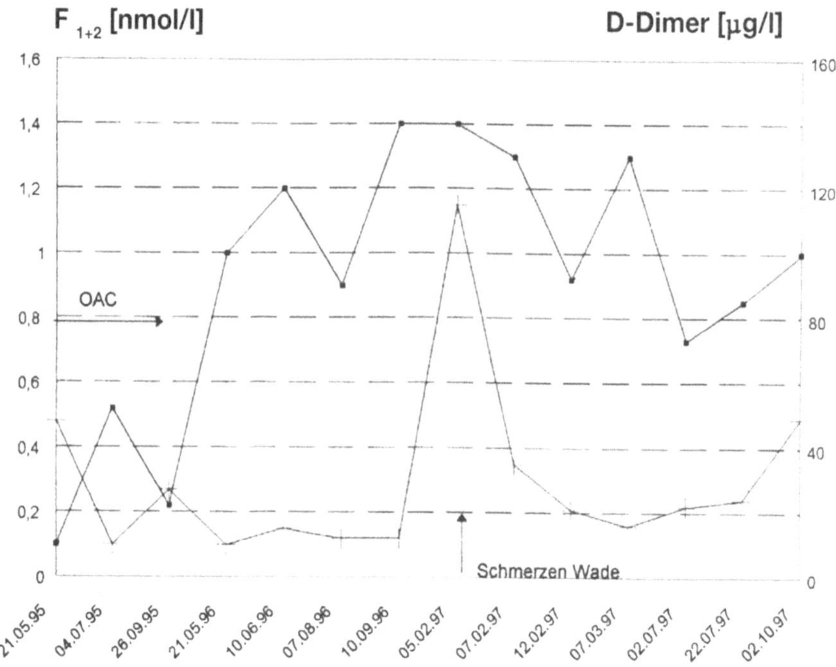

Abb. 3. Verlauf der Aktivierungsmarker F_{1+2} und D-Dimer bei einer Patientin mit Prothrombinmutation (OAC orale Antikoagulation)

Die Erhöhung der Prothrombinfragmente bei den Trägern beider Mutationen, die eine Verschiebung des Gleichgewichtes in Richtung Hyperkoagulabilität anzeigt, weist auf diese erhöhte Thrombingenerierung hin.

Ein Zusammenhang zwischen Faktor-V-Leiden und Prothrombinmutation mit zerebralen arteriellen Verschlüssen konnte nicht festgestellt werden.

Verglichen mit Protein-C- oder Protein-S-Mangel tritt die Prothrombinmutation wesentlich häufiger auf. Wir fanden in einem Vergleichskollektiv von ca. 500 Patienten Prävalenzen von 1% für den Protein-C-Mangel bzw. 3% für den Protein-S-Mangel.

Damit ist die APC-Resistenz auch nach der Beschreibung der Prothrombinmutation der häufigste thrombogene Risikofaktor. Ein diagnostischer Vorteil ist, daß beide Mutationen auch während der Therapie mit oralen Antikoagulanzien bestimmt werden können.

Ausgehend von unseren Resultaten empfehlen wir, nach der Mutation im Prothrombingen zu suchen:

- bei Patienten unter 45 Jahren mit venösen Thrombosen, insbesondere bei spontan auftretenden venösen Thrombosen,
- bei Patienten mit rezidivierenden Thrombosen,

- als zusätzlicher Risikofaktor bei weiteren Inhibitordefekten wie Protein-C-/-S-Mangel, ATIII-Mangel oder APC-Resistenz bzw. beim Vorliegen eines Antiphospholipid-Antikörpersyndroms, bei erhöhten Homocysteinspiegeln und hohen Faktor-VIII-Werten im Sinne des Auftretens von venösen Thrombosen als Multigendefekt,
- vor dem Absetzen der oralen Antikoagulanzientherapie bei Hochrisikopatienten,
- im Rahmen von Familienuntersuchungen bei familiär gehäuft auftretenden Thrombosen,
- bei Patienten mit permanent erhöhten Prothrombinfragmenten,
- in prospektiven klinischen Studien zur Etablierung der Bestimmung der Prothrombinmutation in der Ätiopathogenese thromboembolischer Erkrankungen und zur Festlegung therapeutischer Strategien.

Literatur

1. Poort SR, Rosendaal FR, Reitsma PH, Bertina RM (1996) A Common Genetic Varation in the 3'-Untranslated Region of the Prothrombin Gene is Associated with Elevated Plasma Prothrombin Levels and an Increase in Venous Thrombosis. Blood 88: 3698–3703
2. Rosendaal FR (1997) Thrombosis in the Young: Epidemlology and Risk Factors. A Focus on Venous Thrombosis. Thromb Haemost 78: 1–6
3. Simioni P, Scarano L, Gavasso S, Sardella C, Girolami B, Scudeller A, Girolami A (1996) Prothrombin Fragment 1+2 and Thrombin-Antithrombin Complex Levels in Patients with Inherited APC Resistance due to Factor V Leiden Mutation. Brit J Haematol 92: 435–441
4. Van der Meer FJM, Koster T, Vandenbroucke JP, Briët E, Rosendaal FR (1997) The Leiden Thrombophilia Study (LETS). Thromb Haemost 78: 631–635

IV. Pädiatrische Hämostaseologie

Diskussionsleitung:

A. H. SUTOR (Freiburg)
W. KREUZ (Frankfurt)
H. POLLMANN (Münster)

Bedeutung von Hämostasestörungen bei zerebralen arteriellen Verschlüssen im Kindesalter

S. Becker, C. Heller, E. Lenz, F. Gropp, I. Martinez-Saguer, C. Escuriola-Ettingshausen, W. Kreuz

Die Bedeutung thrombophiler Gerinnungsstörungen, wie z. B. Erniedrigungen der Gerinnungsinhibitoren Antithrombin III, Protein C und Protein S für venöse Thrombosen, ist allgemein anerkannt. Ein systematischer Vergleich mit arteriellen Verschlüssen (insbesondere zerebraler Lokalisation) steht jedoch noch aus.

Die Inzidenz zerebraler Infarkte bei Kindern unter 15 Jahren wurde von Schoenberg et al. (1978) mit 2,52/100 000/Jahr angegeben. Ischämische Infarkte wurden bei 55% der Kinder diagnostiziert, hämorrhagische Infarkte bei 45%. Obwohl einige Grunderkrankungen (wie angeborene Herzerkrankungen, systemischer Lupus erythematodes, Infektionen, Leukämien u. a.) mit zerebralen Infarkten assoziiert sein können, werden in bis zu 30% der Patienten keine prädisponierenden Faktoren für einen Infarkt gefunden (Schoenberg et al. 1978). Überwiegend in Falldarstellungen wurden als weitere möglichen Ursachen für einen zerebralen Infarkt Mangelzustände an Gerinnungsinhibitoren wie Antithrombin III, Protein C oder Protein S diagnostiziert (Martinez et al. 1993; Lagosky et al. 1993; Girolami et al. 1989; Simioni et al. 1992, 1994; Vomberg et al. 1987). Daten zur Prävalenz von Hämostasestörungen bei zerebralem Infarkt, insbesondere im Vergleich zu venösen Thrombosen im Kindesalter, sind jedoch rar.

Das Ziel dieser Studie war es, die Prävalenz hämostaseologischer Störungen bei Kindern mit arteriellem zerebralem Verschluß im Vergleich zu venösen Thrombosen zu ermitteln.

Methodik

Untersucht wurden Kinder mit venöser Thrombose oder arteriellem zerebralem Infarkt, die zur weiteren Abklärung an unsere pädiatrische Gerinnungsambulanz überwiesen wurden. Kinder mit malignen Systemerkrankungen oder angeborenen Herzerkrankungen wurden von dieser Studie ausgeschlossen.

Erhoben und dokumentiert wurden Anamnese, der Krankheitsverlauf sowie insbesondere die Anwesenheit exogener, einen Verschluß begünstigender Faktoren wie Infekte, Frühgeburtlichkeit, orale Kontrazeptiva oder Immobilisierung.

Bei allen Kindern wurde mindesten 2 Monate nach dem akuten Ereignis eine hämostaseologische Abklärung durchgeführt. Bestimmt wurden Thrombozytenzahl und spontane Plättchenaggregation [Plättchenaggregationstest III nach Breddin et al. (1976)], Fibrinogen, FXII, die FVR506Q-Mutation (auch FV-Leiden-

I. Scharrer/W. Schramm (Hrsg.)
28. Hämophilie-Symposion Hamburg 1997

Mutation genannt; Bertina et al. 1994) sowie die Gerinnungsinhibitoren Antithrombin III, Protein C, Protein S, Heparin-Kofaktor II, Parameter des fibrinolytischen Systems (Plasminogen, PAI, histidinreiches Glykoprotein), Lupusantikoagulanzien und Anticardiolipin-Antikörper.

An apparativer Diagnostik wurden jeweils entsprechend der individuellen Erfordernisse Phlebographie/Angiographie, Farbdoppler, Sonographie, CT bzw. NMR eingesetzt.

Ergebnisse

Insgesamt untersuchten wir 34 Patienten im Alter von 0 Monaten bis 17 Jahren.

Bei den 17 Kindern mit Infarkt standen Verschlüsse der A. cerebri media (n = 10) ganz im Vordergrund. Des weiteren wurden Verschlüsse im Bereich des Thalamus, des Marklagers, präzentral sowie der A. callosa marginalis diagnostiziert. Von 17 Kindern mit einer venösen Thrombose erkrankten 9 Kinder an einer tiefen Becken-Beinvenenthrombose, 6 Kinder entwickelten venöse Thrombosen von Abdominalgefäßen, je 1 Kind litt an einer Sinusvenenthrombose und einer Subklaviathrombose.

Die beiden Patientengruppen unterschieden sich hinsichtlich der Altersverteilung: Bei Kindern mit arteriellem Infarkt lag der Altersmedian bei 0,7 Jahren, bei Patienten mit venösen Thrombosen bei 5,5 Jahren.

Eine thrombophile Hämostasestörung wurde bei 7/17 Kindern (41%) mit arteriellem zerebralem Infarkt und bei 13/17 Kindern (76%) mit venösen Thrombosen nachgewiesen.

Als häufigste angeborene Hämostasestörung wurde bei insgesamt 9 Kindern die FV-Leiden-Mutation diagnostiziert (5 mit zerebralem Infarkt, 4 mit venöser Thrombose); eines dieser Kinder mit arteriellem Infarkt war homozygoter Träger dieser Mutation. Bei 3 Kindern war die FV-Mutation mit einer weiteren Hämostasestörung kombiniert (mit Protein-C-Mangel bei 2 Kindern mit zerebralem Infarkt bzw. mit Lupusantikoagulanzien und FXII-Mangel bei einem Kind mit venöser Thrombose).

Neben der FV-Leiden-Mutation waren Protein-C-Mangelzustände die häufigste Störung (4 Kinder mit zerebralem Infarkt, 4 mit venöser Thrombose). Bei allen Kindern lagen die Protein-C-Aktivitäten deutlich unterhalb des altersentsprechenden Normalbereiches, das Protein-C-Antigen war gleichermaßen erniedrigt.

Weiterhin sahen wir bei je einem Kind mit arteriellem zerebralem Infarkt und einem mit venöser Thrombose eine gesteigerte Plättchenaggregation. In der Gruppe der Kinder mit venösen Thrombosen konnten außerdem ein kombinierter Antithrombin-III-, Protein-C - und Plasminogenmangel Typ II (n = 1) sowie FXII-Mangel (n = 2) und Lupusantikoagulanzien (n = 2; in beiden Fällen positiver Nachweis in DDRVP-Test, Exner, PTT-Tauschtest und Sta-Clot, Anticardiolipin IgG und IgM normal) nachgewiesen werden.

Kinder mit zerebralem Infarkt wiesen in 59% der Fälle einen hämostaseologischen Normalbefund auf. Im Gegensatz dazu war bei Kindern mit venösen Thrombosen der Anteil an Normalbefunden wesentlich niedriger (24%). Diese Diskrepanz ist darauf zurückzuführen, daß nur in der Gruppe mit venösen Thrombosen Lupusantikoagulanzien, FXII-Mangel und kombinierter Gerinnungsdefekt diagnostiziert wurden. Die beiden häufigsten Hämostasestörungen (FV-Leiden-Mutation und Protein-C-Mangel) kamen in beiden Kollektiven ähnlich häufig vor. Zusammengenommen waren sie mit 41% der zerebralen Infarkte und 47% der venösen Thrombosen assoziiert. Die Prävalenz beider Störungen in unserem Kollektiv ist deutlich höher als ihre Prävalenz in der gesunden Normalbevölkerung (5–12% für FV-Leiden-Mutation; 0,1–0,3% für Protein-C-Mangel; H. Aschka et al. 1996; Nowak-Göttl et al. 1996; Miletich et al. 1987).

Exogene, einen Gefäßverschluß begünstigende Faktoren wurden bei 15 von 34 Kindern dokumentiert, und zwar gleichermaßen bei zerebralem Infarkt (n = 7) wie bei venösen Thrombosen (n = 8). Dabei handelte es sich um fieberhafte Infekte (n = 7), Asphyxie und/oder Frühgeburtlichkeit (n = 3), Hyperlipidämie (n = 1), Immobilisierung (n = 2), lokale Gefäßkompression (n = 2) und Ovulationshemmer (n = 3). Bei 2 Kindern lagen mehrere Risikofaktoren gleichzeitig vor (lokale Kompression, Ovulationshemmer, mit bzw. ohne Infektion). Verschlüsse in Zusammenhang mit zentralen Kathetern wurden nicht beobachtet, was auch auf eine Selektion des Patientenguts – es waren weder Kinder mit malignen Erkrankungen noch mit angeborenen Herzerkrankungen in der Studie untersucht worden – zurückgeführt werden kann.

Exogene Faktoren korrelierten nicht mit der An- oder Abwesenheit von Hämostasestörungen.

Eine positive Familienanamnese hinsichtlich arterieller oder venöser Verschlüssen (u. a. Myokardinfarkt, zerebraler Insult, Lungenembolie) bei Eltern oder Großeltern konnte bei 8 Kindern (5 Kinder mit zerebralem Infarkt, 3 Kinder mit venöser Thrombose) erhoben werden.

Schlußfolgerungen

Unsere Ergebnisse weisen darauf hin, daß thrombophile Hämostasestörungen bei venösen Thrombosen im Kindesalter insgesamt häufiger nachgewiesen wurden (Prävalenz thrombophiler Hämostasestörungen bei venöser Thrombose über 70% gegenüber 41% bei zerebralem Infarkt). Es traten FV-Leiden-Mutation und Protein-C-Mangel bei zerebralem Infarkt gleich häufig auf wie bei venösen Thrombosen (41% vs. 47%).

Eine Abklärung der Hämostase ist daher auch beim zerebralen Infarkt sinnvoll und sollte insbesondere eine mögliche FV-Mutation und einen Protein-C-Mangel berücksichtigen.

Literatur

1. Aschka I, Aumann V, Bergmann F, Budde U et al. (1996) Prevalence of factor V Leiden in children with thrombo-embolism. Eur J Paed 155: 1009–1014
2. Bertina RM, Koelemann BP, Koster T et al. (1994) Mutation in blood coagulation factor V associated with resistance to activated protein C. Nature 369: 64–67

3. Breddin K, Grun H, Krzywanek HJ, Schremmer WP (1976) On the measurement of spontaneous platelet aggregation. The platelet aggregation test III. Methods and first clinical results. Thromb Haemostas 35 (3): 669–691
4. Girolami A, Simioni P, Lazzaro AR, Cordiano I (1989) Severe arterial cerebral thrombosis in a patient with protein S deficiency (moderately reduced total and markedly reduced free protein S) a family study. Thromb Haemost 61: 144–147
5. Lagosky S, Witten CM (1993) A case of cerebral infarction in association with free protein S deficiency and oral contraceptive use. Arch Phys Med Rehabil 74 (1): 98–100
6. Martinez HR, Rangel-Guerra RA, Marfil LJ (1993) Ischemic stroke due to deficiency of coagulation inhibitors. Report of 10 young adults. STROKE 24 (1): 19–24
7. Miletich JP, Sherman L, Broze GJ Jr (1987) Absence of thrombosis in subjects with heterozygous protein C deficiency. N Engl J Med 317: 991–996
8. Nowak-Göttl U, Koch HG, Aschka I, Kohlhase B et al. (1996) Resistance to activated protein C (APCR) in children with venous or arterial thromboembolism. Br J Haematol 92: 992–998
9. Schoenberg BS, Mellinger JF, Schoenberg DG (1978) Cerebrovascular disease in infants and children: A study of incidence, clinical features, and survival. Neurology 28: 763–768
10. Simioni P, Zanardi S, Saracino MA et al. (1992) Occurance of arterial thrombosis in a cohort of patients with hereditary deficiency of clotting inhibitors. J Med 23: 61–74
11. Simioni P, Batistella PA, Drigo P Carollo C et al. (1994) Childhood stroke associated with familial protein S deficiency. Brain Dev 16: 241–245
12. Vomberg PP, Breederveld C (1987) Cerebral thromboembolism due to antithrombin III deficiency in two children. Neuropediatrics 18: 42–44

Effekt von Protein C und ATIII auf das Thrombinpotential im Neugeborenenplasma

G. Cvirn, S. Gallistl, J. Kutschera, W. Muntean

Das Antithrombin-III-(ATIII) und das Protein-C-(PC)-System sind die wichtigsten antithrombotischen Regulationssysteme in der Hämostaseologie.

Vererbte oder erworbene Mängel dieser beiden Systeme führen zu thromboembolischen Komplikationen [1, 2]. Während der ersten 3 Lebensmonate ist sowohl die ATIII- als auch die PC-Konzentration gegenüber dem Erwachsenenalter signifikant erniedrigt [3, 4]. Trotzdem ist das Risiko einer thromboembolischen Komplikation beträchtlich geringer als für den Erwachsenen, zurückzuführen auf die geringen Plasmakonzentrationen an Vitamin-K-abhängigen Gerinnungsfaktoren (FII, FVII, FIX, FX) und Kontaktfaktoren (FXI, FXII, Präkallikrein, hochmolekulares Kininogen) [5]. Aufgrund der niedrigen Prothrombinkonzentration besitzt Neugeborenenplasma nur 30–50% der Thrombinbildungskapazität des Erwachsenenplasmas [6]. Außerdem weist Neugeborenenplasma eine erhöhte Konzentration an α_2-Makroglobulin gegenüber Erwachsenenplasma auf [3, 4], welches bis zu 33% des entstehenden Thrombins komplexieren kann [7].

Innerhalb der Gruppe der Kinder zeigen Neugeborene und Kinder unter einem Jahr die höchste Inzidenz an thromboembolischen Komplikationen [8].

In dieser Altersgruppe sind die Konzentrationen von Thrombininhibitoren erniedrigt, so daß auch niedrige Konzentrationen von ATIII und PC einen Einfluß auf die Thrombogenese haben könnten.

Mit dieser Studie wollten wir den Einfluß verschiedener ATIII- und PC-Konzentrationen auf die Thrombinbildung und auf die Gerinnungszeit in Neugeborenenplasma im Vergleich zu Erwachsenenplasma zeigen.

Material und Methoden

Nabelschnurblut wurde unmittelbar nach der Geburt entnommen, zentrifugiert und bei - 70° C aufbewahrt. Die Konzentrationen der Gerinnungsfaktoren, von ATIII, Protein C und Protein S waren in den für Neugeborene üblichen Bereichen. Erwachsenenblut von freiwilligen Spendern wurde auf die gleiche Weise gesammelt und aufgearbeitet. Neugeborenen- und Erwachsenenplasma mit verschiedenen Konzentrationen von Inhibitoren wurde durch Zusatz von gereinigten PC- und ATIII-Konzentraten (Immuno AG, Wien, Österreich) oder durch Entfernen der Inhibitoren aus dem Plasma mittels immobilisierter Antikörper gegen humanes PC

I. Scharrer/W. Schramm (Hrsg.)
28. Hämophilie-Symposion Hamburg 1997

(American Diagnostica Inc., USA) oder ATIII (Affinity Biologicals, Inc., USA) hergestellt. Ein Aliquot des Zitratplasmas wurde intrinsisch aktiviert und die Gerinnungszeit mit einer standardisierten Koagulationsmethode am Behring Fibrintimer (Behring, Marburg, Deutschland) bestimmt.

Anschließend wurde ein anderes Aliquot mit Reptilase (Boehringer, Mannheim, Deutschland) defibriniert [9] und der Zeitverlauf der Thrombinbildung gemessen [10]: Aus dem intrinsisch aktivierten Plasma wurden alle 20 sec 10 mcl-Aliquote entnommen und in eine Lösung pipettiert, die das chromogene Substrat H-D-Phe-Pip-Arg-pNA (S-2238) von Chromogenix (Schweden) enthielt. Die Amidolyse des S-2238 wurde durch Zugabe von 50%iger Essigsäure nach 6 min gestoppt und die Menge an gebildetem Thrombin mittels Extinktionsmessung am Anthos Microplatereader 2001 von Anthos Labtec Instruments bestimmt.

Ergebnisse

Einfluß verschiedener PC-Konzentrationen auf Gerinnungszeit und Thrombinbildung

Die Experimente wurden über einen Konzentrationsbereich von 13–121% PC in Neugeborenenplasma und von 15–178% PC in Erwachsenenplasma durchgeführt. Typische Experimente werden in Abbildung 1 gezeigt. Eine Erniedrigung der PC-Konzentration von 33% (physiologische Konzentration bei Neugeborenen) auf 13% in Neugeborenenplasma führte zu einer erhöhten Thrombinbildung (Abb. 1a), die Gerinnungszeit wurde beträchtlich kürzer (Abb. 3). Andererseits führte der Zusatz von PC zu einer konzentrationsabhängigen Abnahme der Thrombinbildung und zu einer Verlängerung der Gerinnungszeit (Abb. 3).

In Erwachsenenplasma zeigten Variationen der PC-Konzentration die gleichen Effekte (Abb. 1b).

Einfluß verschiedener ATIII-Konzentrationen auf Gerinnungszeit und Thrombinbildung

Die Experimente wurden über einen Konzentrationsbereich von 38–168% ATIII in Neugeborenenplasma und von 45–212% ATIII in Erwachsenenplasma durchgeführt. Typische Experimente werden in Abb. 2 gezeigt. Eine Erniedrigung der ATIII-Konzentration von 62% (physiologische Konzentration bei Neugeborenen) auf 41% in Neugeborenenplasma führte zu einem beträchtlichen Anstieg in der Thrombinbildung (Abb. 2a), die Gerinnungszeit blieb annähernd gleich (Abb. 3). Wie schon für PC gezeigt, führte eine Erhöhung der ATIII-Konzentration in Neugeborenenplasma zu einer konzentrationsabhängigen Abnahme der Thrombinbildung. Im Unterschied zu PC wurde hier die Gerinnungszeit durch Erhöhung der ATIII-Konzentration nur leicht verlängert.

In Erwachsenenplasma zeigten Variationen der ATIII-Konzentration die gleichen Effekte (Abb. 2b).

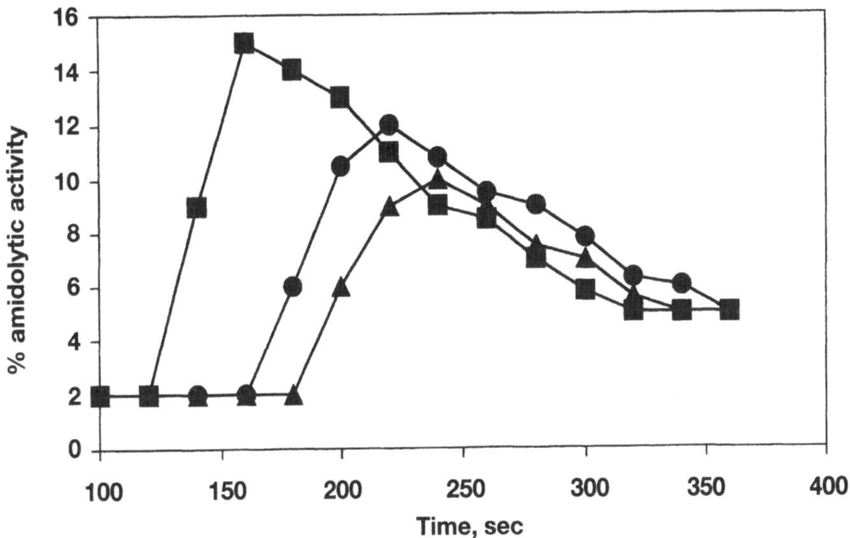

Abb. 1a. Effekte von verschiedenen Protein-C-*(PC)*-Konzentrationen (■ 13% PC, ● 33 % PC, ▲ 121% PC) auf die Entstehung von freiem Thrombin im Neugeborenenplasma. Freies Thrombin ist als amidolytische Aktivität dargestellt

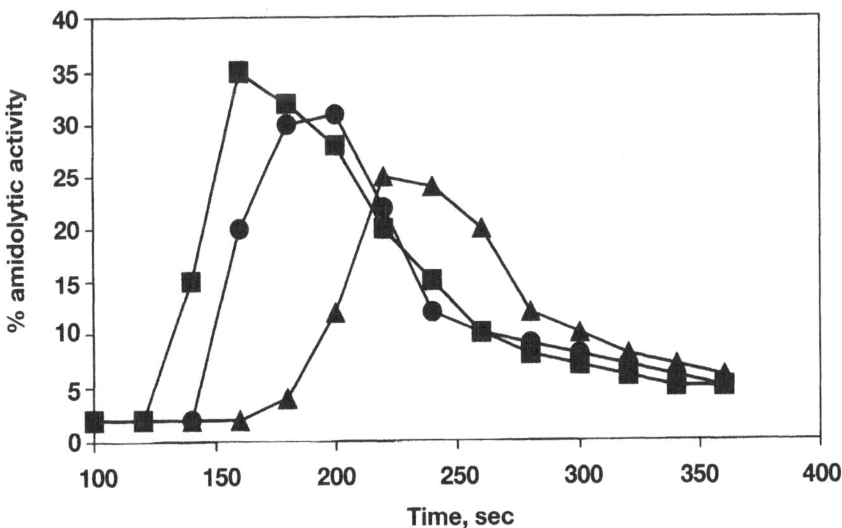

Abb. 1b. Effekte von verschiedenen Protein-C-*(PC)*-Konzentrationen (■ 15% PC, ● 91% PC, ▲ 178% PC) auf die Entstehung von freiem Thrombin im Erwachsenenplasma

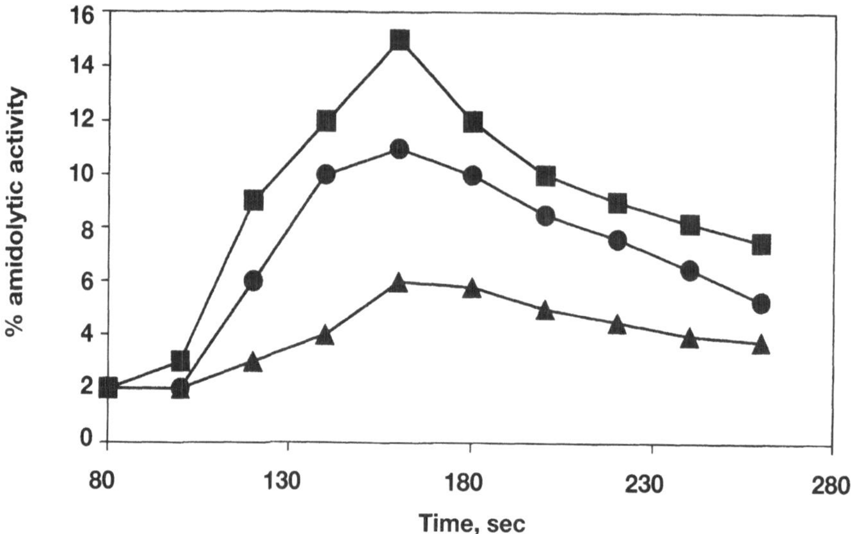

Abb. 2a. Effekte von verschiedenen Antithrombin-III(ATIII)-Konzentrationen (■ 38% ATIII, ● 62% ATIII, ▲ 168% ATIII) auf die Entstehung von freiem Thrombin im Neugeborenenplasma

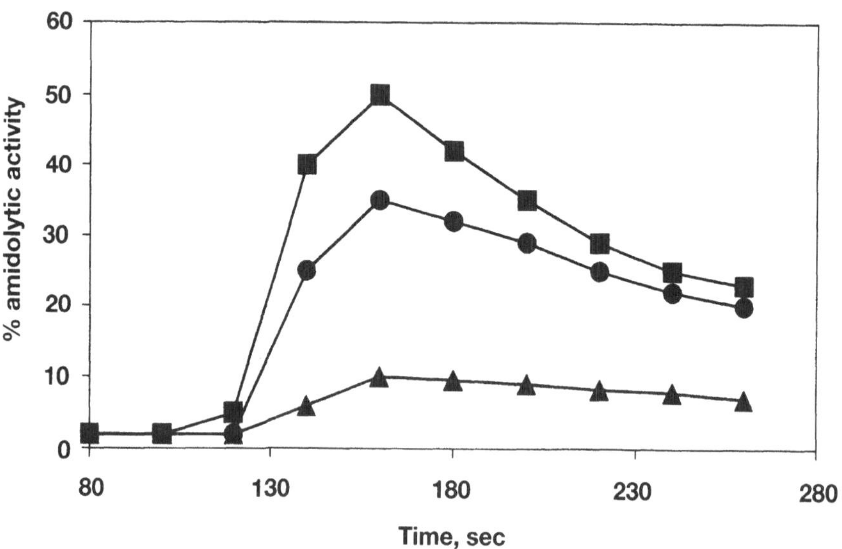

Abb. 2b. Effekte von verschiedenen Antithrombin-III-(ATIII)-Konzentrationen (■ 45% ATIII, ● 90% ATIII, ▲ 212% ATIII) auf die Entstehung von freiem Thrombin im Erwachsenenplasma

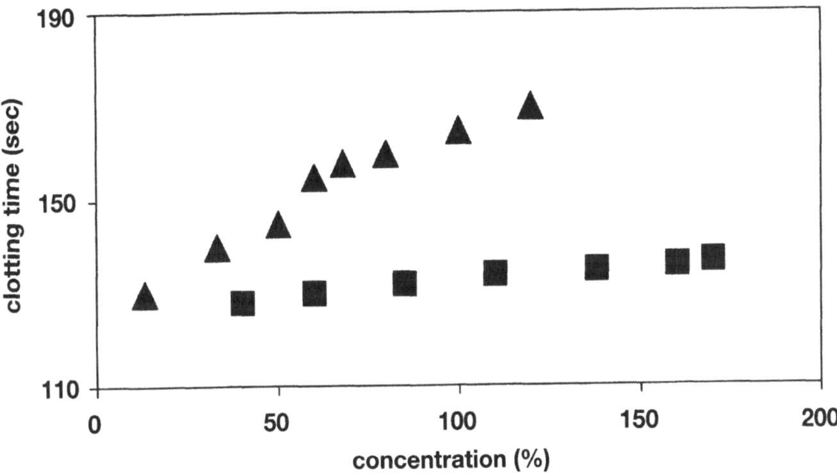

Abb. 3. Effekte von verschiedenen Antithrombin-III-(■) und Protein-C-(▲)-Konzentrationen auf die Gerinnungszeit im Neugeborenenplasma

Diskussion

Um den Einfluß verschiedener ATIII- und PC-Konzentrationen in Neugeborenen- und Erwachsenenplasma zu bestimmen, haben wir die Thrombinbildung nach intrinsischer Aktivierung von gepooltem, plättchenfreiem Plasma gemessen.

Die Fläche unter der Thrombinbildungskurve nennt man endogenes Thrombinpotential [11].

Es wurde bereits eine verminderte Thrombininhibierung bei kranken Neugeborenen, die einen erhöhten Verbrauch an antikoagulatorischen Proteinen aufwiesen, gezeigt [12].

Um diesen erhöhten Verbrauch zu simulieren, erniedrigten wir mittels Immunadsorption die ATIII- bzw. PC-Konzentration im Plasma.

Wurde die PC-Konzentration in Neugeborenenplasma von 33 auf 13% erniedrigt, war die Thrombinbildung erhöht und die Gerinnungszeit verkürzt. Andererseits führte eine Erhöhung der PC-Konzentration zu einer verminderten Thrombinbildung und einer verlängerten Gerinnungszeit. Dieselben Resultate ergaben sich für Erwachsenenplasma.

Eine Verminderung der ATIII-Konzentration in Neugeborenenplasma von 62 auf 41% führte zu einer verstärkten Thrombinbildung, die Gerinnungszeit änderte sich allerdings kaum. Eine Erhöhung der ATIII-Konzentration führte zu einer signifikanten Abnahme der Thrombinbildung, aber nur zu einer leichten Verlängerung der Gerinnungszeit. Wieder wurden für Erwachsenenplasma die gleichen Ergebnisse erzielt.

Der Einfluß der ATIII-Supplementierung auf die Thrombinbildung ist vergleichbar mit dem der Heparinsupplementierung [13, 14]. Allerdings erhöht sich bei der

Heparingabe die Gerinnungszeit signifikant. Dies könnte dadurch erklärt werden, daß Heparin/ATIII bzw. ATIII allein Thrombin und Faktor Xa auf verschiedene Weise inhibieren. Steigende Mengen an Heparin inhibieren Faktor Xa wirksam, haben aber kaum Einfluß auf die Thrombin-ATIII-Reaktion [15]. Andererseits wird Thrombin konzentrationsabhängig von ATIII allein inhibiert, während der Faktor Xa in Gegenwart von Phospholipid, Faktor Va und Ca^{2+} vor einer Inaktivierung durch ATIII geschützt ist. Im Unterschied zu ATIII führt eine Erhöhung der PC-Konzentration zu einer konzentrationsabhängigen Verlängerung der Gerinnungszeit. Dies könnte dadurch erklärt werden, daß PC die aktivierten Faktoren V und VIII proteolytisch spaltet und somit die Gerinnungskaskade auf einer früheren Stufe inhibiert als ATIII. Das dürfte die Erklärung für den unterschiedlichen Effekt der ATIII- bzw. PC-Supplementierung auf die Gerinnungszeit sein.

Kürzlich wurde die konzentrationsabhängige Thrombininhibierung durch Zusatz von aktiviertem PC in Erwachsenenplasma gezeigt [16], die Ergebnisse unserer Studie stimmen damit voll überein.

Andrew et al. zeigten, daß die Thrombinbildung von der Konzentration an Prothrombin abhängt [17]. Unsere Studie gibt einen Hinweis darauf, daß die Thrombinbildung in Neugeborenen- und Erwachsenenplasma aber auch stark von der PC- bzw. ATIII-Konzentration abhängig ist. Zusammen mit der Tatsache, daß die Blutgerinnung während der Geburt aktiviert wird, könnten niedrige ATIII- und PC-Spiegel für Thrombosen und DIC bei Neugeborenen verantwortlich sein. Viele Studien befassen sich mit der ATIII-Supplementierung beim Erwachsenen [18–23], aber nur wenige mit der ATIII- und PC-Supplementierung bei Neugeborenen [24, 25]. Unsere In-vitro-Untersuchungen beschreiben erstmals die verminderte Thrombinbildung durch Erhöhung der ATIII- bzw. PC-Konzentration in Neugeborenen- und Erwachsenenplasma.

Unsere Ergebnisse zeigen, daß Neugeborenen- und Erwachsenenplasma auf eine Erhöhung oder Erniedrigung der ATIII- bzw. PC-Konzentration im selben Ausmaß reagieren, so daß die Regulation der Thrombinbildung in beiden Plasmaarten stark von diesen beiden Inhibitorproteinen abhängig ist.

Auch geben unsere Daten einen Hinweis darauf, daß ATIII- bzw. PC-Supplementierungen unter bestimmten Umständen bei thromboembolischen Komplikationen eingesetzt werden könnten.

Literatur

1. De Stefano V, Finazzi G, Mannucci PM (1996) Inherited thrombophilia: pathogenesis, clinical syndromes, and management. Blood 87: 3531–3544
2. Clouse LH, Comp PC (1986) The regulation of hemostasis: the protein C system. New Engl J Med 314: 1298–1304
3. Andrew M, Paes B, Milner R, Johnston M, Mitchell L, Tollefsen DM, Powers P (1987) Development of the human coagulation system in the fullterm infant. Blood 70: 165–172
4. Andrew M, Vegh P, Johnston M, Bowker J, Ofosu F, Mitchell L (1992) Maturation of the hemostatic system during childhood. Blood 8: 1998–2005
5. Andrew M (1995) Developmental hemostasis: relevance to thromboembolic complications in pediatric patients. Thromb Haemost 74: 415–425

6. Andrew M, Mitchell L, Vegh P, Ofosu F (1994) Thrombin regulation in children differs from adults in the absence and presence of heparin. Thromb Haemost 72: 836–842
7. Mitchell L, Piovella F, Ofosu F, Andrew M (1991) Alpha2-macroglobulin may provide protection from thromboembolic events in antithrombin III-deficient children. Blood 78: 2299–2304
8. Andrew M, David M, Adams M, Ali K, Anderson R, Barnard D, Bernstein M, Brisson L, Cairney B, DeSai D, Grant R, Israels S, Jardine L, Luke B, Massicote P, Silva M (1994) Venous thromboembolic complications (VTE) in children: first analyses of the Canadian registry of VTE. Blood 83: 1251–1257
9. Kisiel W, Kondo S, Smith KJ, McMullen BA, Smith LF (1987) Characterization of a protein C activator from Agkistrodon contortrix contortrix venom. J Biol Chem 262: 12607–12613
10. Hemker HC, Willems GM, Beguin S (1986) A computer assisted method to obtain the prothrombin activation velocity in whole plasma independent of thrombin decay processes. Thromb Haemost 56: 9–17
11. Hemker HC, Wielders S, Kessels H, Beguin S (1993) Continuous registration of thrombin generation in plasma, it´s use for the determination of the thrombin potential. Thromb Haemost 70: 617–624
12. Shah JK, Mitchell LG, Paes B, Ofosu FA, Schmidt B, Andrew M (1992) Thrombin inhibition is impaired in plasma of sick neonates. Pediatr Res 31: 391–395
13. Gallistl S, Muntean W, Leis HJ (1995) Effects of heparin and hirudin on thrombin generation and platelet aggregation after intrinsic activation of platelet rich plasma. Thromb Haemost 74: 1163–1168
14. Gallistl S, Muntean W (1994) Thrombin-hirudin complex formation, thrombin-antithrombin III complex formation, and thrombin generation after intrinsic activation of plasma. Thromb Haemost 72: 387–392
15. Lindhout T, Baruch D, Schoen P, Franssen J, Hemker HC (1986) Thrombin generation and inactivation in the presence of antithrombin III and heparin. Biochemistry 25: 5962–5969
16. Nicolaes GAF, Thomassen MCLGD, Tans G, Rosing J, Hemker HC (1997) Effect of activated protein C on thrombin generation and on the thrombin potential in plasma of normal and APC resistant individuals. Blood Coagulation and Fibrinolysis 8: 2838
17. Andrew M, Schmidt B, Mitchell L, Paes B, Ofoso F (1990) Thrombin generation in newborn plasma is critically dependent on the concentration of prothrombin. Thromb Haemost 63: 27–30
18. Lechner K, Kyrle PA (1995) Antithrombin concentrates – are they clinically usefull? Thromb Haemost 73: 340–348
19. Jespersen J, Rasmussen NR, Toftgaard C (1982) Observations during the treatment with antithrombin-III concentrate of a case of tampon-related toxic shock syndrome and disseminated intravascular coagulation. Discrepancies between functional and immunologic determinations of antithrombin. Thromb Res 26: 457–462
20. Sakata Y, Yoshida N, Matsuda M, Aoki N (1983) Treatment of DIC with antithrombin III concentrates. Bibl Haematol 49: 307–316
21. Wisecarver JL, Haire WID (1989) Disseminated intravascular coagulation with multiple arterial thromboses responding to antithrombin-III concentrate infusion. Thromb Res 54: 709–717
22. Hellgren M, Javelin L, Hägnevik K, Blombäck M, Britth-Medén G (1984) Antithrombin III concentrate as adjuvant in DIC treatment. A pilot study in 9 severely ill patients. Thromb Res 35: 459–466
23. Fourrier F, Chopin C, Huart JJ, Runge I, Caron C, Goudemand J (1993) Doubleblind, placebo-controlled trial of antithrombin III concentrates in septic shock with disseminated intravascular coagulation. Chest 104: 882–888
24. Brangenberg R, Bodensohn M, Burger U (1997) Antithrombin-III substitution in preterm infants—effect on intracranial hemorrhage and coagulation parameters. Biol Neonate 72: 76–83
25. Muntean W, Rosegger H (1989) Antithrombin III concentrate in preterm infants with IRDS. Thromb Haemost 62: 288

Aktivierungsmarker des Endothels und des Gerinnungs- und Fibrinolysesystems bei gesunden Neugeborenen

R. Knöfler, S. Hofmann, G. Weissbach, E. Kuhlisch, B. Neef, M. Otte, N. Pargac, G. Nachtrodt

Die Plasmakonzentrationen einiger vom Gefäßendothel synthetisierter Substanzen werden heute vielfach mit dem Grad der Aktivierung bzw. Schädigung von Endothelzellen gleichgesetzt.

Endotheline (Übersichten bei [2, 21]) kommen im Plasma in 3 Isoformen vor, die in ihrer Struktur wenig differieren. Endothelin-1 wird vorwiegend aus Endothelzellen freigesetzt, aber auch aus Nierenzellen, Epithel, Leukozyten, Makrophagen, Tumorzellen und glatter Muskulatur. Endothelin-2 stammt aus dem Nierenmark und Endothelin-3 aus neuronalem Gewebe. Endothelin-1 wird aus alteriertem Endothel in fertiger Form v. a. auch abluminal freigesetzt, wobei Thrombin, Adrenalin, Cytokine, "tumor necrosis factor", Endotoxin, Vasopressin und Angiotensin II u. a. als Stimulatoren bekannt sind. Endothelin-1 ist vordergründig ein außerordentlich potenter Vasokonstriktor. Die Clearance von Endothelin-1 soll v. a. in Lunge und Niere vor sich gehen. Endothelin-1 könnte aufgrund seiner vasokonstriktorischen Eigenschaften auch in der Fetal- und Perinatalperiode von Bedeutung sein. Der Nachweis von Endothelinrezeptoren im Plazentagewebe deutet auf eine mögliche Kontrolle des fetoplazentaren Flows durch diese Substanz hin [28, 39]. Auch bei der perinatalen Kreislaufumstellung erscheint ein Einfluß von Endothelin-1 möglich. In Tierexperimenten wurde ein Endothelin-1-konzentrationsabhängiger Verschluß des Ductus arteriosus nachgewiesen [6].

Thrombomodulin (Übersicht bei [8]) ist ein auf der Endothelzelloberfläche lokalisiertes Glykoprotein, das Thrombin bindet. Dabei verändert Thrombin seine Konfiguration und Funktion. Die Beteiligung an prokoagulatorischen Reaktionen geht verloren, und antikoagulatorische Vorgänge wie die Aktivierung von Protein C werden gefördert. Ein Anstieg der Thrombomodulinplasmakonzentration wird sogar als Indikator eines Endothelzellschadens angesehen [3, 15]. Dieses Protein könnte auch in der Fetalperiode für Zelldifferenzierungsvorgänge von Bedeutung sein. Darauf deutet der Nachweis von Fetomodulin auf fetalen Zellen hin, einem in der Proteinsequenzierung dem Thrombomodulin identischen Protein [13].

Der von-Willebrand-Faktor wird von der Endothelzelle synthetisiert und sowohl an die abluminale und plasmatische Seite abgegeben als auch in spezifischen Organellen, den Weibel-Palade-Bodies, gespeichert. Er vermittelt die Adhäsion der Thrombozyten an das nach einer Verletzung der Gefäßwand freigelegte Subendothel. Anstiege der Plasmakonzentration werden bei Endothelzellalterationen jedoch auch im Rahmen von Akutphasereaktionen beobachtet [3, 32].

Für die Messung des Aktivierungszustandes des Gerinnungs- und Fibrinolysesystems stehen mehrere Parameter zur Verfügung. Der Thrombin-Antithrombin-

I. Scharrer/W. Schramm (Hrsg.)
28. Hämophilie-Symposion Hamburg 1997

III-Komplex ist ein Aktivierungsmarker des Gerinnungssystems. Der Plasmin-α_2-Antiplasmin-Komplex zeigt die Aktivierung des Fibrinolysesystems an. Der Nachweis von D-Dimer im Plasma weist auf beide Teilprozesse hin.

Bei Neugeborenen wurden hohe Plasmakonzentrationen von Aktivierungsmarkern des Gerinnungs- und Fibrinolysesystems gefunden [9, 27, 34]. Aus dem Schrifttum sind Untersuchungen zum Verhalten molekularer Marker des Gefäßendothels nach der Geburt ebenfalls bekannt [5, 7, 10, 18, 21, 23, 25, 26, 29, 31, 34]. Die vom Endothel freigesetzten vasoaktiven Substanzen könnten für viele physiologische Umstellungsvorgänge nach der Geburt und für Interaktionen mit dem hämostatischen System von Bedeutung sein. Ausgehend von diesen Überlegungen wurden Plasmakonzentrationen von Aktivierungsmarkern des Endothels (Endothelin-1, Thrombomodulin und von-Willebrand-Faktor) bei gesunden Neugeborenen während der ersten 10 Lebenstage bestimmt. Zum Vergleich wurden aus den gleichen Plasmaproben die in der Praxis etablierten Aktivierungsmarker des Gerinnungs- und Fibrinolysesystems (Thrombin-Antithrombin-III-Komplex, D-Dimer, Plasmin-α_2-Antiplasmin-Komplex) gemessen. Den Einfluß des Abnahmezeitpunktes (Lebenstag), des Nabelschnur-pH-Wertes, des Geburtsgewichtes sowie des Geburtsmodus auf die Plasmakonzentrationen haben wir ebenfalls untersucht.

Probanden und Methoden

Probanden

In die Analyse wurden 79 gesunde Neugeborene einbezogen. Davon wurden 76 Kinder zum Termin (Beginn der 38. bis Ende der 42. Schwangerschaftswoche) und 3 vor dem Termin (Frühgeburt in der 30., 31. und 34. Schwangerschaftswoche) geboren. Das Geburtsgewicht betrug im Mittel 3249 g (1380–4610 g). Neugeborene wurden nur dann in die Analyse aufgenommen, wenn sie entweder keine oder nur leichte passagere kardiorespiratorische Adaptationsstörungen zeigten. Dementsprechend betrug der pH-Wert des Nabelschnurblutes im Mittel 7,25 (7,07–7,43) bei Apgarwerten zwischen 5–10 nach 1 min und 7–10 nach 5 min. Im Verlauf der ersten Lebenstage durften keine Hinweise für Erkrankungen wie z. B. Atemnotsyndrom, Infektion und neurale Schädigung auftreten. Die Kinder wurden auch bezüglich des Geburtsmodus erfaßt. Demnach erfolgte die Geburt bei 53 Neugeborenen spontan, bei 15 durch vaginale Operation (Forceps, Vakuumextraktion) und bei 11 durch Sectio (primär und sekundär).

Zum Vergleich wurden die Aktivierungsmarker bei 38 gesunden Klein- und Schulkindern sowie 17 gesunden Erwachsenen bestimmt.

Blutentnahmen

Sie erfolgten bei Neugeborenen und Klein- sowie Schulkindern stets im Rahmen von Routineblutentnahmen aus peripheren Venen auf EDTA-Vorlagen ohne weitere Zusätze. Die Proben wurden möglichst innerhalb von 30 min zentrifugiert und bei

–70 °C bis zur Aufarbeitung gelagert. Nur bei 16 Neugeborenen konnten die Parameter im Verlauf, d. h. an mehreren (2 bis maximal 4) Tagen bestimmt werden. Bei der Mehrzahl der Neugeborenen erfolgte innerhalb der ersten 12 Lebenstage nur eine Blutentnahme.

Labormethoden

Die endothelialen Marker wurden mit ELISA-Techniken gemessen, Endothelin-1 mit der Testkombination der Fa. Biomedica (Wien, Österreich) und Thrombomodulin sowie der von-Willebrand-Faktor mit den Testkombinationen der Fa. Stago (Asnières, Frankreich). Bei der Testdurchführung wurden die Angaben der Hersteller strikt eingehalten. Die Bestimmung der Parameter des Gerinnungs- und Fibrinolysesystems (Thrombin-Antithrombin-III-Komplex, Plasmin-α_2-Antiplasmin-Komplex und D-Dimer) erfolgte mit Enzymimmunoassays der Fa. Behring (Marburg, Deutschland).

In Abhängigkeit vom verfügbaren Plasmavolumen wurden sowohl Einzel- als auch Doppelbestimmungen für die einzelnen Parameter durchgeführt. Aufgrund des mit 200 µl relativ hohen notwendigen Volumens für die Endothelineinzelmessung konnte diese nur bei 63 von insgesamt 79 Neugeborenen ausgeführt werden.

Statistische Analyse

Die Abhängigkeit der Aktivierungsmarker von Lebenstag, Nabelschnur-pH-Wert und Geburtsgewicht testeten wir mit der linearen Regressionsanalyse, wobei auch der Korrelationskoeffizient nach Pearson berechnet wurde. Unterschiede zwischen den Gruppen der Neugeborenen zu den gesunden Klein- und Schulkindern und zu den Erwachsenen sowie zwischen den Untergruppen mit differentem Geburtsmodus wurden mit der Varianzanalyse auf statistische Signifikanz ($p < 0{,}05$) geprüft. Bei den 16 Neugeborenen mit Messungen an mehreren Tagen konnten nur die Werte am Tag der Erstbestimmung in die Analyse einbezogen werden. Die Ergebnisse wurden teilweise in Form von Box-Plots dargestellt. Mehr als 1,5 Kastenlängen vom 75. Perzentil entfernt liegende Werte werden als „Ausreißer" aufgeführt. Der höchste bei einem term-eutrophen Neugeborenen mit 9,37 fmol/ml bestimmte Endothelinplasmaspiegel wurde von der statistischen Analyse ausgeschlossen.

Ergebnisse

Vergleich der Probandengruppen

Alle für die 3 Gruppen errechneten Mittelwerte und Standardabweichungen sind in Tabelle 1 aufgetragen.

Tabelle 1. Vergleich der Plasmaspiegel von Aktivierungsmarkern zwischen den Gruppen. Die Angabe erfolgt in Mittelwerten und Standardabweichungen. *Fettgedruckte Werte* in der Spalte der Neugeborenen weisen auf statistisch signifikant höhere Plasmakonzentrationen im Vergleich zu den beiden anderen Gruppen hin (Signifikanzniveau stets unter 0,01)

	Neugeborene	Klein- und Schulkinder	Erwachsene
Endothelin [fmol/ml]	0,543 ± 0,924	0,245 ± 0,217	0,360 ± 0,458
Thrombomodulin [ng/l]	**78,24 ± 51,73**	8,31 ± 6,48	5,21 ± 3,73
Von-Willebrand-Faktor [%]	65,28 ± 30,44	58,69 ± 37,36	73,93 ± 28,42
Thrombin-Antithrombin-III-Komplex [µg/l]	**39,39 ± 57,78**	5,92 ± 17,15	4,39 ± 7,07
Plasmin-α_2-Antiplasmin-Komplex [µg/l]	**887,3 ± 611,9**	354,1 ± 116,6	524,6 ± 161,4
D-Dimer [µg/l]	**420,2 ± 326,8**	22,5 ± 15,8	23,2 ± 9,8

Endotheliale Marker

Obwohl die Neugeborenen im Mittel einen höheren Endothelinwert bei vorhandener breiter Streuung der Einzelwerte aufwiesen, konnte kein statistisch signifikanter Unterschied zwischen den Gruppen nachgewiesen werden (Abb. 1). Dagegen fanden sich deutlich höhere Thrombomodulinspiegel bei den Neugeborenen, welche sich auf einem Signifikanzniveau von unter 0,01 von den beiden anderen

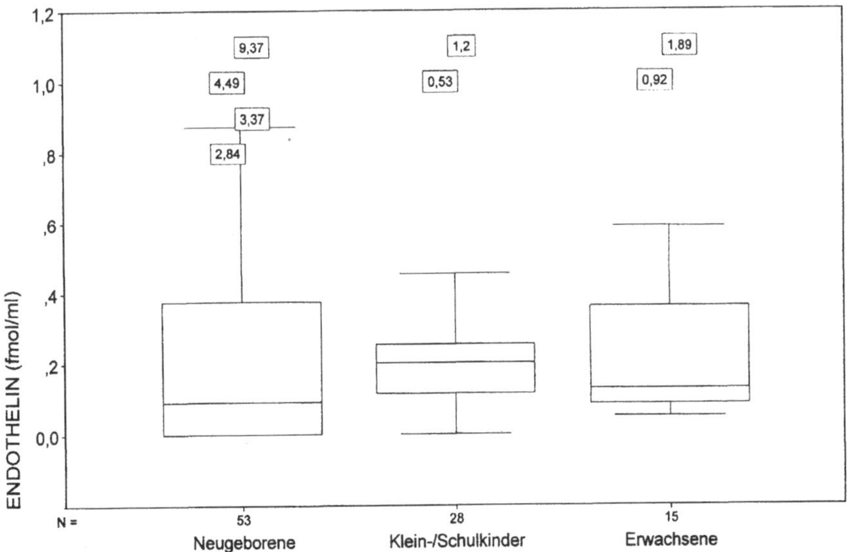

Abb. 1. Box-Plots für den Marker Endothelin. Bei breiter Streuung der Werte, insbesondere bei den Neugeborenen fanden sich keine signifikanten Unterschiede zwischen den 3 Probandengruppen. Die Ausreißerwerte sind umrahmt

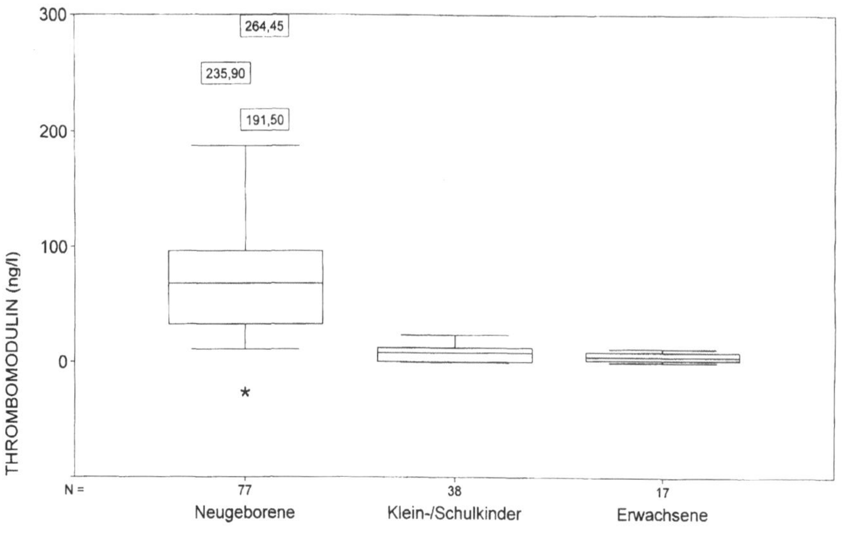

Abb. 2. Verteilung für den Marker Thrombomodulin. Die Darstellung ist analog zu Abbildung 1. Man erkennt trotz breiter Streuung die deutlich höheren Werte bei den Neugeborenen

Gruppen unterschieden (Abb. 2). Ebenso wie für Endothelin ließen sich keine Unterschiede im von-Willebrand-Faktorplasmaspiegel zwischen den 3 Gruppen nachweisen. Für die Erwachsenen wurden im Mittel etwas höhere Spiegel bestimmt.

Marker des Gerinnungs- und Fibrinolysesystems

Für alle 3 Marker fanden sich deutlich erhöhte Plasmaspiegel bei den Neugeborenen, wobei nur in dieser Gruppe auch eine breite Streuung der Einzelwerte bestand. Abbildung 3, welche den Gruppenvergleich für Plasmin-α_2-Antiplasmin-Komplex zeigt, kann als repräsentativ auch für die anderen beiden Marker in dieser Gruppe gelten.

Marker in Abhängigkeit von Lebenstag, Nabelschnur-pH-Wert und Geburtsgewicht

Die Ergebnisse finden sich in Tabelle 2.

Endotheliale Marker

Die Endothelin- und von-Willebrand-Faktorplasmakonzentrationen waren unabhängig von Lebenstag, Nabelschnur-pH-Wert und vom Geburtsgewicht. Dagegen war Thrombomodulin negativ korreliert zum Lebenstag (Abb. 4) und zum Geburtsgewicht.

Tabelle 2. Abhängigkeit der Plasmaspiegel von Lebenstag, Nabelschnur-pH-Wert und Geburtsgewicht. Berechnung des Korrelationskoeffizienten nach Pearson (Signifikanzniveau: *<0,05, ** < 0,01, *n. s.* = nicht signifikant; n = 63–79)

	Lebenstag	Nabelschnur-pH-Wert	Geburts-gewicht
Endothelin	n. s.	n. s.	n. s.
Thrombomodulin	- 0,244*	n. s.	- 0,382**
von-Willebrand-Faktor	n. s.	n. s.	n. s.
Thrombin-Antithrombin-III-Komplex	- 0,246*	n. s.	n. s.
Plasmin-α2-Antiplasmin-Komplex	- 0,305**	n. s.	n. s.
D-Dimer	n. s.	−0,271*	n. s.

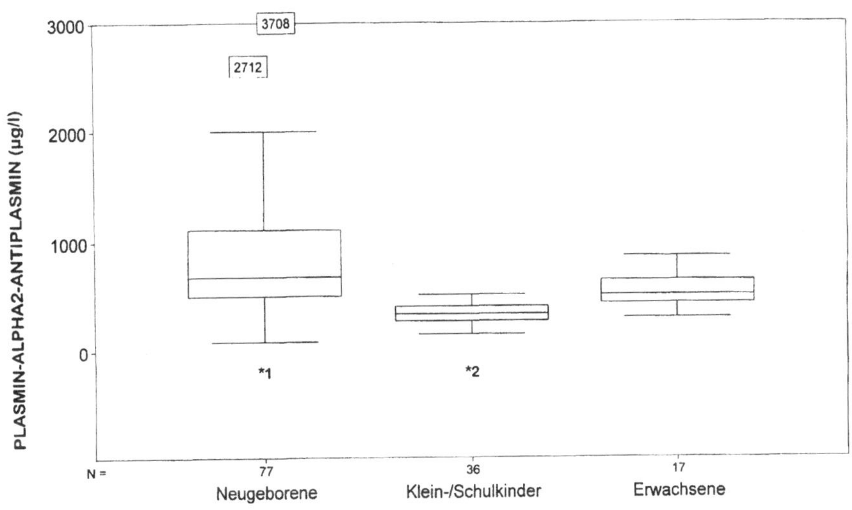

Abb. 3. Verteilung für den Marker Plasmin-α_2-Antiplasmin-Komplex. Man beachte die breite Streuung der wesentlich höheren Werte bei den Neugeborenen

Marker des Gerinnungs- und Fibrinolysesystems

Die Höhe der Thrombin-Antithrombin-III-Komplex- und Plasmin-α_2-Antiplasmin-Komplexkonzentration zeigte eine Abhängigkeit vom Lebenstag, wobei trotz erheblicher Einzelwertstreuung höhere Spiegel besonders an den ersten Lebenstagen zu erkennen sind. D-Dimer korrelierte nur mit dem Nabelschnur-pH-Wert. Hohe D-Dimerwerte fanden sich v. a. in der 1. Lebenswoche (Abb. 5).

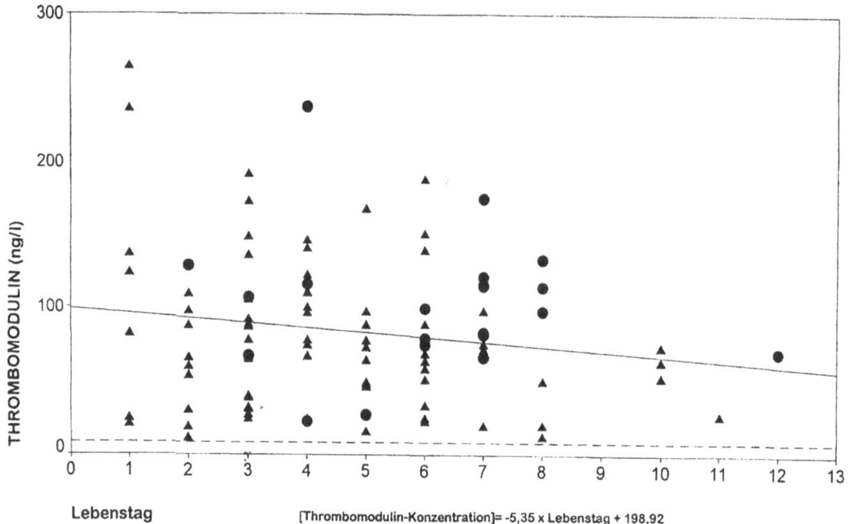

Abb. 4. Thrombomodulineinzelwerte im Verlauf der ersten 12 Lebenstage. Plasmakonzentrationen, welche bei 16 Neugeborenen an mehreren nachfolgenden Tagen bestimmt wurden, sind mit einem Kreis gekennzeichnet. Die parallel zur x-Achse verlaufende Linie kennzeichnet den Mittelwert für die Gruppe der gesunden Klein- und Schulkinder, und die schräg verlaufende Linie entspricht der Regressionsgeraden. Bei breiter Streuung der Einzelwerte fanden sich höhere Thrombomodulinwerte v. a. an den ersten Lebenstagen, niedrigere nach der 1. Lebenswoche. Die Regressionsgerade zeigt das kontinuierliche Absinken der Werte während des Untersuchungszeitraums

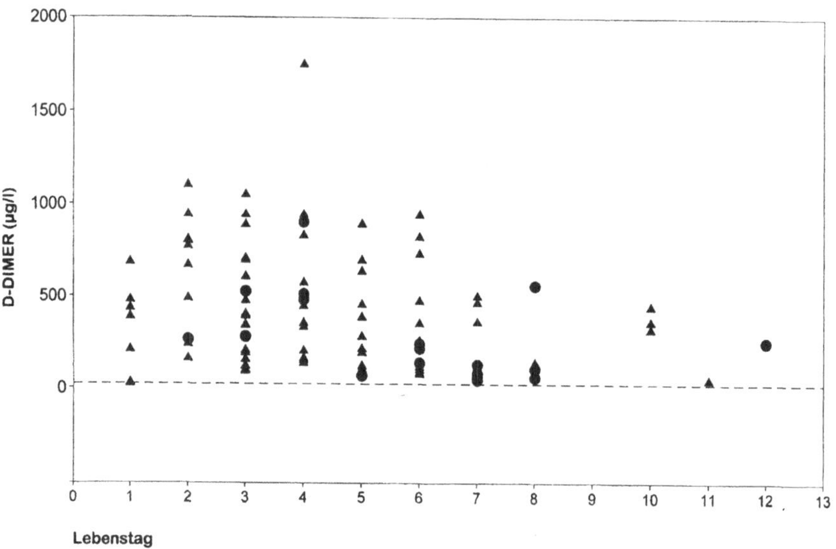

Abb. 5. D-Dimer-Plasmaspiegel an einzelnen Lebenstagen. Die Zeichengebung entspricht Abb. 4. Bei breiter Einzelwertstreuung erkennt man viel höhere D-Dimerwerte in der 1. Lebenswoche. Die Regressionsanalyse konnte aber keine Abhängigkeit des D-Dimerwertes vom Lebenstag beweisen

Beziehungen zwischen den Markern

Sie sind aus Tabelle 3 ersichtlich.

Sowohl innerhalb als auch zwischen den beiden Gruppen von Aktivierungsmarkern ließen sich Zusammenhänge nachweisen. Thrombomodulin war eng korreliert zum Endothelin (r = +0,471) wie auch zum von-Willebrand-Faktor. Der von-Willebrand-Faktor als endothelialer Marker korrelierte mit dem Aktivierungsmarker Thrombin-Antithrombin-III-Komplex (r = +0,521). Erwartungsgemäß bestanden auch Beziehungen zwischen den Markern des Gerinnungs- und Fibrinolysesystems.

Tabelle 3. Beziehung der Aktivierungsmarker untereinander. Berechnung des Korrelationskoeffizienten nach Pearson (Signifikanzniveau: < 0,05, **< 0,01, n. s. = nicht signifikant, n = 63–79)

	Endothelin	Thrombomodulin	von-Willebrand-Faktor	Thrombin-Antithrombin-III-Komplex	Plasmin-α_2-Antiplasmin-Komplex
Thrombomodulin	+0.471*				
von-Willebrand-Faktor	n. s.	−0,415**			
Thrombin-Antithrombin-III-Komplex	n. s.	n. s.	+0, 521***		
Plasmin-α_2-Antiplasmin-Komplex	n. s.	n. s.	n. s.	+0.273**	
D-Dimer	n. s.	n. s.	n. s.	n. s.	+0.360**

Abhängigkeit der Marker vom Geburtsmodus

Lediglich für D-Dimer ließen sich signifikante Unterschiede nachweisen. Die höchsten D-Dimerwerte fanden sich nach Geburt durch vaginale Operation und die niedrigsten bei durch Sectio geborenen Kindern (Abb. 6). Die anderen 5 Marker waren unabhängig vom Geburtsmodus.

Diskussion

Im Gegensatz zum Erwachsenenalter, wo viele Mitteilungen über Erhöhungen der Plasmaspiegel endothelialer Marker bei verschiedenen Erkrankungen vorliegen, ist nur wenig über ihr Verhalten bei Kindern bekannt. Im Schrifttum wird berichtet, daß Neugeborene höhere Endothelinplasmaspiegel als Erwachsene aufweisen [5, 6, 10, 12, 18, 36]. Postnatal würde die fallende Tendenz rasch erkennbar [19, 22,

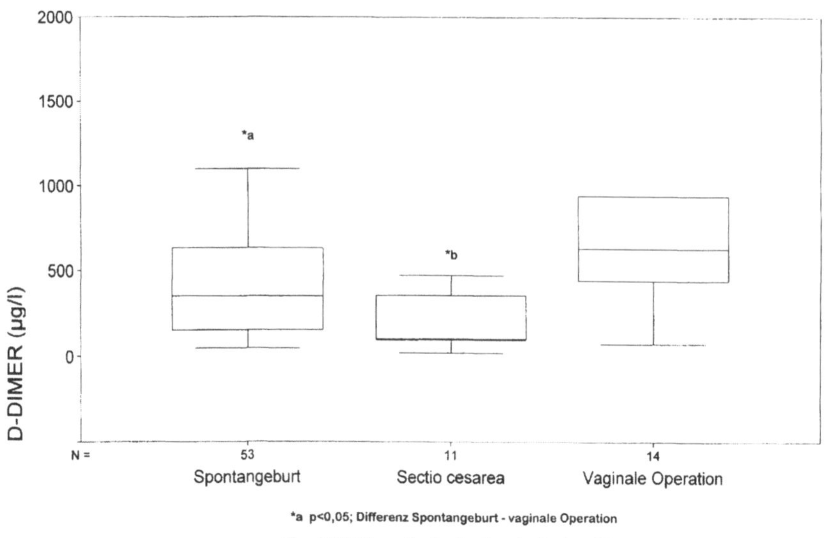

Abb. 6. D-Dimerkonzentrationen bei Neugeborenen in Abhängigkeit vom Geburtsmodus. Darstellung in Form von Box-Plots. Die höchsten Plasmaspiegel wurden bei durch vaginale Operation und die niedrigsten bei durch Sectio geborenen Kindern beobachtet

27, 40]. Intrauterin Retardierte haben höhere Spiegel [37]. Auch bei Feten in frühem Gestationsalter wurden erhebliche Spiegel nachgewiesen [25, 33]. Noch höhere Werte fanden sich bei kranken Neugeborenen, v. a. bei Atemnotsyndrom und anderen mit Hypoxie einhergehenden Zuständen [6, 17, 18, 20, 30, 36].

Die mitgeteilten Normalwerte für die Neugeborenen unterscheiden sich erheblich: zwischen 52,9 [10] und 0,42 fmol/ml [21] im Mittel, bei Kindern jenseits der Neugeborenenzeit zwischen 5,28 [25] und 0,52 fmol/ml [14]. Größtenteils erfolgten die Untersuchungen mit Radioimmunoassays, die eine Probenvorbehandlung mit Extraktion und chromatographischer Anreicherung erfordern. Nur ganz selten wurden Enzymimmunoassays verwendet [z. B. 16, 18]. Der bei uns verwandte Enzymimmunoassay steht erst seit kurzem zur Verfügung. Bei ihm ist keine Probenvorbehandlung erforderlich, was auch den Materialbedingungen in der Kinderheilkunde entgegenkommt. Nach den Angaben des Herstellers werden Endothelin-1 und Endothelin-2 sensitiv erfaßt, nicht dagegen Endothelin-3 und Big-Endothelin. Andere Testverfahren erfassen die Isoformen mit ganz unterschiedlicher Kreuzreaktivität [2, 5], teilweise auch mit einer gewissen Sensitivität gegenüber Endothelin-3. Gravierender scheinen jedoch Extraktion und chromatographische Separation die Ergebnisse zu beeinflussen [2, 35]. Die Bindung an Plasmaproteine hat Verluste bei der Säulenextraktion zur Folge [4]. Die im Schrifttum mitgeteilten Ergebnisse sind somit nicht immer vergleichbar. Diese Einschränkungen entfallen bei dem hier verwendeten Verfahren. Die damit bestimmten Normalwerte liegen in dem vom Hersteller angegebenen und im unteren von anderen Autoren berichteten Bereich.

Manche Untersucher haben die Blutproben in eisgekühlte Röhrchen entnommen. Wir haben wie die meisten anderen Autoren wenigstens versucht, die Proben innerhalb von 30 min wegzufrieren. In vitro ist sicher nicht mit so kurzen Halbwertszeiten wie in vivo zu rechnen. Die Halbwertszeit des Endothelin in der Blutbahn beträgt weniger als 1 min, die des Big-Endothelin auch nur etwa 6 min [11]. Die Lagerung bei −70 °C schützt wahrscheinlich nicht vollständig vor weiterem Verfall. Nach Lagerung bei −24 °C wurde eine Konzentrationsminderung auf 85% nach 1 Woche und auf 57% nach 2 Wochen beobachtet [1]. Wir wissen um den Anstieg der Endothelinkonzentration unter venöser Stase [38] und haben die Blutentnahmen behutsam vorgenommen.

Übereinstimmend werden im Schrifttum höhere Werte für Neugeborene mitgeteilt. Dies bestätigte sich in unserer Studie nicht, obwohl Thrombomodulin, Thrombin-Antithrombin-III-Komplex, D-Dimer und Plasmin-α_2-Antiplasmin-Komplex in den gleichen Proben erheblich erhöht waren. Auch klinische Parameter wie Geburtsgewicht und pH-Wert des Nabelschnurblutes sowie das Alter des Kindes im Verlauf der ersten 12 Lebenstage waren ohne Einfluß auf den Endothelinspiegel. Unsere Endothelinbefunde bei Neugeborenen lassen sich bisher nicht deuten. Wahrscheinlich sind sie durch die andersartige Methodik bedingt. Offenbar birgt das Endothelin noch weit mehr Problematik in sich, die mit unseren bisherigen Beobachtungen nicht hinreichend abgeklärt werden kann.

Die Erhöhung von Thrombomodulin im Nabelvenenblut gesunder Reifgeborener ist bereits bekannt [31]. Auch in den hier verwendeten Blutproben aus peripheren Venen fanden sich deutlich höhere Werte als bei gesunden Klein- und Schulkindern sowie den Erwachsenen. Nako et al. [29] untersuchten term-eutrophe Neugeborene und fanden höhere Thrombomodulinspiegel nach Asphyxie. Übereinstimmend mit unseren Ergebnissen konnten sie keinen Einfluß des Nabelschnur-pH-Wertes auf die Thrombomodulinkonzentration nachweisen. Wie wir zeigen konnten, scheint die Höhe des Thrombomodulinspiegels im Plasma vom Geburtsgewicht und dem Alter des Kindes innerhalb der ersten 12 Lebenstage abhängig zu sein.

Die Plasmakonzentration des von-Willebrand-Faktors verhielt sich analog zum Endothelin. Sie unterschied sich nicht von den bei den beiden Vergleichsgruppen bestimmten Spiegeln und war unabhängig von den klinischen Parametern. Im Gegensatz zum Thrombomodulin wird die Freisetzung des von-Willebrand-Faktors unter der Geburt offenbar nicht stimuliert. Die relativ enge, negative Korrelation ($r = -0{,}415$; $p < 0{,}01$) des von-Willebrand-Faktors mit Thrombomodulin könnte darauf hinweisen, daß verschiedene, sich gegenseitig hemmende endotheliale Aktivierungswege bestehen. Wahrscheinlich wird bei der hier vorliegenden physiologischen Endothelzellaktivierung das an die Endothelzelloberfläche gebundene Thrombomodulin zuerst freigesetzt und erst bei einer stärkeren Aktivierung bzw. Schädigung der im Endothelzellinneren gespeicherte von-Willebrand-Faktor.

Über erhöhte Konzentrationen an Aktivierungsmarkern des Gerinnungs- und Fibrinolysesystems nach der Geburt wurde schon häufiger und von uns an gleicher Stelle berichtet (9). Die Höhe der Plasmaspiegel für die Thrombin-Antithrombin-III-Komplexe und die Plasmin-α2-Antiplasmin-Komplexe waren abhängig vom Lebenstag, jedoch nicht von Nabelschnur-pH-Wert und Geburtsgewicht.

Dagegen wurde der D-Dimerspiegel von Nabelschnur-pH und Geburtsmodus beeinflußt. Bei niedrigen Nabelschnur-pH-Werten und bei Geburt durch vaginale Operationen, welche mit einem stärkeren mechanischen Streß verbunden sind, wurden höhere D-Dimerwerte gemessen. Demzufolge ist die D-Dimerplasmakonzentration im Gegensatz zu allen anderen von uns untersuchten molekularen Markern vom Geburtsstreß abhängig. Die wenigen Korrelationen der Aktivierungsmarker des Gerinnungs- und Fibrinolysesystems zu den endothelialen Markern lassen völlig differente Aktivierungswege vermuten, über die wir gegenwärtig noch ungenügende Kenntnisse besitzen.

Schlußfolgerungen

Von den endothelialen Aktivierungsmarkern war nur das Thrombomodulin postnatal evident erhöht. Die Höhe der Spiegel ließ Beziehungen zu Lebenstag und Geburtsgewicht erkennen. Im Gegensatz zu anderen Untersuchern fanden wir bei Neugeborenen zwar keine über die Norm des Kindesalters erhöhten Spiegel für Endothelin. Jedoch waren Endothelin- und Thrombomodulinwerte mathematisch miteinander korreliert, so daß in gewissem Rahmen synchrone Anstiege beider Kriterien zu vermuten sind.

Bei vielen gesunden Neugeborenen sind in den ersten Lebenstagen die Aktivierungsmarker des Gerinnungs- und Fibrinolysesystems im Plasma deutlich erhöht. Die Plasmakonzentrationen von Thrombin-Antithrombin-III-Komplexen und Plasmin-α_2-Antiplasmin-Komplexen waren mit dem Alter korreliert im Verlauf der ersten 12 Lebenstage. Der D-Dimerspiegel scheint in besonderem Maße von den Belastungen unter der Geburt beeinflußt zu sein. In den Plasmaproben von Kindern mit vormals hohen Nabelschnur-pH-Werten wurden in der Tendenz höhere Konzentrationen gemessen.

Die Aktivierung des Gefäßendothels sowie des Gerinnungs- und Fibrinolysesystems könnte bei gesunden Neugeborenen durch die Geburt, z. B. durch den mechanischen Streß mit Beeinflussung der Mikrozirkulation, die Kreislaufumstellung sowie kurzzeitige Hypoxämien erfolgen. Eine zusätzliche, bereits intrauterin vor sich gegangene Aktivierung ist ebenfalls denkbar.

Literatur

1. Baldy-Waligorska A, Szybinski Z (1992) Plasma endothelin 1/2 levels in healthy blood donors as measured by RIA – a clinical application. Endokrynol Pol 43: 7–12
2. Battistini B, D'Orléans-Juste P, Sirois P (1993) Endothelins: Circulating plasma levels and presence in other biologic fluids. Lab Invest 68: 600–627
3. Blann AD, Taberner DA (1995) Annotation – A reliable marker of endothelial cell dysfunction: Does it exist? Brit J Haematol 90: 244–248
4. Brunner F, Stessel H, Watzinger N, Loffler BM, Opie LH (1995) Binding of endothelin to plasma proteins and tissue receptors: effects on endothelin determination, vasoactivity, and tissue kinetics. FEBS Lett 373: 97–101
5. Clerico A, del Chicca MG, Zucchelli GC, Biver P, Mariani G, Bertelli A, Bertelli AAE (1994) Critical evaluation of endothelins assay. Int J Tiss Reac 14: 79–87

6. Coceani F, Armstrong C, Kelsey L (1989) Endothelin is a potent constrictor of the lamb ductus arteriosus. Can J Physiol Pharmacol 67: 902–904
7. Ekblad H, Arjamaa O, Vuolteenaho O, Kääpä P, Kero P (1993) Plasma endothelin-1 concentrations at different ages during infancy and childhood. Acta Paediatr 82: 302–303
8. Ernst B, Steiner M, Burstein C, Anders O, Northemann W, Ishii I (1993) Der Thrombinrezeptor Thrombomodulin - Fakten und Hoffnungen. Symposionsband des 35. Hamburger Symposions über Blutgerinnung 1992. Schattauer, Stuttgart New York, S 159–171
9. Gnauck M, Weissbach G, Pargac N, Neef B, Kuhlisch E (1997) Aktivierung des Gerinnungssystems bei kranken Kindern. Symposionsband des 26. Hämophilie-Symposions Hamburg 1995. Springer, Berlin Heidelberg New York Tokyo, S 110–120
10. Hakkinen LM, Vuolteenaho OJ, Leppaluoto JP, Laatikainen TJ (1992) Endothelin in maternal and umbilical cord blood in spontaneous labor and at elective cesarean delivery. Obstet Gynecol 80: 72–75
11. Hemsen A, Ahlborg G, Ottosson-Seeberger A, Lundberg JM (1995) Metabolism of Big endothelin-1 (1–38) and (22–38) in the human circulation in relation to production of endothelin-1. Regul Pept 55: 287–297
12. Ihara Y, Sagawa N, Hasegawa M, Okagaki A, Li XM, Inamori K, Itoh H, Mori T, Saito Y, Shirakami G (1991) Concentrations of endothelin-1 in maternal and umbilical cord blood at various stages of pregnancy. J Cardiovasc Pharmacol 17 (Suppl 7): S 443–S 445
13. Imada S, Yamaguchi H, Nagumo M, Katayanagi S, Iwasaki H, Imada M (1990) Identification of fetomodulin, a surface marker protein of fetal development, as thrombomodulin by gene cloning and functional assays. Dev Biol 140: 113–122
14. Ino T, Ohkubo M, Shimazaki S, Akimoto K, Nishimoto K, Iwahara M, Yabuta K, Hosoda Y (1992) Plasma endothelin concentration: relation with vascular resistance and comparison before and after balloon dilatation procedures. Eur J Pediatr 151: 416–419
15. Ishii H, Uchijima E, Kazama M (1991) Soluble thrombomodulin in condition medium is increased by damage of endothelial cells. Thromb Haemostas 65: 618–623
16. Ishikawa S, Miyanchi T, Sakai S, Ushinohama H, Sagawa K, Fusazaki N, Kado H, Sunagawa H, Honda S, Ueno H, Yamaguchi I, Sugishita Y, Goto K (1995) Elevated levels of plasma endothelin-1 in young patients with pulmonary hypertension caused by congenital heart disease are decreased after successful surgical repair. J Thorac Cardiovasc Surg 110: 271–273
17. Kääpä P, Kero P, Ekblad H, Erkkola R, Arjamaa O (1994) Plasma endothelin-1 in the neonatal respiratory distress syndrome. Ann Chir Gyn 83: 110–112
18. Kobayashi H, Puri P (1994) Plasma endothelin levels in congenital diaphragmatic hernia. J Pediat Surg 29: 1258–1261
19. Kojima T, Isozaki-Fukuda Y, Takedatsu M, Hirata Y, Kobayashi Y (1992) Circulating levels of endothelin and atrial natriuretic factor during postnatal life. Acta Paediatr 81: 676–677
20. Kojima T, Isozaki-Fukuda Y, Takedatsu M, Ono A, Hirata Y, Kobayashi Y (1992) Plasma endothelin-1 like immunoreactivity levels in neonates. Eur J Pediat 151: 913–915
21. Kumar P, Kazzi NJ, Shankaran S (1995) Plasma immunoreactive endothelin-1 concentration in cord blood of normal term neonates. Am J Perinat 12: 113–115
22. Levin ER (1995) Endothelins. N Engl J Med 333: 356–363
23. Macdonald PD, Paton RD, Logan RW (1994) Neonatal endothelin-1 concentrations in term infants. Arch Dis Child 70: F 223–224
24. Malamitsi-Puchner A, Antsaklis A, Economou E, Mesogitis S, Papantoniou N, Koutra N, Aravantinos D (1995) Endothelin 1–21 plasma levels in fetuses at 18–24 weeks of gestation. J Perinat Med 23: 321–325
25. Malamitsi-Puchner A, Economou E, Efstathopoulos T, Sevastiadou S, Hadzistamatiou Z, Nicolopoulos D (1995) Endothelin 1–21 plasma concentrations on day 1 and 4 of life in healthy and ill preterm neonates. Biol Neonate 67: 317–321
26. McGowan FX, Davis PJ, Siewers RD, del Nido PJ (1995) Coronary vasoconstriction mediated by endothelin-1 in neonates. J Thorac Cardiovasc Surg 109: 88–98

27. Muntean W, Danda M, Rosegger H (1991) Thrombin-antithrombin III complex and d-dimer in neonates. In: Suzuki S, Hathaway WE, Bonnar J, Sutor AH (Hrsg) Perinatal Thrombosis and Hemostasis. Springer, Berlin Heidelberg New York, S. 57–64
28. Nakajo S, Suguira M, Snajdar RM, Boehm FH, Inagani T (1989) Solubization and identification of human placental endothelin receptor. Biochem Biophys Res Commun 164: 205–211
29. Nako Y, Tomomasa T, Morikawa A (1997) Plasma thrombomodulin level in newborn infants with and without perinatal asphyxia. Acta Paediatr 86: 91–95
30. Ohno Y, Mizutani S, Kuranchi O, Nishida Y, Arii Y, Tomoda Y (1995) Umbilical plasma concentration of endothelin-1 in intrapartum fetal stress: effect of fetal heart rate abnormalities. Obstet Gynecol 86: 822–825
31. Orbe I, Paramo JA, Pinacho A, Hermida J, Rocha E (1995) Plasma thrombomodulin is increased in cord blood of healthy newboms. Thromb Haemost 73: 326
32. Pottinger BE, Read RC, Paleolog EM, Higgins PG, Pearson JD (1989) Von Willebrand factor is an acute phase reactant in man. Thromb Res 53: 387–394
33. Radunovic N, Lockwood CJ, Alvarez M, Nastic D, Petkovic S, Berkowitz RL (1995) Fetal and maternal plasma endothelin levels during the second half of pregnancy. Am J Obstet Gynecol 172: 28–32
34. Ries M, Klinge J, Rauch R, Zenker M, Aydin I, Harms D (1996) Veränderung der Aktivierungsmarker der Gerinnung und Fibrinolyse im Neugeborenenalter. Klin Pädiatr 208: 350–354
35. Rolinski B, Sadri I, Bogner J, Goebel FD (1994) Determination of endothelin-1 immunoreactivity in plasma, cerebrospinal fluid and urine. Res Exp Med Berl 194: 9–24
36. Rosenberg AA, Kennaugh J, Koppenhafer SL, Loomis M, Chatfield BA, Abman SH (1993) Elevated immunoreactive endothelin-1 levels in newborn infants with persistent pulmonary hypertension. J Pediat 123: 109–114
37. Schiff E, Weiner E, Zalei Y, Mashiach S, Sibai BM, Shalev E (1994) Endothelin-1, 2 levels in umbilical vein serum of intrauterine growth retarded fetuses as detected by cordocentesis. Acta Obstet Gynecol Scand 73: 21–24
38. Wagner O, Vierhapper H, Vytiska E, Huber J (1991) Endothelin-1 im Nabelschnurblut. Dtsch med Wschr 116: 78
39. Wilkes BM, Mento PF, Hollander AM, Maita ME, Sung S, Girardi EP (1990) Endothelin receptors in human placenta: Relationship to vascular resistance and thromboxane release. 258: E864–E870
40. Yoshibayashi M, Nishioka K, Nakao K, Saito Y, Temma S, Matsamura M, Ueta T, Shirakami G, Imura H, Mikawa H (1991) Plasma endothelin levels in healthy children: High values in early infancy. J Cardiovasc Pharm 17 (Suppl. 7): S 404–405

Multicentre Evaluation of Combined Prothrombotic Defects in Childhood Thromboembolism

U. Nowak-Göttl, S. Ehrenforth, H. G. Koch, W. Kreuz,
N. Münchow, I. Scharrer, R. Schneppenheim
for the Childhood Thrombophilia Study Group

Summary

To evaluate the role of multiple established and potential causes of childhood thrombophilia, 285 children with a history of thrombosis aged neonate to 18 years (first thrombotic onset) were investigated. APC-resistance (FV:Q^{506}), protein C, protein S, antithrombin, heparin cofactor II (HCII), histidine-rich glycoprotein (HRGP), prothrombin (F.II), factor XII (F.XII), plasminogen, homocysteine and lipoprotein (a) (Lp(a)) were investigated. In 59% of patients investigated one thrombotic defect was diagnosed, 19% showed two thrombotic risk factors, while in 22% of children investigated no risk factor could be identified. Single defects comprised *established causes of thrombosis* (FV:Q^{506}; homozygous $n = 10$, heterozygous $n = 69$), protein C (homozygous $n = 1$, heterozygous $n = 31$), heterozygous type I deficiency states (protein S: $n = 7$; antithrombin: $n = 7$), *potentially inherited clotting abnormalities which may be associated with thrombosis* (F.XII: $n = 3$; plasminogen: $n = 2$; HCII: $n = 1$; increased HRGP: $n = 4$), *new candidate risk factors for thrombosis* (elevated plasma levels of Lp(a): $n = 26$; F.II: $n = 1$), and homocystinuria ($n = 6$). Heterozygous FV:Q^{506} was found in combination with heterozygous type I deficiency states of protein C ($n = 2$), protein S ($n = 13$), antithrombin ($n = 8$) and HCII ($n = 1$), increased Lp(a) ($n = 13$), F.II ($n = 1$), moderate hyperhomocysteinemia ($n = 1$), fibrinogen concentrations >700 mg/dl ($n = 1$) and increased HRGP ($n = 1$). Heterozygous protein C type I deficiency was combined with deficiencies of protein S ($n = 2$), antithrombin ($n = 1$), and increased Lp(a) ($n = 3$). Protein S deficiency was combined with decreased F.XII ($n = 1$) and increased Lp(a) ($n = 1$). One patient showed protein C deficiency along with familially increased von Willebrand factor >250%. Furthermore, we found combinations of antithrombin deficiency/elevated Lp(a), hyperhomocysteinemia/Lp(a), deficiency of HCII/plasminogen, and plasminogen deficiency along with increased Lp(a). Increased prothrombin levels were associated with fibrinogen concentrations >700 mg/dl and with HCII deficiency in one child each. In conclusion, data of this multicentre evaluation indicate that paediatric thromboembolism should be viewed as a multifactorial disorder. Therefore a complete laboratory screening programme should be performed, even in cases with one established risk factor present.

I. Scharrer/W. Schramm (Hrsg.)
28. Hämophilie-Symposion Hamburg 1997

Introduction

Within the last decade, various genetic defects of proteins regulating blood coagulation, particularly those affecting the physiological anticoagulant systems, have been well established as risk factors of cardiovascular disease in adults [1–12]. Besides the high thrombotic risk reported in patients with homozygous factor V (FV) R506Q mutation, homozygous protein C deficiency, homozygous protein S deficiency and homozygous homocystinuria due to cystathionine-β-synthase (CBS) deficiency, a high risk of early thrombotic onset is observed in patients with heterozygous antithrombin deficiency, heterozygous protein C deficiency of the so-called dominant type, and heterozygous protein S deficiency [13–17]. In contrast, an intermediate or low risk of developing early thromboembolism is observed in patients with heterozygous FV:Q^{506}, heterozygous recessive protein C deficiency and heterozygous defects of the heparin-binding site of the antithrombin molecule, moderate hyperhomocysteinemia (elevated fasting homocysteine concentrations), plasminogen deficiency and dysfunctional plasminogen or fibrinogen molecules [18–20]. Furthermore, the recently described 20210GA variant of the prothrombin gene seems to be a common but probably mild risk factor of arterial and venous thromboembolism [21, 22]. However, there is only scanty and conflicting information about the role in triggering thrombosis of inherited or acquired deficiency of heparin cofactor II (HCII), factor XII (F.XII), or elevated levels of histidine-rich glycoproteine (HRGP), lipoprotein (a), von Willebrand factor antigen or factor VIII:C (F.VIII:C), respectively [23–28].

Since the recent discovery of activated protein C resistance as a highly prevalent hereditary risk factor of venous thromboembolism, evidence has been accumulating that thrombophilia is a multigenetic disorder and that the association of multiple haemostatic defects greatly increases the risk of thrombosis in adults. Although paediatric venous thrombosis is being increasingly viewed as a multifactorial disorder as well [29–38], on the role of combined haemostatic defects in childhood thrombosis is limited [35]. Here, we present multicentric evaluated data on venous and arterial thrombosis in paediatric patients with regard to the frequency and combinations of several haemostatic risk factors of thrombosis in different age groups.

Patients, Materials and Methods

Subjects

At onset of this multicentre evaluation the following inclusion criteria were defined:

1. Age at first thrombotic onset less than 18 years.
2. Objective confirmation of thromboembolism by standard imaging methods.
3. To prevent results being affected by an acute reactive process or oral anticoagulation, the time period between the last thrombotic episode and blood sample collection for coagulation assays had to be at least 3 months.

4. Patients found to have an abnormal protein-based laboratory test result were followed up with at least a second blood sample 6 or more weeks after the first examination.

These criteria were fulfilled by 285 out of 433 consecutive patients with a history of an objectively confirmed thromboembolic episode between the neonatal period and 18 years of age (median age at onset: 6 years). All patients had been admitted unpreferentially from different geographic areas of Germany in the acute phase for therapy and/or laboratory screening for prothrombotic haemostatic defects.

The thrombotic manifestations reported were: deep vein thrombosis ($n = 83$), central nervous thrombosis ($n = 28$), renal venous thrombosis ($n = 16$), superior caval vein thrombosis (n = 14), inferior caval vein thrombosis ($n = 9$), portal vein thrombosis ($n = 7$), right intracardial thrombosis ($n = 5$), splenic vein thrombosis ($n = 2$), mesenteric vein thrombosis ($n = 2$), veno-occlusive disease ($n = 2$), multiple venous thrombosis ($n = 2$), pulmonary embolism ($n = 6$), aortal thrombosis ($n = 1$), mesenteric artery thrombosis ($n = 1$), subclavian artery thrombosis ($n = 1$) and stroke ($n = 106$).

Duplex sonography, venography, computed tomography (CT) and magnetic resonance (MR) imaging were performed to diagnose venous thromboembolism; cerebral CT scanning, MR imaging and MR angiography or transcranial Doppler ultrasonography were performed to confirm the diagnosis of ischaemic stroke.

Besides spontaneous thromboembolism ($n = 117$) early onset of symptomatic vascular occlusion was associated with central lines ($n = 50$), bacterial or viral infection ($n = 23$), malignancy ($n = 21$), adiposity ($n = 10$), systemic lupus erythematosus ($n = 9$), underlying cardiac disease ($n = 11$), peripartal asphyxia ($n = 6$), trauma ($n = 5$), fibromuscular dysplasia ($n = 5$), dehydration ($n = 3$), and mitochondrial disease (MELAS: $n = 2$). In addition, an early intake of oral contraceptives was reported in 15 female adolescents, and nicotin abuse was known in five of the children investigated.

The remaining 148 infants and children could not be enrolled in this study because a complete laboratory screening programme was not performed, due mainly to the lack of blood samples for laboratory re-investigation.

Laboratory Methods

Blood Sampling

With informed parental consent, blood samples were collected by peripheral veinpuncture into 3.8% trisodium citrate (one part anticoagulant: nine parts blood; Sarstedt tubes, Nümbrecht, Germany) and placed immediately on melting ice. Platelet poor plasma was prepared by centrifugation at 3000 g for 20 min at 4 °C, aliquoted in polystyrene tubes, stored at -70 °C and thawed immediately before the assay. For gene analysis we obtained venous blood in EDTA-treated S-Monovettes (Sarstedt, Nümbrecht, Germany), from which cells were separated by centrifugation at 3000 g for 15 min. The buffy coat layer was then removed and stored at -70 °C until DNA extraction was performed by standard techniques. To prevent results from being affected by an acute reactive process or oral anticoagulation, blood samples were obtained at least 3–6 months after the thrombotic episode and withdrawal of oral anticoagulant medication. As routine practice Hepzym (Dade/Baxter Diagnostics, Unterschleissheim, Germany) was added to plasma samples to eliminate the influence of heparin.

Assays of Hemostatic Factors

Prothrombin time (PT), activated partial thromboplastin time (aPTT) and thrombin time were determined in all samples by conventional methods.

According to the classification previously proposed [2], we screened three different groups of conditions predisposing for thrombophilia.

Established Causes of Thrombosis with Known Inheritance: Deficiency and/or Dysfunction of Antithrombin, Protein C, Protein S, APC-Resistance (FV R506Q). The response to activated protein C (Chromogenix, Mölndal, Sweden), FV:Q^{506}, amidolytic protein C activity (chromogenic substrate: Chromogenix, Mölndal, Sweden), free protein S antigen, total protein S antigen and protein C antigen (Asserachrom, Stago, Asnières-sur-Seine, France) were measured as described earlier [29, 32, 39]. Antithrombin activity was measured with chromogenic substrate (Chromogenix, Mölndal, Sweden). Partigen plates (radial immunodiffusion) used to determine antithrombin concentrations were purchased from Behringwerke, Marburg, Germany. In addition, crossed immunoelectrophoresis (Behringwerke, Marburg, Germany; Dako A-S, Denmark) was performed in patients with antithrombin deficiency.

Acquired/Inherited Factors Known To Be Dissociated with an Increased Risk of Thrombosis (Precise Relative Contribution As Yet Uncertain): Hyperhomocysteinemia, Elevated Levels of F.VIII:C. F.VIII:C (normal childhood values <150%) was determined by conventional methods. Fasting plasma homocysteine concentrations were measured by high-performance liquid chromatography [40] with normal values in infancy and childhood <10 μmol/l (Koch et al., unpublished data).

Potentially Inherited Clotted Abnormalities Which May Be Associated with Increased Risk of Thrombosis (Genotype-Phenotype Relationships As Yet Unknown): Deficiency of Plasminogen, Heparin Cofactor II, Factor XII (F.XII), Elevated Histidine-Rich Glycoprotein (HRGP), von Willebrand Factor, Fibrinogen. Heparin cofactor II (HCII) antigen was measured with ELISA technique (Asserachrom, Stago, Asnières-sur-Seine, France; HCII-EIA: Diagnostik International, Karlsdorf, Germany) or with the Laurell method (Anti HCII: Behringwerke, Marburg, Germany). Plasminogen activity was measured with chromogenic substrate (Chromogenix, Mölndal, Sweden), while antigen concentrations were determined by radial immunodiffusion (Behringwerke, Marburg, Germany). A one-stage clotting activity assay of F.XII was performed on the ACL 300 R (Instrumentation Laboratory, Munich, Germany) or BCT analyser (Behringwerke, Marburg, Germany) using F.XII deficient plasma (Instrumentation Laboratory, Munich, Germany). If F.XII:C was below the normal range, antigen concentrations were measured by immunoelectrophoresis according to Laurell (Anti F.XII: Behringwerke, Marburg, Germany; Enzym Research Laboratory, USA). Histidine-rich glycoprotein (HRGP) was measured with the Laurell method (Anti-HRG: Behringwerke, Marburg, Germany). According to the reference boundary of 50%–172%, HRGP concentrations above 172% were considered to be abnormally high. Fibrinogen (Fg: normal childhood values, not age-dependent: 150–400 mg/dl) and von Willebrand factor (vWf:Ag) were determined by conventional methods.

New Candidate Risk Factors for Thrombosis: Lipoprotein (a) (Lp(a)), Prothrombin (F.II). As elevated plasma levels of Lp(a) and prothrombin (F.II) were recently detected as possible causes of inherited thrombophilia, both parameters were reevaluated additionally. Lp(a) (Chromogenix, Mölndal, Sweden) was measured as described earlier [35, 41]. Cut-off values used in this multicentre evaluation were >30 mg/dl corresponding to <27 kringle IV repeats. One-stage clotting activity assays of F.II were performed on the automated coagulation laboratory (ACL 300 R; Instrumentation Laboratory, Munich, Germany) or Behring BCT analyser (Behringwerke, Marburg, Germany) using F.II deficient plasma (Instrumentation Laboratory, Munich, Germany).

Definition Criteria of Prothrombotic Defects

Prothrombotic states associated with elevated HRGP, fibrinogen, vWf:Ag or F.VIII:C were established only if plasma levels of the protein investigated were clearly above the upper limit of normal in at least two different samples. For all plasma-based assays, diagnosis of a prothrombotic defect was established only if the plasma level of a protein was outside the limits of its normal range in at least two different samples.

A heterozygous type I deficiency state was diagnosed when functional plasma activity and immunological antigen concentration of a protein were approximately <50% of normal of the lower age-related limit [42–44], and a homozygous state was defined if activity levels and antigen concentrations were approximately <10% of normal, respectively.

On the other hand, a type II deficiency was diagnosed with repeatedly low functional activity levels along with normal antigen concentrations.

The diagnose of protein S deficiency was based on reduced free protein S antigen levels combined with decreased or normal total protein S antigen concentrations, respectively.

Criteria for the hereditary nature of a haemostatic defect was its presence in at least one further first or second degree family member and/or the identification of a causative gene mutation.

The present multicentre evaluation was performed in accordance with the ethical standards laid down in a relevant version of the 1964 Declaration of Helsinki and approved by the medical ethics committee at the Westfälische Wilhelms-University, Münster, Germany.

Statistical Analysis

Nonparametric statistics (U-test: Mann-Whitney; H-test: Kruskal-Wallis) were performed with the Stat view 4.02 programme. *P*-values less than 0.05 were considered to be significant.

Results

The results are shown in table 1.

In the population studied, 109 out of 285 infants and children presented arterial thromboembolism and 176 out of 285 subjects had suffered from venous vascular occlusion. A predominance of arterial vascular accidents in the youngest age group ($n = 52$) was observed, due mainly to embolic stroke (patent foramen ovale) [45]. This pattern changed to 41 arterial observations in children aged 1–9 years, while only 16 older children and adolescents presented with arterial vascular occlusion.

Table 1. Coexistence of established and potentially inherited conditions predisposing for thrombosis found among 285 symptomatic children (absolute and relative frequencies)

	FV: Q^{506}	Protein C	Protein S	Anti-thrombin	Lp(a)↑	HCII	F.XII	HRGP↑
FV:Q^{506}	-	2 0.7%	13 4.6%	8 2.8%	13 4.6%	1 0.35%	-	1 0.35%
Protein C	-	-	2 0.70%	1 0.35%	3 1.05%	-	-	-
Protein S	-	-	-	-	1 0.35%	- -	1 0.35%	-
Antithrombin	-	-	-	-	1 0.35%	-	-	-
F.II↑	1 0.35%	-	-	-	-	1 0.35%	-	-
Plasminogen	-	-	-	-	1 0.35%	1 0.35%	-	-
Hyperhomo-cysteinaemia	1 0.35%	-	-	-	1 0.35%	-	-	-

The Different combinations of prothrombotic deficiency stats found in patients with thrombophilia in childhood (absolute number and percentage of investigated children). All deficiences were of type I in a heterozygous form.

Lp(a)= lipoprotein (a); HCII= heparin cofactor II; F.XII= factor XII; HRGP= histidine-rich glycoprotein; F.II= factor II.

A prothrombotic defect was found in 223 patients, corresponding to 78% of children studied (n = 285). One prothrombotic risk factor was diagnosed in 168 patients (59%), 55 patients (19%) showed two thrombotic defects, while in 62 children (22%) no risk factor could be identified so far.

In the majority of cases with single thrombotic defects we diagnosed well *established deficiencies with known inheritance* in the protein C anticoagulant pathway: $FV{:}Q^{506}$ in a homozygous ($n = 10$) or heterozygous ($n = 69$) form, protein C (heterozygous $n = 31$; homozygous $n = 1$), and heterozygous protein S ($n = 7$). Additionally, heterozygous deficiencies of antithrombin ($n = 7$) were diagnosed. With respect to the classification-subgroup c *(potentially inherited clotted abnormalities which may be associated with increased risk of thrombosis; genotype-phenotype relationships as yet unknown)* deficiencies of plasminogen ($n = 2$), HCII ($n = 1$), F.XII ($n = 3$) and HRGP (>172%: $n = 4$) were found. All deficiencies were of type I with decreased functional activity and antigen concentration. The remaining single risk factors included the *new candidate risk factors for thrombosis,* elevated plasma levels of Lp(a) ($n = 26$) and F.II ($n = 1$). Inherited homocystinuria due to CBS deficiency was diagnosed in six patients.

Combined defects between *well-established causes of thrombosis, acquired/inherited factors known to be associated with an increased risk of thrombosis, potentially inherited clotting abnormalities which may be associated with an increased thrombosis risk, and the new candidates* associated with thrombophilia are shown in Table 1. Besides the combined defects shown in Table 1, we found repeatedly increased fibrinogen concentrations of >700 mg/dl associated with $FV{:}Q^{506}$, elevated F.II levels, respectively, and protein C deficiency along with familially increased vWf:Ag >250% in one child each.

All three subjects with elevated prothrombin values >150% showed the prothrombin 20210A polymorphism in a heterozygous state (Junker et al., unpublished data).

When comparing children with combined genetic defects with respect to arterial or venous localisation of thrombosis, no different pattern of prothrombotic haemostatic risk factors was found.

Discussion

In recent years, the relations of various hereditary haemostatic abnormalities contributing to the risk of venous thromboembolism – in particular a deficiency of protein C, protein S or antithrombin, activated protein C resistance and hyperhomocysteinemia – have been well established [1–17]. In addition, the recently described polymorphism of 20210GA in the prothrombin gene has been identified as a common but probably mild thrombotic risk factor in adults [21, 22, 46]. Based on several recent trials, mainly in adults but also in paediatric patients, evidence is accumulating that familial thrombophilia may be due to a combination of genetic defects. Although the importance of inherited thrombophilia in children with thromboembolism has recently been established [29–38], the role of combined haemostatic defects is still unclear. The results obtained from adult trials cannot be extrapolated to children, due mainly to age-dependent physiological differences in haemostasis, the frequency of thrombosis and the risk factors involved [36, 42, 43]. Additionally, in a number of children affected, an acquired risk masks the inherited deficiency [36–39]. Therefore we performed this multicentre evaluation to assess to what extent single and combined clotting abnormalities influence thrombophilia in paediatric patients.

Among the 285 infants and children investigated, one or more established or potential thrombophilic haemostatic abnormality was found in 78%. The majority of all prothrombotic profiles diagnosed (162 out of 223: 73%) were caused by an established hereditary trait (deficiency of protein C, protein S, antithrombin, FV:Q^{506}, homocystinuria due to CBS-deficiency), but concerned mainly the protein C pathway. The remaining 27% of clotting abnormalities identified such as deficiency of HCII, F.XII, plasminogen, or elevation of homocysteine, Lp(a), HRGP, vWf:Ag, F.VIII:C, respectively are viewed as possibly inherited or acquired [2].

Whereas the association between FV:Q^{506} and other well-established causes of inherited thrombophilia has been investigated in greater detail, there is only scanty information about associations between FV:Q^{506} and other potential genetic factors predisposing for thrombosis, like the commonly observed increase of Lp(a) [27, 28, 35], which is located on chromosome 6 close to the gene for plasminogen, and in addition, closely homologous with plasminogen [47]. However, our data indicate that elevated Lp(a) concentrations, clearly correlated with low molecular weight apo(a) glycoprotein isoforms, classified by the number of kringle IV repeats [41, 48], combined with FV:Q^{506}, protein C deficiency or deficiency of protein S and antithrombin led also to an early thrombotic manifestation in paediatric patients.

Furthermore, from the data obtained in the Leiden Thrombophilia Study (LETS), it became clear that the level of F.VIII:C is an important, independent risk factor for venous thrombosis and that additionally high levels of vWf:Ag were associated with an increased risk of venous thrombosis [26, 46]. In addition, evidence of the importance of HRGP in thrombosis and fibrinolysis is provided by recent reports that high levels of HRGP are associated with thrombotic disease and also familial thrombophilia, indicating the hereditary nature of this disorder [49–52]. However, in the population presented we identified familially increased vWf:Ag in only one subject and high levels of HRGP in five out of 285 infants and children investigated. Thus, our findings did not indicate a significant, independent effect of elevated vWf:Ag or HRGP on thrombotic risk in childhood as it seems to be the same for deficiencies of HCII, F.XII and plasminogen. However, further prospective studies are required to evaluate their potential role as so-called triggering factors for thrombosis in childhood.

With respect to the parameters investigated, the rate of combined thrombotic risks reported here was clearly higher compared with results recently reported in adult populations [6, 11, 12]. Although patients included in our study had been admitted unpreferentially from different geographic areas of Germany, the general validity of the results presented is to be discussed: The high frequency of more than one prothrombotic risk in the paediatric population studied (19%) supports the hypothesis that the presence of multiple haemostatic risk factors might contribute to the high incidence of thromboembolic manifestations observed during childhood and adolescence [29–35]. Supporting our results, previous reports about thrombosis in the young have shown that, compared with patients suffering from one single heterozygous defect, the frequency of thrombotic episodes was clearly higher in patients with homozygous FV:Q^{506} mutation, homozygous protein C or protein S deficiency or homozygous homocystinuria [15, 16, 17, 53] as well as in subjects with double or multiple heterozygous defects – for example, FV:Q^{506} combined with moderate hyperhomocysteinemia [54], protein C deficiency [55, 56], protein S deficiency [57, 58] antithrombin deficiency [59] or antithrombin deficiency combined with HCII, protein C and protein S deficiency respectively [60]. On the other hand, we could not exclude the possibility that physicians who admitted patients for thrombophilia screening "unpreferentially", were more likely to investigate patients with spontaneous thrombosis. This fact could bias the results presented here towards a higher frequency of thrombophilic conditions in children with thrombosis.

In conclusion, paediatric thrombosis should be viewed as a multifactorial disorder. Whether combinations of two or more thrombophilic risk factors along with early thromboembolism in the different age groups during infancy and childhood are associated with a higher frequency of recurrent thrombotic events, and whether a consequent primary prophylactic anticoagulation in well-known risk situations such as immobilisation, cancer treatment or severe infection might reduce the early thrombotic onset in this high-risk population is one issue in an ongoing prospective multicentre study.

Acknowledgement The authors thank all technicians from the participating laboratories, in particular Christiane Schettler, Hildegard Stoll, Doris Weber and Birga Zwinge, for excellent technical assistance. In addition, we thank Susan Griesbach for editing this manuscript. Coinvestigators of the Childhood Thrombophilia Study Group were as follows: B. Kohlhase (St. Augustin), R. Rossi (Berlin), M. Lenz (Bonn), Ch. Ahring (Cologne), C. Mauz-Körholz, U. Göbel (Düsseldorf), S. Becker, D. Schwabe (Frankfurt), R. Schobess (Halle), F. Bergmann, U. Budde (Hamburg), M. Barthels, C. Wermes (Hanover), M. Meyer (Jena), A. Claviez, H. Plendl (Kiel), B. Zieger (La Hoya, USA), H. Rütschle (Ludwigshafen), R. Burghard (Memmingen), K. Auberger (Munich), A. von Eckhardstein, R. Junker, B. Kehrel, H. Pollmann, H. Vielhaber (Münster), J. Göbel (Siegen), Ch. Mannhalter (Vienna, Austria).

References

1. De Stefano V, Finazzi G, Mannucci PM (1996) Inherited thrombophilia: Pathogenesis, clinical syndromes and management. Blood 87: 3531–3544
2. Lane DA, Mannucci PM, Bauer KA, Bertina RM, Bochkov NP, Boulyjenkov V, Chandy M, Dahlbäck B, Ginter EK, Miletich JP, Rosendaal FR, Seligsohn U Inherited thrombophilia: part 1. Thromb Haemost 76: 651–652
3. Lane DA, Mannucci PM, Bauer KA, Bertina RM, Bochkov NP, Boulyjenkov V, Chandy M, Dahlbäck B, Ginter EK, Miletich JP, Rosendaal FR, Seligsohn U (1996) Inherited thrombophilia: part 2. Thromb Haemost 76: 823–834

4. Gladson CL, Scharrer I, Hach V, Beck KH, Griffin JH (1988) The frequency of type I heterozygous protein S and protein C deficiency in 141 unrelated young patients with venous thrombosis. Thromb Haemost 59: 18–22
5. Engesser L, Brommer EJP, Kluft C, Briet E (1989) Elevated plasminogen activator inhibitor (PAI), a cause of thrombophilia? A study in 203 patients with familial or sporadic thrombophilia. Thromb Haemost 62: 673–680
6. Heijboer H, Brandjes DPM, Büller HR, Sturk A, ten Cate LW (1990) Deficiencies of coagulation-inhibiting and fibrinolytic proteins in outpatients with deep vein thrombosis. N Engl J Med 323: 1512–1516
7. Taberno MD, Tomas JF, Alberca I, Orfao A, Lopez-Borrasca A, Vicente V (1991) Incidence and clinical characteristics of hereditary disorders associated with venous thrombosis. Am J Hematol 136: 249–254
8. Bick RL, Jakway J, Baker WF (1992) Deep vein thrombosis: prevalence of etiologic factors and results of management in 100 consecutive patients. Semin Thromb Haemost: 267–274
9. Melissari E, Monte G, Lindo VS, Pemberton KD, Wilson NV, Edmondson R, Das S, Kakkar VV (1992) Congenital thrombophilia among patients with venous thromboembolism. Blood Coagul Fibrinol 3: 749–758
10. Malm J, Laurell M, Nilsson IM, Dahlbäck B (1992) Thromboembolic disease. Critical evaluation of laboratory investigation. Thromb Haemost 68: 7–13
11. Pabinger I, Brückner S, Kyrle PA, Schneider B, Korninger HC, Niessner H, Lechner K (1992) Hereditary deficiency of antithrombin III, protein C and protein S: prevalence in patients with a history of venous thrombosis and criteria for rational patient screening. Blood Coagul Fibrinol 3: 547–553
12. Mateo J, Oliver A, Borrell M, Sala N, Fontcuberta J and the EMET group (1997) Laboratory evaluation and clinical characteristics of 2132 consecutive unselected patients with venous thromboembolism – results of the Spanish multicentric study on thrombophilia (EMET-Study). Thromb Haemost 77: 444–451
13. Miletich JP, Prescott SM, White R, Majerus PW, Bovill EG (1993) Inherited predisposition to thrombosis. Cell 72: 477–480
14. Seligsohn U, Zivelin A (1997) Thrombophilia as a multigenetic disorder. Thromb Haemost 78: 297–301
15. Rosendaal FR, Koster T, Vandenbroucke JP, Reitsma PH (1995) High risk of thrombosis in patients homozygous for factor V Leiden (activated protein C resistance). Blood 85: 1504–1508
16. Koster T, Rosendaal FR, de Ronde H, Briet E, Vandenbroucke JP, Bertina RM (1993) Venous thrombosis due to poor anticoagulant response to activated protein C: Leiden Thrombophilia Study. Lancet 342: 1503–1506
17. Mudd SH, Skovby F, Levy HL, Pettigrew KD, Wilcken B, Pyeritz RE, Audria G, Boers GHJ, Homberg IL, Cerone R, Fowler B, Gröbe H, Schmidt H, Schweitzer L (1985) The natural history of homocystinuria due to cystathionine-β-synthase deficiency. Am J Hum Genet 37: 1–31
18. Haverkate F, Samama M (1995) Familial dysfibrinogenemia and thrombophilia. Report on a study of the SSC subcommittee on fibrinogen. Thromb Haemost 73: 151–161
19. Hach-Wunderle V, Scharrer I, Lottenberg R (1988) Congenital deficiency of plasminogen and its relationship to venous thrombosis. Thromb Haemost 59: 277–280
20. Sartori MT, Patrassi GM, Theodoridis P, Perin A, Pietrogrande F, Girolami A (1994) Heterozygous type I plasminogen deficiency is associated with an increased risk for thrombosis: a statistical analysis in 20 kindreds. Blood Coagul Fibrinolysis 5: 889–893
21. Poort SR, Rosendaal FR, Reitsma PH, Bertina RM (1996) A common genetic variation in the 3'-untranslated region of the prothrombin gene is associated with elevated plasma, prothrombin levels and an increase in venous thrombosis. Blood 88: 3698–3703
22. Cumming AM, Keeney S, Salden A, Bhavnani M, Shwe KH, Hay CRM (1997) The prothrombin gene G20210A variant: prevalence in a U.K. anticoagulant clinic population. Br J Haematol 98: 353–355

23. Bertina RM, van der Linden IK, Engesser L, Muller HP, Brommer EJP (1987) Hereditary heparin cofactor II deficiency and the risk of development of thrombosis. Thromb Haemost 57: 196–200
24. Halbmayer WM, Mannhalter C, Feichtinger C, Rubi K, Fischer M (1992) The prevalence of factor XII deficiency in 103 orally anticoagulated outpatients suffering from venous and/or arterial thromboembolism. Thromb Haemost 68: 285–290
25. Koster T, Rosendaal FR, Briet E, Vandenbroucke JP (1994) John Hagemann's factor and deep vein thrombosis: Leiden Thrombophilia Study. Br J Haematol 87: 422–424
26. Koster T, Blann AD, Briet E, Vandenbroucke JP, Rosendaal FR (1995) Role of clotting factor VIII in effect of von Willebrand factor on occurrence of deep vein thrombosis. Lancet 345: 152–155
27. Jürgens G, Költringer P (1987) Lipoprotein (a) in ischemic cerebrovascular disease: a new approach to the assessment of risk for stroke. Neurology 37: 513–515
28. Seriolo B, Accardo S, Fasciolo D, Bertolini S, Cutolo M (1996) Lipoproteins, anticardiolipin antibodies and thrombotic events in rheumatoid arthritis. Clin Exp Rheumatol 14: 593–599
29. Nowak-Göttl U, Koch HG, Aschka I, Kohlhase B, Vielhaber H, Kurlemann G, Oleszuk-Raschke K, Kehl HG, Jürgens H, Schneppenheim R (1996) Resistance to activated protein C (APCR) in children with venous or arterial thromboembolism. Br J Haematol 92: 992–996
30. Sifontes MT, Nuss R, Jacobson LJ, Griffin JH, Manco-Johnson MJ (1996) Thrombosis in otherwise well children with the factor V Leiden mutation. J Pediatr 128: 324–328
31. Nowak-Göttl U, Sträter R, Dübbers A, Oleszuk-Raschke K, Vielhaber H (1996) Ischaemic stroke in infancy and childhood: role of the Arg 506 to Gln mutation in the factor V gene. Blood Coagul Fibrinolysis 7: 684–688
32. Ashka I, Aumann V, Bergmann F, Budde U, Eberl W, Eckhof-Donovan S, Krey S, Nowak-Göttl U, Schobeß R, Sutor AH, Wendisch J, Schneppenheim R (1996) Prevalence of factor V Leiden in children with thrombembolism. Eur J Pediatr 155: 1009–1014
33. Nuss R, Hys T, Manco-Johnson M (1995) Childhood thrombosis. Pediatrics 96: 291–294
34. Manco-Johnson MJ, Abshire TC, Jacobson LJ, Marlar RA (1991) Severe neonatal protein C deficiency: prevalence and thrombotic risk. J Pediatr 119: 793–798
35. Nowak-Göttl U, Debus O, Findeisen M, Kassenböhmer R, Koch HG, Pollmann H, Postler C, Weber P, Vielhaber H (1997) Lipoprotein (a): its role in childhood thromboembolism. Pediatrics (electronic pages) 99/6-11
36. Andrew M (1995) Developmental hemostasis: relevance to thromboembolic complications in pediatric patients. Thromb Haemost 74: 415–425
37. Nowak-Göttl U, von Kriess R, Göbel U (1997) Neonatal symptomatic thromboembolism in Germany: two-year survey. Arch Dis Child 76: F163–F167
38. Nowak-Göttl U, Dübbers A, Kececioglu D, Koch HG, Kotthoff S, Runde J, Vielhaber H (1997) Factor V Leiden, protein C and lipoprotein (a) in catheter related thrombosis in childhood – a prospective study. J Pediatr 131: 608–612
39. Nowak-Göttl U, Kohlhase B, Vielhaber H, Aschka I, Schneppenheim R, Jürgens H (1996) APC resistance in neonates and infants: adjustment of the aPTT-based method. Thromb Res 81: 665–670
40. Araki A, Sako Y (1987) Determination of free and total homocysteine in human plasma by high performance liquid chromatography with fluorescence detection. J Chromatogr 422: 43–52
41. Marcovina SM, Hobbs HH, Albers JJ (1996) Relation between number of apolipoprotein (a) kringle 4 repeats and mobility of isoforms in agarose gel: basis for a standardized isoform nomenclature. Clin Chem 42: 436–439
42. Andrew M, Paes B, Milner R, Johnston M, Powers P, Tollefsen DM (1987) The development of the human coagulation system in the full term infant. Blood 70: 165–172
43. Andrew M, Vegh P, Johnston M, Bowker J, Ofosu F, Mitchell L (1992) Maturation of the hemostatic system during childhood. Blood 80: 1998–2005
44. Nowak-Göttl U, Funk M, Mosch G, Wegerich B, Kornhuber B, Breddin HK (1994) Univariate tolerance regions for fibrinogen, antithrombin III, protein C, protein S, plasminogen and α_2-antiplasmin in children using the new automated coagulation laboratory (ACL) method. Klin Pädiatr 206: 437–439

45. Kristensen B, Malm J, Carlberg B, Stegmayr B, Backman C, Fagerlund M, Olsson T (1997) Epidemiology and etiology of ischemic stroke in young adults aged 18 to 44 years in northern Sweden. Stroke 28: 1702–1709
46. van der Meer FJM, Koster T, Vandenbroucke JP, Briet E, Rosendaal FR (1997) The Leiden thrombophilia study (LETS).Thromb Haemost 78: 631–635
47. McLean JW, Tomlinson JE, Kuang WJ, Eaton DL, Chen EY, Fless GM, Scanu AM, Lawn RM (1987) cDNA sequence of human apolipoprotein (a) is homologous to plasminogen. Nature 300: 132–137
48. Kraft HG, Lingenhel A, Bader G, Kostner GM, Utermann G (1996) The relative electrophoretic mobility of apo (a) isoforms depends on the gel system: proposal of a nomenclature for apo(a) phenotypes. Atherosclerosis 125: 53–61
49. Engesser L, Kluft C, Briet E, Brommer, EJP (1987) Familial elevation of plasma histidine-rich glycoprotein in a family with thrombophilia. Br J Haematol 67: 355–358
50. Falkon L, Gari M, Montserrat I, Muniz E, Borell M, Fontcuberta J (1992) Familial elevation of plasma histidine-rich glycoprotein: a case associated with recurrent venous thrombosis and high PAI-1 levels. Thromb Res 66: 265–270
51. Castaman G, Ruggeri M, Burei F, Rodeghiero F (1993) High levels of histidine-rich glycoprotein and thrombotic diathesis. Report of two unrelated families. Thromb Res 69: 297–305
52. Ehrenforth S, Aygören-Pürsün E, Hach-Wunderle V, Scharrer I (1994) Prevalence of elevated histidine-rich glycoprotein in patients with thrombophilia – a study of 695 patients. Thromb Haemost 71: 160–161
53. Mandel H, Brenner B, Berant M, Rosenberg N, Lanir N, Jacobs C, Fowler B, Seligsohn U (1996) Coexistence of hereditary homocystinuria and factor V Leiden, effect on thrombosis. N Engl J Med 334: 763–768
54. Engbersen AMT, Franken DG, Boers GHJ, Stevens EMB, Trijbels FJM, Blom HJ (1995) Thermolabile 5,10-methylenetetrahydrofolate reductase as a cause of mild hyperhomocysteinemia. Am J Hum Genet 56: 142–150
55. Koelemann BPC, Reitsma PH, Allaart CF, Bertina RM (1994) Activated protein C resistance as an additional risk factor for thrombosis in protein C-deficient families. Blood 84: 1031–1035
56. Brenner B, Zivelin A, Lanir N, Greengard JS, Griffin JH, Seligsohn U (1996) Venous thromboembolism associated with double heterozygosity for R506Q mutation of factor V and for T298M mutation of protein C in a large family of a previously described homozygous protein C deficient newborn with massive thrombosis. Blood 88: 877–880
57. Zöller B, He X, Dahlbäck B (1995) Homozygous APC-resistance combined with inherited type I protein S deficiency in a young boy with severe thrombotic disease. Thromb Haemost 73: 743–745
58. Zöller B, Berntsdotter A, de Frutos PG, Dahlbäck B (1995) Resistance to activated protein C as an additional genetic risk factor in hereditary deficiency of protein S. Blood 85: 3518–3523
59. van Boven HH, Reitsma PH, Rosendaal FR, Bayston TA, Chowdhury V, Bauer KA, Scharrer I, Conard J, Lane DA (1996) Factor V Leiden (FVR506Q) in families with inherited antithrombin deficiency. Thromb Haemost 75: 417–421
60. Jobin F, Vu L, Lessard M (1991) Two cases of inherited triple deficiency in a large kindred with thrombotic diathesis and deficiencies of antithrombin III, heparin cofactor II, protein C and protein S. Thromb Haemost 66: 295–299

Thromboembolien im Kindesalter: Einflüsse nichtgenetischer Faktoren und die Rolle der Resistenz gegen aktiviertes Protein C (APC-R) und des Protein-C-Mangels

M. M. Uttenreuther-Fischer. B. Vetter, C. Hellmann, U. Otting, S. Ziemer, G. Gaedicke, A. E. Kulozik

Hintergrund

Arterielle und venöse Thrombosen im Kindesalter sind selten und in ihrer Ätiologie weitgehend ungeklärt. Zu den möglichen Ursachen einer Thrombophilie im Kindesalter zählen z. B. hereditäre Stoffwechselerkrankungen wie Homozystinurie, die familiäre Hypercholesterinämie (Andrew u. Schmidt 1994; Hirsh et al. 1994), das CDG-Syndrom ("carbohydrate deficient glycoproteins") (van Geet u. Jaeken 1993) sowie ererbte Dysfunktionen bzw. Synthesedefekte der antikoagulatorischen Proteine C, S, Antithrombin III (ATIII), Heparinkofaktor II und α_2-Makroglobulin (Andrew u. Schmidt 1994; Hirsh et al. 1994). Ein Mangel an Gerinnungsinhibitoren ist möglicherweise auch kausal an der Entstehung von Pfortaderthrombosen nach Nabelvenenkatheterismus beteiligt (Otting et al., submitted). Während letztere früher hauptsächlich auf mechanisch oder physikochemisch (z. B. durch hyperosmolare Lösungen) induzierte Läsionen zurückgeführt worden waren, läßt sich heute bei manchen Patienten mit Pfortaderthrombosen ein primärer Protein-C-/-S-Mangel nachweisen (Otting et al., submitted).

Da mit den bislang bekannten Ursachen aber nur ein verschwindend geringer Bruchteil kindlicher Thrombembolien pathogenetisch erklärt werden kann, ist es wichtig, die Bedeutung der in der Erwachsenenhämostaseologie zuletzt häufig diskutierten pathologisch gesteigerten Resistenz gegen APC (Bertina et al. 1994; Dahlback et al. 1993) in der Pädiatrie zu analysieren. Im Rahmen dieser Studie wurde an einem selektierten Patientengut von 37 Kindern mit thrombembolischen Ereignissen die Bedeutung genetischer und nichtgenetischer Einflußfaktoren für die Entstehung der Thrombembolie untersucht.

Material und Methoden

Patienten

In der Untersuchungsgruppe befanden sich 37 Patienten mit Thromboembolien unklarer Genese. Zur Etablierung von Normwerten für die APC-Ratio (Dahlbäck et al. 1993) wurden 226 gerinnungsgesunde Normalprobanden zwischen 0 und 18 Jahren untersucht. Als Kontrollgruppe für die Bestimmung der Prävalenz der FV

I. Scharrer/W. Schramm (Hrsg.)
28. Hämophilie-Symposion Hamburg 1997

1691 G→A-Mutation dienten 243 Deutsche im Alter von 8 Monaten bis 84 Jahren, darunter 74 Kinder zwischen 0 und 18 Jahren. Sämtliche Untersuchungen wurden retrospektiv durchgeführt.

Gerinnungsanalytik

Bei den 37 Patienten der Untersuchungsgruppe wurden komplette gerinnungsphysiologische Analysen inkl. Protein-C- und -S-Bestimmung und Bestimmung der APC-Ratio durchgeführt. Die APC-Ratio wurde wie von Dahlback et al. beschrieben mit einem Coatest APC™ Resistance assay kit (Chromogenix, Mölndal, Sweden) bestimmt (Dahlback et al. 1993). Werte unter 2,0 wurden als pathologisch gewertet (Uttenreuther-Fischer et al. 1996, 1997).

Die molekulargenetische Diagnostik zur Detektion der FV 1691 G→A-Mutation wurde wie folgt durchgeführt: Ein 267-bp Exon-10-Fragment des FV-Gens wurde mit Hilfe der PCR amplifiziert. 5′-TGCCCAGTGCTTAACAAGACCA-3′ und 5′-TGTTATCACACTGGTGCTAA-3′ Oligonukleotide dienten hierbei als Primer (Bertina et al. 1994). Taq-Polymerase (Pharmacia, Sweden) wurde in 30 PCR-Zyklen von 95°C/60°C/72°C (90 s/Schritt) eingesetzt. Die Restriktionsanalyse wurde mit Hilfe von MnlI (Biolabs, MA, USA) durchgeführt und erlaubte die Identifizierung der FV 1691 G→A-Mutation (Bertina et al. 1994).

Die Kontrollgruppe wurde mittels allelspezifischer Oligonukleotidhybridisierung (5′-TGGACAGGC**G**AGGAATAC-3′ für das normale und 5′-TGGACAGGC**A**AGGAATAC-3′ für das FV 1691 G→A-Allel) unter Verwendung eines Boehringer Mannheim DIG Markierungskits (Boehringer Mannheim, Germany) untersucht. Positive Ergebnisse wurden dann durch Restriktionsanalyse, wie oben beschrieben, bestätigt.

Statistik

Statistische Analysen wurden mit Hilfe des χ^2-Tests durchgeführt.

Ergebnisse

Bei 25 der untersuchten 37 Patienten (68%) konnten exogene Risikofaktoren für das thrombembolische Ereignis identifiziert werden (Tabelle 1). Bei 17/23 der Patienten mit Pfortaderthrombosen war in der Neonatalperiode eine Nabelvenenkatheterisierung durchgeführt worden. Bei 4 Patienten trat eine Nierenvenenthrombose nach Nierentransplantation auf. Die Kanülierung von Gefäßen bzw. chirurgische Interventionen fanden sich bei 3 Patienten im Vorfeld des thrombotischen Ereignisses. Eine Patientin wandte orale Kontrazeptiva an. Im Antikörperscreening fanden sich bei 2 Patienten mit Pfortaderthrombosen grenzwertig erhöhte Anticardiolipin-Antikörper-Spiegel. Die Relevanz dieses Befundes bleibt jedoch fraglich, da hier keine Daten aus der Neonatalzeit zur Verfügung standen.

Tabelle 1. Nichtgenetische und genetische Risikofaktoren bei Kindern mit Thrombosen

Lokalisation der Thrombose(n)	Nichtgenetische Risikofaktoren (n)	Genetische Risikofaktoren (n)
Pfortader (23)	Nabelvenen-katheterismus (17)	APC-R (2) Protein-C-Mangel (1)
A.cerebri media (3)	Unbekannt	Unbekannt
A.femoralis (1)	Kardioangiographie via A. femoralis (1)	APC-R (1)
Rechtsventrikulärer Ausflußtrakt (RVOT) (1)	Ventriculoatrialer Shunt (1)	APC-R (1)
Nierenvenen (4)	Im Rahmen einer NTX (4)	Unbekannt
Cimino-Shunt (1)	Hämodialyse (1)	Unbekannt
Tiefe Bein-Becken-Venen (4)	Orale Kontrazeptiva (1)	APC-R (1) Protein-C-Mangel (1)
Gesamt 37	25	7

Bei 5/37 Patienten wurde mit Hilfe einer pathologischen APC-Ratio und dem Nachweis der FV 1691 G $\rightarrow$ A-Mutation eine APC-Resistenz diagnostiziert (Tabelle 2). Die FV 1691 G $\rightarrow$ A-Mutation wurde bei 2/23 Patienten mit portaler Hypertension infolge einer Pfortaderthrombose nachgewiesen (Nr. 1 und Nr. 2), bei 1/4 mit tiefer Bein-Becken-Venenthrombose (Nr. 3) und bei 2/5 mit arteriellen Thrombosen (Nr. 4 und Nr. 5). Ein Protein-C-Mangel wurde bei einem Patienten mit tiefer Bein-Becken-Venenthrombose (Nr. 6) und einem weiteren Patienten mit Pfortaderthrombose diagnostiziert (Nr. 7). Die APC-Resistenz bzw. ein Protein-C-Mangel traten somit bei 7/37 der symptomatischen Patienten auf (13,5%). Die Häufigkeit war damit statistisch signifikant höher (χ^2; $p < 0{,}008$) als in der Kontrollgruppe (5,8%).

Die FV 1691 G$\rightarrow$A-Mutation wurde bei 14/243 (5,8%) Kontrollprobanden nachgewiesen. 13 waren heterozygot und 1 homozygot (Genfrequenz 3,1%). Von den 74 Kindern innerhalb der Kontrollgruppe waren 3 (4,1%) heterozygot und 1 homozygot für die FV 1691 G$\rightarrow$A-Mutation (Genfrequenz 3,5%). Die Prävalenz der FV 1691 G$\rightarrow$A-Mutation innerhalb der Kontrollgruppe war zwischen Kindern und Erwachsenen nicht signifikant unterschiedlich (χ^2; $p = 0{,}86$).

Interpretation

Unsere Monocenterstudie an 37 Kindern mit Thrombosen demonstriert eindrücklich die Bedeutung nichtgenetischer, insbesondere iatrogener Risikofaktoren für die Entstehung von Thrombosen (Uttenreuther-Fischer et al. 1997). Gefäßmanipulationen stellten den bedeutsamsten Einzelrisikofaktor dar, der bei 24 Patienten

Tabelle 2. Synopsis der klinischen und laborchemischen Daten der Thrombosepatienten mit APC-R und Protein-C-Mangel

Nr.	Alter bei Manifestation	Lokalisation der Thrombose	Nachweis	APC-Ratio	FV 1691 G→A	Protein C	Exogene Einflüsse
1	1 Jahr	Pfortader	Angiographie	1,9	heterozygot	41% (chromo) 60% (clot)	$NaHCO_3$-Infusion über Nabelvenenkatheter (NVK)
2	5 Jahre	Pfortader	Angiographie	2,1	heterozygot	100%	Keine bekannt, kein NVK
3	16 Jahre	V. femoralis, V. iliaca	Phlebographie	1,65	heterozygot	97%	Übergewicht, Rauchen, orale Kontrazeptiva
4	4 Wochen	A. femoralis	Angiographie, Dopplersonographie	1,46	heterozygot	90%	Kongenitale, valvuläre Aortenstenose, VSD, Kardio-angiographie via A.femoralis
5	a) 2 Jahre	RVOT	Angiographie, Dopplersonographie	2,0	heterozygot	105%	1. Ventrikuloatrialer Shunt mit 3 Monaten, Shuntdislokation in RVOT mit 2 Jahren diagnostiziert
	b) 4 Jahre	Beide Vv. Subclaviae und V. cava sup.			heterozygot		2. Keine weiteren Faktoren vor dem 2. Ereignis bekannt
6	3 Monate	Pfortader	Dopplersonographie	3,21	nicht nachweisbar	30% mit 12 Jahren (chromo), 26% (clot); FA: maternaler Protein-C-Mangel, 16% (clot), bislang ohne thrombotische Ereignisse	Blutaustauschtransfusion via NVK
7	10 Jahre	V. poplitea und V. femoralis	Phlebographie	2,5	nicht nachweisbar	38% (chromo), 23% (clot); FA: maternaler Protein-C-Mangel, wdh. thrombotische Ereignisse	Knietrauma der betroffenen Seite

(65%) eine pathogenetische Rolle spielte. Außerdem konnten wir die APC-Resistenz und einen Protein-C-Mangel als signifikante genetische Risikofaktoren für die Entstehung von Thrombosen im Kindesalter identifizieren. Allerdings scheint bei den hier untersuchten Patienten, die vorwiegend Pfortaderthrombosen erlitten hatten, der Einfluß genetischer Risikofaktoren verglichen mit Erwachsenen weniger bedeutsam zu sein.

Zusammenfassend zeigen unsere Daten bei pädiatrischen Thrombembolien eine Häufung nichtgenetischer, insbesondere iatrogener Risikofaktoren. Die APC-R und der Protein-C-Mangel stellen in dieser Altersgruppe zusätzliche Risikofaktoren dar.

Abstracts

Hintergrund: Bei Erwachsenen wurde die APC-R als häufigster erblicher Risikofaktor für die Entstehung venöser Thromboembolien identifiziert. Der molekulare Defekt liegt in einer G→A-Missense-Mutation des Gerinnungsfaktor-V-(FV)-Gens in Position 1691 (FV 1691 G→A), die einen Aminosäureaustausch von Arg→Gln in Position 506 (FV R506Q) bewirkt. Dieser Defekt führt zu einer Inhibition der FVa-Inaktivierung und gesteigerter prokoagulatorischer Aktivität.

Zielsetzung: Die Ursachen von Thrombembolien im Kindesalter bleiben häufig ungeklärt. Inwieweit genetische Faktoren (APC-R, Protein-C-Mangel) hier von kausaler Bedeutung sind, sollte im Rahmen dieser Studie untersucht werden.

Patienten: Wir untersuchten die Rolle nichtgenetischer und genetischer Risikofaktoren bei 37 Kindern mit venösen bzw. arteriellen Thrombosen. 23 Patienten erlitten eine Pfortaderthrombose: 17 nach Nabelvenenkatheterismus, 6 ohne ersichtlichen Grund. 4 Kinder hatten Thrombosen der tiefen Bein-Becken-Venen (DVT), 4 Kinder erlitten Nierenvenenthrombosen nach Nierentransplantation, 1 Hämodialysepatient zeigte Thrombosen arteriovenöser Shunts, und 5 Kinder hatten arterielle Thrombosen unterschiedlicher Lokalisation. Als Kontrollgruppe dienten 243 deutsche Probanden im Alter zwischen 8 Monaten und 84 Jahren. 74 der Probanden waren Kinder < 18 Jahre.

Methoden: Bei den Patienten wurden komplette Gerinnungsanalysen einschließlich Protein-C-/-S-Bestimmung durchgeführt. Nach der Ermittlung der APC-Ratio wurden die Patienten auf die Präsenz der FV 1691 G→A-Mutation mittels Restriktionsanalyse untersucht. Die Kontrollgruppe wurde mit Hilfe allelspezifischer Oligonukleotidhybridisierung evaluiert.

Ergebnisse: Bei 25 dieser 37 Patienten (68%) konnten exogene Risikofaktoren, insbesondere Manipulationen an den Gefäßen (24/37), mit dem thrombotischen Ereignis in Zusammenhang gebracht werden. Die FV 1691 G→A-Mutation wurde bei 5 Patienten, ein Protein-C-Mangel bei 2 Patienten nachgewiesen (7/37, 19%). Die Prävalenz genetischer Thromboseursachen war signifikant höher als in der Kontrollgruppe (14/243, 5,8%; χ^2, $p < 0{,}008$).

Interpretation: Zusammenfassend zeigen unsere Daten bei pädiatrischen Thrombembolien eine Häufung nichtgenetischer, insbesondere iatrogener Risikofaktoren. Die APC-R und der Protein-C-Mangel stellen in dieser Altersgruppe zusätzliche Risikofaktoren dar.

(Unterstützt durch DFG Grant Ga 167/6-1.)

Literatur

1. Andrew M, Schmidt B (1994) Hemorrhagic and thrombotic complications in children. In: Colman RW, Hirsh J, Marder VJ, Salzman EW (eds) Hemostasis and thrombosis: Basic principles and clinical practice. Lippincott Company, Philadelphia, pp 989–1022
2. Bertina RM, Koeleman BP, Koster T, Rosendaal FR, Dirven RJ, de Ronde H, van der Velden PA, Reitsma PH (1994) Mutation in blood coagulation factor V associated with resistance to activated protein C. Nature 369: 64–67
3. Dahlback B, Carlsson M, Svensson PJ (1993) Familial thrombophilia due to a previously unrecognized mechanism characterized by poor anticoagulant response to activated protein C: prediction of a cofactor to activated protein C. Proc Natl Acad Sci USA 90: 1004–1008
4. Geet van Ch, Jaeken J (1993) A unique pattern of coagulation abnormalities in carbohydrate-deficient glycoprotein syndrome. Pediatric Research 33: 540–541
5. Hirsh J, Prins MH, Samama M (1994) Therapeutic agents and their practical use in thrombotic disorders. Approach to the thrombophilic patient for hemostasis and thrombosis: Basic principles and clinical practice. In: Colman W, Hirsh J, Marder VJ, Salzman EW (eds) Hemostasis and thrombosis: Basic principles and clinical practice. Lippincott Company, Philadelphia, pp 1543–1561
6. Uttenreuther-Fischer MM, Vetter B, Hellmann C, Otting U, Ziemer S, Hausdorf G, Gaedicke G, Kulozik AE (1997) Paediatric thrombo-embolism: The influence of nongenetic factors and the role of activated protein C resistance and protein C deficiency. Eur J Pediatr 156: 277–281
7. Uttenreuther-Fischer MM, Ziemer S, Gaedicke G (1996) Resistance to activated protein C (APCR): Reference values of APC-ratios for children. Thromb Haemost 76: 813–814

V. Freie Vorträge

Diskussionsleitung:

E. O. Meili (Zürich)
H. Lenk (Leipzig)

Standardization of the Thrombin-Fibrinogen Clotting Time (TFCT) – An In Vitro Test on Thrombogenicity of Prothrombin Complex Concentrates (PCCs)

K. Schmitt, S. Rosenkranz, F. Platzer, G. Jagarzewskj, M. Kästner, A. Schroda, R. Seitz, J. Dodt

Introduction

Today, in the European Union (EU) blood products are subject to a batch release procedure by the Competent National Authorities which contribute to the protection of public health. Products have to comply with the marketing authorisation as well as the relevant European Pharmacopoeia (EP) monograph.

Thrombogenicity is still one of the serious adverse reactions which may become initiated by activated clotting factors of prothrombin complex concentrates (PCCs) [1–6]. To address the problem of the thrombogenic potential of PCCs, two in vitro tests are part of the currently adopted EP monograph for PCCs [7]. Firstly, the thrombin-fibrinogen clotting time (TFCT) and secondly the non-activated partial thromboplastin time (NAPTT). The TFCT is a clotting assay specialized for the detection of thrombin by using purified fibrinogen as a substrate. The NAPTT represents a more global assay for the detection of activated intrinsic clotting factors. Both tests are well known for a long time as part of the factor IX monograph for which the TFCT was eliminated in the 1998 edition of the EP.

Laboratory practice shows that there is a strong need for the re-evaluation of the test procedure and the standardization of this test. A worldwide collaborative study of the Scientific and Standardization Committee (SSC) of the International Society on Thrombosis and Haemostasis (ISTH) on factor VIII and IX in 1996 showed a tremendously high inter-laboratory variance of the TFCT [8]. This high degree of inter-laboratory variance complies with our own experience as the Official Medicines Control Laboratory (OMCL) for blood products in Germany: About 10% of the tested batches show weakly positive results for the TFCT in our laboratory while the manufacturers results are negative. Time-consuming additional experiments and discussions with the manufacturers are therefore necessary. In addition, the monograph on PCCs does not provide a detailed instruction of the assay which would allow for an inter-laboratory harmonized test procedure.

The aim of our study was to investigate parameters influencing the result of the TFCT, e.g. by purity of the fibrinogen, by the effect of pH and ionic strength on the detection limit for thrombin. As a result of the study an approach is described for better quantification and harmonization of assay results.

I. Scharrer/W. Schramm (Hrsg.)
28. Hämophilie-Symposion Hamburg 1997

Materials and Methods

Reagents

Human Fibrinogen. Four different fibrinogen preparations were examined, all of them were used in the collaborative study SSC/2/factor VIII and IX in 1996 mentioned above. FIB A is a therapeutic product, it includes: sodium chloride (6 mg/ml), sodium citrate (1 mg/ml), L-arginine hydrochloride (10 mg/ml) and human albumin (9 mg/ml); fibrinogen grade L American Diagnostica Inc. (FIB B) includes: sodium chloride (17% w/w) and sodium citrate (42% w/w); fibrinogen, plasminogen-depleted Enzyme Research Laboratories Inc. (FIB D) and fibrinogen, Calbiochem-Novabiochem Int. (FIB C) include: 20 mM citric acid-HCl/glycine.

Thrombin. Test-thrombin 30 IU/ml, bovine, Behring Diagnostics (calibrated against the International Standard for human thrombin).

Human Prothrombin Complex Concentrates. Three PCCS, presently on the market in Germany, were examined. The following – presumedly TFCT-relevant – parameters characterize the products: *PCC1:* low osmolality, neutral pH, low concentration of heparin, low concentration of antithrombin III (ATIII); *PCC2:* high osmolality, neutral pH, intermediate concentration of heparin, no ATIII; *PCC3:* high osmolality, neutral pH, high concentration of heparin, high concentration of ATIII.
Protamine sulphate, Merck; *polybrene* (hexadimethrine bromide), Sigma.

Methods

Thrombin-fibrinogen clotting time (TFCT) was performed according to the test for "thrombin" described in the EP monograph "Human Prothrombin Complex, Freeze-Dried" (1998:0554): "If the preparation to be examined contains heparin, determine the amount present as described in the test for heparin and neutralize it by addition of protamine sulphate R (10 µg of protamine sulphate neutralises 1 I U of heparin). In each of two test-tubes mix equal volumes of the reconstituted preparation and a 3 g/l solution of fibrinogen R. Keep one of the tubes at 37 °C for 6 h and the other at room temperature for 24 h. In a third tube (positive control), mix a volume of the fibrinogen solution with an equal volume of a solution of human thrombin R (1 I U /ml) and place the tube in a waterbath at 37 °C. No coagulation occurs in the tubes containing the preparation to be examined. Coagulation occurs within 30 s in the tube containing th rombin."

Thrombin titration series were performed as a variation of the positive control of the TFCT described above: Bovine thrombin was dissolved and pre-diluted with isotonic NaCl to 1 IU/ml. Starting with a 1:2 dilution the thrombin solution was further diluted with isotonic NaCl or buffer (for details see results) in a twofold serial dilution up to 1:32 768. Subsequently, an equal volume of a 3 g/l solution of FIB C was added to each thrombin dilution and incubated for 24 h at room temperature (RT). The final thrombin activities were as follows: 250 – 125 – 62.5 – 31.3 – 15.6 – 7.81 – 3.91 – 1.95 – 0.977

– 0.488 – 0.244 – 0.122 – 0.061 – 0.031 – 0.015 mIU/ml. Following incubation, the samples were checked for visible fibrin clots which were classified according to their size as 3+: whole content of test tube forms a strong turbid clot; 2+: content of test tube partly forms a strong turbid clot; 1+: visible fibrin strands without gel formation; and (1+): a bit of fluff without gel formation. A control sample containing NaCl or buffer was run in each experiment. It showed no sign of coagulation.

Note: Because there are controversal opinions as to judge the (1+) clot size as positive or negative, we decided to set the limit of a positive reaction to clot size 1+.

The thrombin detection limit is defined as the last positive dilution in a thrombin titration series, which is at least clot size 1+.

Fibrinogen clotting time was determined using a 3 g/l solution of FIB C spiked with increasing amounts of protamine sulphate and polybrene (5 – 25 – 50 – 250 – 500 µg). The fibrinogen solution was clotted by adding 0.2 IU/ml (final activity) of bovine thrombin. The clotting time was measured with a coagulometer (Schnitger/Gross, Amelung). For control a blank sample without heparin-neutralizing agent was run.

SDS polyacrylamide gel electrophoresis (SDS-PAGE) was performed according to Laemmli [9]. Gels were stained by a modified Coomassie Blue method.

Fibrinogen was determined according to the method of Clauss [10] on a coagulometer (KC40 micro, Amelung) using the Dade fibrinogen test kit.

Factor XIII was determined using the Berichrome factor XIII kit (Behring Diagnostics).

Results and Discussion

Aim and Design of the Investigation

The aim was to find out measures to make results of the TFCT comparable between different laboratories. In order to achieve this, two concepts were followed:

1. "Standardisation by harmonisation of reagents, buffers and test procedure": The effects of pH, ionic strength, source of fibrinogen, incubation period and temperature and the effect of the heparin-neutralizing agent on the sensitivity of the TFCT for thrombin were investigated.
2. "Standardisation by validation and harmonisation of the detection limit for thrombin": The effects of the composition of the PCC under examination on the detection limit for thrombin and the correlation between clot size and thrombin activity in the sample were investigated.

Standardization by Harmonization of Reagents, Buffers and Test Procedure

Biochemical Characterization of Fibrinogen Preparations

SDS-PAGE

Three main bands are visible on each lane of the four preparations, representing the Aα-, Bβ- and γ-chain of fibrinogen with MW of 66, 54 and 48 kDa, respectively

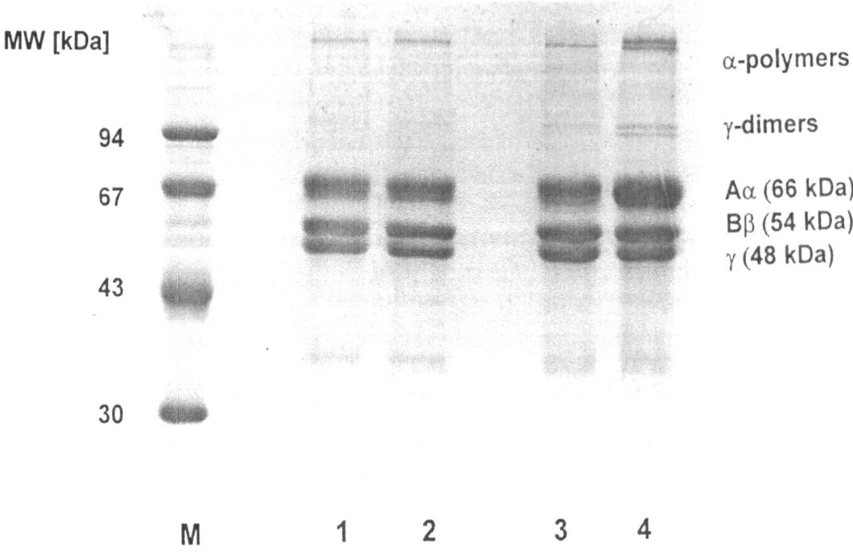

Fig. 1. SDS-PAGE analysis of fibrinogen preparations; 10 μg of each preparation were run under reducing conditions on a 10% gel. The gel was stained by Coomassie Blue. *Lane M,* molecular weight marker; *lane 1,* FIB C; *lane 2,* FIB D; *lane 3,* FIB B; *lane 4,* FIB A

(Fig. 1). Double or triple bands in this area may represent isoforms with different glycosylation of the fibrinogen chains. On lane 4 (FIB A) the Aα chain is concealed by albumin due to the identical molecular weight. Bands visible in the MW area of about 100 kDa are likely to be crosslinked γ-dimers of fibrin(ogen) which are formed by the action of f. XIIIa. Furthermore, there are prominent double (FIB A) or single bands (FIB C, D and B) on top of the running gel, which are most likely α-polymers formed by prolonged action of f. XIIIa on fibrin(ogen). On the FIB A lane the putative crosslinking products are present in larger amounts compared to the other lanes. Additional bands representing unidentified contaminants/ degradation products are visible on each of the four lanes with a similar pattern for all of the four preparations but in higher amounts for FIB B and FIB A. FIB C and FIB D show identical banding patterns.

Table 1. Relative factor XIII activity of the four Fibrinogen preparations under examination

Fibrinogen preparation	Relative f. XIII activity [U/mg fibrinogen]
FIB A	0.06
FIB B	< 0.01
FIB C	0.67
FIB D	0.30

Values represent the mean of two independent determinations performed each in duplicate.

Factor XIII Content of Fibrinogen Preparations
Factor XIII activity was measured in samples containing a fibrinogen concentration of 2, 4 and 6 g/l. Factor XIII activity is expressed in relation to the fibrinogen concentration. Table 1 shows that the relative fXIII activity of FIB B and C is at least five to ten times lower compared to FIB C and FIB D which have a similar fXIII content.

Sensitivity of the TFCT

Effect of the pH on the Clotting of Fibrinogen
FIB A was dialysed against 0.15 M PBS pH 6.0, pH 7.2 and pH 8.0. All preparations were adjusted to the same protein content according to the absorbance at 280 nm. The effect of the different pH values was studied by determination of the fibrinogen content by the Clauss method.

A neutral or slightly basic pH showed no influence on the rate of the clotting reaction, but clotting times at pH 6.0 were clearly longer, leading to an apparently reduced fibrinogen content (Table 2).

Table 2. Effect of the pH on the apparent concentration of FIB A determined according to Clauss

pH	Fibrinogen [g/l]
6.0	4.6
7.2	13.8
8.0	13.7

Effect of the Ionic Strength on the Sensitivity of the TFCT
The thrombin detection limit in samples containing FIB A dissolved in 0.07 M, 0.15 M and 0.30 M PBS pH 7.2 was analyzed in thrombin titration series. Table 3 shows that increasing the ionic strength to twice of the physiologic value results in a slight decrease of the thrombin detection limit.

Table 3. Thrombin detection limit as function of ionic strength

Ionic strength	Thrombin detection limit [mIU/ml][a]
0.07	0.977
0.15	0.977
0.30	1.95

Values represent the mean of two experiments.

[a] Defined as the last positive dilution, corresponding to clot size 1+.

Effect of Fibrinogen on the Sensitivity of the TFCT

Thrombin titration series performed with each of the four fibrinogen preparations under investigation show that the sensitivity for thrombin is considerably different between the preparations (Table 4). FIB C and FIB D show a comparable sensitivity which is higher than the sensitivity of FIB A and B.

Table 4. Thrombin detection limit as a function of the type of fibrinogen

Fibrinogen preparation	Thrombin detection limit [mIU/ml][a]
FIB A	0.977
FIB B	0.977
FIB C	0.061
FIB D	0.122

[a]Defined as the last positive dilution, corresponding to clot size 1+.

Effect of the Incubation Period and Temperature on the Sensitivity of the TFCT for Thrombin

Thirty-one independent thrombin titration series were performed using FIB C as substrate and isotonic NaCl for titration of thrombin. Two parallel titration series were made, one performed for 6 h at 37 °C in a water bath and the other for 24 h at RT.

The mean detection limit of the incubation for 24 h at RT (0.113 mIU/ml) is almost six times lower than the mean detection limit of the incubation for 6 h at 37 °C (0.665 mIU/ml; Table 5). This corresponds to about 2.5 dilution steps. The CV values correspond to about 1.5 dilution steps, representing the precision of the method.

Table 5. Mean thrombin detection limit of the TFCT as a function of incubation time and temperature

Test conditions	n	Mean thrombin detection limit [mIU/ml]	SD [mIU/ml]	CV [%]
6 h at 37 °C	31	0.665	0.533	80
24 h at RT	31	0.113	0.076	68

Effect of the Heparin-Neutralizing Agent on the Clotting of Fibrinogen

To study the effect of a possible over-dosage of the heparin-neutralizing agent on the clotting of fibrinogen, the influence of increasing amounts of protamine sulphate and polybrene on the clotting time of a FIB C solution was determined. The mean clotting time of a blank sample without heparin-neutralizing agent was 35 s. Protamine sulphate caused a prolongation of the clotting time in a dose-dependent manner, while polybrene showed no influence (Table 6).

Table 6. Fibrinogen clotting time as a function of the type and the amount of heparin-neutralizing agent

Amount of heparin-neutralizing agent [μg]	Clotting time [s][a]	
	Protamine sulphate	Polybrene
5	33	33
25	31	33
50	49	28
250	388	31
500	> 450	27

[a] Mean of three independent determinations.

Standardization by Validation and Harmonisation of the Detection Limit for Thrombin

Effects of the Composition of the PCC on the Thrombin Detection Limit
Three PCCs presently on the market in Germany were investigated. A possible thrombin contamination of the PCCs was eliminated by heat inactivation for 1 h at 70 °C (data not shown). The inactivated PCCs were used for dilution of thrombin in the thrombin titration series. Heparin was neutralized by polybrene.

Figure 2 shows that the detection limit for thrombin depends on the PCC matrix. In practical terms, in PCC1 the TFCT detects thrombin with a two- to threefold higher sensitivity compared to PCC2 and with a fourfold higher sensitivity compared to PCC3 (Table 7).

Table 7. Clot size as a measure of thrombin activity depends on the matrix

Clot size [arbitrary units]	Thrombin activity [mIU/ml]			
	PCC1	PCC2	PCC3	NaCl
0.5	0.122	0.244–0.488	0.488–0.977	0.031 -0.061
1	0.244	0.488–0.977	1.95	0.122
2	0.488–0.977	1.95	3.91	1.95
3	1.95–3.91	3.91–7.81	7.81	3.91–7.81

The sensitivity of the TFCT in the different matrices is in line with expected results which can be explained as follows: Interaction of thrombin with natural substrates is known to involve the active site as well as the fibrinogen recognition site [11, 12]. Interactions between complementary electrostatic surfaces of the fibrinogen recognition site in thrombin and the respective site of a macromolecular substrate is an ionic strength dependent step. Therefore, activity of thrombin in matrices with

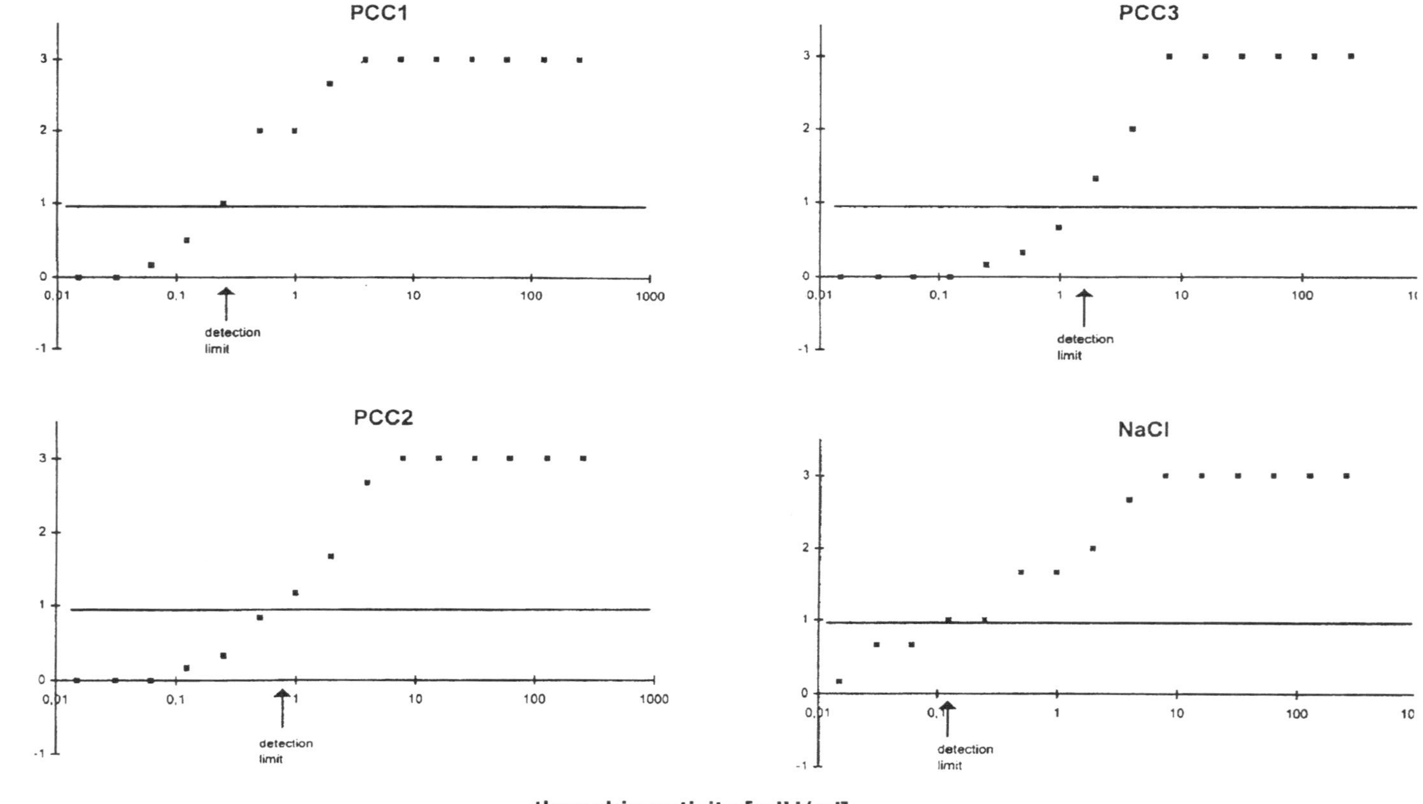

Fig. 2. Effects of the composition of PCCs on the TFCT detection limit. The detection limit is indicated by an *arrow* on the x-axis

low osmolality is higher than in those with high osmolality (PCC1 < PCC2 < PCC3). In addition, as heparin which only accelerates the reaction between thrombin and antithrombin III is neutralized in all PCCs the lowest sensitivity in PCC3 may reflect its high osmolality together with high antithrombin III.

Quantification of Positive Results in the TFCT
Quantification was achieved by comparing the clot size caused by the PCC under examination with the clot size and the corresponding thrombin activity observed in a thrombin titration series. The thrombin titration was carried out in a thrombin-free PCC with identical composition. The amount of thrombin necessary to form a clot of a defined size depends on the matrix, i.e. the type of PCC in which the clotting reaction occurs (Table 7).

Conclusions

On the basis of the results presented above, we believe that a standardisation of the TFCT will be achieved at best by combining the concept of standardisation by harmonisation of reagents, buffers and test procedure with the concept of standardisation by validation and harmonisation of the detection limit for thrombin. Therefore, we would make the following suggestions:

- The pH of the assay mixture should be controlled (pH 7.2 ± 0.2).
- The ionic strength of the assay mixture should be controlled (0.15 ± 0.05).
- The quality of the fibrinogen preparation used for the TFCT should be controlled (e.g. levels of contaminants; further investigations needed).
- Protamine sulphate should be replaced by polybrene for heparin neutralization.
- Each laboratory performing the TFCT should validate the thrombin detection limit of the test and harmonise it with other laboratories (e.g. by a collaborative study).
- The actual thrombin sensitivity of each TFCT test should be determined by performing a thrombin titration series.

Future Aspects

- Further investigations on accelerating or inhibitory substances (probably coming from the PCC under examination) should be done.
- A more precise method for the detection of the fibrin clot has to be established.
- Efforts should be made to find an in vivo correlate to the in vitro results of the TFCT and other thrombogenicity tests ("How much thrombin will be tolerated by the patient?").
- Alternative methods should be studied, especially in the light of correlation with clinical risk of thromboembolic complications or DIC.

References

1. Scharrer I (1995) The need for highly purified products to treat haemophilia B. Acta Haematol 94 (suppl): 2–7
2. Brozovic M (1987) Acquired disorders of coagulation. In: Bloom AL, Duncan PT (eds) Haemostasis and Thrombosis. 2nd edition, pp 519–534
3. Ohga S, Saito M, Matsukazi A, Kai T, Ueda K (1993) Disseminated intravascular coagulation in a patient with haemophilia B during factor IX replacement therapy. Br J Haematol 84: 343–345
4. Berntorp E (1996) Why prescribe highly purified factor VIII and IX concentrates? Vox Sanguinis 70: 61–68
5. Roberts HR, Eberst ME (1993) Current management of haemophilia B. Hematology Oncology Clinics of North America 7: 1269–1280
6. Hampton KK, Preston FE, Lowe GDO, Walker ID, Sampson B (1993) Reduced coagulation activation following infusion of a highly purified factor IX concentrate compared to a prothrombin complex concentrate. Br J Haematol 84: 279–284
7. European Pharmacopoeia Monograph 1998-0554: Human prothrombin complex, freeze dried
8. Barrowcliffe TW, Macnab J (1996) Collaborative Study F VIII/SSC/2
9. Laemmli UK (1970) Cleavage of structural proteins during the assembly of the head of bacteriophage T4. Nature 227: 680–685
10. Clauss A (1957) Gerinnungsphysiologische Schnellmethode zur Bestimmung des Fibrinogens. Acta Haemat 17: 237–246
11. Stubbs MT, Bode W (1993): A player of many parts: the spotlight falls on thrombin's structure. Thromb Res 69, 1–58
12. Bode W, Brandstetter H, Mather T, Stubbs MT (1997) Comparative analysis of haemostatic proteinases: structural aspects of thrombin, factor Xa, factor IXa and protein C. Thromb. Haemostas 78 (1) : 501-511

Funktionelle Charakterisierung von plasmatischem und rekombinantem von-Willebrand-Faktor durch Bindung an Collagen

J. Siekmann, P. L. Turecek, H. P. Schwarz

Dem von-Willebrand-Faktor (vWF) kommt neben seiner Bedeutung als Carrier und Stabilisator für Faktor VIII eine bedeutende Funktion in der primären Hämostase zu. Hier fungiert er als Bindeglied zwischen spezifischen Rezeptoren der Thrombozytenoberfläche und Komponenten der extrazellulären Matrix wie beispielsweise Collagen. Seine Domänenstruktur wird in Abbildung 1 wiedergegeben. Die Collagenbindungsepitope befinden sich innerhalb eines Disulfid-Loops der A1- bzw. A3-Domäne der reifen Untereinheit des vWF [1].

Zur funktionellen Charakterisierung des von-Willebrand-Faktors ist die Ristocetin-Cofaktorbestimmung [2,3] die verbreitetste Methode. Sie erlaubt die Bestimmung der hämostatischen Aktivität sowohl in Patientenplasmen in der klinischen Diagnostik des von-Willebrand-Syndroms als auch in Faktor VIII/vWF-Komplex enthaltenden plasmatischen Präparaten. Im Gegensatz zu dieser indirekten funktionellen Quantifizierung des vWF, bei welcher über die Bindung des Glycopeptidantibiotikums Ristocetin, einem Substanzgemisch aus dem Actinomyceten *Nocardia lurida*, an vWF die Interaktion mit dem Glycoprotein Ib (GPIb) der Thrombozytenmembran vermittelt wird und so zu deren Aggregation führt, ist die

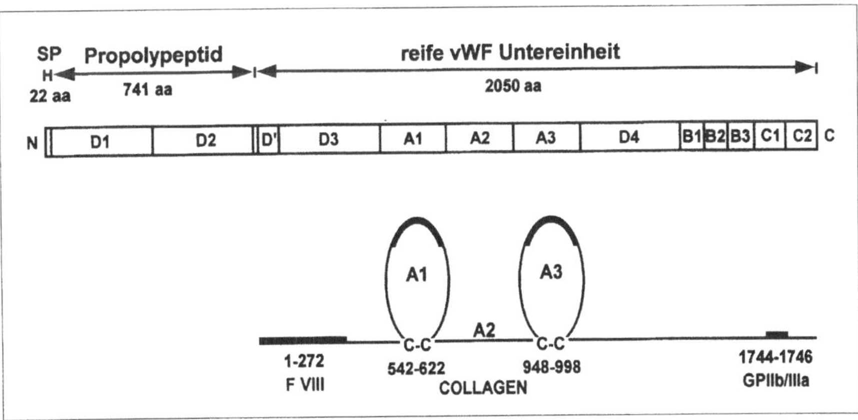

Abb. 1. Schematische Darstellung der Struktur des humanen von-Willebrand-Faktors [1]. Die Abbildung verdeutlicht die funktionellen Domänen bestehend aus der reifen vWF-Untereinheit, Propolypeptid und Signalpeptid (SP) sowie Bindungsepitopen mit Faktor VIII, Collagen und dem Thrombozytenrezeptor GPIIb/IIIa

I. Scharrer/W. Schramm (Hrsg.)
28. Hämophilie-Symposion Hamburg 1997

Wechselwirkung des vWF mit Collagen eine wesentliche direkte biologische Eigenschaft dieses Adhäsionsproteins.

Collagenbindungstests, aufbauend auf Standard-ELISA-Technologie [4,5], sind außerdem sensitiver, besser reproduzierbar und einfacher durchzuführen als die aufwendige Ristocetin-Cofaktormethode.

Die vorliegende Arbeit beschreibt die Eigenschaften sowie die Anwendung eines neu entwickelten Collagenbindungstests (IMMUNOZYM vWF:CBA). Dieser Assay wurde so konzipiert, daß die mit Collagen beschichteten ELISA-Platten auch getrocknet in stabiler, lagerfähiger Form zur Verfügung gestellt werden können.

Ergebnisse

IMMUNOZYM vWF:CBA – Konzeption des Assays

Die Auswahl des Collagens ist für die Konzeption eines Collagenbindungstests von besonderer Bedeutung. Üblicherweise werden Collagenbindungs-ELISAs unter Verwendung von fibrillärem Typ-I-Collagen (z. B. aus der Pferdesehne) durchgeführt. Die Beschichtung der ELISA-Platten erfolgt über Nacht durch physikalische Adsorption bei typischen Konzentrationen von 30–50 µg/ml [4–6]. Neben der schlechten Löslichkeit der Collagene in diesem Konzentrationsbereich und den damit verbundenen technischen Problemen bei der Durchführung sind außerdem mit diesem Typ Collagen beschichtete Platten nur begrenzt lagerfähig [6].

Für die Durchführung eines vWF/Collagen-ELISAs sind als Alternative zu Typ-I-Collagen auch Collagene vom Typ III geeignet [7], die auch im nicht fibrillären Zustand stark mit vWF wechselwirken können [8]. Bei Verwendung von pepsinverdautem Typ-III Collagen aus humaner Plazenta erwiesen sich Collagenkonzentrationen von nur 3 µg/ml als ausreichend für ein optimales Coating. Dabei liegt die Collagenkonzentration auf der beschichteten ELISA-Platte im Bereich der Immunliganden für konventionelle ELISAs zur Bestimmung des vWF-Antigens. Die Immobilisierung des Collagens [9] erfolgt durch kovalente Bindung an aktivierte Mikrotiterplatten (z. B. Pierce Reactibind). Dieser Schritt läßt sich selbst in neutralem Phosphatpuffer aufgrund der niedrigen Collagenkonzentrationen und der hohen Löslichkeit des verwendeten Collagens ohne das Auftreten von Proteinpräzipitationen durchführen. Zudem erlaubt die kovalente Immobilisierung eine mehr gerichtete Orientierung des Liganden. Eine Maskierung von Epitopen durch die Bindung an eine ELISA-Platte kann weitgehend vermieden werden. Darüber hinaus lassen sich durch Trocknung lagerstabile Platten herstellen, die auch nach Lagerung über mehrere Monate ihre vWF-Bindungseigenschaften nicht verlieren und direkt für die Durchführung eines Assays eingesetzt werden können.

Abbildung 2 verdeutlicht den Aufbau des IMMUNOZYM vWF:CBA ELISAs, bei dem der funktionelle quantitative Nachweis des von-Willebrand-Faktors in 2 Stufen abläuft:

1. Serielle Verdünnungen der vWF-enthaltenden Probe werden hergestellt und an die collagenbeschichtete Mikrotiterplatte gebunden. Zur Kalibrierung wird eine Verdünnungsreihe eines Referenzplasmas (= 100-%-Wert) in gleicher Weise in den Test eingesetzt.

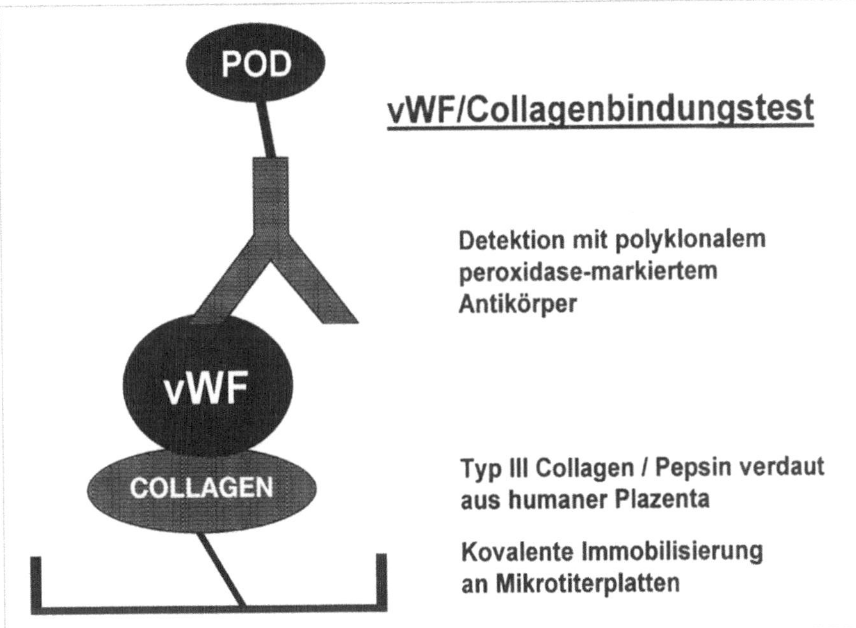

Abb. 2. Schematischer Aufbau des vWF/Collagen Binding Assays, IMMUNOZYM vWF:CBA

2. Die Detektion erfolgt mit einem gegen vWF gerichteten, polyklonalen bovinen Antikörper, der mit Peroxidase enzymmarkiert ist. Anschließend erfolgen die Substratfarbreaktion und die photometrische Messung.

Eigenschaften des IMMUNOZYM vWF:CBA

Zur Kalibrierung des Assays und Aufstellung der Bezugskurve werden geometrische Verdünnungen eines Referenzplasmas in den Test eingesetzt. Abbildung 3 zeigt eine Bezugskurve in einer semilogarithmischen Darstellung (Extinktion linear/Ordinate: vWF-Konzentration logarithmisch). Der lineare Bereich des Assays erstreckt sich bis zu einer Plasmaverdünnung von 1:500, das entspricht einer Quantifizierungsgrenze von 20 ng/ml. Die Nachweisgrenze für vWF liegt bei 10 ng/ml.

Die für den Test verwendeten, mit Collagen vorbeschichteten, getrockneten ELISA-Platten weisen eine hohe Lagerstabilität auf. Anhand eines Faktor VIII/vWF-Konzentrates (IMMUNATE, Fa. Immuno, Wien), konnte gezeigt werden, daß auch nach mehrwöchiger Lagerung bei erhöhter Temperatur keine nennenswerte Abflachung der Meßkurve erfolgte (Abb. 4).

Im Normalplasma gibt es eine gute Korrelation zwischen Collagenbindungs- und Ristocetin-Cofaktoraktivität. Die Abbildung 5 zeigt, daß eine statistische Häufung des Quotienten beider Aktivitäten im Bereich von 1 liegt. Obwohl beiden Tests völlig unterschiedliche Grundprinzipien zugrunde liegen, lassen sich beide Aktivitäten im Normalplasma durchaus vergleichen.

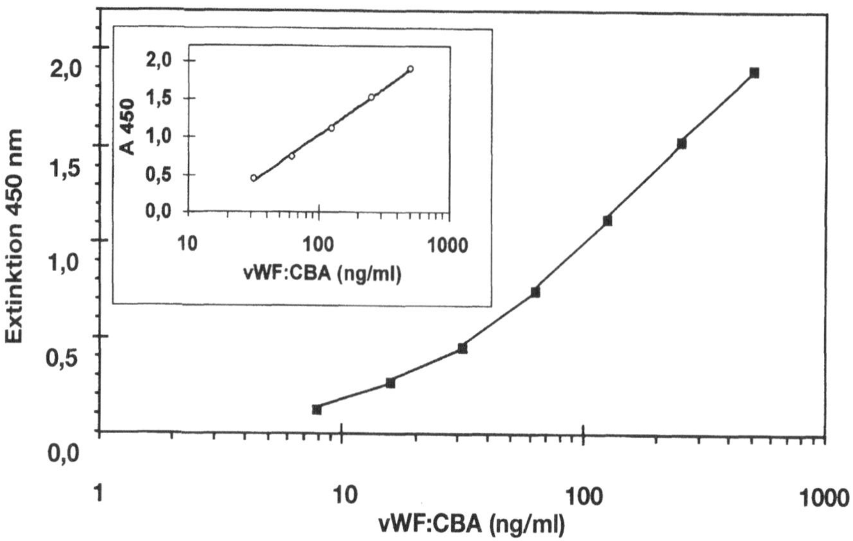

Abb. 3. Kalibrierung des IMMUNOZYM vWF:CBA: zum Erstellen der Bezugskurve wurden geometrische Verdünnungen eines Referenzplasmas (1:20, 1:40, 1:80 ... 1:1280) in den Test eingesetzt

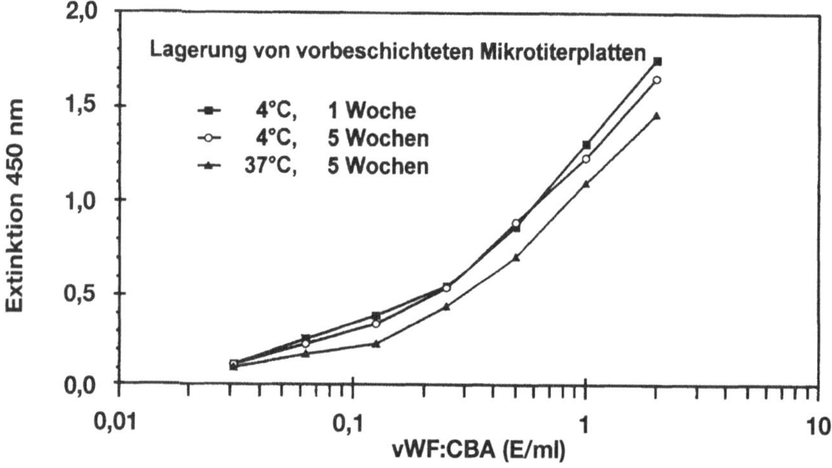

Abb. 4. Stabilität der mit Collagen Typ III beschichteten ELISA-Platten des IMMUNOZYM vWF:CBA

Zum Nachweis der Spezifität des Assays wurden verschiedene Verdünnungen eines rekombinanten von-Willebrand-Faktors [10] mit Testpuffer hergestellt und mit gleichen vWF-Konzentrationen in vWF-defizientem Plasma im Collagenbindungstest verglichen. Abbildung 6 verdeutlicht das Ergebnis. Die Collagenbindungsaktivität wird durch Zusatz von vWF-defizientem Plasma, das selbst keine Aktivität im Test zeigt, nicht signifikant beeinflußt.

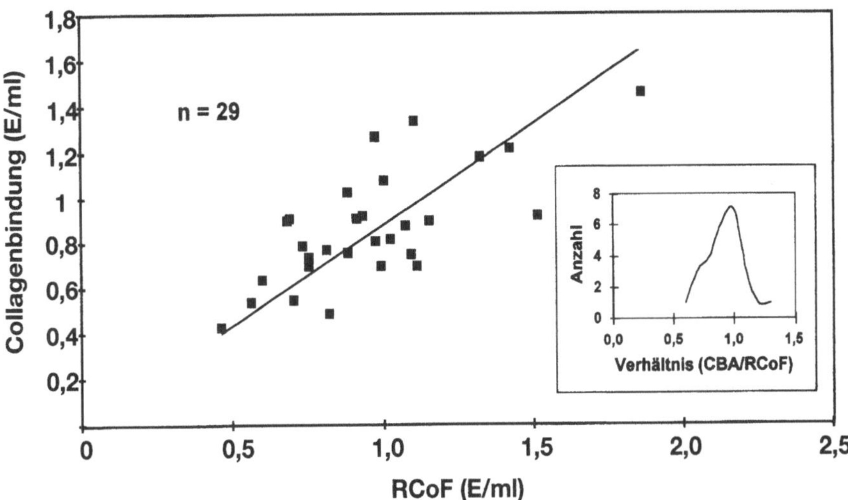

Abb. 5. Korrelation von Collagenbindungs- und Ristocetin-Cofaktoraktivität im Normalplasma

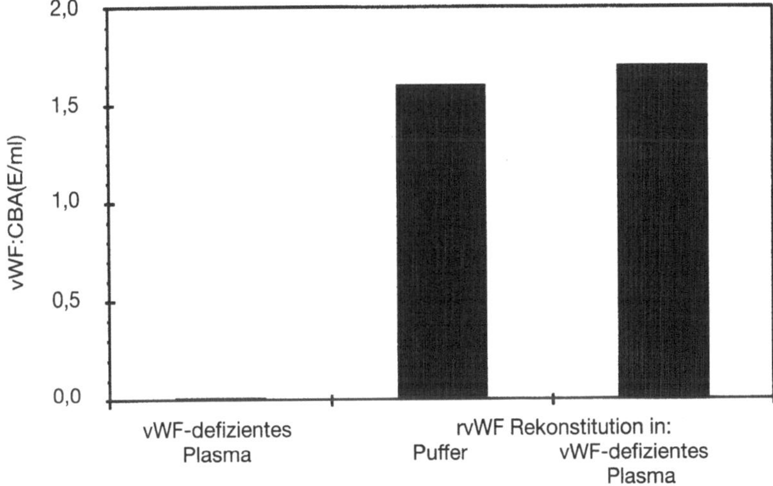

Abb. 6. Spezifität des IMMUNOZYM vWF:CBA: Vergleich der Collagenbindungsaktivitäten bei Verdünnung mit Testpuffer und mit vWF-defizientem Plasma

Zum Nachweis der Inter-Assay-Reproduzierbarkeit des IMMUNOZYM vWF: CBA wurde ein Faktor VIII/vWF-Konzentratstandard verwendet. Die resultierende Kontrollkarte zeigt Abbildung 7. Eine ähnliche Versuchsreihe wurde mit Hilfe des Ristocetin-Cofaktortests durchgeführt (Abb. 8). Es wird deutlich, daß im traditionellen Ristocetin-Cofaktortest verschiedene Einzelmessungen außerhalb des 2S-Bereiches liegen. Als Ursache ist hier die wesentlich schwierigere Standardisierbarkeit aufgrund der Verwendung von Thrombozyten anzunehmen.

Aus diesen Gründen liegt es nahe, für Qualitätskontrollzwecke von vWF-enthaltenden Konzentraten die Bestimmung der Collagenbindung einzusetzen.

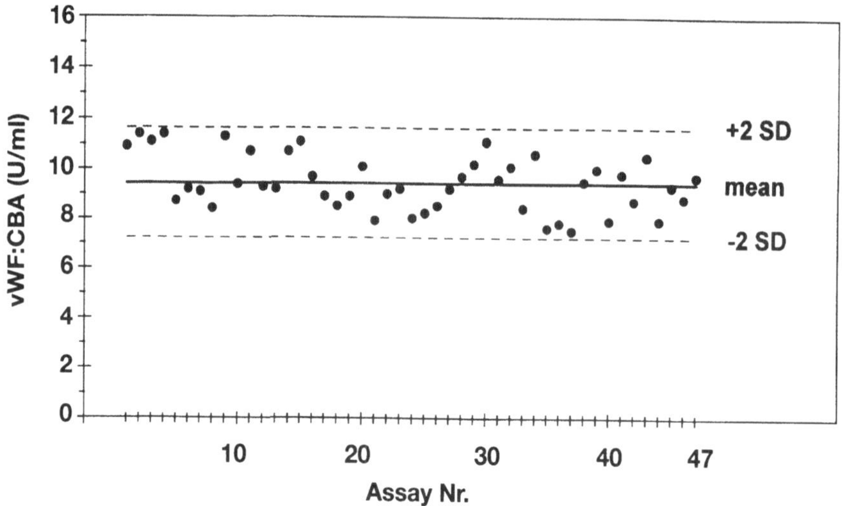

Abb. 7. Inter-Assay-Reproduzierbarkeit des IMMUNOZYM vWF:CBA mit einem plasmatischen Faktor VIII/vWF-Konzentratstandard

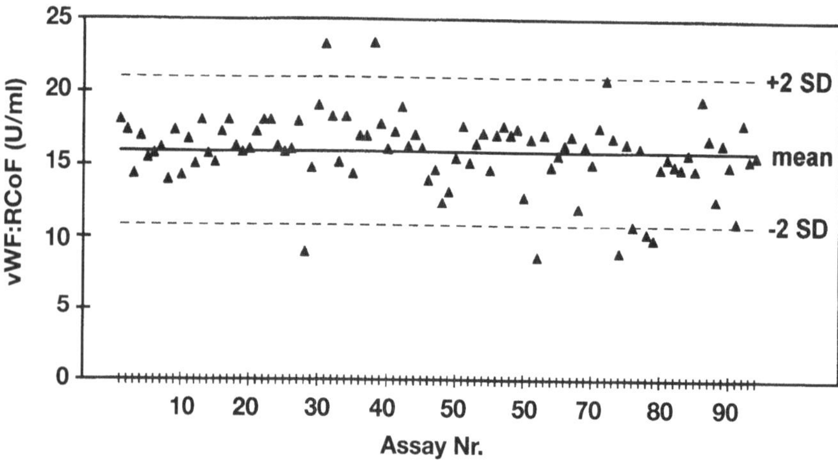

Abb. 8. Inter-Assay-Reproduzierbarkeit des Ristocetin-Cofaktor-Assays mit einem plasmatischen Faktor VIII/vWF-Konzentratstandard

Anwendungen

Ein Hauptanwendungsgebiet des IMMUNOZYM vWF:CBA ist die Bestimmung der funktionellen Aktivität des vWF zur Typisierung von Patienten mit vWF-Syndrom. Es lassen sich hier 3 verschiedene Subtypen unterscheiden [11]: eine partielle quantitative Reduktion des vWF (Typ 1), eine qualitative Veränderung (Typ 2) und eine praktisch völlige Defizienz des vWF (Typ 3). Die Tabelle 1 zeigt einige Charakteristika der verschiedenen Subtypen des vWF-Syndroms. Es ist klar ersichtlich, daß für die Collagenbindungsaktivität im Vergleich zum Normalkollektiv reduzierte Werte zu erwarten sind. In Tabelle 2 wird die Klassifizierung der Patienten mit von-Willebrand-Syndrom exemplarisch gezeigt. Zwar führt die Bestimmung der Collagenbindung zu ähnlichen Ergebnissen wie die Bestimmung des Ristocetin-Cofaktors, der Vorteil liegt hier jedoch in der eindeutig höheren Sensitivität des Collagenbindungs-ELISA, der auch bei nur geringen Aktivitäten (Patienten B und D) noch eine Quantifizierung des vWF erlaubt. Unter Berücksichtigung der vWF-Antigenwerte sowie ggf. der Multimerstruktur [12] läßt sich eine eindeutige Zuordnung zu den Typen 1, 2 oder 3 durchführen.

Tabelle 1. Charakteristika der verschiedenen Subtypen der von-Willebrand-Erkrankung

		Typ 2				
Test	**Typ 1**	**2 A**	**2 B**	**2 M**	**2 N**	**Typ 3**
Blutungszeit	verl.	verl.	verl.	verl.	verl.	verl.
vWF:Ag	↓	↓	(↓)	↓	(↓)	n.d.
vWF:RCoF	↓	↓↓	↓	↓↓	(↓)	n.d.
vWF:CBA	↓	↓↓	↓	↓↓	(↓)	n.d.
RIPA	(↓)	↓	(↑)	(↓)	(↓)	↓↓
FVIII	↓	↓	(↓)	(↓)	↓↓	↓↓
vWF-Multimeren normal						keine Multimeren-struktur

verl. verlängerte Blutungszeit
(↓) normal oder reduziert
↓ reduziert
↓↓ deutlich reduziert
(↑) normal oder verstärkt
n.d. nicht detektierbar

Tabelle 2. Exemplarische Klassifizierung von Patienten mit von-Willebrand-Syndrom. Ergebnisse einer Studie mit 130 Patienten (V.S. Blanchette, The Hospital for Sick Children, University of Toronto, Canada)

Patient	vWF:RCoF (E/ml)	vWF:CBA (E/ml)	vWF:Ag (E/ml)	Ratio CBA/Ag	Multimere (n)	Klassifikation
A	0,18	0,24	0,19	1,3	21	1
B	< 0,1	0,05	0,05	1,0	22	1
C	0,21	0,09	1,28	0,07	12	2
D	< 0,1	0,02	0,52	0,04	7	2
E	< 0,1	< 0,001	0,05	-	-	3
F	< 0,1	< 0,001	< 0,001	-	-	3
	1,0	1,0	1,0	1,0	22–25	Normal

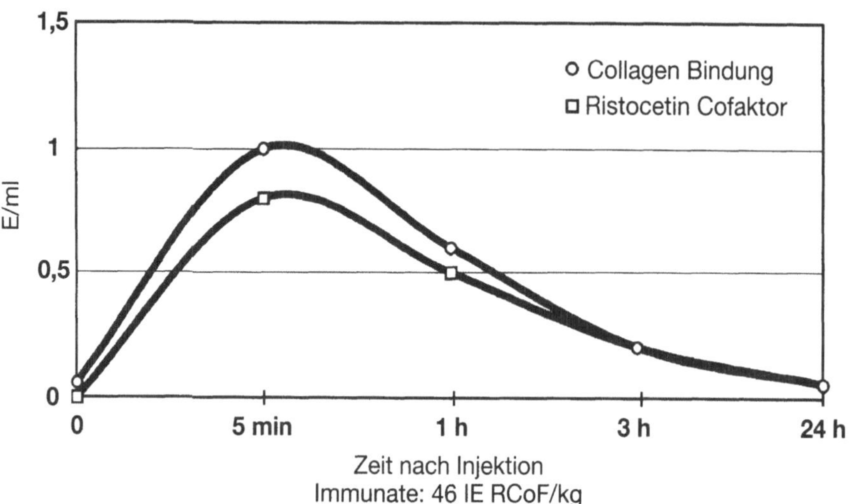

Abb. 9. Pharmakokinetik des vWF nach Behandlung eines Patienten mit von-Willebrand-Syndrom (Typ 2) nach Behandlung mit Immunate (46 IE RCoF/kg Körpergewicht)

Bei der Behandlung der von-Willebrand-Erkrankung mit vWF-enthaltenden Konzentraten läßt sich die Pharmakokinetik des von-Willebrand-Faktors im Plasma des Patienten mit Hilfe des IMMUNOZYM vWF:CBA bestimmen. Abbildung 9 zeigt dies anhand eines Patienten mit von-Willebrand-Erkrankung Typ 2 [13], der mit IMMUNATE (Fa. Immuno, Wien) behandelt wurde. Kurz nach Applikation erfolgt ein Anstieg der Collagenbindungsaktivität in den Normalbereich. Nach 24 h geht diese wieder auf den Ausgangswert zurück. Die gemessenen Collagenbindungsaktivitäten korrelieren auch hier gut mit den Ergebnissen der Ristocetin-Cofaktorbestimmung.

Die Multimere des von-Willebrand-Faktors lassen sich mit Hilfe einer spezifischen Protease abbauen [14]. Diese Protease wurde aus Humanplasma aufgereinigt und zum Abbau der Multimere von rekombinantem von-Willebrand-Faktor [15] eingesetzt.

Die Kinetik dieser Reaktion wurde durch Multimeranalyse mit Hilfe eines 2%igen SDS-Agarose-Gels [16] sowie durch Bestimmung der Collagenbindungsaktivität untersucht. Abbildung 10 zeigt die Ergebnisse dieser Analysen. Es zeigte sich, daß durch Abbau der Multimere auch die Collagenbindungsaktivität abnimmt. Die Multimeranalyse zeigt aber nicht nur den enzymatischen Abbau durch die vWF-spezifische Protease, sondern auch die Ausbildung von Satellitenbanden aus den Singulets des rvWF.

Zusammenfassung

Der neu entwickelte IMMUNOZYM vWF:CBA ist ein Collagenbindungstest für die quantitative Bestimmung der funktionellen Aktivität des humanen von-Wille-

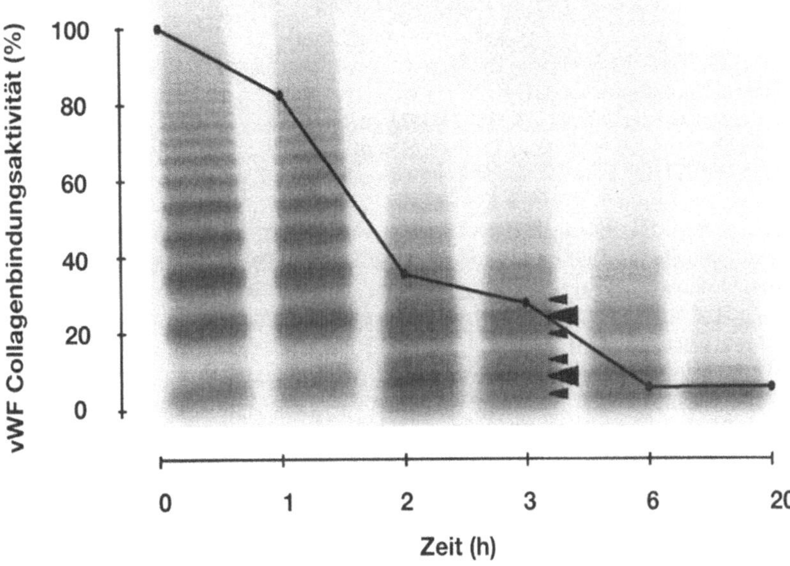

Abb. 10. Kinetik des Abbaus der Multimere eines rekombinanten von-Willebrand-Faktors mit Hilfe der "vWF-depolymerizing protease" [14, 15]. Die Visualisierung der Multimere erfolgte nach Aihara et al. [16]. Die Ausbildung der Satellitenstruktur des rvWF ist mit *schwarzen Pfeilen* markiert.

brand-Faktors. Dieser Test ist einfach durchzuführen und basiert auf konventioneller ELISA-Technologie. Zur Herstellung von collagenbeschichteten Mikrotiterplatten wird pepsinverdautes Typ-III-Collagen aus humaner Plazenta kovalent an Mikrotiterplatten gebunden. Die beschichteten Mikrotiterplatten können getrocknet und in lagerstabiler Form direkt für den Test verwendet werden. Mit Hilfe des IMMUNOZYM vWF:CBA läßt sich der von-Willebrand-Faktor spezifisch und mit hoher Sensitivität detektieren. Die Nachweisgrenze liegt bei 10 ng/ml, die Quantifizierungsgrenze bei 20 ng/ml. Die gemessenen Collagenbindungsaktivitäten korrelieren mit der Struktur der Multimere des vWF. Der Test kann für die labordiagnostische Typisierung des von-Willebrand-Syndroms verwendet werden. Er eignet sich sowohl für rekombinanten vWF als auch für FVIII/vWF-Konzentrate und kann auch zum Zweck der Qualitätskontrolle für von-Willebrand-Faktor-Präparate eingesetzt werden.

Literatur

1. Girma JP, Ribba AS, Meyer D (1995) Structure-function relationship of the A1 domain of von Willebrand factor. Thromb Haemost 74: 156–160
2. Weiss HJ, Hoyer LW, Rickles FR, Varma A, Rogers J (1973) Quantitative assay of a plasma factor deficient in von Willebrand's disease that is necessary for platelet aggregation. Relationship to factor VIII procoagulant activity and antigen content. J Clin Invest 52: 2708–2716

3. Macfarlane DE, Stibbe J, Kirby EP, Zucker MB, Grant RA, McPherson J (1975) A method for assaying von Willebrand Factor (Ristocetin Cofactor). Thrombos Diathes haemorrh 34: 306–308
4. Brown JE, Bosak JO (1986) An ELISA test for the binding of von Willebrand antigen to collagen. Thromb Res 43: 303–311
5. Favaloro EJ, Grispo L, Exner T, Koutts J (1991) Development of a single collagen based ELISA assay aids in the diagnosis of, and permits sensitive discrimination between Type I and Type II, von Willebrand's disease. Blood Coag Fibrinol 2: 285–291
6. Thomas KB, Sutor AH, Zieger B, Jessat U, Grohmann A, Wendisch J, Budde U, von Kries R, Hasler K, Tune EP, Choong SC (1994) Ein einfacher Test für die Bestimmung der Funktion des von-Willebrand-Faktors: die Kollagenbindungsaktivität. Hämostaseologie 14: 133–139
7. Pareti FI, Niiya K, McPherson JM, Ruggeri ZM (1987) Isolation and characterization of two domains of human von Willebrand Factor that interact with fibrillar collagen types I and III. J Biol Chem 262:13835–13841
8. de Groot PG, Ottenhof-Rovers M, van Mourik JA, Sixma JJ (1988) Evidence that the primary binding site of von Willebrand Factor that mediates platelet adhesion on subendothelium is not collagen. J Clin Invest 82: 65–73
9. Siekmann J, Turecek PL, Schwarz HP (1997) Design of a collagen binding assay for determination of the functional activity of von Willebrand Factor. Ann Hematol 74 (Suppl. II): A106
10. Fischer BE, Schlokat U, Mitterer A, Reiter A, Mundt W, Turecek PL, Schwarz HP, Dorner F (1995) Structural analysis of recombinant von Willebrand factor produced at industrial scale fermentation of transformed CHO cells co-expressing recombinant furin FEBS Lett. 375: 259–262
11. Sadler JE, Matsushita T, Dong ZY, Tuley EA, Westfield LA (1995) Molecular mechanism and classification of von Willebrand disease. Thromb Haemost 74: 161–166
12. Ruggeri ZM, Zimmerman TS (1981) The complex multimeric composition of Factor VIII/von Willebrand Factor. Blood 57: 1140–1143
13. Auerswald G, Anders O, Budde U, Keller F, Kemkes-Matthes B, Kreibich U, Leithäuser H, Marx G, Ponsel G, Scheel H, Schott G, Voss R, Wankmüller H (1995) Clinical study of the biological efficiency of a high-purity FVIII:C-vWF complex concentrate in patients with von Willebrand disease. Thromb Haemost 73: 1171
14. Furlan M, Robles R, Lämmle B (1996) Partial purification and characterization of a protease from human plasma cleaving von Willebrand factor to fragments produced by in vivo proteolysis. Blood 87: 4223-4234
15. Turecek PL, Furlan M, Lämmle B, Richter G, Gritsch H, Siekmann J, Schwarz HP (1996) Cleavage of recombinant von Willebrand Factor (vWF) by a vWF-depolymerizing protease. Blood 88 (Suppl. 1): 326a
16. Aihara M, Sawada Y, Ueno K, Morimoto S, Yoshida Y, de Serres M, Cooper HA, Wagner RH (1986) Visualization of von Willebrand Factor multimers by immunoenzymatic stain using avidin-biotin peroxidase complex. Thromb Haemost 55: 263–267

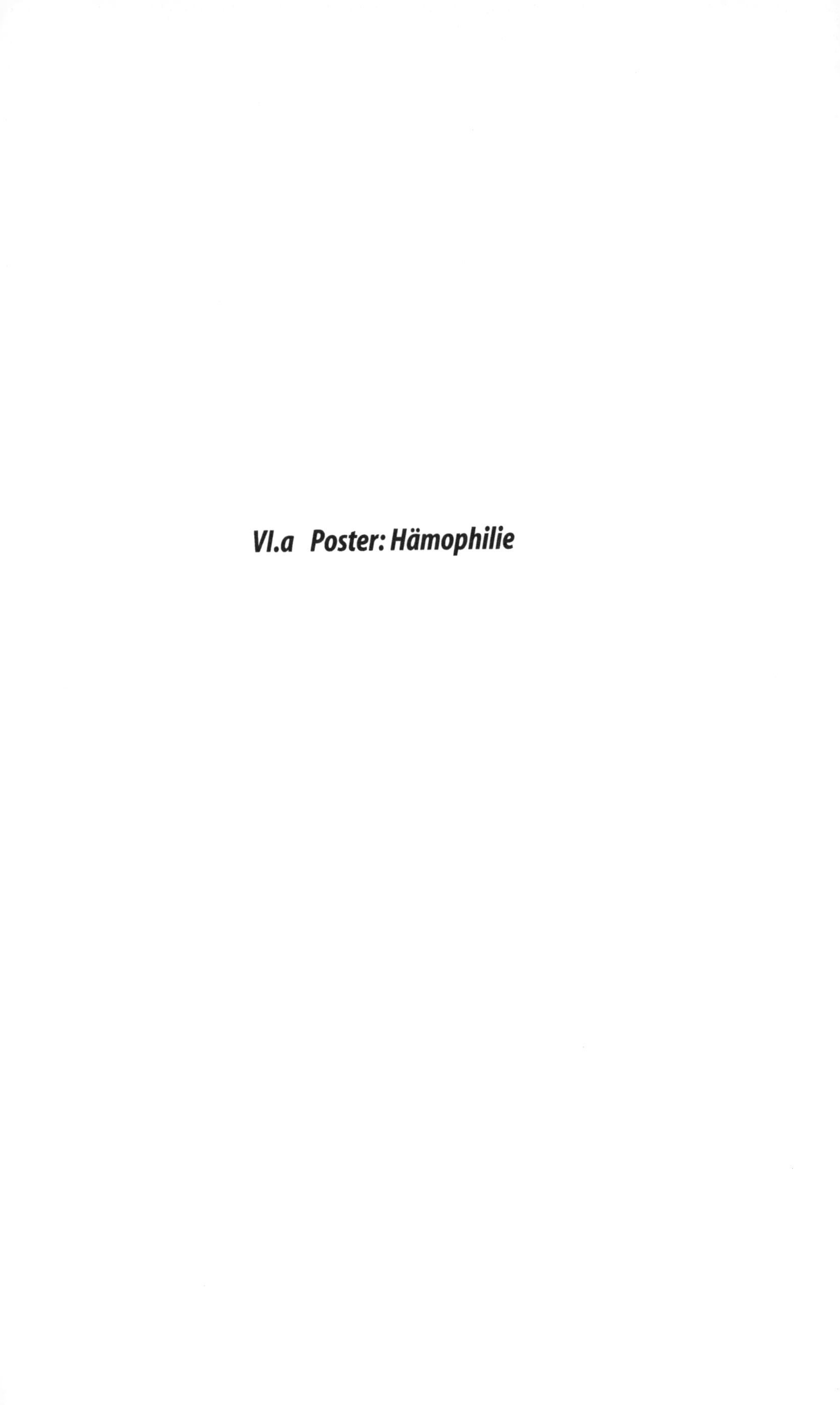

VI.a Poster: Hämophilie

Rotation des hämophilen Ellbogengelenkes: neue feinanalytische Erkenntnisse

M. Spanagel, A. Seuser, T. Wallny, G. Schumpe,
W. Effenberger, H.-H. Brackmann

Seit in den 70er Jahren die betroffenen Gerinnungsfaktoren hochkonzentriert substituiert werden konnten, hat sich die Lebenserwartung der Hämophiliepatienten von 20 Jahren um 1949 deutlich erhöht und nun der Gesamtpopulation angeglichen. In den Vordergrund des klinischen Erscheinungsbildes sind die blutungsbedingten Dauerschäden gerückt, insbesondere die hämophile Arthropatie [5].

Hinsichtlich Häufigkeit und Schwere der Osteoarthropatie wurde bis Mitte der 80er Jahre folgende Reihenfolge festgestellt: Kniegelenk > Ellenbogengelenk > Sprunggelenk [1].

Durch die Substitutionstherapie wurde jedoch auch eine gesteigerte sportliche Aktivität der Patienten möglich, in deren Folge mehr Verletzungen in den Sprung- und Ellbogengelenken auftraten. Dort sind Gelenkblutungen weniger immobilisierend als im Kniegelenk und werden eher ignoriert. Gerade dies wird für besonders gelenkschädigend gehalten.

So sind bei Jugendlichen und Kindern diese Gelenke stärker betroffen als bei Erwachsenen, bei denen immer noch das Kniegelenk die Reihenfolge anführt [3]. Dies bestätigen Untersuchungen aus der ehemaligen DDR, wo die Ellbogengelenke mit 21% am häufigsten betroffen waren [15].

Sind erst einmal die Ellbogengelenke betroffen, so sind sie therapeutisch deutlich schlechter zu beeinflussen als Knie- und Sprunggelenke [11].

Dabei korreliert das radiologische Bild nur schlecht mit dem klinischen Zustandsbild [5, 6, 10].

Aus Untersuchungen der Bewegungseinschränkungen resultieren widersprüchliche Ergebnisse: So haben Untersuchungen der Bewegung an sich im Ellbogengelenk ergeben, daß einerseits die Fähigkeit zur Extension [6], andererseits die der Pronation [4] als erste eingeschränkt waren.

In unserer ersten Bewegungsanalyse konnten wir keine Korrelation feststellen zwischen den Bewegungsdefiziten in Beugung bzw. Streckung und der Rotationseinschränkung in Pro- und Supination [13].

Daher haben wir die Bewegung von hämophilen Ellbogengelenken an sich in einer Auflösung von 5°-Schritten erneut analysiert.

Methoden

Ellbogenbewegungen sind sowohl in vitro an Leichenarmen als auch in vivo an Gesunden wie betroffenen Patienten untersucht worden. Verschiedene Techni-

I. Scharrer/W. Schramm (Hrsg.)
28. Hämophilie-Symposion Hamburg 1997

ken kamen zum Einsatz. Dabei erwies sich, daß die Pro- und Supination des Unterarmes nur unter sehr großen Schwierigkeiten genau und reproduzierbar zu messen ist. Die Mitbewegung im Handgelenk ist schwer auszuschalten, die Neutral-0-Position kann nur annäherungsweise geschätzt werden. Nicht zuletzt aufgrund der großen Bewegungsamplituden im Ellbogen ergaben sich Probleme bei den Messungen.

So konnte sich bisher keine Methode deutlich überlegen etablieren.

Die maximal möglichen Beuge- und Rotationswinkel im Ellbogen bei fixiertem Oberarm sind bei diesen Untersuchungen nicht gemessen worden. Die Umwendbewegungen der Hand sind bisher nur für den gestreckten Arm und in 45° sowie in 90° Beugung untersucht worden.

Mit der Ultraschalltopometrie wurde es möglich, Bewegungen im Ellbogen simultan zu der Pro- und Supination im Unterarm zu messen:

Eine Manschette mit 3 Ultraschallsendern wird am Unterarm angebracht, während der Oberarm mittels einer Orthese fixiert wird. Die Raumkoordinaten dieser Sender werden über die Messung der Laufzeiten der Senderimpulse zu 4 Empfängern exakt bestimmt.

Der Unterarm wird in maximaler Supination bzw. Pronation gebeugt und gestreckt. Daraus kann die Rotation im Ellbogengelenk für jede Beugestellung bestimmt werden.

Wir haben zehn rechtshändige Patienten mit einer schweren Hämophilie vom Typ A im Alter zwischen 29 und 42 Jahren vermessen. Aktuell lag kein Blutungsereignis vor, die Bewegungen sind ohne Schmerzen durchgeführt worden. Als Vergleich diente eine entsprechende Anzahl gesunder Patienten. Alle Messungen sind 10mal wiederholt worden.

Ergebnisse

Dargestellt sind die Beuge- und Rotationswinkel in Grad mit Mittelwert und einfacher Standardabweichung.

Bei gesunden Probanden fanden wir einen stetigen Zuwachs der Supination sowie eine Minderung der Pronation, wenn der Arm aus voller Streckung immer weiter gebeugt wird (Abb. 1).

Beispielhaft sind die Ergebnisse dreier hämophiler Patienten dargestellt:

Patient A hat noch keine radiologischen Zeichen einer Arthropathie bei uneingeschränkter Beuge- und Streckfähigkeit. Jedoch steigt hier die Pronation in der ersten Hälfte der Beugung leicht an, um anschließend wie bei gesunden Probanden abzufallen. Die Supination hat in der zweiten Beugehälfte eine alterierte Entwicklung, sie fällt fast symmetrisch zum initialen Anstieg wieder auf das Ausgangsniveau ab (Abb. 2).

Bei Patient B liegt ein Extensionsdefizit von ca. 35° im dominanten Ellbogengelenk vor. Die Pronation zeigt erst einen leichten Anstieg bis 70° Beugung, verbleibt dann etwa konstant und fällt wieder ab in hoher Beugestellung. Die Supination fällt wieder ab auf ihr Ausgangsniveau, wenn der Ellbogen über 65° hinaus gebeugt wird (Abb. 3).

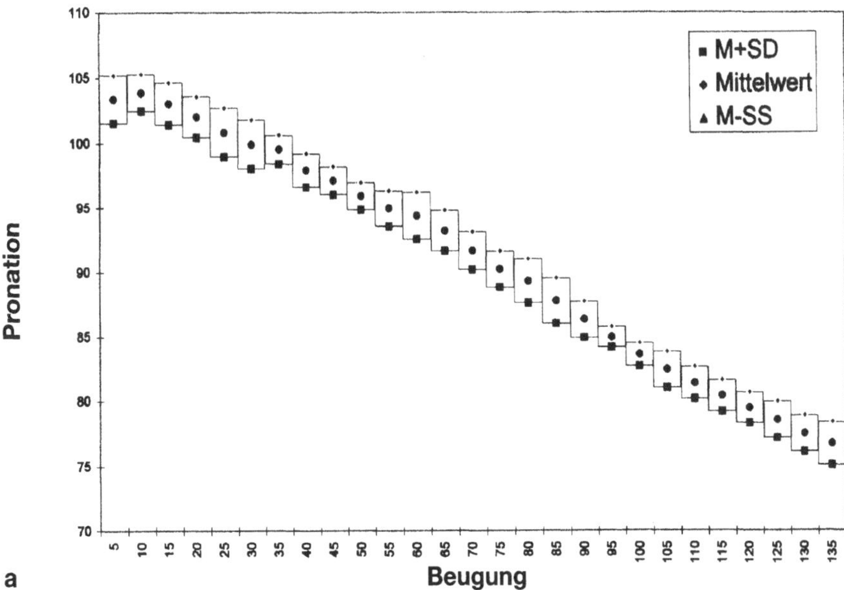

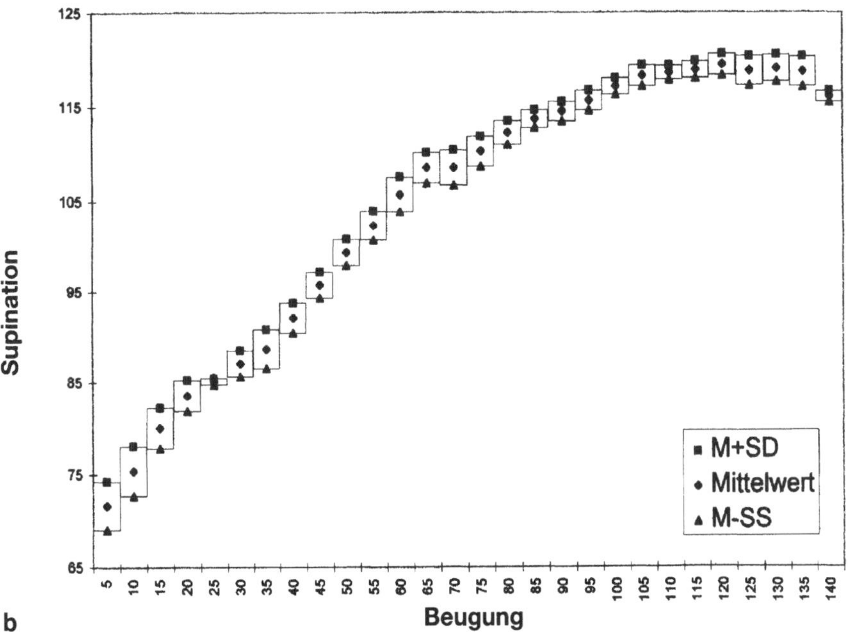

Abb. 1a, b. Bei gesunden Probanden wurde ein stetigen Zuwachs der Supination (*a*) sowie eine Minderung der Pronation (*b*) registriert, wenn der Arm aus voller Streckung immer weiter gebeugt wird

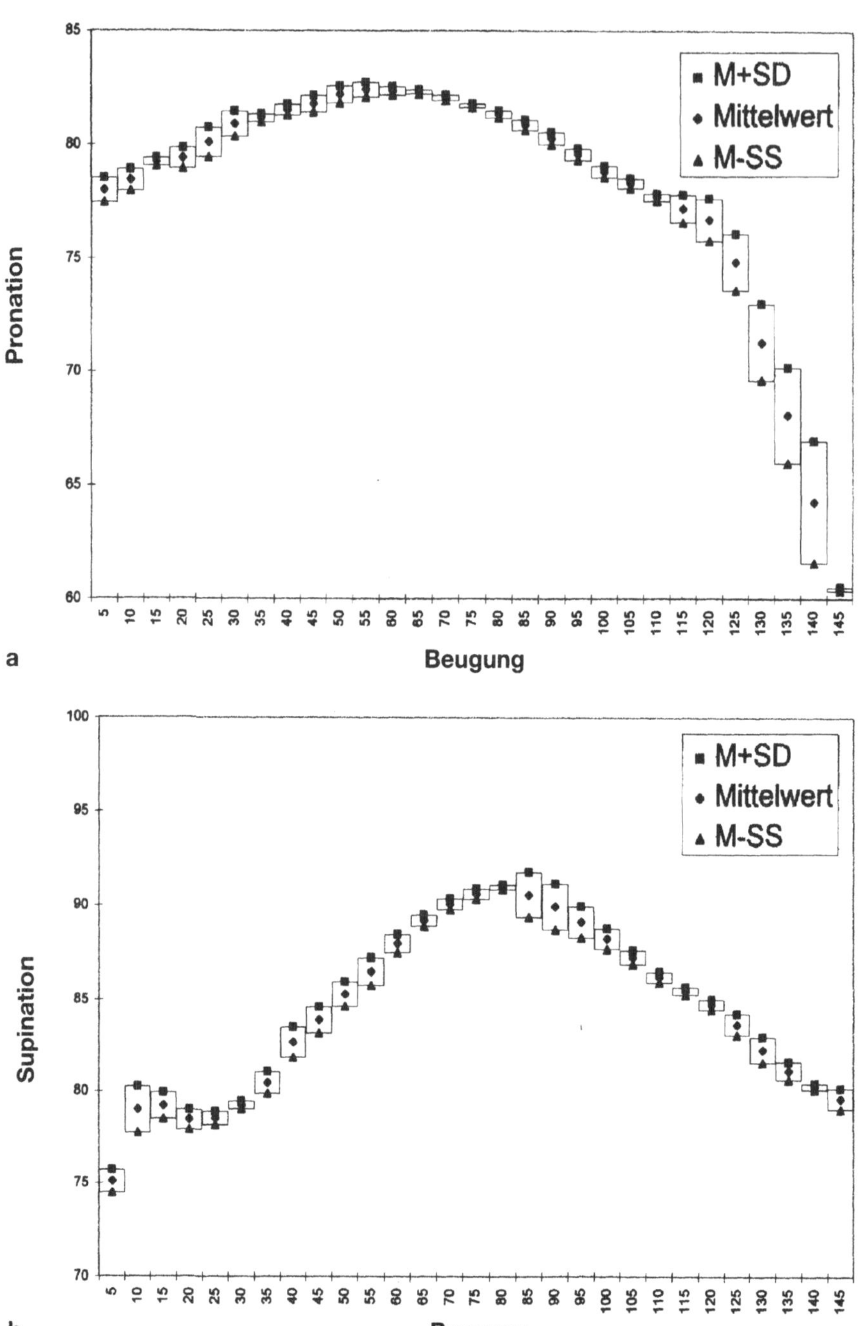

Abb. 2a, b. Patient A (Pettersson-Score 0) hat noch keine radiologischen Zeichen einer Arthropathie bei uneingeschränkter Beuge- und Streckfähigkeit. Jedoch steigt hier die Pronation (*a*) in der ersten Hälfte der Beugung leicht an, um anschließend wie bei gesunden Probanden abzufallen (*b*). Die Supination hat in der zweiten Beugehälfte eine alterierte Entwicklung, sie fällt fast symmetrisch zum initialen Anstieg wieder auf das Ausgangsniveau ab

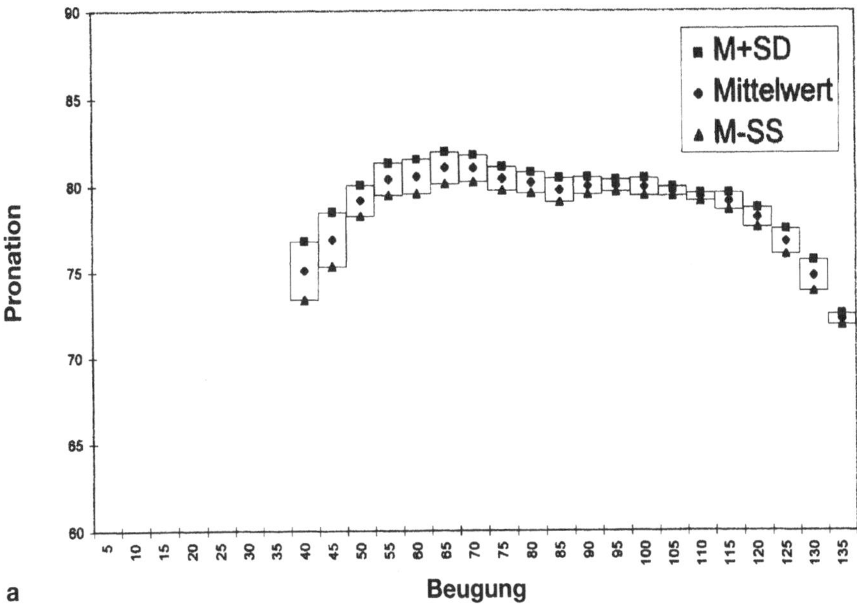

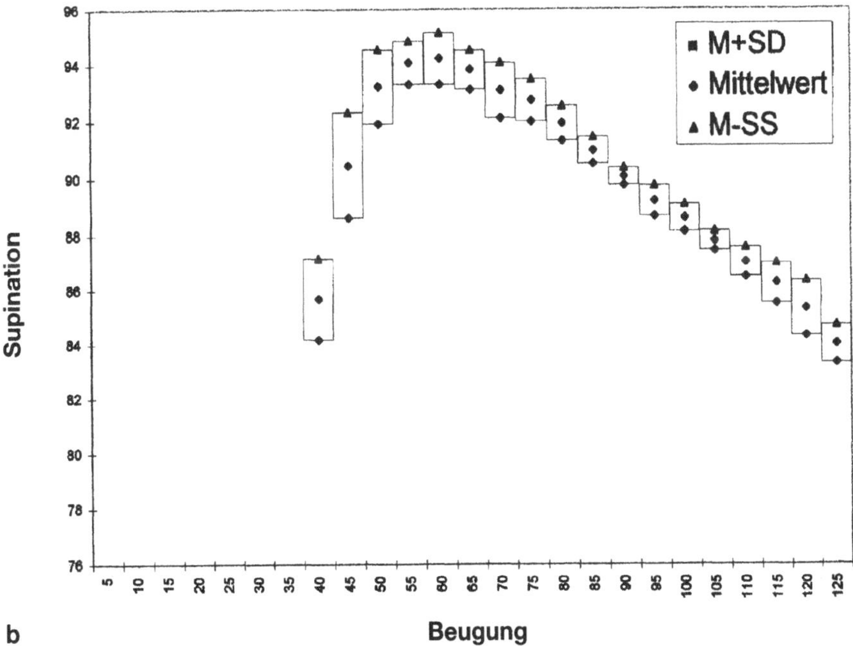

Abb. 3a, b. Bei Patient B (Pettersson-Score 1) liegt ein Extensionsdefizit von ca. 35° im dominanten Ellbogengelenk vor. (*a*) Die Pronation zeigt erst einen leichten Anstieg bis 70° Beugung, verbleibt dann etwa konstant und fällt wieder ab in hoher Beugestellung. (*b*) Die Supination fällt wieder ab auf ihr Ausgangsniveau, wenn der Ellbogen über 65° hinaus gebeugt wird

Patient C mit einem Pettersson-Score von 5 hat auch ein Extensionsdefizit von 40°. Die Pronation zeigt bis 90° Beugung eine leichte Senke von 10°, um in der weiteren Beugung wie bei allen anderen Beispielen abzunehmen. Die Supination ist in ihrer Entwicklung dagegen wie folgt beeinflußt: zu Anfang und Ende der Beugung steigt die Supination stärker an und ergibt eine sigmoide Verlaufsform (Abb. 4).

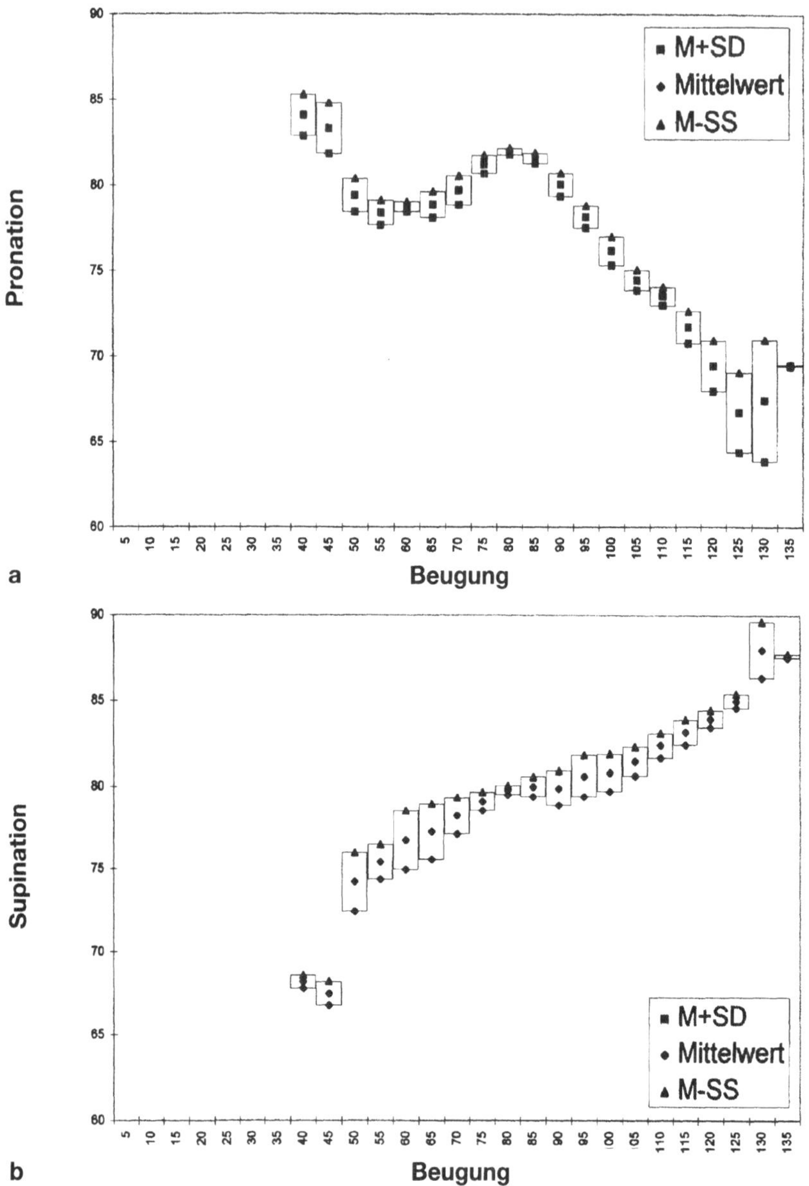

Abb. 4a, b. Patient C (Pettersson-Score 5) hat auch ein Extensionsdefizit von 40°. (*a*) Die Pronation zeigt bis 90° Beugung eine leichte Senke von 10°, um in der weiteren Beugung wie bei allen anderen Beispielen abzunehmen. (*b*) Zu Anfang und Ende der Beugung steigt die Supination stärker an und ergibt eine sigmoide Verlaufsform

Diskussion

Die untersuchten Fallzahlen lassen nur einen Trend erkennen, der weniger die absoluten Bewegungseinschränkungen beschreibt, als erstmalig die dynamischen Veränderungen während der Rotation des hämophilen Ellbogengelenkes erkennen läßt.

Auch bei anscheinend uneingeschränkten Bewegungsausmaßen ist nicht nur die Bandbreite der Rotationsfähigkeit reduziert, sondern auch deren typische Charakteristik. Die Pronation ist in der ersten Hälfte der Beugung verändert, die Supination in der zweiten Hälfte. Die Rotationsfähigkeit ist bei veränderter Dynamik und verminderter Bandbreite noch auf einem hohen Niveau.

Wie kommt es nun zu diesen Einschränkungen der Rotationsfähigkeit in bestimmten Bereichen der Beugung und Streckung?

Das klinische Zustandsbild eines Gelenkes mit hämophiler Arthropathie wird beeinflußt durch Veränderungen sowohl an den knöchernen Strukturen als auch der umgebenden Muskulatur und des periartikulären Gewebes.

Bei Aktivitäten des täglichen Lebens wirken bis zu 50% des Körpergewichts auf das Ellbogengelenk ein. Dabei werden 60% der axialen Belastung vom humeroradialen Gelenk getragen, 40% vom humeroulnaren [9].

Der Richtungsvektor ist von dem Grad der Beugung und der Position im Ellbogengelenk abhängig. Werner [16] hat durch Kraftmessungen an Leichenellbogen die Kräfte auf das Radiusköpfchen gemessen: Dabei fand er ein Maximum 0-30° Flexion, das mit zunehmender Beugung abfiel.

Diese hohen Belastungen, v. a. auf das humeroradiale Gelenk, in früher Flexion machen die auf dem Röntgenbild beobachteten Veränderungen verständlich: Als Folge einer sekundären Hyperämie in den periartikulären Geweben kommt es in der Kindheit zu einer beschleunigten Ossifikation und zu einem überschießenden Wachstum der Epiphysen. Im Ellbogen zeigt sich eine Hyperplasie der Radiusköpfchen sowie vergrößerte Capituli humeri [3].

Die beschriebene Größenzunahme v. a. des Radiusköpfchens verursacht aufgrund der resultierenden Inkongruenz im radiohumeralen Gelenk eine Limitierung des Bewegungsumfangs stärker in der Rotation als in der Beugung und Streckung [9].

Das beobachtete Streckungsdefizit kann auch auf knöchernde Veränderungen zurückzuführen sein: Die Streckung wird begrenzt durch das Anschlagen der Olekranonspitze in der Fossa olecrani und den passiven Dehnungswiderstand der Beugermuskeln [8].

Da Ulna und Humerus eng kongruierende Gelenkflächen aufweisen, können auch kleinere Exostosen an der Olekranonspitze oder Spitze des Processus coronoideus den Gelenkwiderstand erhöhen und dadurch die Mobilität verringern [12].

Nach Morrey wird die Extension auch durch ventrale Kapselanteile limitiert.

So ist auch das umgebende periartikuläre Gewebe als Faktor einer Bewegungseinschränkung zu beachten: Gelenkkontrakturen sind nicht nur das Resultat intraartikulärer, sondern auch intramuskulärer Blutungen. Sie verursachen eine Drucknekrose der umgebenden Muskulatur, und über eine Entzündungsreaktion wird schließlich ein bindegewebiger Ersatz, eine Fibrose gebildet [1].

Welche Muskeln sind nun für die Rotation verantwortlich und würden bei fibrotischen Umbauvorgängen das Bewegungsausmaß reduzieren?

Die Rotation insgesamt konnte bei Leichenellbogen vergrößert werden durch die Entfernung der umgebenen Muskeln und Bandstrukturen: Nach Muskelentfernung wurde eine Vergrößerung um 50°, nach Muskel- und Bandentfernung eine Vergrößerung um 70° festgestellt. Dabei resultierte eine stärkere Zunahme des ROM nach Entfernung der Muskulatur als nach Entfernung der Bänder [17].

Laut Kapandji arbeiten bezüglich der Sup- und Pronation immer 2 Muskeln paarweise zusammen: 1 kurzer als Abroller, ein langer als Zugmuskel.

Bei der Pronation sind dies der M. pronator quadratus und der M. pronator teres.

Der M. pronator quadratus ist um den distalen Abschnitt der Ulna gewunden und proniert durch Abrollen mit gleichbleibender Aktivität in jeder Ellbogenposition.

Der M. pronator teres wirkt durch Zug. Seine höchste Kraft entwickelt er in der mittleren Flexion. Nach Winters [17] werden die Pronationsdrehmomente größer, wenn der Arm von 90° auf 0° gestreckt wird.

Die Pronation bei den untersuchten Patienten nimmt mit zunehmender Beugestellung ab. Ist gerade bei früher Flexion eine Reduktion der Pronation bei hämophilen Patienten zu beobachten, läßt dies eine Affektion der für diese Bewegung verantwortlichen Muskulatur vermuten.

Bei der Supination sind hauptsächlich der M. biceps brachii sowie der M. supinator beteiligt. Ersterer ist der kräftigste Umwendemuskel und supiniert durch Zug [8]. Der M. supinator ist um den Hals des Radius gewunden und supiniert durch Abrollung.

Der M. supinator hat bei gestrecktem Ellbogengelenk ca. 50% der Supinationskraft des M. biceps. Mit zunehmender Beugung reduziert sich sein Anteil auf ca. 30%. In der Endphase der Beugung nimmt sein Anteil wieder zu mit rasch sinkender Muskelspannung des M. biceps.

Winters sagt, die Supinations-DM für den gestreckten Ellbogen seien kleiner als in 90° Beugung.

Eine Verminderung der Supination in fortgeschrittener Beugung bei den untersuchten Patienten läßt auf eine Ursache bei dem M. biceps als Hauptverursacher für diese Bewegung schließen.

Eine Übersicht über die limitierenden Strukturen der Rotation ergibt, daß natürlich auch die Kapsel-Bandstrukturen ihren Anteil daran tragen:
Die Pronation wird limitiert durch die

- knöchernde Annäherung des Radius an die Ulna
- Spannung des hinteren radioulnaren Ligaments
- Spannung der hinteren Fasern des Lig. med. coll.
- in Extension durch die passive Spannung des M. biceps
- hintere Teile des Lig. anulare [14]
- Lig. quadratum [14]
- Druck des M. flexor pollicis longus auf die tiefen Fingerflektoren
- dorsale Kapselanteile des distalen Radioulnargelenkes [16]

Die Supination wird begrenzt durch
- passive Spannung des vorderen radioulnaren Ligaments
- passive Spannung der Chorda obligua
- den Kontakt des Hinterrandes der radialen Inzisur mit dem Processus styloideus ulnae und der dazwischengelagerten Sehne des M. ext. carpi ulnaris [8]
- vordere Teile des Lig. anulare [14]
- palmare Kapselanteile des distalen Radioulnargelenkes

Im Rahmen dieser Untersuchung können die einzelnen Faktoren in ihrem Anteil an der Bewegungseinschränkung nicht im Detail erkannt werden. Trotzdem zeigt sich, daß die Rotation in gerade ganz bestimmten Beugestellungen reduziert ist: Die Pronation ist in der ersten Hälfte der Beugung verändert, die Supination in der zweiten Hälfte.

Diese überraschenden Änderungen in den Bewegungsausmaßen müßten noch durch genauere Untersuchungen mit den Veränderungen der Gelenkmorphologie verglichen werden.

Aber auch die Resultate dieser frühen Funktionsanalyse können zum näheren Verständnis der Entwicklung und Verlauf der hämophilen Arthropathie beitragen.

Bis jetzt muß man sich noch darauf beschränken, frühzeitig durch geeignete Krankengymnastik [7] Gelenkbelastungen zu vermeiden und gerade die eher lokalen Bereiche innerhalb der möglichen Beugung zu beüben, die eine deutliche Reduktion in Dynamik und absolutem Maß der Rotationsfähigkeit des Unterarms aufweisen.

Literatur

1. Atkins RM, Henderson NJ, Duthie RB (1987) Joint contractures in the hemophilias. Clin-Orthop 219: 97–106
2. Dzinaj T, Funk M, Schmidt H, Klarmann D, Gingor T, Krenz W (1994) Die Manifestation der hämophilen Arthropathie bei verschiedenen Therapieregimen. In: Scharrer I, Schramm W (Hrsg) 25. Hämophilie-Symposium Hamburg 1994. Springer, Berlin Heidelberg New York Tokio
3. Erlemann R, Pollmann H, Adolph J, Peters PE (1990) Die hämophile Arthropathie unter besonderer Berücksichtigung des Ellenbogengelenkes. Radiologe 30 (3): 116–123
4. Gamble JG, Vallier H, Rossi M, Glader B (1996) Loss of elbow and wrist motion in hemophilia. Clin-Orthop 328: 94–101
5. Hamel J, Pohlmann H, Schramm W (1988) Verteilung und Ausmaß der hämophilen Arthropathie bei Erwachsenen mit schweren Factor VIII Mangel. Z-Orthop 126 (5): 574–578
6. Johnson RP, Babitt DP (1987) Five stages of joint disintegration compared with range of motion in hemophilia. Clin Orthop 201: 36 -106
7. Kalnins W, Klein H (1995) Konzept der krankengymnastischen Behandlung der hämophilen Arthropathie. In: Scharrer I, Schramm W (Hrsg) 26. Hämophilie-Symposium Hamburg 1995. Springer, Berlin Heidelberg New York Tokio
8. Kapandji IA (1985) Funktionelle Anatomie der Gelenke: Obere Extremität. Enke, Stuttgart
9. Morrey BF, An KN, Stormont TJ (1988) Force transmission through the radial head. J Bone Joint Surg Am 70 (2): 250–256
10. Rodriguez-Merchan EC (1996) Effects of hemophilia on articulations of children and adults. Clin-Orthop 328: 7–13

11. Seuser A, Effenberger W, Oldenburg J, Brackmann HH (1995) Zwölfjahresergebnisse der klinischen und radiologischen Ellenbogenscores bei Kindern mit schwerer Hämophilie. In: Scharrer I, Schramm W (Hrsg) 26. Hämophilie-Symposium Hamburg 1995. Springer, Berlin Heidelberg New York Tokio
12. Sojbjerg JO (1996) The stiff elbow. Acta Orthop Scand 67 (6): 626–631
13. Spanagel M, Seuser A, Schumpe G, Effenberger W, Brackmann HH: Pro- und Supination des hämophilen Ellenbogens: Eine biomechanische Studie. In: Scharrer I, Schramm W (Hrsg) 26. Hämophilie-Symposium Hamburg 1995. Springer, Berlin Heidelberg New York Tokio
14. Stroyan M, Wilk KE (1993) The functional anatomy of the elbow complex. J Orthop Sports Phys Ther 17 (6): 279–288
15. Syrbe G, Linde P (1990) Ein-Jahresanalyse von Blutungsereignissen von 223 Hämophilen in der DDR. Folia Haematol Int Mag Klin Morphol Blutforsch 117 (4): 519–525
16. Werner FW, An KN (1994) Biomechanics of the elbow and forearm. Hand Clin 10 (3): 357–373
17. Winters JM, Kleweno DG (1993) Effect of initial upper-limb alignment on muscle contributions to isometric strength curves. J Biomech 26 (2): 143–153

Mutationsanalyse bei 27 Hämophilie-B-Patienten aus Polen

K. Wulff, W. Schröder, H. Gazda, R. Robicka-Milewska,
F. H. Herrmann

Der Gerinnungsfaktor IX ist ein Vitamin-K-abhängiges Glykoprotein und involviert als Serinprotease in die Blutgerinnungskaskade. Das Gen für den Faktor IX wurde 1985 von Yoshitake et al. sequenziert und charakterisiert. Es liegt im langen Arm des X-Chromosoms im Bereich Xq27.1 und umfaßt einen Bereich von 34 kb (Yoshitake et al. 1985). Es besteht aus 8 Exonbereichen (a–h), die die Information für das Vorläuferprotein des Faktor-IX-Gens tragen (Abb. 1). Die beiden Exon g und h kodieren die katalytische Domäne und tragen die Information für die eigentliche Serinprotease. Der Faktor-IX-Mangel, die Hämophilie B, ist eine seltene X-chromosomal-rezessiv vererbte Erkrankung mit einer Häufigkeit von 1 auf 30 000 Knaben-

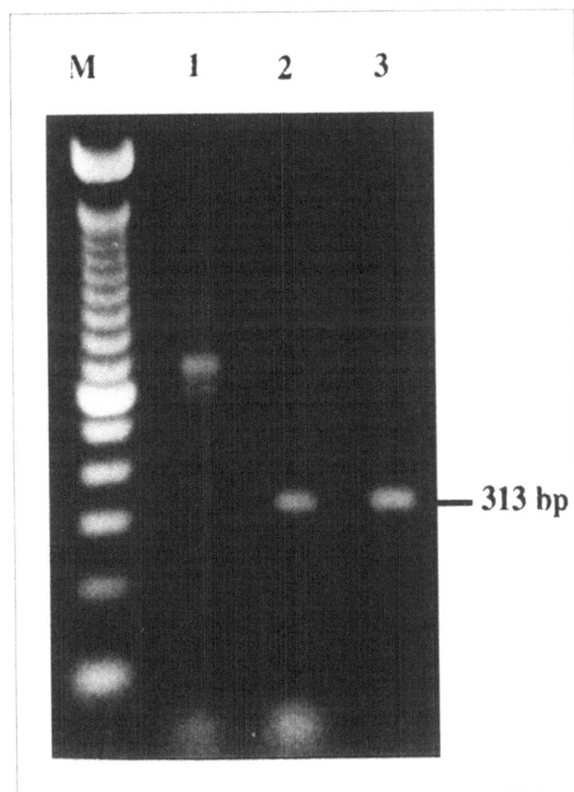

Abb. 1. Die PCR-Produkte vom Exon e des Faktor-IX-Gens.
Bahn 1–3: PCR-Produkte des Exon e von 3 Hämophilie-B-Patienten nachgewiesen in 1% NuSieve-Agarose; M: DNA-Marker (100-bp-Leiter). Der Patient 1983 (Bahn 1) zeigt ein atypisches PCR-Produkt

I. Scharrer/W. Schramm (Hrsg.)
28. Hämophilie-Symposion Hamburg 1997

geburten. Aufgrund des X-chromosomalen Erbgangs erkranken fast ausschließlich Knaben. Hämophile Mädchen sind extrem selten. Die Blutungsneigung ist bei ihnen häufig auf eine ungleiche Inaktivierung der X-Chromosomen zurückzuführen (Schröder et al. 1997).

Als Gendefekte wurden bei den Hämophilie-B-Patienten in den meisten Fällen Punktmutationen aufgezeigt. Große Genveränderungen sind selten die Ursache für diese genetische Erkrankung. Es wurden bisher wenige größere Genmutationen (> 30 bp) beschrieben. Extrem seltener nachgewiesen wurden bei Hämophilie-B-Patienten große Additionen im Faktor-IX-Gen (Tuddenham u. Cooper 1994a).

In der vorliegenden Arbeit werden die Ergebnisse der Mutationsanalyse bei 27 Hämophilie-B-Patienten aus Polen vorgestellt.

Material und Methoden

In die Mutationsanalyse im Faktor-IX-Gen wurden 27 Hämophilie-B-Patienten aus Polen einbezogen. Die hämostaseologischen Untersuchungen und Klassifikation der Gerinnungsstörung erfolgte in den betreuenden Einrichtungen. Zur genomischen Diagnostik wurde DNA aus weißen Blutzellen nach Standardmethoden isoliert. In der Mutationsanalyse wurden alle kodierenden Bereiche, die Exon-Intron-Übergänge sowie die Promotorregion des Faktor-IX-Gens auf Veränderungen untersucht (Wulff et al. 1995).

Hierfür wurde anhand der Sequenzdaten des Faktor-IX-Gens (Yoshitake et al. 1985) exon-flankierende Primerpaare abgeleitet und mit Hilfe der Polymerase-Chain-Reaction(PCR)-Technik diese Bereiche amplifiziert. Die direkte Sequenzierung der PCR-Produkte erfolgte mit dem DNA-Sequenzer 373A und den Sequenzierungsreagenzien des Dye Terminator Sequencing FS Kit der Firma Perkin Elmer/ABI. Zum Nachweis größerer Genaberrationen (> 30 bp) wurde eine Southern-Blot-Analyse durchgeführt. Mit Hilfe einer cDNA-Sonde des Faktor-IX-Gens, die radioaktiv markiert war, konnten die Genbereiche des Faktor-IX-Gens auf dem Southern-Blot analysiert werden.

Ergebnisse und Diskussion

Die Ergebnisse der Sequenzanalyse von 27 Hämophilie-B-Patienten aus Polen sind in den Tabellen 1 und 2 zusammengestellt. In der DNA von 22 nichtverwandten Hämophilen mit klinisch schwerer Verlaufsform (Faktor-IX-Aktivitäten < 1%) wurde eine Veränderung im Faktor IX nachgewiesen. In 2 Patienten war eine größere Genveränderung (> 30 bp) im Faktor-IX-Gen nachweisbar. In einer Hämophilie-B-Patientin wurde eine Chromosomenaberration analysiert (Schröder et al. 1998), in die der Bereich um das Faktor-IX-Gen involviert ist. In 91% aller Patienten mit nachweisbarer Mutation wurden die Veränderungen im Faktor-IX-Gen durch die Sequenzanalyse aufgezeigt (Tabelle 1). Bei 59% aller Hämophilie-B-Patienten wurden missense-Mutationen als Basensubstitutionen mit Austausch einer Aminosäure nachgewiesen (Tabelle 1). In 4 Patienten führ-

Tabelle 1. Mutationen nachgewiesen im Faktor-IX-Gen bei Hämophilie-B-Patienten aus Polen

Typ der Mutation	Anzahl der nachgewiesenen Mutanten	
	(n)	[%]
Missense-Mutationen	13	(59,0)
Nonsense-Mutationen	4	(18,0)
Promotormutationen	–	–
Splice-Mutationen	1	(4,5)
Deletionen (< 30 bp):	2	(9,0)
-inframe 1	1	(4,5)
-outframe 1	1	(4,5)
Additionen (< 30 bp)	–	–
Summe	20	(91,0)
Deletionen > 30 bp	–	–
Chromosomenveränderung	1	(4,5)
Insertion > 30 bp	1	(4,5)
Gesamt	22	(100)

Tabelle 2. Mutationen nachgewiesen im Faktor-IX-Gen von Hämophilie-B-Patienten aus Polen (*Mutationen, die bisher noch nicht bei FIX-Mangel nachgewiesen wurden). Nach Gianelli et al. (1996)

Patienten Nr.	Klinischer Schweregrad	Nukleotidänderung (Nukleotid-Nr.)	Aminosäure-änderung	Kodon Nr.	Exon Nr.
1989	Severe	C–T (6364)	Arg-Trp	–4	b
1784	Severe	G–A (6365)	Arg-Gln	–4	b
1759	Severe	A–G (6706)	*Donor splice	–	–
1760	Severe	T–C (17743)	Ser–Pro	110	e
1763	Severe	C–T (20518)	Arg–Trp	180	f
1764	Severe	G--A (20519)	Arg-His	180	f
1985	Severe	G-A (20519)	Arg-His	180	f
1986	Severe	C–A (30919)	*Tyr–stop	266	h
1757	Severe	C–G (31006)	*Tyr–stop	295	h
1758	Severe	C–T (31008)	Thr–Met	295	h
1765	Severe	T–A (31049)	*Trp–Arg	310	h
1761	Severe	Frame shift stop 321 (31069)	*ΔA	316	h
1984	Severe	ΔTTG (31113-15)	Δ Leu	331	h
1766	Severe	C–T (31118)	Arg–stop	333	h
1756	Severe	G–A (31119)	Arg–Gln	333	h
1990	Severe	C–T (31133)	Arg–stop	338	h
1780	Severe	G–A (31215)	Ser–Asn	365	h
1762	Severe	C–A (31224)	*Pro–His	368	h
1988	Severe	G–A (31287)	Cys–Tyr	389	h
1987	Severe	G–A (31287)	Cys–Tyr	389	h

te eine Basensubstitution zu einem Stopkodon (Nonsense-Mutation). Bei einem Patienten war die "donor splice site", die Erkennungssequenz für das Herausschneiden des Intronbereiches, verändert. In 2 Patienten wurde eine kleine Deletion im Exon h nachgewiesen. Das Fehlen von einem Nukleotid führt beim Patienten 1761 (Tabelle 2) zur Verschiebung des Leserasters (Frameshift-Mutation). Beim Patienten 1984 verursacht das Fehlen von 3 Nukleotiden den Verlust der Information für die Aminosäure Leuzin, ein um eine Aminosäure verkürztes Protein (in Frame-Mutation). In 2 nichtverwandten Patienten wurden identische Mutationen analysiert. Es ist sehr wahrscheinlich, daß diese Mutationen einen gemeinsamen Ursprung haben.

In früheren Untersuchungen an Hämophilie-B-Patienten konnten wir zeigen, daß bei den von uns untersuchten Hämophilen mit gleicher Faktor-IX-Mutation auch der gleiche Haplotyp (Allelkombination für inter- und intragene Polymorphismen des Faktor-IX-Gens) nachweisbar ist (Wulff et al. 1995) und daß somit die Mutationen dieser Patienten mit hoher Wahrscheinlichkeit gemeinsamen Ursprungs sind. Die Verteilung der Mutationen auf die verschiedenen Domänen des Faktor-IX-Proteins zeigt, daß in 64% aller Hämophilen das Exon h, das die Information für die katalytische Domäne des FIX-Proteins enthält, durch eine Mutation verändert ist. Ein Vergleich der in polnischen Patienten nachgewiesenen Mutanten mit der Datenbank für Hämophilie-B-Mutationen zeigt (Gianelli et al. 1996), daß 6 dieser Veränderungen (Tabelle 2) neue Mutationen sind, die bisher noch nicht im Faktor-IX-Gen nachgewiesen wurden. Eine große Genaberration wurde im Faktor-IX-Gen des Patienten 1983 nachgewiesen.

Dieser Patient zeigte bei der exonspezifischen Amplifikation ein atypisches PCR-Produkt (Bahn 1 auf der Abb. 1) für das Exon e. Mit Hilfe der Southern-Technik und dem Einsatz einer cDNA-Sonde des Faktor-IX-Gens wurde ein um etwa 400 bp verlängertes Restriktionsfragment für Exon e im Southern Blot nachgewiesen (Bahn 1 auf der Abb. 2). Die Sequenzanalyse des aberranten PCR-Produkts ergab, daß im Exon e des Faktor-IX-Gens ab der Position nt17701 ein DNA-Abschnitt vorliegt, der nicht der bekannten Sequenz (Yoshitake et al. 1985) für das Exon e des FIX-Gens, entspricht. Sequenz und Herkunft des insertierten Bereiches werden z. Z. noch genauer analysiert. Der 3'-Bereich des Exon e mit dem Intron-Exon-Übergang war unverändert nachweisbar. Somit konnte beim Patienten 1983 eine Insertion in Exon e nachgewiesen werden, wobei ein Teil des 5'-Endes und ein Teil des 3'-Endes sowie die Intron-Exon-Übergänge unverändert sind. Diese beim Hämophilie-B-Patienten 1983 nachgewiesene große Insertion im Faktor IX repräsentiert einen äußerst seltenen Mutationstyp für Hämophilie B. Bisher wurden nur einige wenige Fälle von Hämophilie B beschrieben, die ursächlich auf eine Addition eines größeren DNA-Abschnittes (> 30 bp) zurückzuleiten waren (Tuddenham u. Cooper 1994a). Größere Genveränderungen sind allgemein selten die Ursache für Hämophilie B. Bisher sind bei über 1380 Hämophilie-B-Patienten Punktmutationen, kleine Deletionen (< 30 bp) oder Additionen (< 30 bp) in Faktor IX aufgezeigt worden. Demgegenüber wurden bisher nur bei ungefähr 43 Hämophilen (das entspricht etwa 3%) partielle oder komplette Deletionen des Faktor-IX-Gens nachgewiesen (Tuddenham u. Cooper 1994; Wulff et al. 1997).

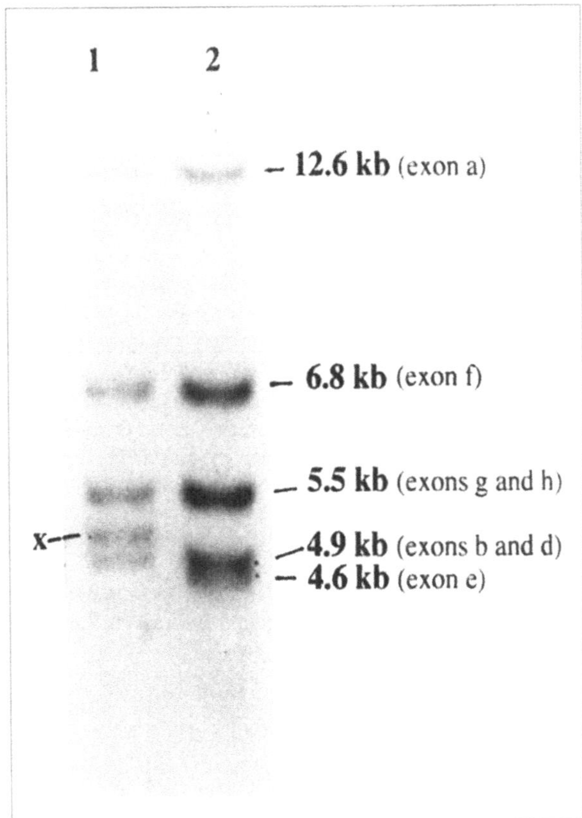

Abb. 2. Southern-Analyse des Faktor-IX-Gens bei Hämophilie-Patienten. Mit einer cDNA-Sonde des Faktor-IX-Gens wurde in der mit Eco RI gespaltenen genomischen DNA das Faktor-IX-Gen analysiert. Patient 1983 (Bahn 1) zeigt eine aberrante Bande (*x*) im Restriktionsfragment für Exon e

Zusammenfassung

Der Faktor-IX-Mangel, die Hämophilie, ist eine seltene X-chromosomal vererbte Gerinnungsstörung mit einer Häufigkeit von 1:30 000 Knabengeburten. Als Gendefekte werden in über 90% der Fälle Punktmutationen, kleine Additionen (< 30 bp) oder kleine Deletionen (< 30 bp) nachgewiesen. In der durchgeführten Mutationsanalyse bei 27 Patienten aus Polen konnten bei 22 Patienten eine Veränderung im Faktor-IX-Gen aufgezeigt werden. Durch die Sequenzanalyse konnten 13 Missense-, 4 Nonsense-, 1 Splice-site-Mutationen und 2 kleine Deletionen im Faktor-IX-Gen nachgewiesen werden. 6 dieser Mutationen sind neue Mutationen (Tabelle 2) und wurden bisher noch nicht beim Faktor-IX-Mangel nachgewiesen (Gianelli et al. 1996). Bei dem Patienten 1983 wurde eine große Insertion im Exon e aufgezeigt. Hier ist das Exon e durch einen etwa 400 bp langen DNA-Bereich unbekannter Herkunft unterbrochen. Diese Ergebnisse der Mutationsanalyse im Faktor-IX-Gen bestätigen die große Heterogenität bei Faktor-IX-Mangel und können Grundlage für die direkte genomische Diagnostik bei Hämophilie B sein.

Literatur

1. Gianelli F, Green PM, Sommer SS, Poon C-M, Ludwig M, Schwaab R, Reitsma PH, Grossens M, Yoshioka A, Brownlee GG (1996) Haemophilia B (sixth edition): a database of point mutations and short additions and deletions. Nucleic Acids Res 24: 103–118
2. Schröder W, Wulff K, Wollina K, Herrmann FH (1997) Haemophilia B in twins caused by a point mutation in one factor IX gene and nonrandom inactivation patterns of the X-chromosomes. Throm Haem 78: 1347–1351
3. Schröder W, Poetsch M, Gazda H, Werner W, Reichelt T, Knoll W, Rokicka-Milewska R, Zieleniewka B, Herrmann FH (1998) A de novo translocation 46,X(X;15) causing haemophilia B in a girl: a case report. Brit J Haemotology im Druck
4. Tuddenham EGD, Cooper DN (1994) The molecular Genetics of Haemostasis and its inherited disorders. Oxford University Press, Oxford New York Tokyo, S 95
5. Tuddenham EGD, Cooper DN (1994a) The molecular Genetics of Haemostasis and its inherited disorders. Oxford University Press, Oxford New York Tokyo, S 106–107
6. Wulff K, Schröder W, Wehnert M, Herrmann FH (1995) Twenty-five novel mutation of the factor IX gene in haemophilie B. Hum Mutat 6: 346–348
7. Wulff K, Schröder W, Wehnert M, Herrmann FH (1997) Molekulargenetik hereditärer Hämostasedefekte. Pabst-Verlag, Lengerich Berlin Düsseldorf Leipzig Riga Scottsdale Wien Zagreb, S 35–46
8. Yoshitake S, Schach BG, Foster DC, Davie EW, Kurachi K (1985) Nucleotide sequence of the gene of human factor IX (haemophilic factor B). Biochemistry 24: 3736–3750

Faktor-VII-Genanalyse bei hereditärem Faktor-VII-Mangel

K. Wulff, C. Glenschek, K. Auberger, V. Aumann, F. Bergmann, K. Bergmann, E. Bratanoff, M. Grundeis, W. Kreuz, H. Losonczy, B. Maak, G. Syrbe, G. Vogel, F. H. Herrmann

Der Blutgerinnungsfaktor VII ist ein Vitamin-K-abhängiges Glykoprotein. Im Jahr 1951 wurde von Alexander et al. der erste Fall eines vererbten Faktor-VII-Mangels beschrieben. Das Gen für den Faktor VII wurde auf dem Chromosom 13q34, 2,8 kb entfernt vom Faktor-X-Gen, lokalisiert. Der hereditäre Faktor-VII-Mangel ist mit einer Inzidenz von 1:500 000 ein seltener autosomal-rezessiv vererbter Hämostasedefekt. Die hämorrhagische Prädisposition der Betroffenen ist hoch variabel, und es gibt eine eher schlechte Korrelation zwischen Faktor-VII-Aktivität und Blutungsneigung. Die Mutationen im FVII-Gen können homozygot, doppelt heterozygot (compound heterozygot) und heterozygot in Probanden mit verminderten FVII-Aktivitäten vorliegen. Bisher konnten weltweit etwa 36 verschiedene Mutationen im Faktor-VII-Gen bei Faktor-VII-Mangel nachgewiesen werden (Cooper et al. 1997). Eine Besonderheit beim Faktor-VII-Gen ist das Vorhandensein von mindestens 3 Polymorphismen, die einen Einfluß auf die Faktor-VII-Aktivität haben (Tabelle 1). Um den Einfluß von Mutation und Polymorphismen auf die Faktor-VII-Aktivität zu bestimmen, wurden Familienuntersuchungen durchgeführt. Die Ergebnisse dieser Untersuchungen sollen anhand von einigen Beispielen im Rahmen dieser Arbeit vorgestellt und diskutiert werden.

Material und Methoden

Patienten

29 Patienten mit verminderten Faktor-VII-Aktivitäten und deren Familien wurden auf das Vorliegen von Mutationen im Faktor-VII-Gen untersucht. Eine komplette Mutations- und Haplotypanalyse konnte in 9 Familien durchgeführt werden. Die Blutgerinnungsparameter von den untersuchten Probanden wurden in den betreuenden Einrichtungen erstellt. Die klinische Symptomatik der Patienten mit FVII-Mangel ist sehr unterschiedlich. Die meisten Patienten waren klinisch asymptomatisch.

Mutationsanalyse

DNA wurde nach Standardmethoden aus weißen Blutzellen isoliert und für die Mutations- und Haplotypanalyse eingesetzt. Zur Analyse des FVII-Gens wurden

I. Scharrer/W. Schramm (Hrsg.)
28. Hämophilie-Symposion Hamburg 1997

Tabelle 1. Polymorphismen und Variationen im Faktor-VII-Gen

Polymorphismus	Lokalisation	Allele häufige	Allele seltene	Einfluß des seltenen Allels	Nachweismethoden	Literatur
Insertion 10 bp Nukleotid (–323)	Promotor	A1	A2	Vermindert die FVII-Aktivität	PCR	Marchetti et al. (1993)
C–T Nukleotid (–122)	Promotor	P1	P2	Nicht bekannt	Sequenzierung oder Spaltung der PCR-Produkte mit Bmy I	Wulff et al. (1997), unveröffentlicht
G–A Nukleotid 73	Intron 1a	G1	G2	Nicht bekannt	Sequenzierung oder Spaltung der PCR-Produkte mit Msp I	Wulff et al. (1997), unveröffentlicht
His115–His C–T	Exon 5	H1	H2	Nicht bekannt	Sequenzierung oder Spaltung der PCR-Produkte mit Nla III	Marchetti et al. (1993a)
"Repeat variation"	Intron 7	b 6 Repeats	a 7 Repeats	Vermindert die	PCR FVII-Aktivität	Marchetti et al. (1992)
Arg353–Gln G–A	Exon 8	M1	M2	Vermindert die FVII-Aktivität	Sequenzierung oder Spaltung der PCR-Produkte mit Msp I	Green et al. (1991)

anhand der Faktor-VII-Gensequenzdaten (O'Hara et al. 1987) PCR-Primer abgeleitet, mit deren Hilfe alle Exonbereiche sowie die Exon-Intron-Übergänge des Faktor-VII-Gens amplifiziert wurden (Wulff et al. 1995).

Nach Reinigung der PCR-Produkte über Microcon 100 Konzentratoren (Firma Amicon) erfolgte die Direktsequenzierung mittels des Taq Dye Deoxy-Terminator Cycle Sequencing Kits und des automatischen Sequencer 373A der Firma Perkin Elmer/ABI.

Haplotypanalyse

Für die Haplotypanalyse (die Zuordnung polymorpher Marker zu einem FVII-Gen) wurden 6 intragene Polymorphismen des FVII-Gens bei Patienten mit FVII-Mangel und deren Familienmitgliedern bestimmt (Wulff et al. 1997). Hierbei repräsentieren die beiden Polymorphismen C–T im Nukleotid (–122) des Promotors und die Transition G–A im Nukleotid 73 des Intron 1a neue Polymorphismen, die bisher noch nicht beschrieben wurden und mit einer Allelfrequenz von 11% in einer Kontrollgruppe aus Nichtverwandten nachgewiesen wurden (Tabelle 1).

Ergebnisse und Diskussion

Sequenzanalyse

Durch die Sequenzanalyse des Faktor-VII-Gens konnten in 25 nichtverwandten Probanden Mutationen in homozygoter, doppelt heterozygoter und auch heterozygoter Form nachgewiesen werden. In den 37 mutierten FVII-Allelen wurden 14 verschiedene Mutationen (Abb. 1) gefunden. 9 dieser Veränderungen sind neue Mutationstypen, die bisher noch nicht bei Probanden mit Faktor-VII-Mangel nachgewiesen wurden (Cooper et al. 1997). Die Ergebnisse der Sequenzanalyse wurden für die direkte genomische Diagnostik in Familien mit Faktor-VII-Mangel eingesetzt.

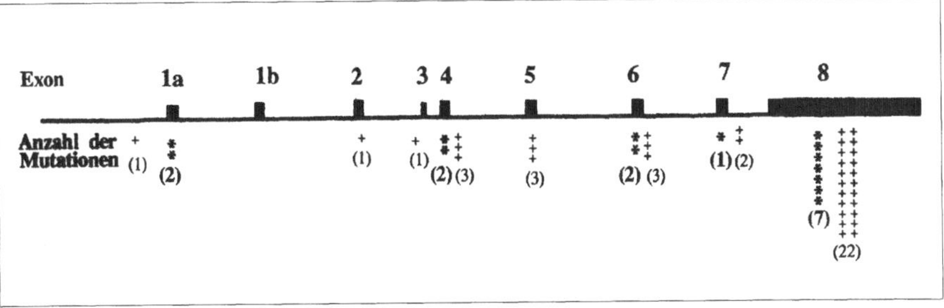

Abb. 1. Mutationen des Faktor-VII-Gens, nachgewiesen in Patienten mit Faktor-VII-Mangel (*Mutation nachgewiesen in dieser Studie; + Mutationen erfaßt in der FVII-Mutationsdatenbank. Nach Cooper et al. 1997)

Familienanalyse

In 9 Familien mit hereditärem Faktor-VII-Mangel konnte die Weitergabe der Mutation bzw. von Mutationen im Faktor-VII-Gen untersucht werden. Parallel zur Sequenzanalyse wurde bei allen Familienmitgliedern der Haplotyp für die beiden FVII-Allele jedes Probanden bestimmt (Tabelle 1). Von den selten vorkommenden (mutanten) Polymorphismen des Insertionspolymorphismus im Promotor, der Repeat-Variation im Intron 7 und des Arg353-Gln-Polymorphismus im Exon 8 (Tabelle 1), ist bekannt, daß sie die Faktor-VII-Aktivität reduzieren können. Weiterhin weisen gleiche Haplotypen bei Allelen mit identischer Mutation auf einen gemeinsamen Ursprung dieser Faktor-VII-Genmutationen hin.

Anhand von 3 Stammbäumen (Abb. 2, 3 und 4) läßt sich die Weitergabe von Mutationen und Polymorphismen in verschiedenen Familien demonstrieren. Abbildung 2 zeigt die Ergebnisse der Mutations- und Haplotypanalyse in der Familie 2/96. Bei der Indexpatientin 3719 sind beide Allele durch die Mutation Ala244-Val verändert. Sie ist homozygot für diese FVII-Mutation. Die Veränderung wird vererbt mit den seltenen (mutanten) polymorphen Fragmenten für alle analysierten Polymorphismen. Beide nichtverwandte Eltern sind heterozygot für die Mutation in Kodon 244 und haben erniedrigte Faktor-VII-Aktivitäten und Antigenwerte. Die beiden Geschwister der Patientin, Stammbaum-Nr. II-1 und II-2, erbten die Ala244-Val-Mutation mit dem mütterlichen Allel (heterozygot). Zwei weitere Kinder dieser Familie, Stammbaum-Nr. II-3 und II-5, tragen kein mutiertes Allel. Dementsprechend wurden Faktor-VII-Aktivitäten von 95% und 96% und der Antigenwert von 116% bestimmt.

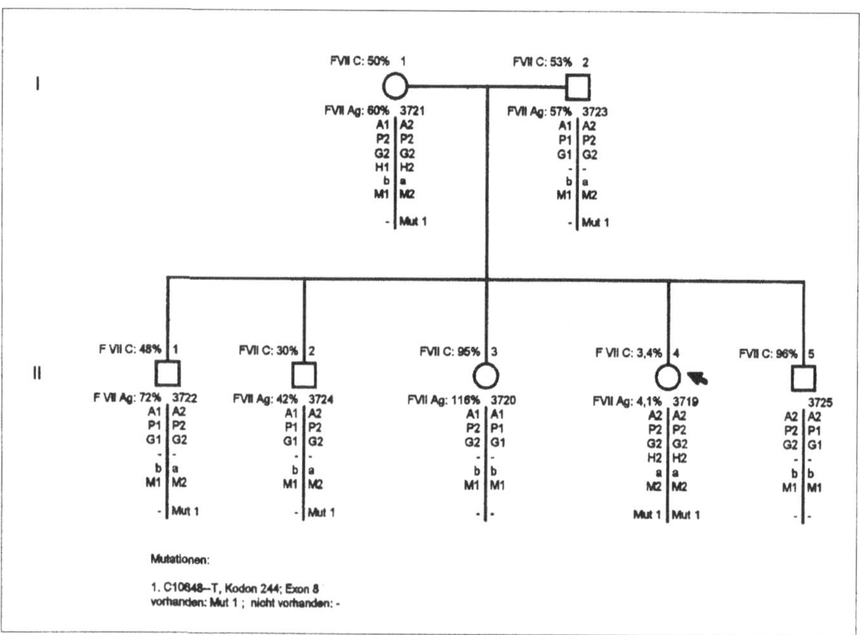

Abb. 2. Stammbaum der Familie 2/96 mit den Ergebnissen der Mutations- und Haplotypanalyse

In der Familie 3/96 (Abb. 3) konnten beim Indexpatienten II-2 zwei unterschiedliche FVII-Mutationen nachgewiesen werden. Er ist doppelt heterozygot für Faktor-VII-Mutationen. Die Mutation Ala294-Val erbte der Proband vom Vater I-1 mit dem Haplotyp: häufiges (Wildtyp-)Allel für die 3 Polymorphismen am 5'-Ende und seltenes (mutantes) Allel für His115-His, Repeat-Variation Intron 7 und Arg353-Gln-Polymorphismus (Tabelle 1). Diese väterliche Mutation erbte auch der Bruder II-1. Er ist heterozygot für die Ala294-Val-Mutation mit einer Faktor-VII-Aktivität von 32%.

Die FVII-Mutation Arg152-stop vererbte die Mutter II-1 dem Indexpatienten. Diese Faktor-VII-Mutation wird gekoppelt weitergegeben mit den häufigen (Wildtyp-) polymorphen Markern bei allen untersuchten Polymorphismen. Ein Einfluß von FVII-reduzierenden Polymorphismen auf die Faktor-VII-Aktivität ist bei diesem Haplotyp auszuschließen.

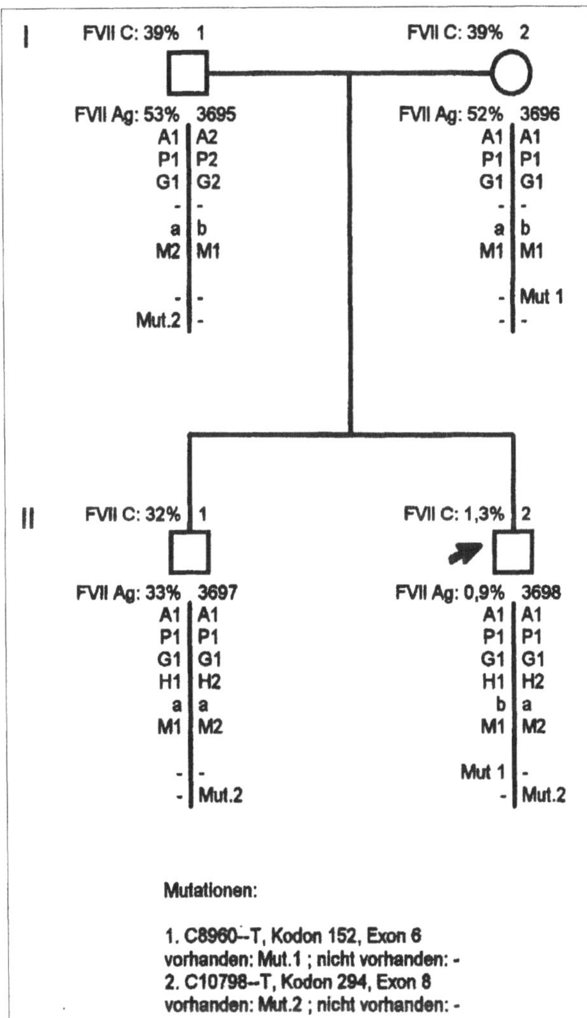

Abb. 3. Stammbaum der Familie 3/96 mit den Ergebnissen der Mutations- und Haplotypanalyse

Die Abbildung 4 zeigt eine Familie, in der nur heterozygote Träger der Ala294-Val-Mutation nachgewiesen wurden. Die Mutter I-2 vererbte diese Veränderung auf ihre beiden Söhne II-1 und II-2. Wie schon in der Familie 3/96, ist auch in der Familie 1/96 die Mutation Ala294-Val gekoppelt mit dem Haplotyp: Wildtyp (häufiger Polymorphismus) für die Marker A1, P1, G1 und seltener Polymorphismus für H2, a, M2 (Tabelle 1).

Aufgrund der niedrigen Faktor-VII-Aktivität der beiden Probanden II-1 und II-2 von 28% und 30% ist es sehr wahrscheinlich, daß auch das väterliche Allel einen Einfluß auf den Faktor VII hat. In der Haplotypanalyse konnte gezeigt werden, daß beide Probanden das gleiche väterliche Allel erbten und daß dieses gekoppelt mit 3 Faktor-VII-beeinflussenden Polymorphismen weitergegeben wird. In beiden Probanden liegen somit die seltenen (mutanten) Allele des Arg353-Gln-Polymorphismus und der Repeat-Variation im Intron 7 in homozygoter und des Insertions-

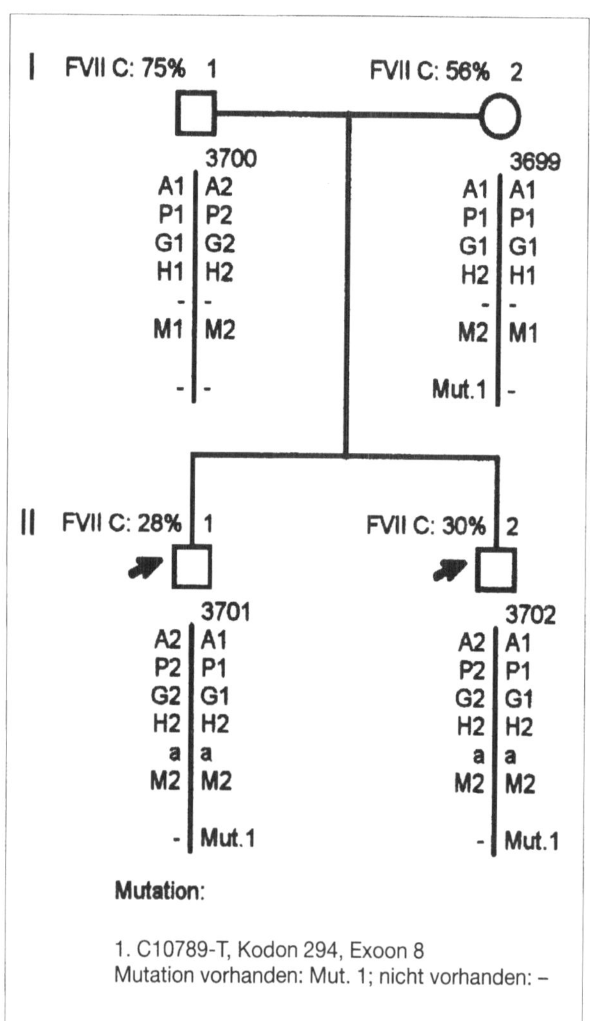

Abb. 4. Stammbaum der Familie 1/96 mit den Ergebnissen der Mutations- und Haplotypanalyse

polymorphismus im Promotor in heterozygoter Form vor. Aufgrund dieses Haplotyps ist ein Einfluß der Faktor-VII-Polymorphismen auf die niedrige Faktor-VII-Aktivität der beiden Probanden sehr wahrscheinlich.

Die durchgeführten Untersuchungen in Familien mit Faktor-VII-Mangel zeigen, daß sowohl Mutationen als auch Faktor-VII-beeinflussende Polymorphismen die Faktor-VII-Aktivität vermindern können.

Literatur

1. Alexander B, Goldstein R, Landwehr G, Cook CD (1951) Congenital SPCA deficiency: a hitherto unrecognized coagulation defect with hemorrhage rectified by serum and serum fractions. J Clin Invest 30: 596
2. Cooper DN, Millar DS, Wacey A, Banner DW, Tuddenham GD (1997) Inherited factor VII deficiency: molecular genetics and pathophysiology. Thromb Haemost 78: 151–160
3. Green F, Kelleher C, Wilkes H, Tempel A, Meade T, Humphries S (1991) A common genetic polymorphism associated with lower coagulation factor VII level in healthy individuals. Arterioscler Thromb 11: 540–546
4. Marchetti G, Patracchini P, Gemmati D, De Rosa V, Pinotti M, Rodorigo G, Casonato A (1992) Detection of two missense mutations and characterization of a repeat polymorphism in the factor VII gene (F7). Hum Genet 89: 497–502
5. Marchetti G, Patracchini P, Papacchini M, Ferrati M, Bernardi F (1993) A polymorphism in the 5′ region of the coagulation factor VII gene (F7) caused by an inserted decanucleotide. Hum Genet 90: 575–576
6. Marchetti G, Ferrati M, Patracchini P, Radaelli R, Bernardi F (1993a) A missense mutation (178Cys to Tyr) and two dipolymorphisms (115 His and 333 Ser) in the human coagulation factor VII gene. Hum Mol Genet 2: 1055–1056
7. O'Hara PJ, Grant FJ, Haldemann BA, Gray CL, Insley MY, Hagen FS, Murray MJ (1987) Nucleotide sequence of the gene coding for human factor VII, a vitamin K-dependent protein participating in blood coagulation. Proc Natl Acad Sci USA 84: 5158–5162
8. Wulff K, Schröder W, Wehnert M, Herrmann FH (1995) Twenty-five novel mutations of the factor IX gene in haemophilia B. Human Mutat 6: 34–348
9. Wulff K, Schröder W, Herrmann FH (1997) Molekulare Defekte bei 116 Hämophilie B (Faktor IX Mangel) Patienten und bei Patienten mit Faktor VII-Mangel. In: Herrmann FH (Hrsg) Molekulargenetik hereditärer Hämostasedefekte. Pabst-Verlag, S 36–56

Mutationen innerhalb der B-Domäne des Faktors VIII

F. Schakowski, J. Schröder, P. Hanfland, H.-H. Brackmann, J. Oldenburg, R. Schwaab

Faktor VIII ist ein Blutgerinnungsfaktor, der als Kofaktor des Faktors IX die Blutgerinnung verstärkt. Seine proteolytische Aktivierung führt zur Elimination des mittleren Bereiches des Faktor-VIII-Proteins, der B-Domäne. Dieser Bereich, der die Aminosäurepositionen 741–1648 umfaßt und auf DNA-Ebene dem Exon 14 entspricht, ist damit kein Bestandteil des aktiven Faktor-VIII-Proteins. Obwohl die Funktion der B-Domäne noch ungeklärt ist, können genetische Defekte (Mutationen) – wie in anderen Bereichen des Faktors VIII auch – zu einem nicht funktionsfähigen bzw. zu einem kompletten Fehlen des Faktor-VIII-Proteins führen.

Um den Anteil der unterschiedlichen Mutationstypen in der B-Domäne im Vergleich zum kompletten Faktor-VIII-Gen zu klären, untersuchten wir die B-Domäne von 19 Patienten, die an einer schweren Hämophilie A leiden, mit Hilfe der „chemical mismatch cleavage" (CMC-Methode) auf einen Gendefekt. Die Patienten sind dadurch charakterisiert, daß ihr Faktor-VIII-Gen zuvor in allen anderen Bereichen ohne Erfolg mit Hilfe der "denaturing gradient gel electrophoresis" (DGGE) auf eine Mutation hin untersucht worden war.

Methode

Für die CMC (modifiziert nach Cotton et al. 1988) wurde amplifizierte Patienten-DNA und [γ^{32}P]-ATP markierte Wildtyp-DNA gemischt. Kommt es bei den dabei entstehenden Heteroduplices aufgrund einer Mutation zu einer unvollständigen Strangpaarung ("mismatches"), liegen Basen nicht gebunden vor. Diese werden durch Hydroxylamin (Bindung an freies Cytosin) und Osmiumtetroxyd (Bindung an freies Thymidin) markiert. Die so modifizierten DNA-Stränge werden mit Piperidin geschnitten und die entstehenden DNA-Fragmente anschließend über ein 6%iges denaturierendes Polyacrylamidgel aufgetrennt. Der Nachweis einer Mutation erfolgt durch Exposition des Gels auf einem Röntgenfilm (Abb. 1). Tritt neben der PCR-Bande eine weitere Bande auf, ist das ein Hinweis auf eine Mutation. Zur genauen Charakterisierung wird die entsprechende Probe anschließend sequenziert (Abb. 2).

I. Scharrer/W. Schramm (Hrsg.)
28. Hämophilie-Symposion Hamburg 1997

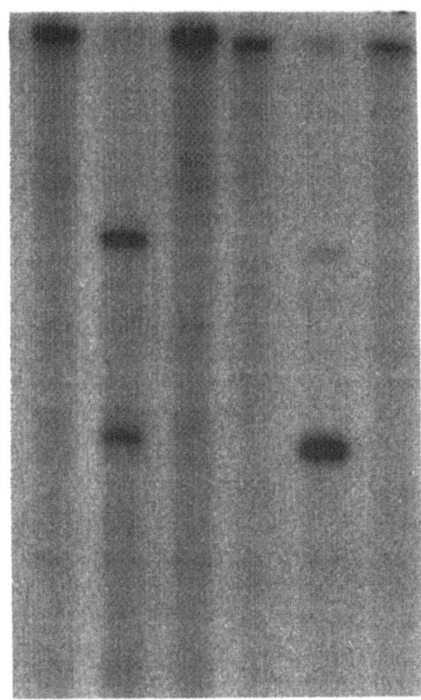

Abb. 1. Röntgenfilm mit identifizierter Mutation. Bahnen 1–3 sind hydroxylaminmodifiziert, Bahnen 4–6 osmiumtetroxydmodifiziert. Die Mutation ist in Bahn 2 und 5 als Zusatzbande erkennbar

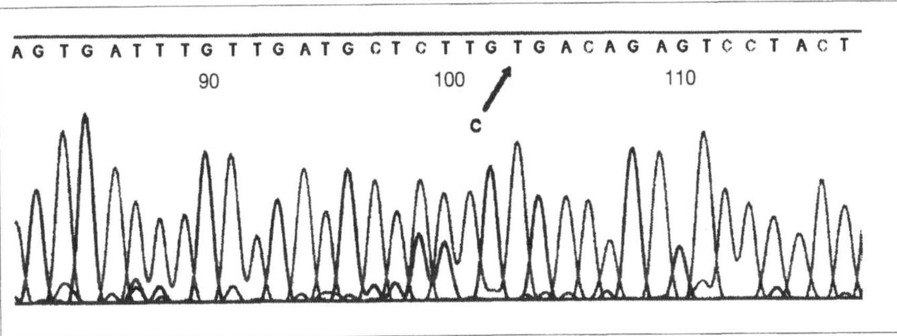

Abb. 2. Teilsequenz der mittels chemischer Spaltung identifizierten Punktmutation (Basenaustausch C nach T)

Ergebnisse

Bei 7 von 19 untersuchten Patienten konnte mittels der CMC eine Mutation innerhalb der B-Domäne des Faktors VIII nachgewiesen werden (Tabelle 1). Abbildung 1 zeigt einen Röntgenfilm der CMC mit dem Mutationsbild von Patient HP161. Die in der CMC identifizierten Mutationen wurden mittels eines automatischen Sequenzers analysiert. Abbildung 2 zeigt einen Ausschnitt der Faktor-VIII-Gensequenz (Exon 14, entspricht B-Domäne). Die Sequenz zeigt eine Stopmutation (C→T), die zu einem Abbruch der Faktor-VIII-Proteinsynthese führt.

Tabelle 1. Identifizierte Mutationen innerhalb der B-Domäne

Patient	Kodon	Mutation
HP161	795	Arg→Stop
HD25	1187–1188	del ACAC
HD26	1192	del A
HD27	1192	del A
HD28	1192	del A
HP135	1855	ins T
HP160	1192	ins A

Diskussion

Entsprechend dem allgemeinen Mutationsmuster im Faktor-VIII-Gen kommen kleine Deletionen bzw. Insertionen sowie Missense-Mutationen und Stopmutationen auch in der B-Domäne vor (HAMSTeRS, Hämophilie A Database). In dieser Arbeit wurden 1 Stopmutation, 2 Insertionen und 4 kleine Deletionen identifiziert. Vergleicht man die Anzahl aller Stopmutationen innerhalb der B-Domäne mit der Gesamtzahl innerhalb des Faktor-VIII-Gens, so liegt deren prozentualer Anteil nur bei 11%. Der prozentuale Anteil von Missense-Mutationen innerhalb der B-Domäne liegt im Vergleich zur Gesamtanzahl nur bei 9%. Da die B-Domäne 1/3 des Faktor-VIII-Proteins ausmacht, sollte der Anteil des jeweiligen Mutationstyps jedoch erwartungsgemäß bei 33% liegen. Ursache für diese Diskrepanz könnte sein, daß sich Mutationsuntersuchungen im Faktor-VIII-Gen nur auf die funktionellen Bereiche des Faktors VIII beschränkt haben. Der hohe Anteil an kleinen (A-)Deletionen bzw. (A-)Insertionen innerhalb der B-Domäne, der mit insgesamt 38% innerhalb des erwarteten Bereichs liegt, wird wahrscheinlich durch einen Hotspot (Aminosäureposition 1191–1195), der aus 9 hintereinandergereihten Adenosinnukleotiden besteht, verursacht (Tabelle 1).

Ein anderer, universeller Mutations-Hotspot in der B-Domäne, der innerhalb des gesamten Faktor-VIII-Genbereichs verbreitet ist, befindet sich an Aminosäureposition 795 (Tabelle 1). In diesem Fall handelt es sich um ein CpG-Dinukleotid, welches für einen C→T-Basenaustausch anfällig ist. Insgesamt ist diese Mutation 3mal beschrieben.

Allgemein kann man sagen, daß (große/kleine) Deletionen, Insertionen oder Stopmutationen innerhalb der B-Domäne einen schweren phänotypischen Verlauf zur Folge haben. Die Auswirkungen von Missense-Mutationen in der B-Domäne lassen sich dagegen nur durch aufwendige Expressionsstudien klären.

Zusammenfassung

Der Anteil von Missense- bzw. Stopmutationen innerhalb der B-Domäne des Faktor-VIII-Proteins ist – bezogen auf die Gesamtgröße des Faktor-VIII-Proteins – unterrepräsentiert. Der hohe Anteil von kleinen Deletionen/Insertionen ist auf einen Mutations-Hotspot an Aminosäureposition 1191–1195 zurückzuführen. Ein weiterer Mutations-Hotspot innerhalb der B-Domäne liegt bei Aminosäureposition 795. Hier handelt es sich um einen universell vorkommenden CpG-Hotspot.

CKR5-Gen und β-Chemokinspiegel unterscheiden sich nicht signifikant bei nichtinfizierten und infizierten Rezipienten eines mit einem genetisch einheitlichen HIV-1-kontaminierten Faktorkonzentrates

B. Kupfer, R. Kaiser, P. Beicht, H.-H. Brackmann, B. Matz, K. E. Schneweis

Ein β-Propiolacton-UV-inaktiviertes Blutgerinnungsfaktorkonzentrat PPSB war 1989/90 verantwortlich für die HIV-Infektion von 7 Hämophilie-B-Patienten in Bonn. Weitere 10 Bonner Patienten erhielten ebenfalls Infusionen der gleichen Charge PPSB, wurden jedoch nicht mit HIV infiziert. Die Infizierten hatten nicht wesentlich mehr von dem Konzentrat erhalten als die Nichtinfizierten. In der Vergangenheit wurde der Virusgenotyp und die Viruslast im Konzentrat bestimmt. Nach diesen Analysen konnte man davon ausgehen, daß in jeder Flasche der kontaminierten Charge etwa die gleiche Menge Virus vorhanden war. Außerdem wurde nur ein einziger HIV-Genotyp im Konzentrat nachgewiesen, und zwar derjenige, der auch zum Zeitpunkt der Serokonversion in allen infizierten Patienten vorherrschte. Trotzdem entwickelten sich die Krankheitsverläufe der Infizierten bis heute sehr unterschiedlich.

Neuerdings wurde das Fehlen eines funktionstüchtigen Korezeptors CKR5 (auch CCR5) mit einer Resistenz gegen die HIV-Infektion in Verbindung gebracht. Eine verminderte Expression dieses β-Chemokinrezeptors kommt bei einer heterozygot vorliegenden Deletion des CKR5-Gens zustande und wird mit einem günstigeren Infektionsverlauf assoziiert. Eine hohe Konzentration der natürlichen Liganden des CKR5, der β-Chemokin MIP-1α, MIP-1β und RANTES, vermindert ebenfalls die Menge des verfügbaren CKR5-Rezeptors. Wir untersuchten daher das CKR5-Gen in den PBMC und den Spiegel der β-Chemokine MIP-1α, MIP-1β und RANTES im Plasma von 6 infizierten und 7 nichtinfizierten Rezipienten der kontaminierten Charge.

Methoden

MIP-1α und MIP-1β wurden mittels kommerziell erhältlicher ELISA (R+D Systems) im Serum quantifiziert. Der RANTES-Spiegel im Serum wurde mit einem kommerziell erhältlichen ELISA nach Angaben des Herstellers (Medgenix) bestimmt.

Ein Fragment der für den β-Chemokinrezeptor CKR5 kodierenden DNA wurde mittels PCR amplifiziert, mit der Restriktionsendonuklease *Eco*RI verdaut und die resultierenden, unterschiedlich langen DNA-Fragmente mittels Agarosegelelektrophorese aufgetrennt. Bei einem Teil der Patienten wurde das gesamte Gen des Rezeptors amplifiziert und sequenziert.

I. Scharrer/W. Schramm (Hrsg.)
28. Hämophilie-Symposion Hamburg 1997

Ergebnisse 1

β-Chemokinspiegel

HIV-negative Rezipienten

Die Menge an RANTES und MIP-1α im Serum entsprach den Werten HIV-negativer Blutspender (Tabelle 1) Die MIP-1β-Konzentrationen im Serum der hämophilen Patienten war jedoch signifikant erhöht (Mittelwerte 191,67 pg/ml gegenüber 80 pg/ml in der Kontrollgruppe; p = 0,0073).

Tabelle 1. β-Chemokinkonzentrationen in hämophilen nicht-HIV-infizierten Rezipienten

Patient	RANTES [ng/ml]	MIP-1α [pg/ml]	MIP-1β [pg/ml]
HS	62,1	50,1	n. d.
MF	16,1	21,5	100
ND	72,0	17,9	90
RA	48,7	15,5	110
RR	31,3	9,8	120
SF	19,1	22,8	230
TJ	25,9	13,3	500
$\bar{x} \pm$ SD	39 ± 20	22 ± 12	192 ± 145
Median	31,3	17,9	115
$\bar{x}$ Blutspender	38	< 46	80

HIV-infizierte Rezipienten

Es gab keine wesentlichen Unterschiede in den β-Chemokinkonzentrationen zu HIV-negativen Kontrollgruppen (Tabelle 2). Die RANTES-Spiegel waren zwar erhöht, dies war jedoch nicht statistisch signifikant (p = 0,5).

Im Verlauf der HIV-Infektion waren keine beträchtlichen Schwankungen der β-Chemokinkonzentrationen beobachtet worden. Weiterhin wurde keine Korrelation zwischen der Menge an HIV-RNA und der Menge an MIP-1α, MIP-1β und RANTES festgestellt (nicht dargestellt).

Vergleich HIV-negativer und HIV-positiver Konzentratempfänger

Die RANTES- und MIP-1α-Konzentrationen unterschieden sich nicht wesentlich in den beiden Patientengruppen, während die nichtinfizierten Rezipienten signifikant höhere MIP-1β-Spiegel aufwiesen als die HIV-infizierten (Tabelle 3; p = 0,013).

Tabelle 2. β-Chemokinkonzentrationen in hämophilen HIV-infizierten Rezipienten.

Patient*	RANTES [ng/ml]	MIP-1a [pg/ml]	MIP-1b [pg/ml]
A1	21,5	0	30
A2	17,0	19,8	80
B1	50,5	46,0	30
B2	115	40,0	110
D1	62,5	37,0	110
D2	65,0	46,0	110
E1	40,0	0	10
E2	7,7	24,6	40
F1	23,4	50,0	100
F2	47,6	21,6	80
G1	110,0	46,0	30
G2	84,3	29,1	120
$\bar{x} \pm SD$	54 ± 34	30 ± 17	71 ± 38
Median	49	33	80
$\bar{x}$ Blutspender	38	< 46	80

*Von jedem Patienten (A, B, D, E, F, G) wurden 2 verschiedene Proben analysiert

Tabelle 3. Vergleich der β-Chemokinkonzentrationen in HIV- und nichtinfizierten Rezipienten

		RANTES [ng/ml]	MIP-1α [pg/ml]	MIP-1β [pg/ml]
HIV-Infizierte	x ± SD	54 ± 34	30 ± 17	71 ± 38
	Median	49	33	80
Nichtinfizierte	x ± SD	39 ± 20	22 ± 12	192 ± 145
	Median	31,3	17,9	115
	Signifikanz	p = 0,223	p = 0,102	p = 0,013

Ergebnisse 2

Analyse des β-Chemokinrezeptors CKR5

Die aus den PBMC der Patienten isolierte DNA wurde in eine PCR eingesetzt, in der spezifisch ein Teil des Gens amplifiziert wurde. Nach dem Restriktionsverdau des etwa 755 Basenpaare (bp) langen PCR-Produktes mit EcoRI entstanden bei homozygot vorliegenden Wildtyp-CKR5-Allelen zwei Fragmente von ca. 420 bzw. 330 bp Länge (Abb. 1: Spuren 2, 3, 5–7, 9, 10). Bei Personen, die ein Wildtypallel und ein Allel mit einer 32-bp-Deletion (Heterozygotie) besitzen, kam zu diesen beiden Fragmenten noch ein drittes mit einer Länge von etwa 390 bp hinzu (Abb. 1: Spuren 4 und 8). Bei homozygot deletierten CKR5-Allelen waren nur die beiden kleineren DNA-Fragmente (390 bp und 330 bp) sichtbar (nicht dargestellt).

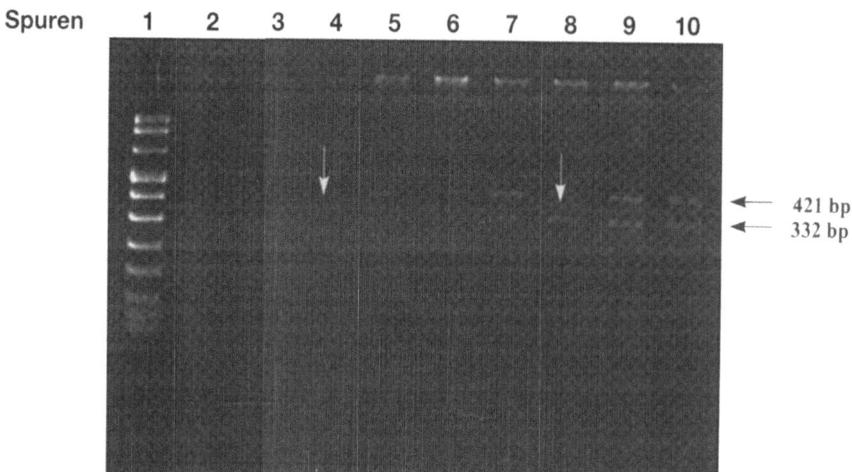

Abb. 1. Agarosegelelektorphorese von mit EcoRI verdauten Produkten aus der CKR5-PCR. Spur 1: "DNA molecular weight marker VIII". Spuren 2–10: verdautes Amplifikat; die DNA wurde aus den PBMC von 9 verschiedenen HIV-infizierten Patienten isoliert. *Senkrechte Pfeile* markieren deletierte DNA-Fragmente (389 bp)

Bei allen 7 untersuchten nichtinfizierten Rezipienten des kontaminierten Faktorkonzentrates wurde ein homozygotes CKR5-Gen vom Wildtyp nachgewiesen.

Von den 6 HIV-infizierten Patienten hatte lediglich einer ein heterozygotes CKR5-Gen (Patient A).

Diskussion

Anhand der β-Chemokinspiegel in den Hämophilen, die mit einem HIV-kontaminierten Gerinnungsfaktorkonzentrat behandelt wurden, kann nicht erklärt werden, warum etwa die Hälfte dieser Patienten mit HIV infiziert wurde und die andere Hälfte nicht. Nach den heutigen Erkenntnissen bieten die signifikant höheren MIP-1β-Spiegel in den nichtinfizierten Hämophilen keinen Schutz vor einer HIV-Infektion, da die Mengen an MIP-1β im Vergleich zu den RANTES-Mengen im Blut vernachlässigbar klein sind (RANTES in ng/ml, MIP-1β in pg/ml) und beide Chemokine den gleichen Wirkmechanismus besitzen.

Weiterhin stellten wir fest, daß keiner der nichtinfizierten Patienten eine „natürliche Resistenz" aufgrund einer homozygot vorliegenden Deletion im CKR5-Gen aufweist. Es muß also andere Faktoren für den „Schutz" dieser Patienten geben. Außer anderen wirtsspezifischen Faktoren könnte – wenn eine infektiöse Grenzkonzentration vorgelegen hat – auch der Zufall verantwortlich sein.

Bei den hier untersuchten HIV-infizierten Hämophilen unterscheiden sich die β-Chemokinspiegel nicht wesentlich und liefern somit keine Erklärung für die unterschiedlichen Krankheitsverläufe dieser Patienten.

Patient A weist allerdings eine Heterozygotie im CKR5-Gen auf. Eine daraus resultierende verminderte Expression des Chemokinrezeptors wird in manchen Arbeiten mit einer günstigeren Prognose für den Krankheitsverlauf assoziiert. Es bleibt abzuwarten, ob sich dies in dem hier untersuchten Patientenkollektiv bewahrheitet.

Verlauf der HIV-Infektion bei Patienten mit und ohne heterozygote Deletion des CCR5-Gens

R. Schneppenheim, W. Kreuz, P. Rautenberg, G. Riesen, E. Westphal

Hintergrund

CCR5, ein β-Chemokinrezeptor für RANTES, MIP-1α und MIP-1β, wurde als ein essentieller Korezeptor CD4-positiver Zellen für HIV-Isolate mit Makrophagentropismus beschrieben [1]. Verminderte Expression oder kompetitive Blockade von CCR5 durch die entsprechenden Chemokine können daher die Empfänglichkeit dieser Zellen für eine HIV-Infektion modifizieren. Kürzlich wurde bei einzelnen HIV-1-seronegativen Personen mit einem hohen Risiko gegenüber der HIV-Infektion eine homozygote 32-Basenpaardeletion des CCR5-Gens (CKR5-Δ32) identifiziert [2]. Diese Deletion resultiert in einem völligen Fehlen von CCR5 in der Zellmembran und im Zytoplasma und könnte für die in vitro beobachtete Unfähigkeit zur Infektion CD4+-Zellen dieser Individuen durch makrophagenspezifische HI-Viren verantwortlich sein. Die Allelfrequenz für CCR5-Δ32 ist in der kaukasischen Rasse mit 0,1 recht hoch. Ca. 20% der Kaukasier sind demnach heterozygot, ca. 1% sind homozygot für CCR5-Δ32 [3]. Infolgedessen wurden die Daten mehrerer Studien zum natürlichen Verlauf der HIV-Infektion in bestimmten Risikogruppen homosexueller Personen und hämophiler Patienten auf die mögliche Rolle von CCR5-Δ32 für die Transmission von HIV-1 und die Progression der Infektion ausgewertet. Als gemeinsames Ergebnis dieser Studien wurde festgestellt, daß Individuen mit CCR5-Δ32 nur in der Gruppe der HIV-1-seronegativen Personen zu finden waren [4–6]. Bei CCR5-Δ32-heterozygoten HIV-infizierten Personen schien die Progredienz zum Aids verlangsamt [5]. Wegen der hohen Prävalenz CCR5-Δ32-Heterozygoter in der Normalbevölkerung sollte dieser Entdeckung eine besondere Bedeutung für HIV-Interventionsstudien zukommen und evtl. auch für die individuelle Prognose HIV-Infizierter wichtig sein. Aus diesem Grund untersuchten wir retrospektiv pädiatrische Patienten mit Hämophilie und von-Willebrand-Syndrom mit und ohne HIV-Infektion bezüglich ihres CCR5-Δ32-Status.

Patienten und Methodik

Untersucht wurden 7 HIV-infizierte Kinder mit Hämophilie A (n = 5) und schwerem von-Willebrand-Syndrom (n = 2). 6 Patienten hiervon waren an Aids gestorben. Ein Langzeitüberlebender (ca. 15 Jahre nach Infektion), in Abbildung 1 mit MM bezeichnet, hatte bei CD4+-Zahlen von > 200/μl bisher noch keine opportunisti-

I. Scharrer/W. Schramm (Hrsg.)
28. Hämophilie-Symposion Hamburg 1997

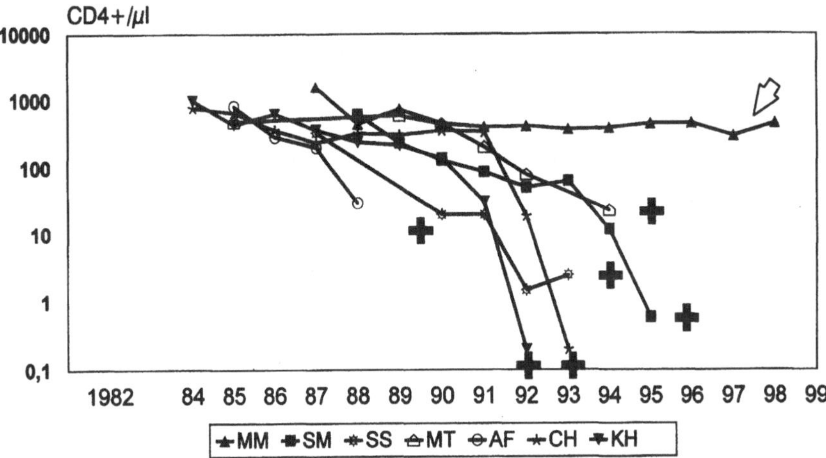

Abb. 1. Verlauf der Absolutwerte CD4-positiver T-Lymphozyten im Blut HIV-infizierter Patienten. Der Verlauf des einzigen ohne antiretrovirale Therapie langzeitüberlebenden Patienten (*MM*) ist mit einem *Pfeil* markiert. Mit einem *Kreuz* sind die jeweiligen Todeszeitpunkte der übrigen Patienten markiert

schen Infektionen. Untersucht wurden außerdem 8 nichtinfizierte Patienten mit Hämophilie und 24 nichtinfizierte Patienten mit schwerem von-Willebrand-Syndrom sowie Normalpersonen.

Die Amplifikation eines 174 bp großen CCR5-Genfragments, welches die Region für die 32-bp-Deletion enthält, erfolgte mittels PCR. Die verwendeten Primer wurden durch ein Computerprogramm [7] aus der publizierten Sequenz ermittelt: CCR5Sn = 5'-GAA GGT CTT CAT TAC ACC TGC-3', CCR5Asn = 5'-CTT CTT CTC ATT TCG ACA CCG-3'. Folgendes PCR-Programm wurde verwendet: Denaturieren bei 94°C, 30 s, Annealing bei 50°C, 30 s, Synthese bei 72°C, 30 s, mit insgesamt 35 Zyklen. Der Nachweis der Deletion erfolgte durch Polyacrylamid-Gelelektrophorese in Verbindung mit einer Silberfärbung [8]. Aus den Krankenakten wurden die Daten zum zeitlichen Verlauf der CD4+-Zellen der Patienten extrahiert (Abb. 1).

Ergebnisse und Diskussion

Mittels der vorgestellten Methodik läßt sich die Deletionsmutante CCR5-Δ32 sehr zuverlässig und reproduzierbar identifizieren (Abb. 2). Die Deletion fand sich bei keinem der 6 bereits an der HIV-Infektion gestorbenen Patienten. Einheitlich ist der relativ rasche Abfall der CD4+-Zellen bei diesen Patienten im Laufe der Jahre. Hingegen waren bei unserem Langzeitüberlebenden MM die CD4+-Zellen ohne antiretrovirale Therapie seit Jahren relativ konstant (ca. 400/µl) geblieben (Abb. 1). Seine Viruslast wurde zuletzt mittels reverser PCR mit < 100 Kopien/ml bestimmt. Dieser Patient und 6 weitere, allerdings nichtinfizierte Patienten mit schwerem von-Willebrand-Syndrom waren heterozygot für CCK5-Δ32. Der Krankheitsverlauf bei

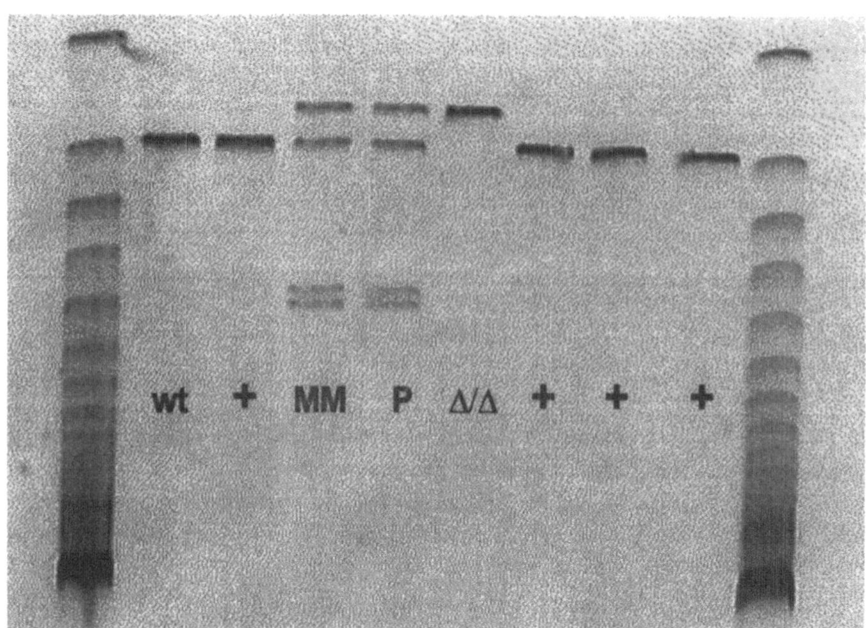

Abb. 2. Darstellung der CCR5-Allele mittels Polyacrylamidgel-Elektrophorese (PAGE) und anschließender Silberfärbung. Laufrichtung im Bild von unten nach oben. Allele ohne Deletion (Wildtyp) werden durch die langsam wandernde Bande repräsentiert, das CKR5-Δ32-Allel durch die schnelle Bande. Heterozygote Patienten zeigen beide Banden und zusätzlich zwei sehr langsame sog. Heteroduplexbanden (*wt* homozygote Wildtypallele einer gesunden Kontrollperson, + homozygote Wildtypallele bereits gestorbener HIV-Patienten, *MM* Heterozygotie für CRK5-Δ32 unseres langzeitüberlebenden Patienten MM, *P* Heterozygotie für CKR5-Δ32 einer nichtinfizierten, sehr häufig mit Konzentraten substituierten Patientin, Δ/Δ Homozygotie für CRK5-Δ32 einer gesunden Kontrollperson)

den von uns untersuchten Patienten scheint mit den o. g. Berichten in Einklang zu stehen. Die geringen Zahlen lassen jedoch klare Aussagen nicht zu. Wir empfehlen daher systematische Untersuchungen als notwendige Grundlage für weitere Interventionsstudien und für die Abschätzung der individuellen Prognose.

Literatur

1. Deng H, Liu R, Ellmeier W, Choe S, Unutmaz D, Burkhart M, Di Marzio P, Marmon S, Sutton RE, Hill CM, Davis CB, Peiper SC, Schall TJ, Littman DR, Landau NR (1996) Identification of a major co-receptor for primary isolates of HIV-1. Nature 381: 661–666
2. Liu R, Paxton WA, Choe S, Ceradini D, Martin SR, Horuk R, MacDonald ME, Stuhlmann H, Koup RA, Landau NR (1996) Homozygous defect in HIV-1 co-receptor accounts for resistance of some multiply-exposed individuals to HIV-1 infection. Cell 86: 367–377
3. Martinson JJ, Chapman NH, Rees DC, Liu YT, Clegg JB (1997) Global distribution of the CCR5 gene 32-basepair deletion. Nat Genet 16: 100–103
4. Samson M, Libert F, Doranz BJ, Rucker J, Liesnard C, Farber CM, Saragosti S, Lapoumeroulie C, Cognaux J, Forceille C, Muyldermans G, Verhofstede C, Burtonboy G, Georges M, Imai T,

Rana S, Yi Y, Smyth RJ, Collman RG, Doms RW, Vassart G, Parmentier M (1996) Resistance to HIV-1 infection in caucasian individuals bearing mutant alleles of the CCR-5 chemokine receptor gene. Nature 382: 722–725

5. Dean M, Carrington M, Winkler C, Huttley GA, Smith MW, Allikmets R, Goedert JJ, Buchbinder SP, Vittinghoff E, Gomperts E, Donfield S, Vlahov D, Kaslow R, Saah A, Rinaldo C, Detels R, O'Brien SJ (1996) Genetic restriction of HIV-1 infection and progression to AIDS by a deletion allele of the CCR5 structural gene. Hemophilia Growth and Development Study, Multicenter AIDS Cohort Study, Multicenter Hemophilia Cohort Study, San Francisco City Cohort, ALIVE Study. Science 273: 1856–1862
6. Huang Y, Paxton WA, Wolinsky SM, Neumann AU, Zhang L, He T, Kang S, Ceradini D, Jin Z, Yazdanbakhsh K, Kunstman K, Erickson D, Dragon E, Landau NR, Phair J, Ho DD, Koup RA (1996) The role of a mutant CCR5 allele in HIV-1 transmission and disease progression. Nat Med 2: 1240–1243
7. Lowe T, Sharefkin J, Yang SQ, Dieffenbach CW (1990) A computer program for selection of oligonucleotide primers for polymerase chain reactions. Nucleic Acids Res 18: 1757–1761
8. Budowle B, Chakraborty R, Giusti AM, Eisenberg AJ, Allen RC (1991) Analysis of the VNTR locus D1S80 by the PCR followed by high-resolution PAGE. Am J Hum Genet 48: 137–144

Peri- und postoperative kontinuierliche Infusion rekombinanter Faktor-VIII-Konzentrate bei Hämophilie A

M. von Depka Prondzinski, R. Eisert, M. Barthels, A. Ganser

Patienten mit Hämophilie A oder B bzw. schwerem von-Willebrand-Syndrom werden üblicherweise durch intravenöse Applikation von Bolusinjektionen von Faktorenkonzentrat behandelt. Diese Form der Therapie ergibt typischerweise starke Schwankungen der minimalen und maximalen Plasmalevel (Levine 1987). Kritisch sind dabei die Phasen niedriger Spiegel vor der nächsten Substitution, in denen es zu Nachblutung aufgrund insuffizienter Substitution kommen kann. Um dies zu verhindern, werden häufig höhere Dosen verabreicht, als die Situation es erfordert. Dies belastet den Patienten und erhöht die Kosten.

Inzwischen liegen zahlreiche Berichte (Bona 1989; Martinowitz 1992, 1995; DiMichele 1996) über die Stabilität und Sicherheit der kontinuierlichen Substitutionstherapie mit Faktorenkonzentrat vor, so daß diese Applikationsform nicht nur angesichts ihrer einfachen Handhabung, sondern auch im Hinblick auf erhebliche zu erzielende Kosteneinsparungen (Martinowitz 1994) stärker beachtet werden sollte. Die Vorteile der kontinuierlichen Applikation liegen gegenüber der Bolusinjektion im Vermeiden von gefährlichen Minimalspiegeln in der einfacheren Handhabung insbesondere im stationären Einsatz, im leichteren Labormonitoring, in der Einsparung erheblicher Konzentratmengen und in der geringeren Gefährdung des Patienten.

Wir haben daher an einem evaluierten System Patienten peri- und postoperativ mittels kontinuierlicher Infusionen behandelt, um die Sicherheit und Kosteneffektivität des Behandlungsverfahrens zu eruieren.

Patienten

Insgesamt konnten wir im Verlauf des vergangenen Jahres 8 Patienten mit Hämophilie A während 9 Behandlungsepisoden mittels kontinuierlicher Infusion substituieren. Nähere Daten zu den Patienten und klinischen Details finden sich in Tabelle 1.

Bei den 9 Behandlungsepisoden handelt es sich um folgende Eingriffe (in Klammern die Behandlungstage der kontinuierlichen Infusion): eine transurethrale Prostataresektion (8 Tage), 2 PEG-Anlagen (jeweils 3 Tage), Therapie einer Hirnblutung (26 Tage), eine Polypektomie sowie Nasenscheidewandoperation (10 Tage), 2 Tonsillektomien (jeweils 10 Tage), eine Gastroskopie mit Probeexzision (4 Tage) und eine 5fache Zahnextraktion mit Parodontalbehandlung (7 Tage). 3 Behand-

I. Scharrer/W. Schramm (Hrsg.)
28. Hämophilie-Symposion Hamburg 1997

Tabelle 1. Klinische Daten der behandelten Patienten

Patienten	n = 8
Behandlungsepisoden	n = 9
Schwere Hämophilie A	n = 6
Mittelschwere Hämophilie A	n = 1
Milde Hämophilie A	n = 2
Mittlere Therapiedauer (Median)	8 Tage
Streubreite in Tagen	3–26

lungsepisoden wurden mit Kogenate (Fa. Bayer), 6 mit Recombinate (Fa. Baxter) durchgeführt.

Methodik

Alle Patienten erhielten zu Beginn der Behandlung einen Bolus in einer Dosierung, die sich strikt nach den Leitlinien zur Therapie mit Blutkomponenten und Plasmaderivaten, herausgegeben von der Bundesärztekammer, richtete. Die kontinuierliche Infusion wurde unmittelbar nach der Bolusgabe begonnen. Die Anfangsdosierung der kontinuierlichen Infusion erfolgte mit 3,0 E/kg KG/h. Die weitere

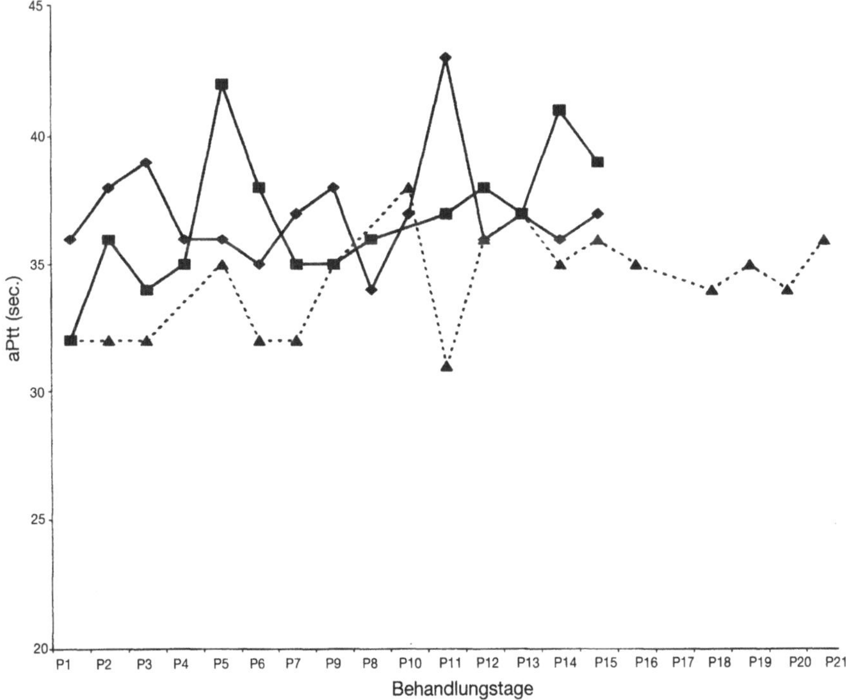

Abb. 1. APTT (in s) exemplarisch von 3 repräsentativen Patienten

Substitution erfolgte nach dem Faktor-VIII-Spiegel, der während der Behandlung 2mal täglich im Abstand von 12 h bestimmt wurde (Abb. 2). Die erste Bestimmung erfolgte 30 min nach der Bolusgabe (P1), als die kontinuierliche Infusion 30 min lief. Dem Konzentrat wurden 2 Einheiten Heparin je ml zugegeben. Als Pumpe diente die Bard- bzw. wurde die Baxter-Ambulatory-PCA-Pumpe verwendet. Das Konzentrat wird unter sterilen Bedingungen gemäß Herstellerangabe aufbereitet. Gleichzeitig wurde ein Alternativtherapieplan für die Bolusgabe gemäß den Leitlinien zur Therapie mit Blutkomponenten und Plasmaderivaten erstellt, wobei die jeweils unteren Grenzen der Leitlinien als Dosis angenommen wurden. Der Vergleich des tatsächlich benötigten Verbrauchs an Konzentrat wurde mit der theoretischen Dosis des Alternativplans verglichen, um so die Vergleichbarkeit der kontinuierlichen Applikationsform mit der herkömmlichen Methode zu ermöglichen. Sobald nach dem Alternativplan eine einmalige täglich Gabe vorgesehen war, wurde die kontinuierliche Infusion beendet und auf Bolusgabe umgestellt. Die vor und

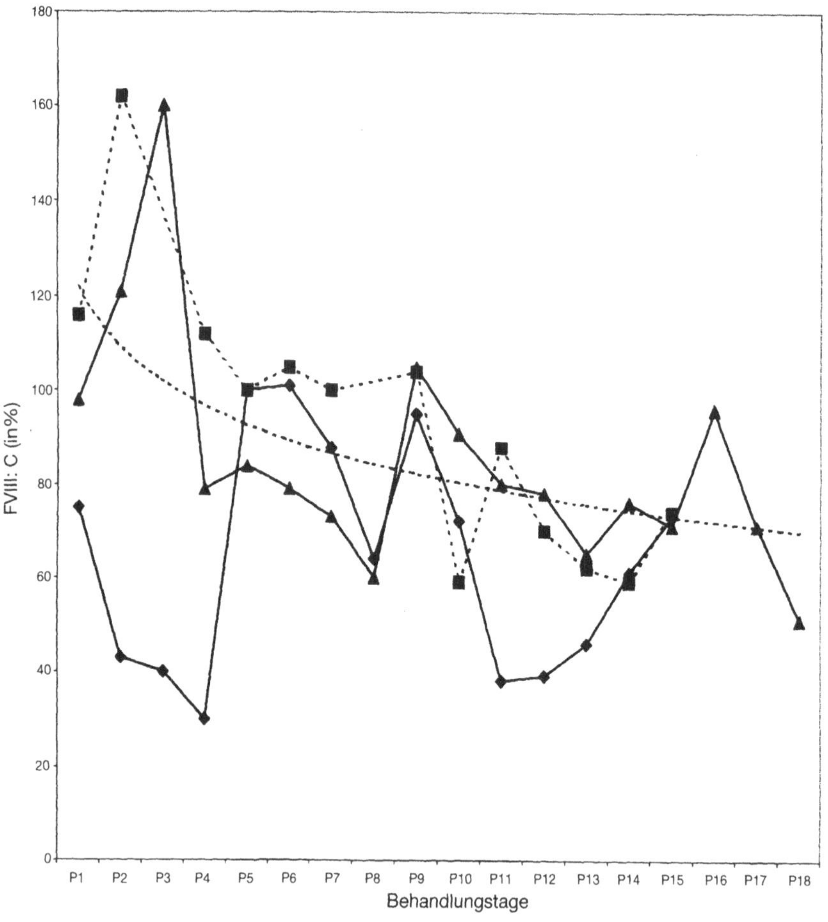

Abb. 2. FVIII: C (in %) exemplarisch von 3 repräsentativen Patienten

während der Therapie erhobenen Werte der APTT und der Faktor-VIII-Aktivität (chromogener Assay, Cobas Fara) finden sich in Abbildung 1 und 2. Zur Bestimmung der Aktivitäten s. Barrowcliffe (1993) und Farrugia (1996).

Ergebnisse

Während der Behandlung mit kontinuierlicher Infusion wurde in keinem Fall eine Nachblutung beobachtet. Nebenwirkungen (z. B. Thrombophlebitis) wurden ebenfalls nicht beobachtet. Gemäß einer Dienstanweisung sind venöse periphere Verweilzugänge spätestens nach 8 Tagen zu wechseln.

In Tabelle 2 ist der jeweilige Gesamtverbrauch an Faktorenkonzentrat in Einheiten wiedergegeben. Sie enthält die gemäß des Alternativtherapieplans ermittelten Einheiten und die tatsächlich mittels kontinuierlicher Infusion verbrauchten Einheiten. Der Vergleich beider Therapieformen zeigt die (theoretisch) durch die kontinuierliche Applikation eingesparten Faktorenmenge, die im Mittel 33% unter dem Bedarf der Bolusapplikation liegt.

Tabelle 2. Gesamtverbrauch je Eingriff und Therapieverfahren

	Kontinuierliche Infusion	Alternativ-bolusplan	Eingespart
Tonsillektomie	40 400	70 400	30 000 (43%)
PEG-Anlage	10 000	11 250	1 250 (11%)
Polypektomie	40 000	63 050	23 050 (37%)
Hirnblutung	91 500	130 200	38 600 (30%)
PEG-Anlage	4 500	7 500	3 000 (40%)
5mal Zahnextraktion	24 500	46 800	22 300 (47%)
Gastroskopie + Probeexzision	14 500	15 750	1 250 (8%)
Transurethrale Prostataresektion	40 000	72 500	32 500 (42%)
Tonsillektomie	52 000	77 250	27 250 (35%)
		Σ:	176 203 (33%)

Zusammenfassung

Unsere Untersuchungen (von Depka Prondzinski 1996) sowie die bisherigen klinischen Erfahrungen mit der peri- und postoperativen kontinuierlichen Substitutionstherapie zeigen, daß das Verfahren bezüglich der Blutungsverhütung effektiv ist, daß es bezüglich Nebenwirkungen sicher ist und zudem die Einsparung erheblicher Mengen an Faktorenkonzentrat gegenüber der herkömmlichen Bolustherapie erlaubt. Die Handhabung erwies sich sowohl für das Pflegepersonal als auch für die Patienten als einfach und unkompliziert. Ein Beutelwechsel ist nur einmal täglich notwendig. Kleinere Eingriffe sind ohne Änderung bzw. zusätzliche Substitution in der Regel möglich. Dieses Verfahren wird inzwischen an der Medizinischen Hochschule Hannover routinemäßig eingesetzt.

Literatur

1. Barrowcliffe TW (1993) Recommendations for the assay of high purity FVIII concentrates. Thromb Haemostas 70: 876–877
2. Bona RD, Weinstein A, Weismann SJ, Bartolomeo A, Rickles FR (1989) The use of continuous infusion of factor concentrates in the treatment of hemophilia. Am J Hematol 32: 8–13
3. DiMichele DM, Lasak ME, Miller CH (1996) In vitro factor VIII recovery during the delivery of ultra-pure factor VIII concentrate by continuous infusion. Am J Hematol 51: 99–103
4. Farrugia A, Rochfort P, Fry KJ, Tran E, Poulis M (1996) Potency measurement of factor VIII recombinant concentrates. Haemophilia 2: 153–159

Founder Effect of the Factor-IX-Propeptide-Val-10 Variant Is Responsible for Most Marcumar-Induced Severe Haemophilia B Cases During Oral Anticoagulant Therapy – Consequences for Monitoring

J. Oldenburg, J. Schröder, T. Albert, V. Ivaskevicius, U. Harbrecht, A. Siegemund, H. Scheel, K. Kriz, B. Lämmle, H.-H. Brackmann, P. Hanfland

Introduction

Bleeding represents the most common and unwanted side effect of oral anticoagulants; however, they are striking if they occur at therapeutic ranges of prothrombin time and INR. Recently, we reported three patients in whom an unusually selective decrease of factor IX (FIX) activity during cumarin therapy led to severe bleeding complications, while the FIX activity was normal in the absence of cumarins [1, 2]. Analysis of the FIX gene revealed an Ala-10 to Val-10 mutation in two patients and an Ala-10 to Thr-10 mutation in one patient [3]. The latter variant had also been described by Chu et al. [4]. Meanwhile two further patients with the Val-10 variant have been detected. By RFLP analysis of all four patients with the Val-10 variant we were able to establish a founder effect, which must have emerged some 100 years ago. Although those FIX variants are rare (frequency below 1.5%) [3], the founder effect point to a clinical relevance of these new FIX variants. Consequently the aPTT as a screening method for increased FIX sensitivity towards marcumar should be tested additionally to the INR in patients with bleeding complications during oral anticoagulant therapy.

Methods

Coagulation assays were performed using routine procedures. Analysis of the factor IX gene was carried out as described earlier [7]. Amplified fragments were sequenced using the Sequenase version 2.0 DNA sequencing kit (US Biochemical). Analysis of the RFLPs Mse I, Taq I, Dde I and Hha I was performed according to Peak [8].

Results

Five patients suffering from severe recurrent bleedings during oral anticoagulant therapy showed a selective reduction of the factor IX activity to 1–3% shortly after initiation of phenprocoumon treatment. In Fig. 1 the laboratory data of one patient who was reexposed to a very low-dosage regimen of phenprocoumon are shown. While the FIX activity showed a strong and selective reduction, the FVII activity,

I. Scharrer/W. Schramm (Hrsg.)
28. Hämophilie-Symposion Hamburg 1997

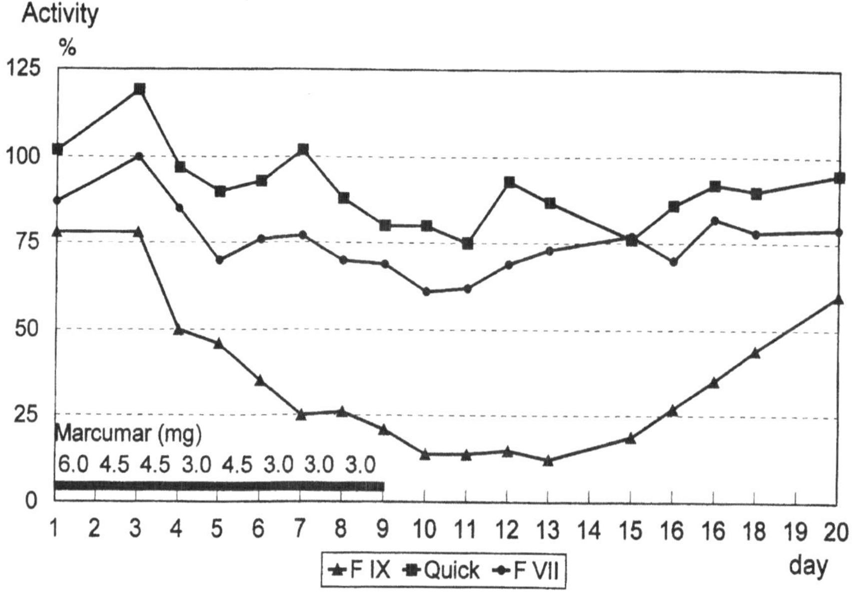

Fig. 1. Courses of prothrombin time (expressed as percent according to Quick), factor VII and factor IX activity of patient A during re-exposition to phenprocoumon (Marcumar)

which normally decreases first owing to its short half-life, remained in the normal to subnormal range. The pathophysiologic mechanism of the isolated reduction of FIX activity was revealed by analysis of the factor IX gene. In all five patients, missense mutations in the FIX propeptide at amino acid Ala-10 were found. Four patients showed the amino acid substitution Ala[GCC] to Val[GCT] and one patient the amino acid substitution Ala[GCC] to Thr[ACC]. A frequent polymorphism at position Ala-10 was excluded by finding no further mutation when screening 195 blood donors (frequency <1.5% at 95% confidence interval). However, RFLP analysis revealed that all four patients with the Ala-10 variant exhibited the same alleles of the Dda I- and Taq I-RFLP, thus pointing to a founder effect (Fig. 2a, b), which implies a common origin of the Val-10 mutation some 100 years ago.

Discussion

The factor IX propeptide serves as a recognition site for the carboxylase enzyme [5] and the Ala-10 residue is an essential part of this recognition site [6]. The mutation in the factor IX propeptide at the Ala-10 position probably causes a reduced affinity of the carboxylase enzyme to the propeptide, affecting the carboxylase as well as the vitamin K epoxidase activity of the enzyme. The clinical relevance of these mutations is related to their frequency in the general population. Such patients might have been masked for clinicians because the prothrombin time

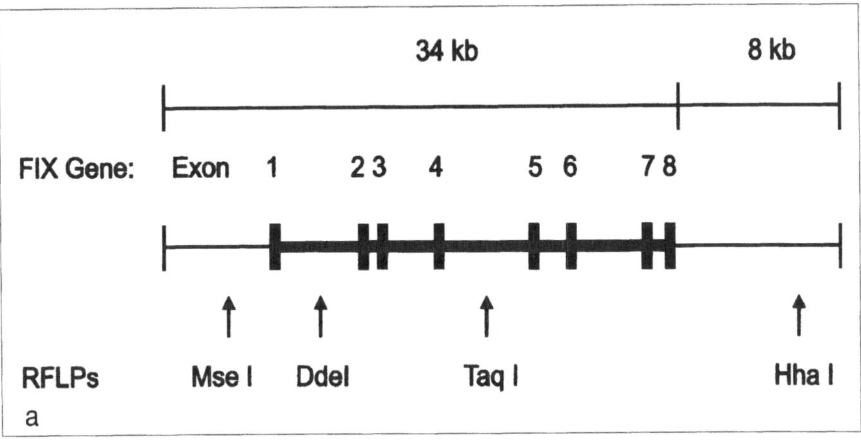

RFLPs (allele frequencies)	1	2	3	4	control
Mse I (0.33/0.67)	n.d.	n.d.	n.d.	n.d.	
Dde I (0.36/0.64)	319 bp	319 bp	319 bp	319bp	369 bp
Taq I (0.23/0.77)	1.8 kb	1.8 kb	1.8 kb	1.8 kb	1.3 kb
Hha I (0.48/0.52)	230 bp	230 bp	230 bp	230 bp	150/80 bp

b

Fig. 2a,b. *a* Factor IX gene with localisation of the RFLPs that were investigated to establish the founder effect in patients with the Val-10 variant. *b* Alleles of the factor IX-RFLPs Mse I, Dde I, Taq I, Hha I that were found in the patients with the factor IX Val-10 variant. All patients showed the Dde I allele 2 (319-bp fragment), the Taq I allele I (1.8-kb fragment) and the Hha I allele 1 (230bp). *n.d.* = under recurrent investigation

used for monitoring the oral anticoagulant therapy does not detect reduced FIX activity and bleeding episodes are the most common side effect of oral anticoagulant treatment. Screening random blood donors for mutations at Ala-10 showed that those variants are rare (frequency <1.5%). However, the founder effect that could be established for the Val-10 variant points to some clinical relevance. Therefore it seems reasonable to test the aPTT additionally to the INR in patients with bleeding complications during oral anticoagulant therapy. If the aPTT is prolonged, further diagnostic (FIX activity, FIX gene analysis) is needed.

Conclusions

We found five patients with bleeding complications due to the newly discribed FIX sensitivity towards marcumar. Four of these patients showed an Ala-10 to Val-10 mutation, one patient an Ala-10 to Thr-10 mutation in the FIX propeptide.

RFLP analysis in the four patients with the Val-10 variant revealed a founder effect, proving a common source of this specific mutation and pointing to a clinical relevance of these variants.

As a consequence the aPTT should be tested additionally to the INR in patients with bleeding complications during oral anticoagulant therapy.

If the aPTT is overproportionally prolonged the FIX activity should be tested. If the FIX activity is decreased below 5%, a FIX gene analysis should be performed.

References

1. Quenzel EM, Hertfelder HJ, Oldenburg J (1997) Severe bleeding in two patients due to increased sensitivity of factor IX activity to phenprocoumon treatment. Ann Hematol 74: 265–268
2. Harbrecht U, Oldenburg J, Klein P, Weber D, Rockstroh J, Hanfland P (1998) Increased sensitivity of factor IX to phenprocoumon as a cause of bleeding in a patient with antiphospholipid antibody associated thrombosis. J Int Med (in press)
3. Oldenburg J, Quenzel EM, Harbrecht U, Fregin A, Kress W, Müller CR, Hertfelder HJ, Schwaab R, Brackmann HH, Hanfland P (1997) Missense mutation at Ala-10 in the factor IX-propeptide: an insignificant variant in normal life but a decisive cause for bleeding during oral anticoagulant therapy. Brit Haematol 98: 240–244
4. Chu K, Wu SM, Stanley T, Stafford DW, High KA (1996) A mutation in the propeptide of factor IX leads to warfarin sensitivity by a novel mechanism. J Clin Invest 98: 1619–1625
5. Jorgensen MJ, Cantor AB, Furie BC, Brown CL, Shoemaker CB, Furie B (1987) Recognition site directing vitamin K-dependent gamma-carboxylation resides on the propeptide of factor IX. Cell 48: 185–191
6. Huber P, Schmitz T, Griffin J, Jacobs M, Walsh C, Furie B, Furie BC (1990) Identification of amino acids in the γ-carboxylation recognition site on the propeptide of prothrombin. J Biol Chem 265: 12467–12473
7. Ludwig M, Grimm T, Brackmann HH, Olek K (1992) Parental origin of factor IX gene mutations and their distribution in the gene. Am J Hum Genet 50: 164–173
8. Peake I (1992) Registry of DNA polymorphisms within or close to the human factor VIII or factor IX genes. Thromb Haemost 67: 277–280

Small Deletion/Insertion Mutations Within Poly-A Runs of the Factor VIII Gene Mitigate the Severe Haemophilia A Phenotype

J. Oldenburg, J. Schröder, C. Schmitt,
H. H. Brackmann, R. Schwaab

Recently Young et al. [1] reported a haemophilia A family in whom a single base deletion within an A nm of exon 14 of the factor VIII (FVIII) gene did not lead to the severe phenotype that is typically expected from frame shift mutations. We wish to point out that mitigation of the severe haemophilia A phenotype in patients with small deletion/insertion mutations of exon 14 may not be rare.

Among a series of 147 unrelated haemophiliacs in whom we defined the causative mutations (2) we observed five patients with mutations within or near an A run of exon 14. Laboratory data of four of these patients are shown in Table 1 (group A). In contrast to patients with the common molecular defects, e.g. stop mutations and intron 22 inversions (group B in Table 1), the thrombelastogram parameters of the group A patients were less impaired (three to five shorter r- and r+k-times), even though residual FVIII-activities (FVIII:C) were below 1% for both groups (Table 1). No FVIII:Ag could be detected in our group B patients, while FVIII:Ag was above background (at the detection limit of 0.005 u/ml) in patients HD27 and HD26. In HD26 FVIII:Ag might be affected by application of 1000 u FVIII 72 h prior to measurement. However, all group B patients exhibited an r-time in excess of 60 min at 72 h after application of 500–2000 u FVIII (data not shown).

Both groups of patients were on variable prophylactic and on-demand factor VIII regimens. However, in contrast to the group B patients, none of our group A patients experienced severe bleeding episodes during the past 5 years. Although the clinical courses are difficult to compare because of differences in treatment regimens, joint status and life style, our data indicates that even very low FVIII-activities (below 1%) have some protective effect with regard to severe bleeding episodes. The presence of factor V Leiden mutation (R506Q), that may also mitigate the haemophilia A phenotype [3] was excluded in all group A patients (Table 1).

In the family described by Young et al. [1], a delT created an uninterrupted run of 10 adenines (codons 1439–1441). As suggested by the authors, such polyadenine stretches are a likely source of frequent DNA replication/RNA transcription and translation errors. Some of these errors may lead to restoration of the open reading frame. The resulting in frame changes (deletion or substitution of an amino acid) might be functional, since the B domain of mature FVIII is not essential for coagulation activity [4]. As a consequence, and in spite of a nonsense codon arising downstream of the mutation, the affected individuals in the family of Young et al. had residual FVIII:C of 4%–6% and a milder than expected form of haemophilia A.

I. Scharrer/W. Schramm (Hrsg.)
28. Hämophilie-Symposion Hamburg 1997

Table 1. Coagulation parameters of patients with small deletion/insertion mutations in exon 14 (group A) and corresponding age patients with standard (stop codon, intron 22 inversion) mutations

Patient	Mutation	FVIII:C 1-Stage (u/ml)	FVIII:C Chrom (u/ml)	FVIII: Ag (u/ml)	Thromb-elastogram r (min)	Thromb-elastogram r+k (min)	FV Leiden
Group A							
HD25	Exon 14, delACAC at codons 1187–1188	<0.01[a,c]	<0.01[a,c]	n.d.	29[a,c]	36[a,c]	neg
HD26	Exon 14, delA at codon 1192	<0.01[b]	<0.01[b]	0.017[b]	26[b]	39[b]	neg
HD27	Exon 14, del A at codon 1192	<0.01[c]	<0.01c	0.005[c]	48[c]	71[c]	neg
HP 160	Exon 14, insa at codon 1191	<0.01[a,c]	<0.01[a,c]	n.d.	26[a,c]	35[a,c]	neg
Group B							
HP141	Exon 14, CGC(Arg)1689TGC(Stop)	<0.01[c]	<0.01[c]	<0.005[c]	158[c]	199[c]	neg
HP131	Exon 13, TAC(Tyr)0636TAG(Stop)	<0.01[c]	<0.01[c]	n.d.	134[c]	202[c]	neg
HP127	Exon 12, CGA(Arg)0583TAG(Stop)	<0.01[c]	<0.01[c]	<0.005[c]	175[c]	224[c]	n.d.
HI 36	Proximal intron 22 inversion	<0.01[c]	<0.01[c]	<0.005[c]	178	259[c]	neg,
HI 40	Distal intron 22 inversion	<0.01[c]	<0.01[c]	<0.005[c]	159[c]	219[c]	n.d.

Medians of 1-stage FVIII:C assay [7], chromogenic FVIII:C assay (DADE, Diagnostic Inc., USA), FVIII:Ag [8], and *r* and *r+k* parameter of the Thrombelastogram-assay (9) are shown. The Thrombelastogram represents a global clotting test that in haemophilia A patients is also conclusive for FVIII:C below 1% of normal. The Parameter *r* denotes the time until clotting starts (normal range 8–12 min) and the parameter *r+k* denotes the time for the fibrin clot to reach a standardized stability (normal range 13–19 min). Group A patients exhibit a mitigated, group B patients a typical severe hemophilia A. Patients were not treated with factor VIII for at least 14 days, otherwise the substitution intervall is indicated. None of the patients developed an inhibitor against FVIII protein at more than 100 days of treatment with FVIII.

[a] 72–96 hours after substitution of 500 u FVIII.

[b] 72 h after substitution of 1000 u FVIII.

[c] Median result of at least three independent tests.

The nature of the mutations observed in our group A patients was very similar to that reported previously [1]. In our cohort, the mutations resulted in a run of eight adenines in patients HD26 and HD27 (both delA at codon 1192), nine adenines in patient HD25 (delACAC at codons 1187–1188) and ten adenines in patient HP160 (insA at codon 1191). Likely nonsense codons are expected at positions 1198/1199 and 1221, respectively. In spite of the similar nature of the mutations, the degree of partial correction in our patients was less than in the family reported by Young et al. The lower residual FVIII:C in our patients might be explained in part by a reduced correction rate of the frameshift defect due to shorter A-runs. However, our patient HP 160 also exhibits a run of ten adenines at a FVIII activity of less than 1%. Therefore, other factors might be also of importance, e.g. the nature of the adjacent sequences that may facilitate or inhibit correction of the reading frame. Furthermore, mutations of the A-run at codons 1192–1195 might alter FVIII activity more than mutations affecting the A run at codons 1439–1442.

Further indirect support for the mechanism of partial self-correction comes from a study in which we correlated mutation type and risk of inhibitor formation in severe haemophilia A [5]. While intron 22 inversions, large deletions and nonsense mutations were associated with a high inhibitor risk of about 35%, missense mutations and – unexpectedly – also small deletions yielded a low inhibitor risk of only 5%. Since a high inhibitor risk should be related to the complete lack of endogenous FVIII protein, missense mutations and small deletions are expected to be associated with some endogenous FVIII protein leading to immune tolerance against substituted FVIII. These observations can also be explained by assuming a partial correction of the reading frame in the case of small deletions. Since about half of the small deletions and insertions occuring in the B-domain affect one of the two adenine stretches mentioned [2, 6], such self-corrections may not be rare events. For the other types of small deletions/insertions it also might be conceivable that all nucleotide sequences that are prone to small deletions/insertions are also sensitive to DNA replication and RNA transcription/translation errors, thereby promoting the mechanism of partial correction of the reading frame.

In conclusion, the mechanism of partial correction of reading frames is probably highly relevant for small deletions in haemophilia A. This mechanism represents a significant advance in our understanding of the role of specific types of mutations in generating distinctive clinical phenotypes.

References

1. Young M, Inaba H, Hoyer LW, Higuchi M, Kazazian HH Jr, Antonarakis SE (1997) Partial correction of a severe molecular defect in hemophilia A, because of errors during expression of the factor VIII gene. Am J Hum Genet 60: 565–573
2. Becker J, Schwaab R, Möller-Taube A, Schwaab U, Schmidt W, Brackmann HH, Grimm T, Olek K, Oldenburg J (1996) Characterization of the factor VIII defect in 147 patients with sporadic hemophilia A: family studies indicate a mutation type dependent sex ratio of mutation frequencies. Am J Hum Genet 58: 657–670
3. Nichols WC, Amano K, Cacheris PM, Figueiredo MS, Michaelides K, Schwaab R, Hoyer L, Kaufman RJ, Ginsburg D (1996) Moderation of hemophilia A phenotype by the factor V R506Q mutations. Blood 88: 1183–1187
4. Pittman DD, Alderman EM, Tomkinson KN, Wang JH, Giles AR, Kaufman RJ (1993) Biochemical, immunological, and in vivo functional characterization of the B-domain-deleted factor VIII. Blood 81: 2925–2935
5. Schwaab R, Brackmann HH, Meyer C, Seehafer J, Kirchgesser M, Haack A, Olek K, Tuddenham EGD, Oldenburg J (1995) Haemophilia A: mutation type determines risk of inhibitor formation. Thromb Haemost J 74: 1402–1406
6. Wacey AI, Kemball-Cook G, Kazazian RH, Antonarakis SE, Schwaab R, Lindley P, Tuddenham EGD (1996) The haemophilia A mutation search test and resource site, homepage of the factor VIII mutation database: HAMSTeRS. Nucleic Acids Res 24: 100–102

7. Egli H (1968) Laboratoriumsdiagnostik der Hämophilen. Dtsch Med J 14: 495–499
8. Schmitt C, Oldenburg J, Haack A, Poller J, Brackmann HH, Schwaab R (1997) Investigation of factor VIII-antigen levels of patients with haemophilia A by a new highly sensitive enzyme linked immunosorbent assay (ELISA). Thromb Haemost Suppl 31
9. Hartert H (1948) Blutgerinnungsstudien mit der Thrombelastographie, einem neuen Untersuchungsverfahren. Klin Wochenschr 26: 577

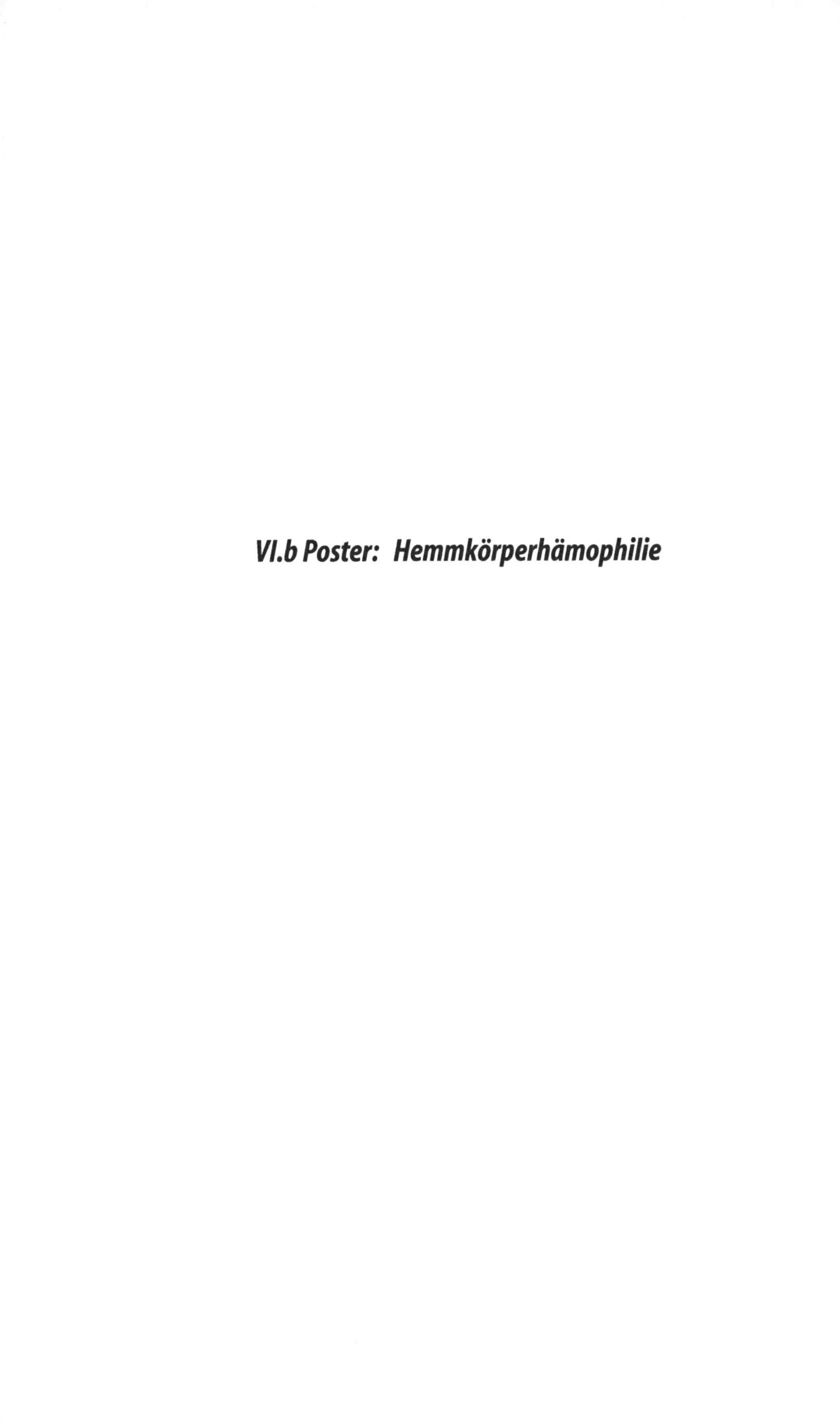

VI.b Poster: Hemmkörperhämophilie

Kontinuierliche Infusion von rFVIIa (NovoSeven) bei pädiatrischen Patienten mit Hemmkörperhämophilie im Rahmen von Blutungen und operativen Eingriffen

C. Escuriola Ettingshausen, A. Veldman, M. Kaiml, W. Kreuz

Zur Behandlung von Blutungsereignissen sowie zur Durchführung operativer Eingriffe bei Patienten mit Hemmkörperhämophilie A und B werden aktivierte Prothrombinkomplexpräparate (FEIBA, Immuno), porciner FVII (Hyate C, Speywood) sowie rekombinanter FVIIa (NovoSeven, Novo Nordisk) mit gutem Erfolg eingesetzt [2, 3, 6].

Bei der Behandlung mit rFVIIa liegen die Nachteile in der hohen Applikationsfrequenz aufgrund der kurzen Halbwertszeit (2-3 h) und in dem damit verbundenen hohen Kostenaufwand [1].

Daher stellt die kontinuierliche Infusion von rFVIIa eine sinnvolle Applikationsweise dar, da zum einen die mit der pulsatilen Gabe assoziierten Schwankungen der FVIIa-Spiegel im Blut vermieden werden können und zudem die insgesamt benötigte Faktormenge deutlich reduziert werden kann [1, 8].

Wir möchten im folgenden über unsere Erfahrung mit der kontinuierlichen Infusion von rFVIIa (NovoSeven, Novo Nordisk) bei pädiatrischen Patienten mit Hemmkörperhämophilie A im Rahmen einer Port-A-Cath-Implantation und gleichzeitiger Immuntoleranztherapie sowie rezidivierender Kniegelenkeinblutungen mit begleitender Synovitis berichten (Abb. 1 und 2).

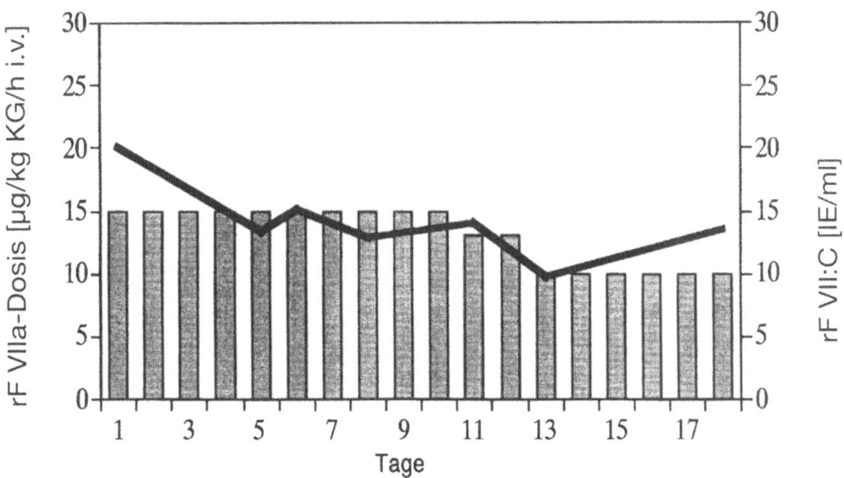

Abb. 1. FVII:C-Spiegel unter kontinuierlicher rFVIIa-Infusion bei Patient I mit Hemmkörperhämophilie A

I. Scharrer/W. Schramm (Hrsg.)
28. Hämophilie-Symposion Hamburg 1997

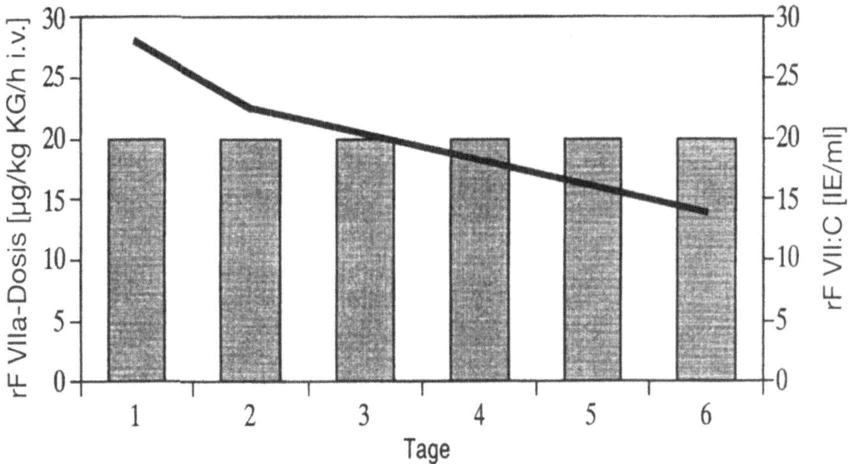

Abb. 2. FVII:C-Spiegel unter kontinuierlicher rFVIIa-Infusion bei Patient II mit Hemmkörperhämophilie A

Patienten

Patient I

Im Alter von 1 Jahr wurde bei dem Patienten eine schwere Hämophilie A (FVIII < 1%) diagnostiziert. Nach 10 FVIII-Expositionstagen entwickelte das Kind einen hochtitrigen FVIII-Hemmkörper (maximaler Hemmkörpertiter 1570 BE). Eine Immuntoleranztherapie (100 IE FVIII-Konzentrat/kg KG 2mal tägl. i.v.) war erfolglos. Als Blutungsprophylaxe, im Fall von Blutungsereignissen sowie bei operativen Eingriffen erhielt der Patient in der Vergangenheit ein aktiviertes Prothrombinkomplexpräparat (FEIBA, Immuno).

Aktuell kam es zu einer Blutung ins rechte Kniegelenk [Laborwerte aPTT 85 s (30–38), FVIII:C < 1% (70–100), FVIII-Hemmkörper 35,2 BE]. Zu diesem Zeitpunkt war der Patient 10 Jahre alt.

Unter pulsatiler Gabe des Prothrombinkomplexes (FEIBA, Immuno) kam es zu rezidivierenden Wiedereinblutungen und zur Entwicklung einer chronischen Synovitis. Der Patient wurde auf die pulsatile Gabe von rFVIIa umgestellt. Auch unter diesem Therapieregime kam es nach Verlängerung der Applikationsintervalle (6 h) zu Wiedereinblutungen. Wir entschlossen uns zu einer kontinuierlichen Infusion von NovoSeven unter stationären Bedingungen.

Initial erhielt der Patient 90 µg rFVIIa/kg KG i.v. Die unmittelbar anschließende kontinuierliche NovoSeven-Gabe erfolgte zunächst in der Dosierung von 15 µg/kg KG/h i.v. Im weiteren Verlauf konnte eine Dosisanpassung nach FVII:C-Plasmaspiegeln auf 10 µg/kg KG/h i.v. vorgenommen werden.

Parallel erhielt der Patient eine antiphlogistische Therapie (Diclofenac 2 mg/kg KG/Tag). Eine krankengymnastische Behandlung erfolgte nach kurzzeitiger Ruhigstellung des Beines in einer Gipsschiene.
Die Faktorengabe erfolgte aufgrund rezidivierender Thrombophlebitiden und problematischer venöser Verhältnisse über einen zentralvenösen Zugang (Hickman-Katheter). Im Bypass wurde isotone NaCl-Lösung als Dauertropfinfusion (15 ml/h) appliziert.
Die Therapie wurde insgesamt 18 Tage lang durchgeführt. Unter der Therapie kam es zur vollständigen Resorption der Blutung.
Die FVII:C-Spiegel lagen bei 9,8–15 IE/ml.
Weitere Begleitreaktionen konnten nicht beobachtet werden.

Patient II

Im Alter von 7 Monaten wurde bei dem kleinen Patienten eine schwere Hämophilie A diagnostiziert. Aufgrund eines ausgeprägten Kopfschwartenhämatoms erfolgte die Substitution mit einem FVIII-Gerinnungskonzentrat. Bereits nach 8 Expositionstagen kam es zur FVIII-Hemmkörperbildung mit einem maximalen Titer von 84 BE ("high responder"). Eine Immuntoleranztherapie (ITT) wurde begonnen (100 IE FVIII/kg KG 2mal tägl. i.v.). Aufgrund der problematischen Venenverhältnisse wurde eine Port-A-Cath-Implantation zur Fortführung der ITT erforderlich [Laborwerte: aPTT 113 s (30–38), FVIII:C < 1% (70–100), FVIII Hemmkörper 65 BE, HK gegen porcinen FVIII 0,86 BE, "cross reactivity" 1,32%).
Der operative Eingriff wurde unter kontinuierlicher Infusion von rFVIIa durchgeführt. Der Patient erhielt initial 120 µg NovoSeven/kg KG i.v. im Bolus. Im unmittelbaren Anschluß erfolgte die kontinuierliche Infusion in der Dosierung von 20 µg/kg KG/h i.v. mittels einer Miniinfusionspumpe (Disetronic multifuse). Intraoperativ kam es zu keinem nennenswerten Blutverlust. Zirka 2 h nach Operationsende kam es zu einer Nachblutung aus der Schnittwunde. Zudem manifestierte sich eine massive Hämatombildung im Thorakal- und Zervikalbereich. Zusätzlich zur kontinuierlichen rFVIIa-Infusion erfolgten pulsatile rFVIIa-Gaben (90 µg/kg KG) in 2stündigen Intervallen (insgesamt 6 Gaben). Parallel wurde Kompression auf die blutende Wunde ausgeübt. Innerhalb von 24 h kam es schließlich zum Sistieren der Blutung.
Unter der weiteren kontinuierlichen Infusion von NovoSeven in o. g. Dosierung kam es zu einer zunehmenden, komplikationslosen Resorption des Hämatoms. Die Dauer der Therapie betrug 6 Tage. Die FVII: C-Spiegel lagen unter der Therapie bei 14–22 IE/ml.

Immuntoleranztherapie unter kontinuierlicher NovoSeven-Infusion: Bereits vor dem operativen Eingriff wurde bei Patient II eine Immuntoleranztherapie (ITT) zur Elimination des Hemmkörpers begonnen (100 IE FVIII-Konzentrat/kg KG 2mal tägl. i.v.). Da die ITT nicht unterbrochen werden sollte, wurde das o. g. ITT-Regime auch während der kontinuierlichen rFVIIa-Gabe fortgesetzt. Die kontinuierliche Infusion von rFVIIa wurde hierzu für ca. 5 min unterbrochen. Jeweils vor und nach FVIII-Applikation wurde mit jeweils 20 ml isotoner NaCl-Lösung gespült.

Weder Klinik noch Gerinnungsparameter wiesen auf einen Verbrauch hin. Komplikationen oder mögliche negative Effekte auf die Hemmkörperelimination konnten bisher nicht beobachtet werden.

Dosierung und Monitoring

Initial wurde ein Bolus von 90–120 μg NovoSeven/kg KG i.v. gegeben. Anschließend erfolgte eine kontinuierliche Substitution mit 10–20 μg NovoSeven/kg KG/h i.v. Die kontinuierliche Infusion erfolgte jeweils mittels Miniinfusionspumpen (Walk Med 300, Disetronic multifuse). Das Faktorenpräparat wurde in dem vom Hersteller empfohlenen Lösungsmittel ohne weitere Verdünnung sowie ohne Addition von Heparin gelöst. Zur Vorbeugung von Thrombophlebitiden wurde isotone NaCl-Lösung 10–15 ml/h i.v. im Bypass verabreicht.

Als Dosismonitoring wurden FVII:C-Plasmaspiegel kontrolliert: Der FVII:C-Spiegel sollte > 6 IE/ml betragen [4, 7].

Die FVII:C-Spiegel wurden mittels Ein-Stufen-Test unter Verwendung von FVII-Mangelplasma bestimmt.

Um einen beginnenden Verbrauch rechtzeitig erkennen zu können, sollten folgende Parameter in regelmäßigen Abständen kontrolliert werden:

Thrombozytenzahl, D-Dimere, Fibrinogen, ATIII [4].

Zusammenfassung

Im Rahmen einer Port-A-Cath-Implantation und einer Kniegelenkblutung mit begleitender Synovitis setzten wir bei zwei pädiatrischen Patienten mit Hemmkörperhämophilie A rFVIIa in kontinuierlicher Infusion ein. Im Vergleich zur pulsatilen Gabe stellte sich die kontinuierliche rFVIIa-Infusion als medikamenteneinsparend und somit kostensparend dar (ca. 30%).

Unter kontinuierlicher NovoSeven-Gabe in o. g. Dosierung lagen die FVII:C-Spiegel oberhalb des empfohlenen Spiegels (> 6 IE/ml). Dennoch kam es bei Patient II nach Port-A-Cath-Implantation zu einer deutlichen Nachblutung, die jedoch unter zusätzlicher pulsatiler Gabe von rFVIIa sowie lokalen Maßnahmen beherrschbar war. Der additive Einsatz eines Antifibrinolytikums (z. B. Tranexamsäure) bei operativen Eingriffen sollte erwogen werden [1, 8].

Die Weiterführung der ITT bei Patient II unter kontinuierlicher rFVIIa-Infusion verlief komplikationslos und scheint bisher keinen nennenswerten Effekt auf die Hemmkörperelimination zu haben.

Die kontinuierliche rFVIIa-Infusion im Rahmen einer Gelenkblutung (Patient I) verlief erfolgreich. Außer dem Auftreten von Thrombophlebitiden konnten keine nennenswerten Begleitreaktionen beobachtet werden.

Literatur

1. Schulman S, Bech Jensen M, Varon D, Keller N, Gitel S, Horoszowski H, Heim M, Martinowitz U (1996) Feasability of Using Recombinant Factor VIIa in Continuous Infusion. Thromb Haemostas 75 (3): 432–436
2. Hedner U, Glazer S, Pingel K, Alberts KA, Blombäck M, Schulman S, Johnson H (1988) Successful use of recombinant factor VIIa in patients with severe haemophilia A during synovectomy. Lancet 2: 1193 (letter)
3. Ingerslev J, Sneppen O, Knudsen L, Sindet-Petersen S (1994) Effect of recombinant factor VIIa (rFVIIa) in surgical procedures in haemophilia A patients with inhibitors and congenital factor VII deficiency In: Scharrer I, Schramm W (eds) 24. Hämophilie-Symposium, Hamburg 1994. Springer Verlag, Berlin Heidelberg, S 122–125
4. NovoSeven - Product Monograph
5. Liesner RJ, Vora AJ, Hann IM, Lilleymann JS (1995) Use of central venous catheters in children with severe congenital coagulopathy. Br J Haematol 91: 203–207
6. Hedner U, Glazer S, Falch J (1993) Recombinant activated factor VII in the treatment of bleeding episodes in patients with inherited and acquired bleeding disorders. Transfusion Med Rev 7 (2): 78–83
7. Hedner U (1996) Dosing and Monitoring NovoSeven. Treatment Haemostasis 26 (suppl 1): 102–108
8. Schulman S et al. (1997) Experiences with continuous infusion of recombinant activated factor VII. The 4th Symposium on New Aspects of Haemophilia Treatment, Copenhagen, 34–35

Lebensbedrohliche Blutung bei einem älteren Patienten mit leichter Hämophilie A durch einen Faktor-VIII-Inhibitor (Typ 1)

H. J. Siemens, S. Brückner, T. Wagner, H. A. Katus

Die Entwicklung eines Inhibitors, der gegen die Faktor-VIII-Aktivität gerichtet ist, gehört neben der Gefahr einer Infektion durch Faktorenkonzentrate zu den am meisten gefürchteten Komplikationen im Leben eines Hämophilen. Die Inzidenz beträgt nach älteren Erhebungen ca. 2–10% [7, 13], bei schwerer Hämophilie sogar 10–15% [4]. 95% aller Inhibitoren treten bei schwerer Hämophilie auf [9], etwa 2/3 vor dem 20. Lebensjahr [3], insbesondere nach dem ersten Kontakt mit einem von außen zugeführten Faktor. Nur wenige Fälle wurden bislang berichtet bei Patienten mit leichter Hämophilie, die in der Regel nur geringe Titer aufwiesen oder keine weitere Bedeutung hatten [1, 2, 8].

Wir berichten hier über einen Patienten mit leichter Hämophilie, der in höherem Alter nach einer operationsbedingten Faktorensubstitution einen relevanten Inhibitor entwickelte. Frühere Blutungen nach Sportverletzungen waren in der Regel nicht behandelt worden. Zwei TEP-Operationen (Total-Endoprothesen) vor Jahren waren ohne Probleme substituiert worden. Nachblutungen traten damals nicht auf. Kontrollen eines möglicherweise bestehenden Inhibitors waren nicht durchgeführt worden.

Fallbeschreibung

Kurzfristige Anamnese

Im November 1996 wurde ein damals 71jähriger Patient (95 kg KG bei 175 cm Körpergröße) mit einer angeborenen Hämophilie A (Faktor-VIII:C-Restaktivität 16%, kein Nachweis eines Inhibitors) für eine selektive, senile Kataraktoperation stationär aufgenommen. Einige Jahre zuvor waren schon beide Hüftgelenke mit Endoprothesen versorgt worden ohne jegliche Komplikationen. Unmittelbar vor der jetzigen Augenoperation erhielt er einmalig DDAVP in der üblichen Dosierung von 0,4 µg/kg Körpergewicht und anschließend über 6 Tage insgesamt 10 000 IE Faktor-VIII-Konzentrat (SDH-behandelt). Es wurden über 6 Tage insgesamt 10 000 IE verabreicht, zu Anfang über 3 Tage als kontinuierliche Infusion, die letzten Tage als einmaliger Bolus von jeweils 1000 IE pro Tag bis zur Entlassung immer ohne Komplikationen. Der Faktor-VIII-Inhibitor wurde mit < 0,5 BE/ml, zuletzt bei einer Kontrolle Anfang 1997 mit 1,2 BE/ml gemessen.

I. Scharrer/W. Schramm (Hrsg.)
28. Hämophilie-Symposion Hamburg 1997

Entwicklung eines Inhibitors

4 Wochen nach der letzten Substitution wurde der Patient in der Notfallambulanz aufgenommen mit einer 4 Tage alten Muskelblutung in den rechten Unterarm und weniger stark in den linken Unterschenkel. Beide Blutungen waren in engem zeitlichem Zusammenhang mit einer Runde Golf aufgetreten, was er allerdings schon früher regelmäßig gespielt hatte. Wegen der zunehmenden Entwicklung eines Kompartmentsyndroms entschlossen sich die chirurgischen Kollegen zur operativen Entlastung durch ausgedehnte Fasziotomie am Unterarm. Sowohl vor als auch nach Gabe von zunächst 2000 IE Faktor-VIII-Konzentrat (SDH) war die Faktor-VIII:C-Restaktivität < 1%, der Inhibitor lag bei 28 BE (s. hierzu und für den weiteren Verlauf Abb. 1). Diffuse postoperative Blutungen erforderten die Gabe von Erythrozyten-Konzentraten. Auch nach 10 000 IE eines anderen Faktor-VIII-Konzentrats gefolgt von 10 000 IE FEIBA insgesamt 2mal innerhalb von 12 h führte nicht zur Blutstillung. Wir entschlossen uns daher zur Gabe von rekombinantem Faktor VIIa beginnend mit einem Bolus (4 IE/kg KG) und anschließender kontinuierlicher Infusion nach einer vorher noch durchgeführten Plasmapherese und einer einmaligen Gabe von 1250 IE Faktor-XIII-Konzentrat. Zusätzlich wurde eine Immunsuppression (Cyclophosphamid, Steroide, Immunglobuline) begonnen. Die Faktor-VII:C-Aktivität stieg dabei bis auf 1400% an, der Quick-Wert war verkürzt auf 7,5 s, die Faktor-VIII:C-Aktivität war wieder meßbar (Tag 4), und die Blutung stand das erste Mal, so daß die Faktor-VIIa-Gabe beendet wurde. Nach erneuter Blutung gaben wir eine 2. Serie von hochdosiertem konventionellem Faktor VIII plus FEIBA bis zur endgültigen Blutstillung. Der Inhibitor (überwiegend Charak-

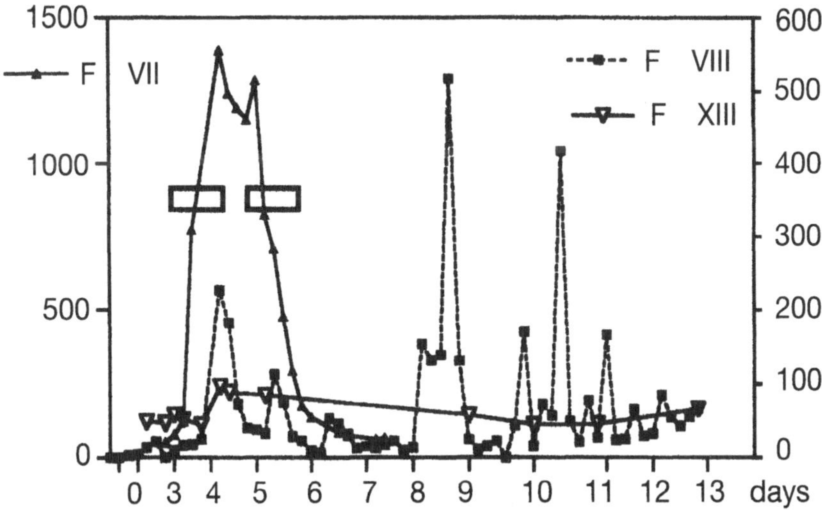

Abb. 1. Verlauf der wichtigsten Parameter in den kritischen Tagen der postoperativen Nachblutung. Angegeben sind auf den beiden Ordinaten die Faktorenkonzentrationen in Prozent der Norm, auf der Abszisse die konsekutiven Tage. Die *Rechtecke* geben den Zeitraum der Plasmaseparationen an

teristika eines Typs 1) war zuletzt mit < 0,5 BE/ml meßbar, die Recovery wieder weitgehend normal. Mehrere kleinere operative Eingriffe, die zum Verschluß der noch lange Zeit dehiszenten Wunde nach Dekompressionstherapie am Unterarm nötig waren, überstand der Patient bei laufender, niedrig dosierter Faktorensubstitution ohne weitere Nachblutungen. Der Patient konnte in gutem Allgemeinzustand am 29. Tag nach der stationären Aufnahme wieder nach Hause entlassen werden.

Weiterer Verlauf

Bei den regelmäßigen Kontrollen in den folgenden Monaten waren die spontanen Faktor-VIII:C-Restaktivitäten in etwa genauso hoch wie früher meßbar gewesen. Im September 1997 wurde zum ersten Mal wieder ein Inhibitor von 1,0 und 2,0 BE/ml (1,3 BE gegen porzinen Faktor VIII) gemessen. Eine Gelenkblutung in das rechte Knie trat auf, die von dem niedergelassenen Chirurgen des Patienten ohne Nachblutung punktiert worden war.

Nach einem Urlaubsaufenthalt in Spanien Mitte Oktober 1997 kehrte der Patient mit einer erneuten Einblutung in den linken Fuß und das untere Sprunggelenk wieder nach Deutschland zurück. Da die lokalen Schmerzen unerträglich wurden, stellte sich der Patient nach einer Woche erneut in der Notfallambulanz vor. Eine zusätzliche Blutung war an der Peronäusseite des linken Unterschenkels feststellbar. Da wieder ein Kompartmentsyndrom zu befürchten war, wurde der Patient stationär aufgenommen, entließ sich aber wieder selber, da keine besonderen Maßnahmen erfolgen mußten. Der Inhibitor war zu diesem Zeitpunkt mit 3,4 BE/ml gegen humanen Faktor VIII und mit 1,6 BE/ml gegen porzinen Faktor meßbar.

Aktuelle Entwicklung bis zum November 1997

6 Tage später mußte der Patient erneut mit einer Blutung in die tiefe Wadenmuskulatur des linken Unterschenkels bei heftigen Schmerzen stationär aufgenommen werden. Der Inhibitor betrug jetzt schon 6,0 bzw. 3,5 BE/ml. Die Faktor-VIII:C-Aktivität lag bei nur mehr 8%, die Recovery war von bislang normalen Werten auf 9% abgesunken. Eine operative Therapie mußte zu diesem Zeitpunkt nicht durchgeführt werden.

Charakterisierung des Inhibitors

Da es sich um einen Inhibitor handelte, der in höheren Verdünnungsstufen im nach Nijmegen [14] modifizierten Bethesda-Ansatz letztlich nicht mehr nachweisbar war, war zunächst ein Typ 1 vermutet worden. Jedoch waren auch andere Faktorenaktivitäten des partiellen Prothrombinkomplexes vermindert gemessen worden. Ob dies jedoch ein bislang nur wenig untersuchtes Phänomen bei vielen Hämophilen auch ohne Inhibitor oder auch bei Normalpersonen darstellt, ist z. Z. noch nicht eindeutig zu beantworten und wird derzeit von uns untersucht. In Kontrolluntersuchungen wurde letztendlich eindeutig nach den z. Z. zur Verfügung stehenden Methoden festgestellt, daß es sich bei dem Inhibitor um einen solchen des Typs 1 handelt. Dieser Befund wurde auch von Prof. U. Budde, Hamburg, bestätigt.

Belastung des Krankenhausbudgets durch die extrem teure Behandlung

Die allein für die Faktorensubstitution ausgegebenen Beträge sind in Tabelle 1 aufgeführt. Wie nicht anders zu vermuten, handelte es sich bei der Therapie dieses Patienten um die bislang teuerste, die seit der Etablierung des neuen Hämophiliezentrums Lübeck in Schleswig-Holstein vor knapp 2 Jahren durchgeführt wurde. Es bedurfte daher immer wieder erheblicher Anstrengungen aller Beteiligten, die Therapie nicht vorzeitig aus Kostengründen abzubrechen.

Tabelle 1. Kosten des 2. stationären Aufenthalts mit Nachblutung bei Kompartmentsyndrom

19 000 IE	Faktor-VIII-Präparat	27 312,50 DM
64 000 IE	FEIBA	117 760,00 DM
144 000 IE	2. Faktor-VIII-Präparat	208 656,00 DM
1 250 IE	Faktor XIII	2 012,50 DM
7 420 IE	Faktor VIIa	196 259,00 DM
	Summe:	552 000,00 DM

Aufgeführt sind lediglich die verbrauchten Mengen und die der Krankenhausapotheke berechneten Beträge für die verwendeten Faktorensubstitutionen. Die weiteren Ausgaben für die zahlreichen anderen supportiven Maßnahmen und die hier nicht im einzelnen genannten zusätzlichen Medikamente sowie die Kosten für Blutkonserven und Plasmapräparate für die Plasmaseparationen sind hier nicht aufgeführt.

Diskussion und Zusammenfassung

Nach einer an sich harmlosen Kataraktoperation mit Faktor-VIII-Faktorensubstitution entwickelte ein Patient mit leichter Hämophilie A in höherem Lebensalter innerhalb von 4 Wochen nach der letzten Faktorengabe einen klinisch relevanten Inhibitor. In der Folge davon kam es zu einer nahezu spontanen Blutung, die eine operative Intervention notwendig machte. Die daraus resultierende Blutung war mit normalen Dosen von Faktor VIII nicht mehr zu stillen. Auch der Versuch einer Blutstillung mit FEIBA plus Faktor VIII hochdosiert war zunächst ohne Erfolg geblieben. Erst nach dem Einsatz von rekombinantem Faktor VIIa über 24 h kam es mit diversen adjuvanten Maßnahmen zu einer ersten Blutstillung. Nach Abbruch dieser Therapie und erneuter Blutung konnte ein zweiter Versuch mit FEIBA und Faktor VIII zur letztendlichen Blutstillung und Verschluß der gespaltenen Faszien führen. Der Inhibitor vom Typ 1 war kurz darauf nicht mehr nachweisbar. 7 Monate nach dieser Episode zeigten sich jetzt wieder Zeichen eines zunehmenden Inhibitors und vermehrt spontane Blutungen, die glücklicherweise noch nicht zu einer operativen Intervention Anlaß gaben.

Der hier geschilderte Fall ist in mehrerer Hinsicht als ungewöhnlich zu bezeichnen: Es handelte sich

1. um einen klinisch relevanten Inhibitor mit im Beginn mehr als 5 BE bei
2. einer leichten Hämophilie und
3. höherem Lebensalter.

Normalerweise entstehen Inhibitoren in höherem Lebensalter nur in niedrigen Titern oder haben keine klinische Relevanz. Meist verschwinden sie von allein wieder [12]. Nur 1/3 der Inhibitoren entsteht jenseits des 30. Lebensjahres [3, 9]. Über die Inzidenz von Inhibitoren in den höheren Lebensaltern liegen keine Informationen vor. Im Gegensatz zu den schweren Hämophilien mit < 3% Restaktivität wurden bei den leichten Hämophilien nur einzelne Fallbeispiele veröffentlicht [1, 2, 8, 12]. In grober Übereinstimmung mit einer Arbeit von Oldenburg et al. [11], in der im Mittel nach 16 Behandlungstagen ein Hemmkörper bei schweren Hämophilien nachgewiesen wurde, trat der Hemmkörper nach einer 7 Wochen vor der jetzigen Blutung beendeten Substitutionstherapie anläßlich einer Augenoperation auf. Da der Patient nur Jahre zuvor anläßlich der beiden Hüftoperationen Faktorenkonzentrate erhalten hatte, könnte die jetzt erfolgte Substitution – so kann man spekulieren – wie bei einem PUP gewirkt haben.

Der erste Therapieversuch mit hochdosierten Faktor-VIII- und FEIBA-Gaben schlug in unserem Fall fehl und mußte mit einem rekombinanten Faktor-VIIa-Präparat fortgesetzt werden. Dies kommt nach einer französischen Arbeit [6] nur bei 16,9%, in einer anderen Veröffentlichung [10] nur bei 7% aller mit FEIBA behandelten Fälle vor. Die nächste Therapieoption bestand dann in der Gabe von rekombinantem Faktor VIIa zunächst in einer kontinuierlichen Infusion, später bei nicht ausreichendem Effekt in einer ursprünglich empfohlenen [5] 2stündigen Bolusgabe. Die wahrscheinlich auch unter dem Kostendruck zu frühe Beendigung dieser Therapie konnte dann mit gutem Erfolg wieder mit Faktor VIII und FEIBA zu Ende geführt werden.

Literatur

1. Beck P, Giddings JC, Bloom AL (1969) Inhibitor of factor 8 in mild haemophilia. Br J Haematol 17: 283–288
2. Crowell EB Jr (1970) A factor VIII inhibitor in a mild hemophiliac. Am J Med Sci 260: 261–263
3. Gill FM (1984) The natural history of factor VIII inhibitors in patients with hemophilia A. Prog Clin Biol Res 150: 19–29
4. Guerois C, Laurian Y, Rothschild C, Parquet Gernez A, Duclos AM, Negrier C, Vicariot M, Fimbel B, Fressinaud E, Fiks Sigaud M et al. (1995) Incidence of factor VIII inhibitor development in severe hemophilia A patients treated only with one brand of highly purified plasma-derived concentrate. Thromb Haemost 73: 215–218
5. Hedner U, Glazer S, Falch J (1993) Recombinant activated factor VII in the treatment of bleeding episodes in patients with inherited and acquired bleeding disorders. Transfus Med Rev 7: 78–83

6. Hilgartner MW, Knatterud GL (1983) The use of factor eight inhibitor by-passing activity (FEIBA Immuno) product for treatment of bleeding episodes in hemophiliacs with inhibitors. Blood 61: 36–40
7. Kasper CK (1973) Incidence and course of inhibitors among patients with classic hemophilia. Thromb Diath Haemorrh 30: 263–271
8. Lechner K, Ludwig E, Niessner H, Thaler E (1972) Factor VIII inhibitor in a patient with mild hemophilia A. Haemostasis 1: 261–270
9. McMillan CW, Shapiro SS, Whitehurst D, Hoyer LW, Rao AV, Lazerson J (1988) The natural history of factor VIII:C inhibitors in patients with hemophilia A: a national cooperative study. II. Observations on the initial development of factor VIII:C inhibitors. Blood 71: 344–348
10. Negrier C, Goudemand J, Sultan Y, Bertrand M, Rothschild C, Lauroua P (1997) Multicenter retrospective study on the utilization of FEIBA in France in patients with factor VIII and factor IX inhibitors. French FEIBA Study Group. Factor Eight Bypassing Activity. Thromb Haemost 77: 1113–1119
11. Oldenburg J, Meyer C, Grimm T, Effenberger W, Schwaab R, Brackmann HH (1970) Untersuchungen behandlungsabhängiger Einflussfaktoren der Hemmkörperentwicklung bei Patienten mit schwerer Hämophilie A. In: Scharrer I, Schramm W (eds) 27. Hämophilie-Symposium Hamburg 1996. Springer, Berlin, pp 215–221
12. Robboy SJ, Lewis EJ, Schur PH, Colman RW (1970) Circulating anticoagulants to factor VIII. Immunochemical studies and clinical response to factor VIII concentrates. Am J Med 49: 742–752
13. Sultan Y (1995) Inhibitor development in haemophiliacs: theoretical background and clinical aspects. Blood Coagul Fibrinolysis 6 Suppl 2: S55–S57
14. Verbruggen B, Novakova I, Wessels H, Boezeman J, van den Berg M, Mauser Bunschoten E (1959) The Nijmegen modification of the Bethesda assay for factor VIII:C inhibitors: improved specificity and reliability. Thromb Haemost 73: 247–251

Steuerung der Immuntoleranztherapie bei schwerer Hemmkörperhämophilie A

L. M. Repas-Humpe, E. Lenz, M. Unterhalt,
M. Lakomek, W. Schröter, S. W. Eber

Eine gravierende Komplikation der Behandlung der schweren und mittelschweren Hämophilie A ist die Entwicklung von Hemmkörpern. Diese werden in 15–33% der regelmäßig substituierten Patienten beobachtet. Die Mehrzahl der Faktor-VIII (FVIII)-Hemmkörperpatienten (80%) sind „high responder" mit einem Hemmkörpertiter von mehr als 5 Bethesda-Einheiten (BE) [1]. Das therapeutische Management dieser Patienten stellt insbesondere bei pädiatrischen Patienten ein Problem dar, da im Kleinkindesalter aufgrund des erhöhten Verletzungsrisikos in der Regel die prophylaktische FVIII-Gabe üblich ist. Die weitere Exposition gegenüber FVIII führt häufig zu einem drastischen Anstieg des Hemmkörpertiters. Dies ist mit einem deutlich erhöhten Risiko für Muskelblutungen, Gelenkblutungen mit konsekutiv degenerativen Gelenkveränderungen und sogar für lebensgefährliche Blutungen assoziiert.

Der therapeutische Standard bei Hemmkörperbildung ist die frühzeitig einsetzende Immuntoleranztherapie (ITT) mit dem Ziel der Hemmkörperelimination. Das Behandlungsschema sieht eine regelmäßige hochdosierte FVIII-Gabe vor. Kommt es unter der Therapie zu behandlungsbedürftigen Blutungskomplikationen, stellt die Gabe von aktiviertem Prothrombinkomplexkonzentrat ("FVIII inhibitor bypassing agent", FEIBA) die Therapie der Wahl dar. Bei Therapieversagern unter dieser Behandlung ist die Gabe von rekombinantem Faktor VIIa eine weitere therapeutische Option [1, 2].

Publizierte Daten zeigen, daß der Erfolg oder Teilerfolg (weiterbestehender Hemmkörperresttiter oder inadäquate FVIII-Recovery und Halbwertszeit nach Substitution) der Hemmkörpereliminationstherapie maßgeblich von der der Hemmkörperbildung vorangegangenen FVIII-Exposition abhängig ist. Bei hoher kumulativer Exposition sind höhere FVIII-Dosen und längere Behandlungszeiträume erforderlich; Therapieversager werden eher beobachtet [1].

Fallbeschreibungen

Patient 1

Der Patient leidet an einer schweren Hämophilie A (Inversion im Intron 22). Nach 2 vorangegangenen Gaben eines mittelhoch gereinigten Faktor-VIII-Präparates wurde im Alter von 2 Jahren wegen einer intrazerebralen Kontusionsblutung

I. Scharrer/W. Schramm (Hrsg.)
28. Hämophilie-Symposion Hamburg 1997

hochdosiert mit rekombinantem FVIII (rFVIII) behandelt. Unmittelbar im Zusammenhang mit der Gabe der rFVIII-Präparate kam es zu schweren hochfieberhaften Reaktionen mit beginnender Schocksymptomatik (wiederholte Gaben zweier verschiedener rFVIII-Präparate), die im weiteren Verlauf unter einer Prophylaxe mit rFVIII (3mal wöchentlich 25 IE/kg KG) nicht mehr beobachtet wurden. 4 Monate später (nach kumulativ ca. 70 FVIII-Gaben) wurde uns der Patient mit progredienter Muskelblutung und unzureichendem FVIII-Anstieg unter ambulant durchgeführter rFVIII-Therapie vorgestellt. Die Gerinnungsanalyse ergab eine FVIII-Konzentration von 1% und einen Hemmkörpertiter von 48 BE. Die Blutung wurde initial für 2 Tage mit rFVIIa (90 μg/kg KG/Gabe), anschließend für eine Woche mit FEIBA (2mal 75 IE/kg KG/Tag) erfolgreich behandelt. Nach Legen eines zentralen Hickman-Verweilkatheters (unter FEIBA) wurde eine ITT mit 2mal 75 IE mittelhoch gereinigtem, humanem ("plasma derived", pd) FVIII/kg KG/Tag begonnen. Nach kurzfristigem Anstieg des Hemmkörpertiters bis auf 154 BE innerhalb von 6 Tagen nach Einleitung der Therapie ist der Titer des Hemmkörpers nach einem Behandlungszeitraum von 12 Monaten auf inzwischen 1 BE abgesunken. Abgesehen von einer unkomplizierten Weichteilblutung kam es zu keinerlei Komplikationen. Der Hemmkörpertiterverlauf und das therapeutische Regime sind in Abbildung 1 dargestellt.

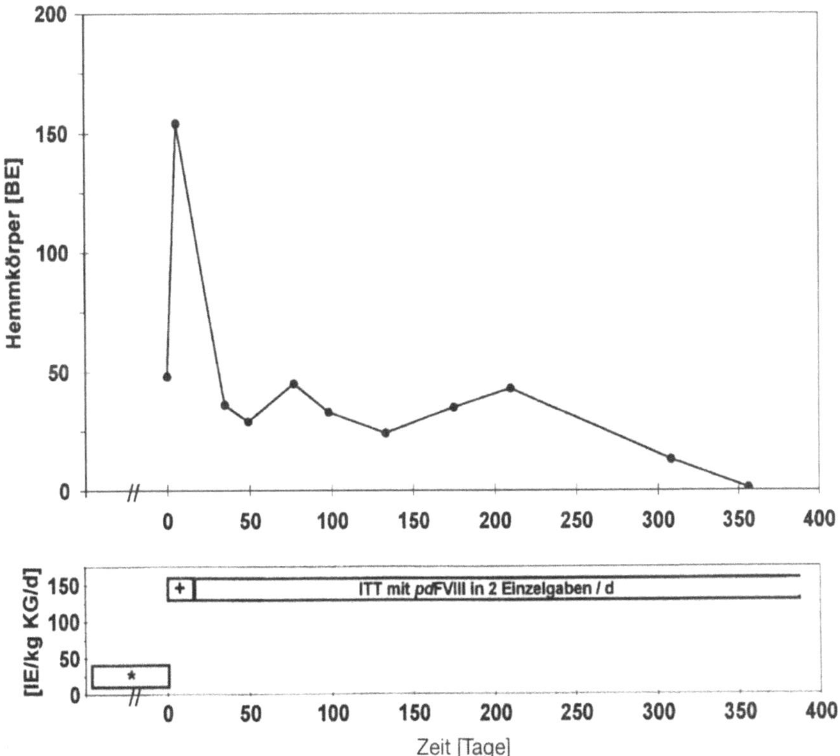

Abb. 1. Patient 1: Hemmkörpertiterverlauf und therapeutisches Regime. *Zirka 70 Einzelgaben rFVIII "on demand", dann prophylaktisch; + 12mal FVIIa, 90 μg/kg KG alle 3 h, 7 Tage FEIBA, 2mal 75 IE/kg KG/Tag

Patient 2

Dieser Patient mit einer mittelschweren Hämophilie A (FVIII 1–3%) wurde ab dem 4. Lebensmonat wegen verschiedener Blutungen zunächst interventionell mit standardgereinigtem FVIII, ab dem 10. Monat aufgrund rezidivierender gelenknaher Blutungen prophylaktisch mit rFVIII behandelt. Bereits 2 Wochen später (nach insgesamt 13 FVIII-Gaben) wurde der Patient mit progredienter Kniegelenksblutung vorgestellt. Es bestätigte sich ein Hemmkörper mit einem initialen Titer von 2,4 BE. Akut wurde mit 3mal 100 IE rFVIII/kg KG/Tag für eine Woche, zur Fortführung der ITT mit 2mal 100 IE rFVIII/kg KG/Tag behandelt. Darunter kam es innerhalb von 2 Wochen zu einem Anstieg des Hemmkörpertiters auf 70 BE und nach zwischenzeitlichen Werten um 25 BE zu einem dauerhaften Anstieg auf über 100 BE. Nach 6 Monaten wurde die ITT auf ein mittelhoch gereinigtes pdFVIII-Präparat umgestellt; darunter sank der Titer auf z.Z. 11 BE ab. Kleinere Weichteilblutungen während der ITT waren durch die frühzeitige rFVIIa-Gabe gut beherrschbar. Abbildung 2 zeigt den Verlauf des Hemmkörpertiters und die therapeutischen Interventionen.

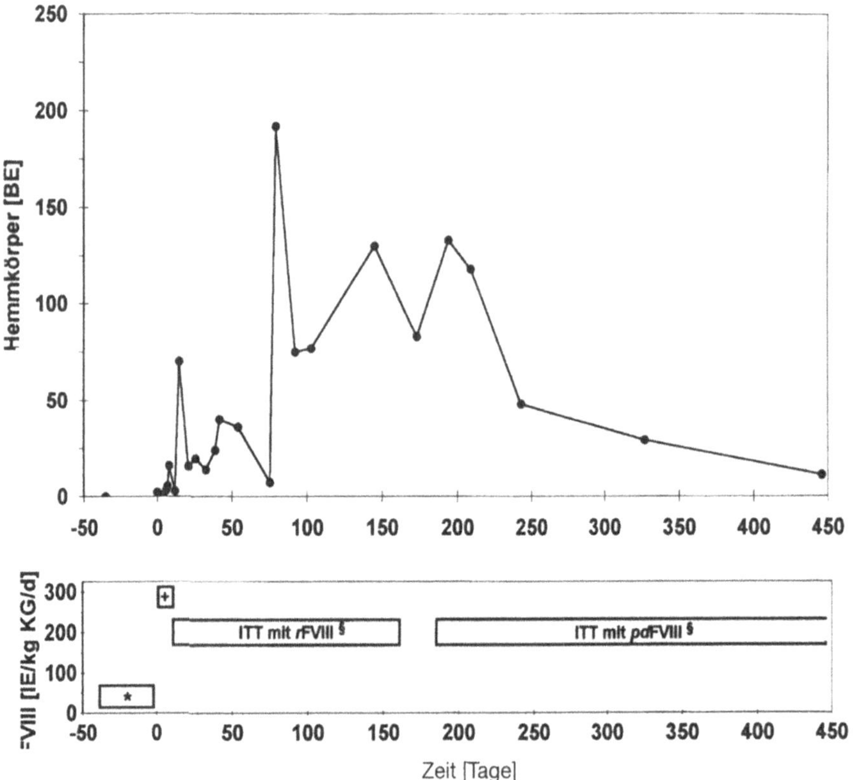

Abb. 2. Patient 2: Hemmkörpertiterverlauf und therapeutisches Regime. *Zirka 13 Einzelgaben rFVIII „on demand", dann prophylaktisch; +rFVIII in 3 Einzelgaben/Tag; § 2 Einzelgaben/Tag

Diskussion

Bei beiden Patienten mit Hemmkörperhämophilie ist es unter der über jeweils etwa ein Jahr fortgeführten ITT bisher noch nicht zu einer Elimination, jedoch zu einem deutlichen Absinken des Hemmkörpers (derzeit 1 und 11 BE) gekommen. Beide Patienten entwickelten den Hemmkörper unter initial bedarfsadaptierter, dann prophylaktischer rFVIII-Therapie. Größere Studien belegen jedoch, daß die Inzidenz der Hemmkörperentwicklung bei mittelschwerer und schwerer Hämophilie A etwa gleich ist bei der Verwendung rekombinanter oder „plasma derived" FVIII-Präparate. Die ITT wurde bei Patient 1 über den gesamten Zeitraum mit einem pdFVIII-Präparat durchgeführt, bei Patient 2 wurde die Therapie initial mit einem rFVIII-Präparat begonnen und bei ausbleibendem Erfolg nach etwa 1/2 Jahr ebenfalls auf ein pdFVIII-Präparat umgestellt. Bei beiden Patienten ist unter der ITT ein signifikanter Abfall des ursprünglich hochtitrigen Hemmkörpers zu beobachten. Ob dies auf die Verwendung des pdFVIII-Präparates zurückzuführen ist, kann nicht beantwortet werden. Es ist zwar in keinem Fall zu einer kurzfristigen Hemmkörperelimination durch die Verwendung eines pdFVIII-Präparates gekommen, jedoch ist in beiden Fällen nach 1/2 bzw. 1 Jahr Behandlungsdauer ein erfreulicher Verlauf des Hemmkörpertiters zu dokumentieren.

Schwerere Blutungskomplikationen oder Infektionen sind nicht aufgetreten. Die regelmäßige intravenöse FVIII-Gabe erfolgt in beiden Fällen in Form einer Heimselbstbehandlung durch die Eltern.

Die offenen Fragen können nur im Rahmen einer prospektiv randomisierten Studie zur Hemmkörpereliminationstherapie mit pdFVII vs. rFVIII geklärt werden.

Literatur

1. Kreuz W, Ehrenforth S, Funk M, Auerswald G, Mentzer D, Joseph-Steiner J, Beeg T, Klarmann D, Scharrer I, Kornhuber B (1995) Immune tolerance therapy in paediatric haemophiliacs with factor VIII inhibitors: 14 years follow-up. Haemophilia 1 24: 32
2. Lenk H, Brackmann HH, Scharrer I, Kreuz E (1996) Immuntoleranztherapie der Hämophilie A – Ergebnisse und Empfehlungen. In: Scharrer I, Schramm W (eds) 25. Hämophilie Symposium 1994. Springer Verlag, Berlin Heidelberg, 263–267

Erworbene Hemmkörperhämophilie im Anschluß an eine In-vitro-Fertilisation

A. Öffner, M. Spannagl, W. Schramm

Bei erworbenen Faktor-VIII-Autoantikörpern handelt es sich um IgG-Immunglobuline, die gegen die funktionellen Epitope des Gerinnungsfaktors VIII:C gerichtet sind. Während das Auftreten von Hemmkörpern gegen Faktor VIII eine typische Komplikation bei der Substitutionstherapie von Patienten mit Hämophilie A darstellt, sind Autoantikörper bei Patienten ohne vorbestehende Gerinnungsstörung äußerst selten (Inzidenz: 0,2–1/1 Mio. Personen/Jahr). Patienten, die an einer Autoimmunkrankheit leiden, entwickeln häufiger Hemmkörper. Postpartal erworbene FVIII-Autoantikörper sind eine seltene, aber ernste Komplikation einer Schwangerschaft (Abb. 1). Das Auftreten von FVIII-Autoantikörpern im Anschluß an eine In-vitro-Fertilisation (IVF) ist bislang noch nicht beschrieben worden.

Wir berichten über eine 27jährige Patientin, die sich im April 1996 mit einer Schwellung des linken Oberarmes (Umfangsdifferenz: 3,5 cm), einem ausgeprägten Hämatom am linken Fußrücken und kleineren Hämatomen an beiden Schultern in der hämostaseologischen Ambulanz vorstellte. Die Patientin war im Leistungssport aktiv und bis Januar 1996 nie ernstlich erkrankt. Eine hämorrhagische Diathese war nicht vorbekannt. Im Januar 1996 wurde nach zwei erfolglosen In-vitro-Fertilisationen die 3. IVF durchgeführt. Im Februar 1996 wurde die Patientin aufgrund eines Überstimulationssyndroms mit Aszites, Pleuraergüssen und deutlich vergrößerten Ovarien mit multiplen Follikeln stationär behandelt. Die PTT war mit 47,2 s leicht verlängert. Im Verlauf entwickelt die Patientin einen massiven

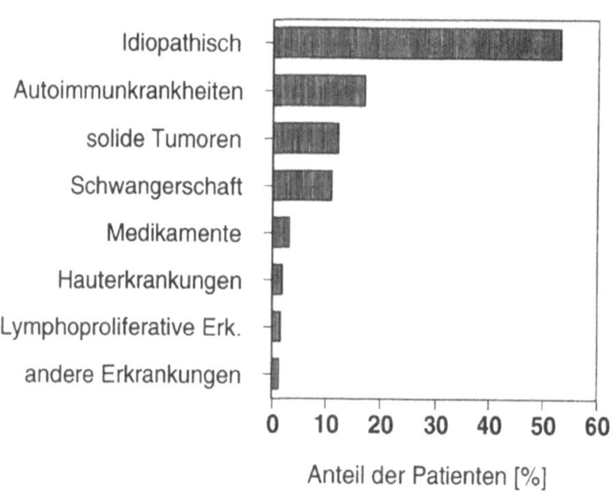

Abb. 1. Prädisponierende Faktoren der erworbenen Hemmkörperhämophilie

I. Scharrer/W. Schramm (Hrsg.)
28. Hämophilie-Symposion Hamburg 1997

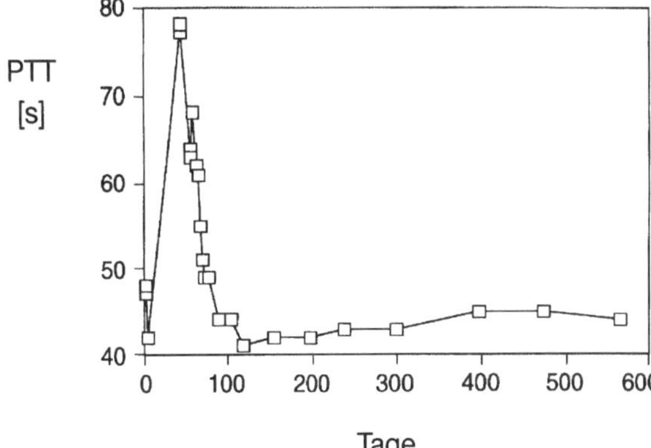

Abb. 2. Verlauf der PTT während eines Beobachtungszeitraums von 600 Tagen

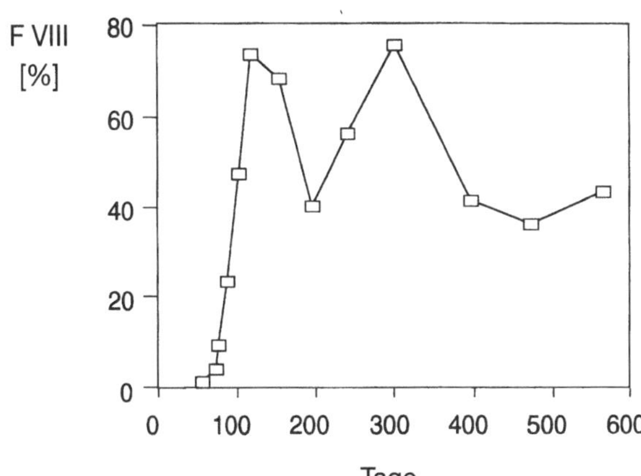

Abb. 3. Verlauf der Faktor-VIII-Konzentration während eines Beobachtungszeitraums von 600 Tagen

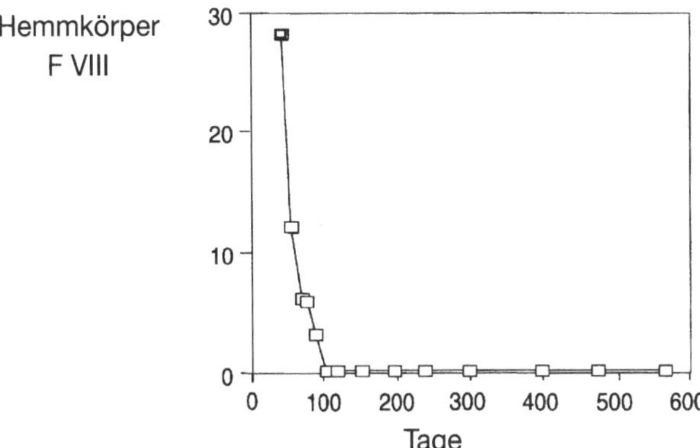

Abb. 4. Verlauf des Hemmkörpertiters während eines Beobachtungszeitraums von 600 Tagen

Aszites und Dyspnoe. Sie wurde mit blutigem Aszites (4 l) und einem Hb-Wert von 6,1 g/l in die Universitätsfrauenklinik verlegt und sofort laparotomiert. Eine extrauterine Schwangerschaft wurde ausgeschlossen und die linke A. epigastrica superior umstochen. Beide Ovarien waren stark vergrößert (links: 6 × 5 cm, rechts: 6 × 12 cm) und mit multiplen Zysten durchsetzt. Während des stationären Aufenthalts lag die PTT zwischen 42 und 48 s. Im Verlauf hatte die Patientin unbemerkt ihre Leibesfrucht verloren, bei Entlassung war das β-HCG negativ.

Da das Hämatom der Laparotomienarbe aber auch 6 Wochen nach dem operativen Eingriff noch keine deutliche Resorption zeigte, untersuchte der Hausarzt die hämostaseologischen Globalparameter und fand eine deutlich verlängerte PTT von 77 s. Bei ihrer Vorstellung in der hämostaseologischen Ambulanz zeigte sich eine PTT von 77,6 s, eine Konzentration von Faktor VIII von 1%, von FVIII-assoziiertem Antigen von 56% und ein Hemmkörpertiter von 28 BE. Die Patientin wurde stationär aufgenommen und mit Glukokortikoiden und FEIBA therapiert (80 mg Urbason für 14 Tage und dann eine stufenweise Reduktion bis zu 4 mg Urbason jeden 2. Tag über insgesamt 160 Tage und insgesamt 100 000 IE FEIBA über insgesamt 18 Tage). Ein Monat nach Beginn der Therapie traten keine weiteren Blutungsereignisse mehr auf, die Faktor-VIII-Konzentration betrug 4% und der Hemmkörpertiter lag bei 6 BE. 2 Monate später lag die PTT bei 44,2 s, die Faktor-VIII-Konzentration bei 47%, und der Hemmkörpertiter war seitdem negativ. In den Abbildungen 2, 3 und 4 ist der Verlauf der PTT, der Faktor-VIII-Konzentration und des Hemmkörpertiters während eines Beobachtungszeitraums von 600 Tagen dargestellt. Die immunserologische Diagnostik zeigte keine pathologischen Parameter.

Anhand dieser Krankengeschichte läßt sich vermuten, daß die In-vitro-Fertilisation die Autoantikörper mitinduziert hat.

Faktor VIIa – eine neue Therapie von Blutungskomplikationen bei Hemmkörperhämophilie

A. Martin, H. Stich, E. Hilgenfeld, G. Hintz, G. Gaedicke

Die Hemmkörperbildung ist eine schwere Komplikation der Hämophilie. Durch die Bildung von Antikörpern wird FVIII bzw. FIX unwirksam. Eine suffiziente Hämostase kann bei dieser Erkrankung durch nichtmenschliche Faktorenkonzentrate oder aktivierte Prothrombinkomplexe erreicht werden. Erstere haben das Problem der Antikörperbildung gegen das Fremdprotein und sind deshalb vitalen Indikationen vorbehalten, letztere haben im Kindesalter das Problem der schwierigen Steuerung des Gerinnungsprozesses. In diesem Beitrag wird die Gabe von rekombinantem, aktiviertem FVII (rFVIIa) als neue Therapiealternative vorgestellt.

Fallvorstellung

Der Patient, den wir mit rFVIIa behandelt haben, ist ein 15 Monate altes Kleinkind mit schwerer Hämophilie A. Bei der stationären Aufnahme wegen einer akuten Blutung erzielten FVIII-Präparate, die vorher immer gut gewirkt hatten, plötzlich keine Wirkung mehr. Deswegen wurde eine Hemmkörperbildung angenommen, der Inhibitortiter betrug 11 BE. Ab einem Titer von etwa 5 BE ist bekanntlich auch durch sehr hohe Dosen von FVIII keine ausreichende Hämostase mehr möglich, so daß bei diesem Kind eine Immuntoleranztherapie durchgeführt werden sollte, mit dem Ziel, die Antikörperbildung zu unterdrücken.

Da es bei einem so kleinen Kind nicht möglich ist, diese Therapie über Wochen mit einem peripheren Zugang durchzuführen, wurde ihm ein Broviac-Katheter implantiert. Bei dieser Operation wurde das Kind peri- und postoperativ mit rFVIIa behandelt. Es hat die Therapie gut vertragen, wir konnten keine Nebenwirkungen beobachten, und es trat auch keine Blutung auf.

Behandlung mit rFVIIa

rFVIIa ermöglicht eine suffiziente Hämostase bei hohem Inhibitortiter gegen FVIII. Diese Wirkung kann bei einer Dosis von 90–120 μg/kg KG erzielt werden, in Abhängigkeit vom Zeitintervall zwischen den Applikationen. Um eine ausreichende Hämostase zu gewährleisten, muß rFVIIa alle 2 h verabreicht werden.

Für die Therapieüberwachung ist der wichtigste Parameter der Quick-Wert in Sekunden, dieser sollte unter 8 s liegen.

I. Scharrer/W. Schramm (Hrsg.)
28. Hämophilie-Symposion Hamburg 1997

Ein Vorteil gegenüber der Therapiealternative mit aktivierten Prothrombinkomplexpräparaten (FEIBA) ist, daß Thrombosen bisher als Nebenwirkung nicht beschrieben wurden. Die Gerinnung durch rFVIIa findet dort statt, wo die Blutung lokalisiert ist.

Wirkungsmechanismus

Abbildung 1 stellt dar, wie Gerinnungsinduktion und Hämostaseprozeß normalerweise ablaufen.

FVIIa bildet mit Tissue-Faktor einen Komplex und setzt die Gerinnungskaskade in Gang. Bei Hämophilie funktioniert der auf dieser Abbildung markierte Teil der Kaskade nicht. Wen man nun exogenen rFVIIa hinzufügt, wird der fehlende Teil kompensiert, so daß eine suffiziente Hämostase möglich ist. Dazu werden Plasmaspiegel von FVII:C von über 6 U/ml benötigt. Durch die Zufuhr von rFVIIa wird also sowohl die Gerinnungsinduktion durch Aktivierung von FX als auch die weiterführende Hämostase bei entsprechend hohem rFVIIa-Spiegel ermöglicht. Das Fehlen der Faktoren VIII bzw. IX kann so kompensiert werden.

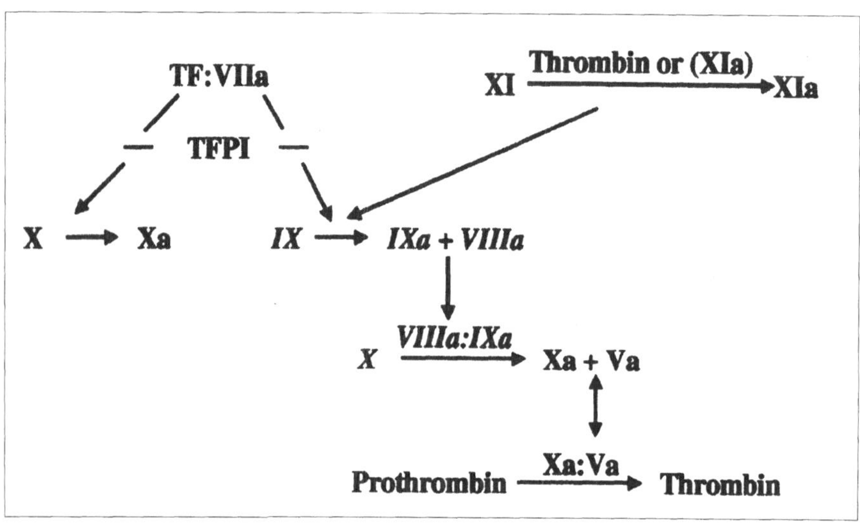

Abb. 1. Physiologische Hämostase. Durch exogene FVII-Gabe kann auch bei Fehlen von FVIII *(kursiv)* ausreichend Thrombin generiert werden

Indikationen für eine Therapie mit rFVIIa

Die Indikation für eine Therapie mit rFVIIa besteht bei Hemmkörperhämophilie A oder B, wenn entsprechend hohe Inhibitortiter vorliegen. Ab einem Inhibitortiter eines Typ-I-Antikörpers von 5 BE ist eine Hämostase durch FVIII- bzw. FIX-Substitution auch bei hohen Dosen nicht mehr möglich. Wenn es zu einer akuten Blutung kommt, kann die Hämostase durch rFVIIa gewährleistet werden.

rFVIIa kann auch bei Operationen, wie z.B. einer Katheterimplantation, eingesetzt werden, um das Blutungsrisiko zu minimieren.

Therapiemanagement

Die Dosis rFVIIa für unseren Patienten betrug 100 µg/kg KG. Sie wurde ihm in der kritischen Phase bis zum 2. postoperativen Tag alle 2 h verabreicht, danach wurden die Zeitintervalle bis zum 10. postoperativen Tag schrittweise verlängert. Während der Therapie trat keine Blutung auf, unerwünschte Reaktionen konnten nicht beobachtet werden.

Bei der Überwachung der Therapie ist der Quick-Wert in Sekunden ein wichtiger Parameter. Wenn dieser Wert unter 8 s liegt, sind die Plasmaspiegel im therapeutischen Bereich. Zum Ausschluß einer generalisierten Gerinnung wurden Thromboplastinzeit, PTT, Fibrinogen, Fibrinspaltprodukte und Fibrin-D-Dimere bestimmt.

Vergleich verschiedener Therapiemöglichkeiten

Tabelle 1 zeigt eine Gegenüberstellung der beiden Therapiemöglichkeiten rFVIIa und aktivierte Prothrombinkomplexe sowie ihre Vor- und Nachteile. Prothrombinkomplexe sind zwar weniger kostenintensiv und stellen eine etablierte Therapie dar, die Therapiesteuerung ist jedoch gerade bei Kindern schwierig, und Nebenwirkungen wie Thrombosen oder DIC können auftreten.

Tabelle 1. Vor- und Nachteile von rFVIIa und aktivierten Prothrombinkomplexen

Rekombinanter FVIIa	Aktivierte Prothrombinkomplexe
Einfache Therapiesteuerung	Schwierige Therapiesteuerung
Bisher keine Nebenwirkungen (Thrombosen) beschrieben	Nebenwirkungen: Thrombosen und DIC
Hohe Kosten (1380 DM/d/kg KG)	Niedrige Kosten (200–350 DM/d/kg KG)
Einzelfallberichte	Etablierte Therapie

Bei der Therapie mit rFVIIa fallen vergleichsweise hohe Kosten an, über diese Therapie existieren z. Z. noch keine größeren klinischen Studien. Es wurden jedoch bislang noch keine Nebenwirkungen wie z. B. periphere Thrombosen beschrieben. Die Therapiesteuerung ist besonders bei Kindern einfacher und mit geringerem therapeutischem Risiko durchzuführen.

Unerwünschte Nebenwirkung?

Nach Implantation des Broviac-Katheters trat 2mal ein akuter Katheterverschluß auf (am 2. bzw. 8. postoperativen Tag). Es zeigten sich nach der Entfernung Lecks und Thrombosen im Lumen.

Da der Patient zum Zeitpunkt des Verschlusses jeweils mit rFVIIa behandelt wurde, könnte die Verabreichung durch den Katheter evtl. die Ursache für den Verschluß darstellen (Thrombosebildung bei hoher rFVIIa-Konzentration?). Dies konnte jedoch nicht mit Sicherheit festgestellt werden.

Es sind bislang keine vergleichbaren Fälle bekannt, ein Materialfehler als Ursache wurde für unwahrscheinlich erachtet.

Zusammenfassung

Zusammenfassend kann man feststellen, daß rFVIIa die Therapie von Blutungskomplikationen bei Hemmkörperhämophilie erleichtert und eine perioperative Hämostase möglich macht. Der therapeutische Bereich ist nicht so eng wie bei Prothrombinkomplexpräparaten, so daß die Steuerung weniger problematisch ist. Schwerwiegende Nebenwirkungen wie z. B. periphere Thrombosen sind bislang nicht beschrieben worden. Die Therapie ist also sicher und wirkungsvoll, allerdings sehr teuer. Diese Umstände erfordern eine strenge Indikationsstellung.

Literatur

1. Bauer (1997) Activation of the Factor VII-Tissue Factor Pathway. Thromb Haemost 78: 108–111
2. Brettler, Levine (1994) Hemophilias. In: Colman et al. (Hrsg) Hemostasis and Thrombosis: Basic Principles and Clinical Practice, Third Edition. JB Lippincott Company, Philadelphia, 169–177
3. Gilles et al. (1997) Factor VIII Inhibitors. Thromb Haemost 78: 641–646
4. Hemker (Hrsg 1996) New Aspects of Haemophilia Treatment. Haemostasis 26 (suppl 1): 1–166
5. Negrier et al. (1997) Multicenter Retrospective Study on the Utilization of FEIBA in France in Patients with Factor VIII and Factor IX Inhibitors. Thromb Haemost 77: 1113-1119

Immuntoleranztherapie bei Hämophilie A und B – Ergebnisse des ITT-Registers 10/1997

H. Lenk, F. Kertzscher, M. Bartsch
und Arbeitsgruppe deutscher Hämophiliebehandler

Das Auftreten eines Inhibitors bei einem Hämophiliepatienten bedeutet, besonders wenn es sich um einen höhertitrigen Inhibitor handelt, eine einschneidende Verschlechterung der in heutiger Zeit recht guten Therapiemöglichkeiten dieser Erkrankung. Nach den bisher vorliegenden größeren Studien muß man etwa bei 20–30% der Hämophilie-A-Patienten mit dem Auftreten eines Inhibitors rechnen (Aledort 1993; Kreuz et al. 1996; Schwarzinger 1987). Inhibitoren treten am häufigsten bald nach Beginn der FVIII/IX-Therapie auf. Deshalb sind es heute meist Kleinkinder, bei denen diese Inhibitoren erstmals nachgewiesen werden. Die Elimination eines Inhibitors hat entscheidende Bedeutung für den weiteren Krankheitsverlauf. Wenn der Inhibitor nicht eliminiert werden kann, kommt es meist zu einer progredienten Verschlechterung der Gelenkfunktionen, schon kleine Blutungen werden wieder lebensbedrohlich.

In den 70er Jahren wurde im Bonner Hämophiliezentrum erstmals der Versuch gemacht, durch hochdosierte Dauertherapie mit FVIII einen Hemmkörper bei Hämophilie A zu eliminieren. Dadurch ergaben sich völlig neue Therapiemöglichkeiten (Brackmann 1984). Nach einer erfolgreichen Eradikation waren die Patienten wieder in üblicher Weise zu behandeln. In der Folgezeit wurde die Methode deshalb an vielen deutschen Hämophiliezentren dafür eingesetzt, bei Inhibitorpatienten eine Toleranz zu induzieren.

Grundsätzlich andere Eradikationsprotokolle (Nilsson 1993) wurden kaum angewandt. 1993 regte eine Gruppe deutscher Hämophiliebehandler an, alle diese Patienten, bei denen eine heute als Immuntoleranztherapie bezeichnete Hemmkörperelimination bei Hämophilie A oder B durchgeführt worden war, zu registrieren. Ziel ist es, genauere Aussagen über diese relativ seltene Behandlung zu erlangen und Kriterien für den Mißerfolg, die Dosierung, Zusatztherapien und eventuelle Störfaktoren zu finden (Lenk et al. 1996).

Ergebnisse

Bisher wurden dem ITT-Register 122 Hemmkörperpatienten, davon 117 mit Hämophilie A und 5 mit Hämophilie B, aus 22 Behandlungszentren gemeldet.

I. Scharrer/W. Schramm (Hrsg.)
28. Hämophilie-Symposion Hamburg 1997

Arbeitsgruppe der Hämophiliebehandler		
Arzt	Zentrum	Anzahl der Patienten
Brackmann	Bonn	56
Auerswald	Bremen	13
Lenk	Leipzig	13
Pollmann	Münster	5
Scharrer	Frankfurt/Main	5
Auberger	München	4
Anders	Rostock	2
Bergmann	Hannover	2
Eberl	Braunschweig	2
Franke	Magdeburg	2
Hempelmann	Berlin	2
Hofmann	Chemnitz	2
Möbius	Cottbus	2
Wolf	Dresden	2
Zimmermann	Heidelberg	2
Aumann	Magdeburg	1
Hilgenfeld	Berlin	1
Joachim	Görlitz	1
Schimpf	Heidelberg	1
Schramm	München	1
Weisser	Neckargemünd	1
Wendisch	Dresden	1
Zieger	Freiburg	1

Bei 108 Patienten ist die Therapie mit oder ohne Erfolg abgeschlossen (Tabelle 1). Bei weiteren 14 dauert sie noch an, darunter sind 10 Patienten mit Hämophilie A, bei denen letztlich ein positiver Ausgang der Therapie wahrscheinlich ist, da der Hemmkörpertiter konstant unter 2 BE liegt bzw. nur Recovery und HWZ noch nicht normal sind (Gruppe 4, Tabelle 1).

Die Zahl der gemeldeten Therapien bei Hämophilie-B-Hemmkörpern ist bisher sehr gering. Nur bei 2 von den 5 Patienten ist die Therapie abgeschlossen. Beide Male konnte der Inhibitor nicht eliminiert werden (Tabelle 1). Außerdem wurden gravierende Nebenwirkungen (allergische Reaktionen, nephrotische Syndrome) beobachtet.

Die Erfolgsquote der ITT bei den 106 Hämophilie-A-Patienten mit *abgeschlossener* Behandlung ist hoch. Bei 82% der Patienten war eine vollständige Eradikation zu erzielen, bei weiteren 4% eine weitgehende Elimination (Tabelle 2). Die weitaus meisten Patienten waren sog. "high responder", und auch in dieser Gruppe war ein kompletter Erfolg noch bei 80% und bei weiteren Patienten ein Teilerfolg erzielt worden, so daß letztlich nur bei 15% kein Erfolg zu verzeichnen war; darunter sind auch jene Patienten, die zwischenzeitlich starben oder die Behandlung selbst abbrachen.

Trotzdem werfen die Therapieversager Fragen nach den Ursachen auf.

Tabelle 1. Klassifizierung aller gemeldeten Patienten

	Klassifizierung	Anzahl der HA-Patienten: n = 117	Anzahl der HB-Patienten: n = 5
1	Therapie beendet, Recovery und HWZ normal	87	
2	Therapie beendet, Hemmkörpertiter konstant < 2 BE oder Recovery und HWZ nicht normal	5	
3	Therapie beendet, Abbruch mangels Erfolg, mangelnder Compliance oder Tod unter Therapie	14	2
4	Therapie nicht beendet, Hemmkörpertiter < 2 BE	10	2
	Dauer der ITT < 2 Jahre	4	
	Dauer der ITT > 2 Jahre	6	2
5	Therapie nicht beendet, Hemmkörpertiter > 2 BE	1	1
	Dauer der ITT < 2 Jahre		1
	Dauer der ITT > 2 Jahre	1	

Tabelle 2. Ergebnisse der ITT bei Hämophilie A

	Klassifizierung	Anzahl der Patienten: n = 106	(> 5 BE) high responder: n = 87	(< 5 BE) low responder: n = 19
1	Therapie beendet, Recovery und HWZ normal	87 (82%)	70 (80%)	17 (89,5%)
2	Therapie beendet, Hemmkörpertiter konstant < 2 BE oder Recovery und HWZ nicht normal	5 (4,8%)	5 (6%)	
3	Therapie beendet, Abbruch mangels Erfolg, mangelnder Compliance oder Tod unter Therapie	14 (13,2%)	12 (14%)	2 (10,5%)

Verschiedene Variablen könnten einen Einfluß auf den Therapieerfolg ausüben, dies sind insbesondere das Alter bei Auftreten des Inhibitors und Beginn der Therapie, das Zeitintervall und die Expositionstage mit FVIII zwischen Inhibitorerstnachweis und ITT-Beginn, die Höhe der FVIII-Dosis für die ITT, die zusätzliche Gabe von FEIBA, Therapieunterbrechungen, der Inhibitortiter bei Therapiebeginn, der maximale Inhibitortiter und der höchste Anstieg unter Eradikationstherapie des Hemmkörpertiters bei Therapiestart.

Durch eine statistische Auswertung wurde der Einfluß verschiedener Variablen auf den Therapieerfolg bei der ITT der Hämophilie A geprüft.

Erfolgskriterien der Immuntoleranztherapie: logistische Regressionsanalyse ("backward variable selection")
– Signifikante Variable: In (max titer) = Ine (maximum Inhibitor Level) p = 0,0025 – Nicht signifikante Variablen: Zeit zwischen Feststellung des Inhibitors und ITT: p = 0,43 Expositionstage mit FVIII zwischen Feststellung des Inhibitors und ITT: p = 0,44 Alter zu Beginn der ITT: p = 0,49 Gabe von FEIBA: p = 0,81

Den größten Einfluß auf die Erfolgsrate haben der maximale Inhibitortiter (Abb. 1), in ähnlicher Größenordnung auch der höchste Inhibitortiteranstieg im Verlauf der ITT. Es wird deutlich, daß bei einem maximalen Inhibitorspiegel unter 100 BE die Behandlung nahezu immer erfolgreich war. Im Bereich von Inhibitortitern über 100 BE wird die Erfolgsrate geringer und fällt auf etwa 60%, wenn der Titer 1000 BE oder mehr erreicht.

Ein niedriger Titer bei Therapiebeginn ist signifikant mit einem günstigen Therapieausgang korreliert (p = 0,001; Abb. 2). Diese Korrelation besteht auch, wenn man ganz willkürlich nur die Patienten beobachtet, die einen maximalen Titer über 40 BE oder 100 BE erreichen, da alle anderen ohnehin sehr gute Erfolgsaussichten hatten. Auch bei diesen besonders schwer zu behandelnden "high responders" war der Anfangstiter von hochsignifikantem Einfluß auf das Endergebnis (p = 0,004).

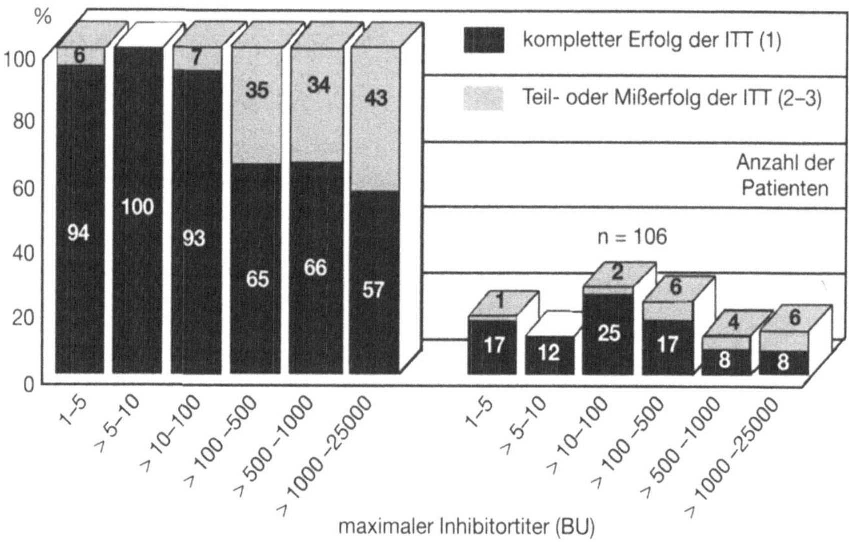

Abb. 1. Einfluß des maximalen Inhibitortiters auf den Erfolg der ITT bei Hämophilie A

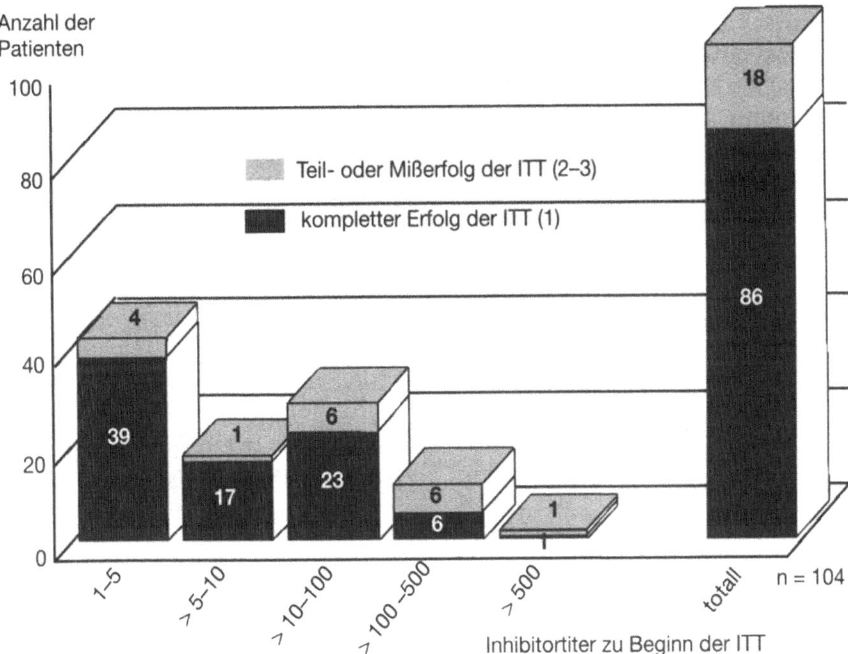

Abb. 2. Einfluß des Inhibitortiters zu Beginn der ITT auf den Erfolg bei Hämophilie A

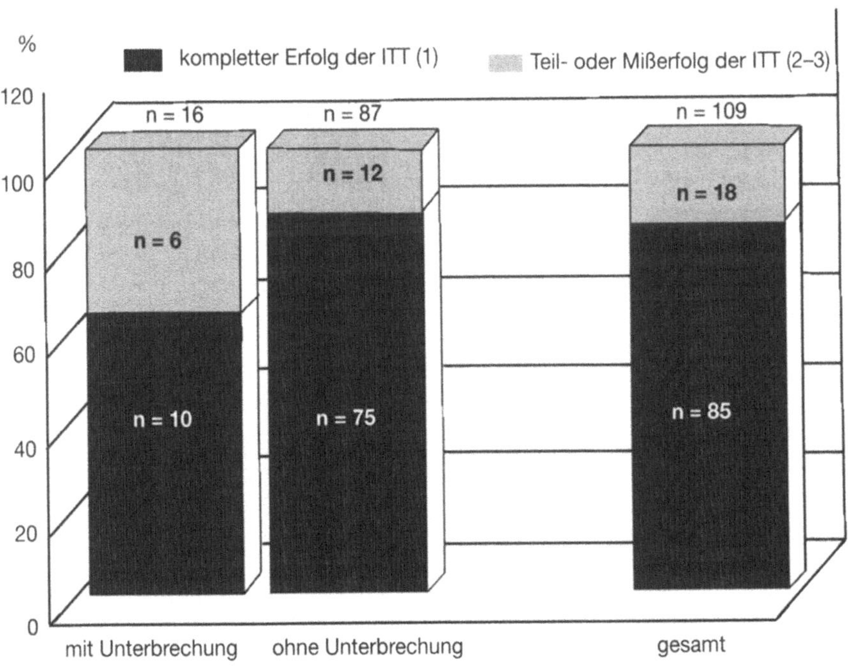

Abb. 3. Erfolg der ITT bei Hämophilie A-Patienten mit und ohne Unterbrechung der Therapie

Eine besondere Gruppe stellen jene Patienten dar, bei denen die Therapie längere Zeit oder mehrfach unterbrochen wurde. Die Gründe waren z. B. mangelnde Compliance, Zweifel am Erfolg oder auch eine erfolglose niedrig dosierte ITT (oft mit Kryopräzipitat), der später eine hochdosierte ITT folgte. Insgesamt war bei 16 Patienten, auf die diese Kriterien zutreffen, die ITT immer noch 10mal erfolgreich (Abb. 3). Trotzdem war die Erfolgsrate signifikant niedriger als in der Gruppe ohne Therapieunterbrechung (p = 0,004).

Diskussion und Zusammenfassung

In mehreren nationalen und internationalen Studien wurden in den letzten Jahren die Ergebnisse der ITT zusammengefaßt (Ghirardini 1996; Lenk 1996; Mariani 1995). Die ITT bei Hämophilie A wurde bei den meisten unserer Patienten im Sinne des sog. Bonn-Protokolls durchgeführt, bei einigen auch mit niedrigerer Dosierung. Die Erfolgsrate lag bei 80–85%, obwohl ohne Einschränkung alle gemeldeten Patienten mit abgeschlossener Therapie einbezogen wurden.

Immer wieder werden bei Patienten mit ungenügenden Therapieergebnissen verschiedenste Ursachen angeschuldigt. Für unser Krankengut konnten wir den Einfluß vieler Variablen auf das Ergebnis prüfen. Es zeigte sich, daß nur wenige der oben aufgeführten Variablen einen hochsignifikanten Einfluß auf das Endergebnis hatten. Dabei konnte die Dosierung als möglicherweise ebenfalls entscheidender Faktor nicht voll berücksichtigt werden, da die weitaus meisten Patienten mit relativ gleichen, d. h. hohen Dosen um 200–300 IE/kg KG und Tag behandelt wurden. Dies erleichtert es aber wiederum, den Einfluß der anderen Faktoren bei dieser Dosishöhe abzuschätzen. Von entscheidender Bedeutung war der Inhibitortiter. Der maximale Inhibitortiter während des gesamten Krankheitsverlaufes und der höchste Titer unter ITT sind negativ mit dem Therapieerfolg korreliert. Des weiteren führt ein niedriger Inhibitortiter bei Therapiebeginn auch bei Patienten mit hohem Maximaltiter zu einem signifikant besseren Therapieergebnis. Ebenfalls nachweisbar war der Zusammenhang zwischen Behandlungsunterbrechung und einer geringeren Erfolgsrate. Für alle anderen geprüften Faktoren ließ sich keine signifikante Bedeutung für den Ausgang der ITT nachweisen.

Die ITT der Hämophilie B kann aufgrund der bisher wenigen gemeldeten Patienten und davon nur 2 abgeschlossen Behandlungen nicht beurteilt werden. Die auch bei unseren Patienten aufgetretenen Nebenwirkungen zeigen, daß erhebliche, evtl. grundsätzliche Unterschiede zur ITT bei Hämophilie A bestehen.

Literatur

1. Aledort LM (1993) Word Registry on Factor VIII Inhibitor Patients: Why? Seminars in Haematology, 30, No. 2 (Suppl 1): 7–9
2. Brackmann HH (1984) Induced immune tolerance in factor VIII inhibitor patients. Prog Clin Biol Res 50: 181–195

3. Ghirardini A, Puopolo M, Chiarotti F, Mariani G and participants of the International Immune Tolerance Study Group (ITSG) (1996) The International Registry of Immune Tolerance: 1994 Update. Vox Sang 70 (Suppl 1): 42–46
4. Kreuz W, Escuriola-Ettingshausen C, Martinez-Saguer I, Güngör T, Kornhuber B (1996) Epidemiology of Inhibitors in Haemophilia A. Vox Sang 70 (Suppl 1): 2–8
5. Lenk H, Brackmann HH, Scharrer I, Kreuz W (1996) Immuntoleranztherapie der Hämophilie A - Ergebnisse und Empfehlungen. In: Scharrer I, Schramm W (Hrsg) 25. Hämophilie-Symposium, Hamburg 1994. Springer, Berlin Heidelberg New York, S 263–267
6. Mariani G, Hilgartner M, Thompson AR, Tusell J, Manco-Johnson M, and Brackmann HH for the participants in the International Registry of Immunetolerance Protocols (1995) Immune tolerance to Factor VIII: The international registry data. Plenum Press, New York, S 201–208
7. Nilsson IM, Berntorp E, Freiburghaus C (1993) Treatment of Patients with Factor VIII and IX Inhibitors. Thrombosis and Haemostasis -(C). Schattauer Verlag, Stuttgart, 70 (1), 56–59
8. Schwarzinger I, Pabinger I, Korninger C, Haschke F, Kundi M, Niessner H, Lechner K (1987) Incidence of Inhibitors in Patients With Severe and Moderate Hemophilia A Treated with Factor VIII Concentrates. Amer Journ Hematol 24: 241–245

Therapie eines "High Responding" Faktor-VIII-Inhibitors bei einem Patienten mit milder Hämophilie A

H. Kruck, C. Mauz-Körholz, U. Göbel

In der Pathophysiologie der Gerinnung spielen faktorspezifische Hemmkörper eine große Rolle. Sie werden bei Patienten mit Hämophilie A bzw. B, aber auch bei Nichthämophilen beobachtet. Es handelt sich um Antikörper vom IgG-Typ, bei Nichthämophilen auch vom IgM-Typ. Die genaue Ursache des Auftretens ist noch nicht geklärt (Schosser 1986). Bei Patienten mit einer Hämophilie A tritt ein Hemmkörper mit einer Häufigkeit von 18–28% auf. Als Median werden 9–15 Expositionstage bis zum Auftreten eines Hemmkörpers angegeben. Betroffen sind v. a. Patienten zwischen 0,8 und 3,3 Jahren (Kreuz et al. 1996). Das Risiko ist deutlich höher bei Verwendung von rekombinantem Faktor VIII als bei Verwendung von Plasmapräparaten (Mannucci 1994). Bei PUP ("previously untreated patients") beträgt das Risiko unter Anwendung von Kogenate 20–50% (Lusher 1994), bei Rekombinate 18% (White 1994). Bei Patienten mit einer schweren Hämophilie A liegt das Risiko der Hemmkörperentstehung mit 21–52% deutlich höher als bei Patienten mit einer moderaten Hämophilie mit 5,3–12,5% (Kreuz et al. 1996).

Wir berichten hier über einen 6jährigen Jungen mit milder Hämophilie A, der einen "high responding" Hemmkörper entwickelte. Nach einem Verkehrsunfall mit Unterschenkelfraktur kam es trotz Gabe von Desmopressin (Minirin) zu einer zunehmenden Weichteilschwellung, so daß rekombinanter Faktor VIII über insgesamt 13 Tage verabfolgt wurde. 2 Monate später erfolgte die notfallmäßige stationäre Aufnahme wegen einer akut aufgetretenen Weichteilschwellung.

Kasuistik

Bei dem hier vorgestellten 6jährigen Jungen wurde im August 1996 die Diagnose einer milden Hämophilie A ohne Hinweis auf eine spontane Blutungsneigung gestellt. Die Faktor-VIII-Restaktivität betrug 6,4% (22.8.1996), der von-Willebrand-Faktor 124%. Die Multimerenanalyse war unauffällig. Am 29.10.1997 führten wir bei dem Patienten einen Minirin-Test durch: 18% (30-min-Wert), 15,5% (60-min-Wert), 14% (2-h-Wert), 12% (4-h-Wert), 7% (24-h-Wert).

1. Ereignis

Im März 1997 erlitt unser Patient bei einem Verkehrsunfall eine komplette distale Tibia- und Fibulaschaftfraktur, die in einem auswärtigen Krankenhaus unter Gabe

I. Scharrer/W. Schramm (Hrsg.)
28. Hämophilie-Symposion Hamburg 1997

von 2 Hüben Minirin in Narkose reponiert wurde. Aufgrund einer zunehmenden Weichteilschwellung wurde der Patient in unsere Kinderklinik verlegt. Hier wurde die konservative Versorgung der Fraktur unter 13tägiger Therapie mit 25 IE/kg KG rekombinantem Faktor VIII (Helixate) kontinuierlich i.v. fortgeführt. Eine erneute Minirin-Testung ergab einen maximalen Anstieg des Faktors VIII auf 12%.

2. Ereignis

Im Mai 1997 erfolgte die erneute stationäre Aufnahme des Patienten aufgrund eines ausgeprägten intramuskulären Hämatoms im Bereich des rechten Oberarms. Bei einem Gerinnungsstatus am Tag der Aufnahme konnte die Faktor-VIII-Aktivität bei Nachweis eines Hemmkörpers von 11,1 BE nicht gemessen werden.

Hemmkörpertherapie

Die Behandlung erfolgte zunächst mit hochdosiertem Faktor VIII (100 IE/kg KG), dann Kombination von 200 IE/kg KG Faktor VIII mit intravenöser Gabe von Immunglobulinen (0,5 g/kg KG an den Tagen 1, 2 und 7). Hierunter kam es zu einer Zunahme der Blutungsneigung, u. a. entwickelte der Patient ein Hämarthros im Bereich des linken Knies. Gleichzeitig stieg der Hemmkörper auf 35,8 BE an. Nach Umstellung der Immuntoleranztherapie auf Faktor VIII (200 IE/kg KG) und FEIBA in einer Dosierung von 100 IE/kg KG beobachteten wir einen Abfall des Hemmkörpers und eine Besserung der klinischen Blutungssymptomatik.

1. Phase
Faktor VIII (Helixate) 100 IE/kg KG als Bolus.
Faktor VIII (Helixate) 100 IE/kg KG kontinuierlich i.v./24 h.

2. Phase
Faktor VIII (Helixate) 200 IE/kg KG + i.v. IgG 0,5 g/kg KG an Tag 1, 2, 7.

3. Phase
Faktor VIII (Helixate) 200 IE/kg KG + FEIBA 100 IE/kg KG.
Versuch der Dosisreduktion auf:
Faktor VIII (Helixate) 100 IE/kg KG + FEIBA 50 IE/kg KG.
Nach erneutem Anstieg des Hemmkörpers:
Faktor VIII (Helixate) 200 IE/kg KG + FEIBA 100 IE/kg KG.

Die Phase 3 der Hemmkörpertherapie wurde für 9 Tage unterbrochen, da aufgrund der mittlerweile schlechten Venenverhältnisse die Implantation eines zentralvenösen Katheters (Broviak) unter Gabe von rekombinantem Faktor VIIa (Novo Seven) bei dem Patienten erfolgte. Während der Operation und an den nachfolgenden postoperativen Tagen traten keine Nachblutungen auf. Im Anschluß mußte eine umfangreiche Sanierung des kariösen Zahnstatus durchgeführt werden. Unter

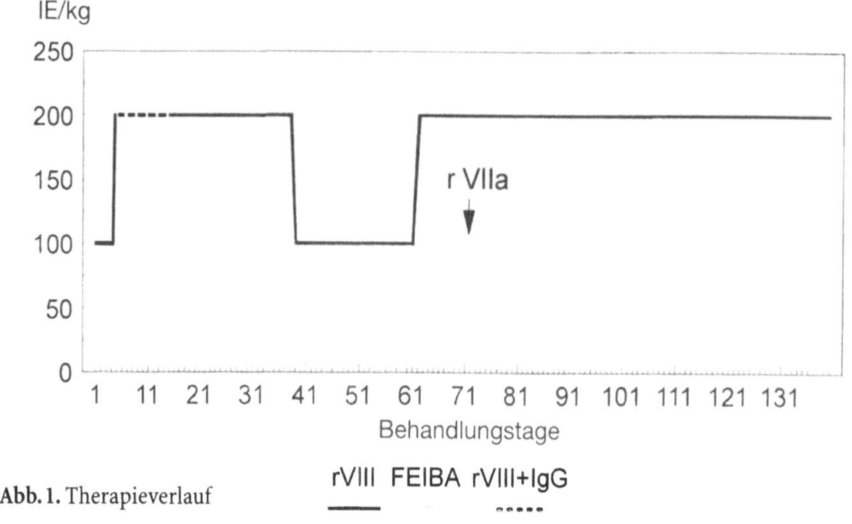

Abb. 1. Therapieverlauf

Tabelle 1. Mittlere Kosten der Hemmkörpertherapie/Tag bei einem Kind von 20 kg

Phase	Kosten/Tag
1	2946,- DM
2	6046,- DM
3	9904,- DM

Gabe von rekombinantem Faktor VIIa konnten 4 Zähne komplikationslos extrahiert werden. Ausgeprägte Nachblutungen wurden bei der sich anschließenden Füllungstherapie von 11 Zähnen unter der mittlerweile wieder begonnenen Kombinationsbehandlung von Faktor VIII und FEIBA beobachtet, so daß auch hier Gaben von rekombinantem Faktor VIIa notwendig waren. Anschließend erfolgte eine komplikationslose Umstellung auf Faktor VIII und FEIBA. In Abbildung 1 ist der Therapieverlauf dargestellt. Die mittleren Kosten der Hemmkörpertherapie pro Tag bei einem Kind sind in Tabelle 1 aufgeführt.

Ergebnisse

Phase 1
Faktor VIII < 1% bei täglicher Messung.

Phase 2
Faktor VIII < 1%.
Anstieg des Hemmkörpers auf 35,8 BE.
Hämarthros linkes Knie.

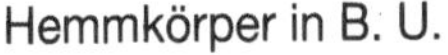

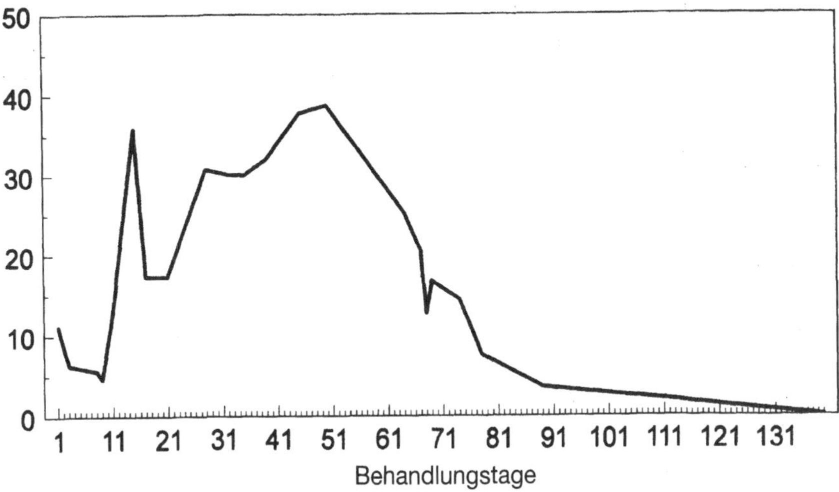

Abb. 2. Hemmkörperverlauf unter Therapie

Phase 3
2 Monate und 1 Woche nach Therapiebeginn Abnahme des Hemmkörpers auf 3,52 BE bei erstmals wieder meßbarem Faktor VIII (1,6%).

Der Hemmkörperverlauf unter Therapie ist in Abbildung 2 dargestellt.

Schlußfolgerungen

Hemmkörper treten auch bei Patienten mit milder Hämophilie A auf. Diese Patienten verhalten sich dann aufgrund der neuaufgetretenen Neigung zu spontanen Blutungen wie Patienten mit schwerer Hämophilie A. Sowohl die Gabe von hochdosiertem Faktor VIII als auch die Kombination von hochdosiertem Faktor VIII und i.v.-Gabe von IgG waren bei unserem Patienten erfolglos. Mit der Kombination von hochdosiertem Faktor VIII und FEIBA konnte die Hemmkörperhämophilie unseres Patienten erfolgreich behandelt werden.

Diskussion

Aufgrund der in unserer Klinik intensiv geführten Kostendiskussion führten wir zuerst eine alleinige hochdosierte Faktor-VIII-Therapie (White u. Roberts 1996) durch.

Nach Ausbleiben des Erfolgs kombinierten wir Faktor VIII mit der i.v.-Gabe von IgG (Mauz-Körholz et al. 1997). Mit dieser Kombinationstherapie konnten bereits

2 Patienten unserer Klinik erfolgreich behandelt werden. Der hier beschriebene Patient zeigte unter Therapie eine Zunahme der Blutungssymptomatik.

Erfolgreich wurde der Patient in der 3. Phase der Therapie mit Faktor VIII und FEIBA (Brackmann et al. 1996) behandelt, was gleichzeitig die kostenintensivste Behandlungsform darstellte.

Akute Blutungen sowie Operationen sind mit Hilfe von rekombinantem Faktor VIIa (Novo Seven) beherrschbar.

Aussichten

Nur mit Hilfe von kontrollierten, randomisierten Studien mit cross-over-Strategie kann geprüft werden, ob für Patienten mit Hämophilie A unterschiedliche Behandlungskonzepte unter Berücksichtigung der Behandlungskosten erfolgreich eingesetzt werden können.

Literatur

1. Brackmann HH, Oldenburg J, Schwaab R (1996) Immune tolerance for the treatment of factor VIII inhibitors – twenty years ‚Bonn Protocol'. Vox Sang 70 (Suppl 1): 30–35
2. Kreuz W, Escuriola-Ettingshausen C, Martinez-Saguer I, Güngör T, Kornhuber B (1996) Epidemiology of inhibitors in haemophilia A. Vox Sang 70 (Suppl 1): 2–8
3. Lusher JM (1994) Summary of clinical experience with recombinant factor VIII products – Kogenate. Ann Hematol 68: S3–S6
4. Mannucci PM (1994) Impact of recombinant factor VIII on hemophilia care. Vox Sang 67 (Suppl 3): 49–52
5. Mauz-Körholz C, Körholz D, Göbel U (1997) Rapid elimination of a high-titered F VIII inhibitor by high dose recombinant F VIII combined with high dose immunoglobulin infusion. Thrombosis and Haemostasis 78: 959
6. Schosser I (1986) Erworbene Antikörper gegen Gerinnungsfaktoren. Hämostaseologie 6: 89–92
7. White GC (1994) Summary of clinical experience with recombinant factor VIII products – Recombinate. Ann Hematol 68: S7–S8
8. White GC, Roberts HR (1996) The treatment of factor VIII inhibitors – a general overview. Vox Sang 70 (Suppl 1): 19–23

Behandlung akuter gastrointestinaler Blutungen mit rekombinantem Faktor VIIa (NovoSeven) bei 2 Patienten mit Hämophilie A und Hemmkörpern

A. Huth-Kühne, C. Uhle, A. Skibbe, R. Zimmermann

Die Therapie von akuten und lebensbedrohlichen Blutungen bei Hämophilen mit Hemmkörpern oder auch bei Patienten mit einem erworbenen Hemmkörper gegen Faktor VIII stellt nach wie vor eine große Herausforderung dar. In der Vergangenheit bestanden die Behandlungsoptionen in Abhängigkeit von der Höhe des Inhibitortiters in der hochdosierten Gabe von Faktor VIII-Konzentraten, porzinem Faktor VIII oder Prothrombinkomplexkonzentraten. Letztere enthalten variable Mengen an aktivierten Gerinnungsfaktoren, so daß ihre Wirkung nicht vorhersagbar ist. Außerdem stellen sie ein erhöhtes thrombogenes Risiko dar (Chavin 1989). Der porzine Faktor VIII kann zu schweren allergischen Reaktionen und Thrombozytopenien führen (Gringeri 1991).

Eine neuere Therapiemöglichkeit ist der Einsatz von rekombinant hergestelltem Faktor VII in seiner aktivierten Form (NovoSeven). Sicherheit und Wirksamkeit dieser Substanz in der Behandlung hämophiler Patienten mit Hemmkörpern wurden in klinischen Studien seit 1989 untersucht (Hedner 1992). Es konnte gezeigt werden, daß diese Therapie in 75–90% der Fälle mit schweren und mittelschweren Blutungsepisoden hämostatisch wirksam ist, unabhängig von der Höhe des Inhibitortiters.

Nach dem gegenwärtigen Wissensstand wird die Hämostase eingeleitet durch eine Komplexbildung zwischen tissue factor (Gewebethromboplastin) und Faktor VIIa, der bereits im zirkulierenden Blut in kleinen Mengen vorhanden ist. Tissue factor befindet sich in den tiefen Schichten der Gefäßwand ohne Kontakt zum zirkulierenden Blut. Bei einer Gefäßwandverletzung, sei sie traumatisch oder entzündlich, wird er zur Oberfläche transportiert und dort am Gefäßendothel freigesetzt. Der Faktor-VIIa/tissue-factor-Komplex aktiviert Faktor X zu Xa, unabhängig von Faktor VIII oder Faktor IX. Faktor Xa konvertiert Prothrombin zu Thrombin. Diese zunächst begrenzte Menge an Thrombin bildet einen ersten hämostatischen Pfropf und aktiviert Thrombozyten sowie Faktor VII und Faktor V. In diesem Stadium wird dann durch "tissue factor pathway inhibitor", den natürlichen Inhibitor des Faktor-VIIa/tissue-factor-Komplexes dieser Weg der Kaskade abgeschaltet. Jetzt ist die weitere Faktor-Xa- und folgende Thrombingenerierung und damit die Aufrechterhaltung der Hämostase an den aktivierten Plättchen vorwiegend abhängig von der Faktor-VIII- und Faktor-IX-Aktivierung. Der durch den Faktor-VIIa/tissue-factor-Komplex aktivierte Faktor IX (sog. Josso-Schleife) sorgt an den aktivierten Plättchen für die weitere Rekrutierung von Faktor Xa und anschließende Thrombinbildung. So ist also die Einleitung der Hämostase

I. Scharrer/W. Schramm (Hrsg.)
28. Hämophilie-Symposion Hamburg 1997

abhängig von der Komplexbildung zwischen Faktor VIIa und tissue factor; zur Aufrechterhaltung der Hämostase und die hierfür notwendige weitere Thrombingenerierung sind allerdings Faktor VIII und Faktor IX entscheidend. Fehlen diese Faktoren, so können pharmakologische Dosen von Faktor VIIa für eine ausreichende Faktor-X-Aktivierung sorgen. Neueren Studien zufolge kann der Faktor VIIa auch in Abwesenheit von Faktor IX und tissue factor direkt an aktivierte Plättchen binden und so für eine weitere Thrombinbildung sorgen, sofern hohe Konzentrationen (über 5 nmol) vorhanden sind (Monroe 1997). Diese Beobachtung könnte die Wirkung von Faktor VIIa bei hämophilen Patienten erklären.

Kasuistiken

Im folgenden berichten wir über die Therapie von lebensbedrohlichen gastrointestinalen Blutungen bei 2 Patienten mit Hämophilie und Hemmkörpern. Es handelt sich um einen 60jährigen Patienten (A) mit schwerer Hämophilie A sowie um einen 31jährigen Patienten (B), ebenfalls mit schwerer Hämophilie A und manifester HIV-Infektion CDC-Stadium C3. Beide Patienten entwickelten vor mehreren Jahren im Rahmen der Substitutionstherapie mit Faktor VIII-Konzentraten hochtitrige Alloantikörper gegen Faktor VIII.

Patient A wurde mit Melaena, beginnender Anurie und einem Hämoglobinwert von 2,5 g/dl zu uns überwiesen. Gastroskopisch fanden sich multiple komplette Erosionen im gesamten Magen, im Kardiabereich sowie ein blutendes Ulcus ventriculi et duodeni (Forrest Ib) bei bekannter konstanter Einnahme von nichtsteroidalen Antiphlogistika wegen schwerster hämophiler Arthropathien. Der anamnestisch höchste Hemmkörpertiter des Patienten lag 1987 bei 200 Bethesda-Einheiten (BE), nach Plasmapharese und Immunsuppression bei 7,5 BE. Bisher wurden Blutungskomplikationen mit einem aktivierten Prothrombinkomplexpräparat (FEIBA) erfolgreich behandelt. Wir begannen daher eine sofortige Therapie mit FEIBA in einer Dosis von 150 IE/kg und Tranexamsäure, gleichzeitig gaben wir Humanalbumin, Erythrozytenkonzentrate, Frischplasma und Omeprazol i.v. In Kombination mit mehrfacher endoskopischer Blutungsstillung mit Suprarenin sistierte die Blutung nach 4 Tagen. Nachdem der Patient über 3 Tage lang Hbstabil blieb, führten wir zur Klärung der Dignität der Ulzera eine erneute Gastroskopie mit Biopsie durch. 3 Tage später kam es zu einem akuten Hb-Abfall und erneut zu einer diffusen gastrointestinalen Blutung, die auch durch höhere Dosen FEIBA nicht beherrscht werden konnte, so daß wir uns jetzt zur Therapie mit rekombinantem Faktor VIIa (NovoSeven) entschlossen. Wir verabreichten eine Dosis von 90 µg (4,5 kIE)/kg, zunächst in einem 3-h-Intervall. Nach 2maliger Bolusinjektion führten wir eine Kontrollgastroskopie durch, wobei die Blutung bereits zum Stillstand gekommen war. Die während der Behandlung mit NovoSeven engmaschig durchgeführten Kontrollen von Fibrinogen, D-Dimer und Thrombozyten ergaben keinen Hinweis für eine beginnende Verbrauchskoagulopathie. Eine wesentliche Verkürzung der PTT wurde nicht beobachtet (Tabelle 1). Unter weiteren engmaschigen gastroskopischen Kontrollen wurden die Injektionsintervalle im Abstand von 2 Tagen auf 4, dann auf 6, zuletzt auf 8 h erweitert. Unter diesem Therapie-

Tabelle 1. Laborparameter unter Therapie mit NovoSven (Pat. A)

D-Dimer	mg/l	Fibrinogen	mg/dl
vor NovoSeven	1	vor NovoSeven	360
1. Tag	4	1. Tag	323
3. Tag	2	3. Tag	277
5. Tag	1,5	5. Tag	327
Thrombozyten	**n/l**	**PTT**	**s**
vor NovoSeven	112 000	vor NovoSeven	70,8
1. Tag	134 000	1. Tag	68,5
3.Tag	158 000	3. Tag	70,1
5. Tag	178 000	5. Tag	69,9

regime kam es zu einer kompletten Abheilung der erosiven Gastritis und der Ulzera. Eine Rezidivblutung wurde nicht beobachtet. Insgesamt wurde der Patient mit 63 Injektionen über 14 Tage behandelt und erhielt eine Gesamtdosis von 22.680 kIE NovoSeven.

Patient B kam wegen rezidivierender Hämatemesis und Melaena mit einem Hb von 5,5 mg/dl zur stationären Aufnahme. Gastroskopisch sahen wir eine hämorrhagisch-fibrinöse, Ösophagitis mit besonders starker Ausprägung im Bereich der Ora serrata. Der Hemmkörpertiter des Patienten lag bei 7,4 BE. Da die Blutung unter Gabe von FEIBA in einer Dosierung von 150 IE/kg nach 24 h nicht sistierte, verabreichten wir anschließend NovoSeven in einer Dosierung von 4,5 kIE/kg im Abstand von 2,5 h in Kombination mit Tranexsamsäure. Bereits nach 2 Dosen NovoSeven stand die Blutung. Daraufhin wurde das Dosisintervall auf 3 h verlängert und die Dosis gleichzeitig auf 3 kIE/kg reduziert. Da sich bei der am folgenden Morgen durchgeführten endoskopischen Kontrolle keine Rezidivblutung zeigte, verabreichten wir FEIBA in einer Dosierung von 100 IE/kg über weitere 7 Tage. Unter diesem Regime in Kombination mit Omeprazol und Alginsäure (Gaviscon) kam es zu einer kompletten Abheilung der schweren Ösophagitis. Der Patient erhielt insgesamt 7 Injektionen mit einer Gesamtdosis von 1560 kIE NovoSeven.

Zusammenfassung

Die Therapie mit FEIBA bei Patienten mit Hemmkörperhämophilie und akuten Blutungen gilt als etabliert, jedoch ist die Wirkung aufgrund der variablen Mengen an aktivierten Gerinnungsfaktoren in dem Konzentrat nicht sicher vorhersagbar. Außerdem besteht ein erhöhtes thrombogenes Risiko.

Bei unseren Patienten konnte unter Therapie mit FEIBA keine ausreichende Hämostase erreicht werden. Beide Kasuistiken zeigen eindrucksvoll die schnelle effektive hämostatische Wirkung von NovoSeven. Das Präparat wurde ohne Nebenwirkungen vertragen, so daß sich hier u. E. eine sichere Alternative zur herkömmlichen Therapie bietet. In Anbetracht der hohen Behandlungskosten, v. a. dann, wenn das Präparat als Bolusinjektion verabreicht wird, müssen die neuen Möglichkeiten einer kontinuierlichen Infusion mit NovoSeven intensiviert werden, um so die Kosten weiter senken zu können (Schulman 1996).

Literatur

1. Chavin S, Siegel DM, Rocco TA Jr, Olson J (1989) Acute myocardial infarction during treatment with an activated prothrombin complex concentrate in a patient with FVIII deficiency and FVIII inhibitor. Am J Med 85: 245–249
2. Gringeri A, Santogostino E, Tradati F, Giangrande PLF, Mannucci PM (1991) Adverse effects of treatment with porcine factor VIII. Thromb Haemost 65: 245–247
3. Hedner U, Glazer S (1992) Management of hemophilia patients with inhibitors. Hematol Oncol Clin North Am 6: 1035–1046
4. Monroe DM, Hoffmann M, Oliver JA, Roberts HR (1997) High dose factor VIIa activates factor X on activated platelets in the absence of tissue factor. Thromb Haemost, June, Suppl: 168
5. Schulman S, Bech Jensen M, Varon D, Keller N, Gitel S, Horoszowski H, Heim M, Martinowitz U (1996) Feasibility of Using Recombinant Factor VIIa in Continuous Infusion. Thromb Haemost 75: 434–436

VI.c Poster: von-Willebrand-Jürgens-Syndrom

Mikroangiopathie und von-Willebrand-Jürgens-Syndrom: zur Aussagekraft kapillarmikroskopischer Befunde

B. Stephan, J. Gross, S. Mörsdorf, C. Mrowietz, J. Koscielny, F. Jung, E. Wenzel

In vorhergehenden Publikationen (z. B. Hämophilie-Symposion Hamburg 1995) hatten wir dargestellt, daß bei Patienten mit vererbtem von-Willebrand-Jürgens-Syndrom vom Typ I charakteristische Abnormitäten der Kapillarmorphologie bzw. der Erythrozytenfließgeschwindigkeit und der vasomotorischen Reserve mit standardisierten Methoden der Nagelfalzkapillarmikroskopie sicher erfaßt werden können. Damals wurden 40 Patienten mit klinisch und laborchemisch gesichertem von-Willebrand-Jürgens-Syndrom vom Typ I gegenüber 100 gesunden Probanden in puncto Sensitivität und Spezifität der kapillarmikroskopischen Befunde verglichen. Bei gleichzeitiger Bewertung von erweitertem Kapillardurchmesser und erhöhter Kapillartortuisität wurde ein positiver prädiktiver Wert von über 90% gefunden, bei der Bewertung des Kapillardurchmessers allein noch 67,6% und bezüglich ausschließlicher Bewertung der Kapillartortuisität 86,2%.

Ergebnisse

Abbildung 1 zeigt eine kapillarmikroskopische Aufnahme eines gesunden Erwachsenen. Im Gegensatz dazu wird in Abbildung 2 deutlich, welche Veränderungen typischerweise bei Patienten mit von-Willebrand-Jürgens-Syndrom vom Typ I ge-

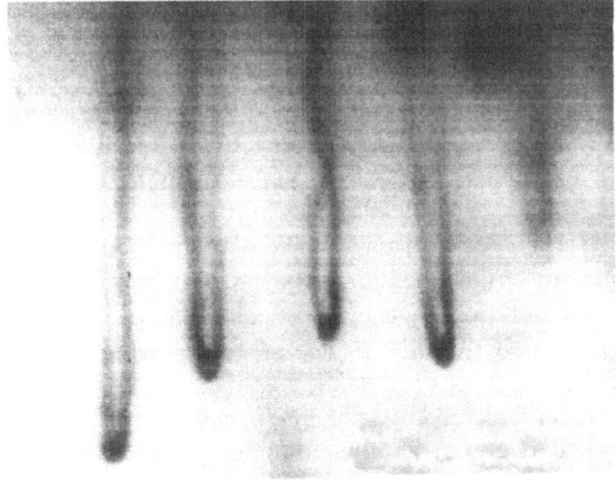

Abb. 1. Kapillarmikroskopische Darstellung der Nagelfalzkapillaren eines gesunden Erwachsenen

I. Scharrer/W. Schramm (Hrsg.)
28. Hämophilie-Symposion Hamburg 1997

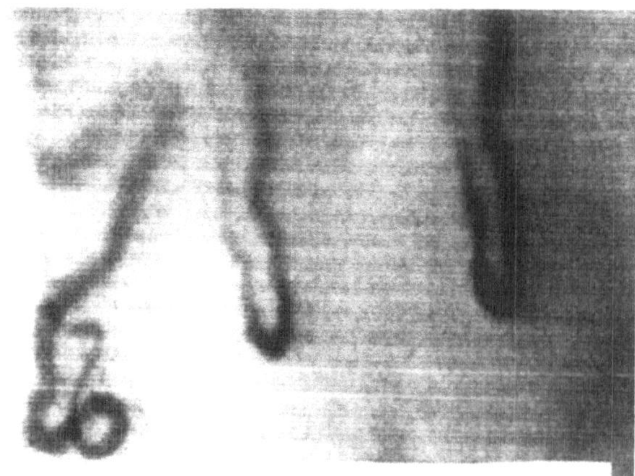

Abb. 2. Typische morphologische Veränderungen der Nagelfalzkapillaren eines Patienten mit von-Willebrand-Jürgens-Syndrom Typ I: erhöhte Tortuisität sowie Dilatation der arteriellen und venösen Kapillarschenkel

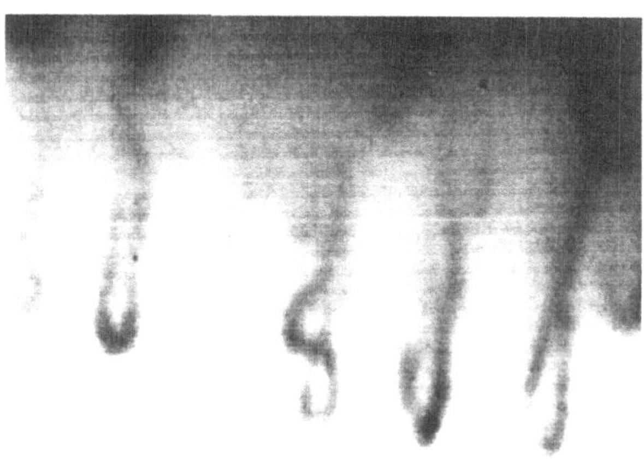

Abb. 3. Nagelfalzkapillaren eines Patienten mit erworbenem von-Willebrand-Jürgens-Syndrom: im wesentlichen analoge morphologische Veränderungen zu Abb. 2

funden werden: hier als statische Veränderungen die Dilatation in beiden Kapillarschenkeln sowie die ausgeprägte Tortuisität.

Abbildung 3 zeigt die Nagelfalzkapillaren eines Patienten mit einem im Rahmen einer Gammopathie erworbenen von-Willebrand-Jürgens-Syndrom mit morphologischen Veränderungen analog denen der angeborenen Variante. Zwei Patienten mit von-Willebrand-Jürgens-Syndrom Typ IIb (ohne Abbildung) zeigten gleichartige Veränderungen wie oben dargestellt.

Auf den Abbildung 4 und 5 sind die Nagelfalzkapillaren zweier Kinder zu sehen. Beim jüngeren Kind ist die Kapillartortuisität nicht, beim etwas älteren gering erhöht, der kapilläre Gefäßdurchmesser ist bei beiden im wesentlichen im venösen Schenkel erhöht. Als dynamischer Parameter – hier nicht zu erkennen – ist die Flußgeschwindigkeit wie bei erwachsenen Patienten deutlich reduziert.

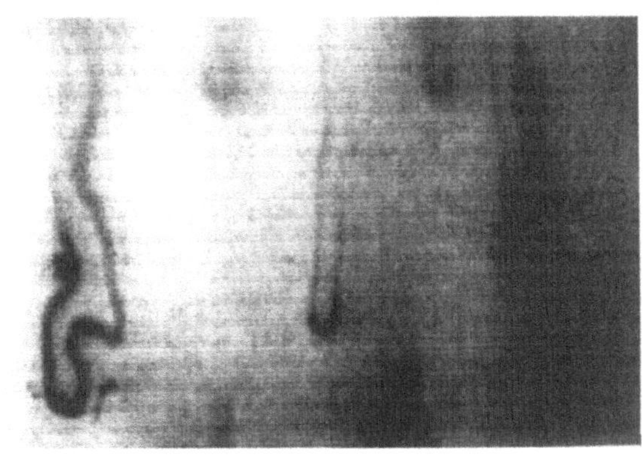

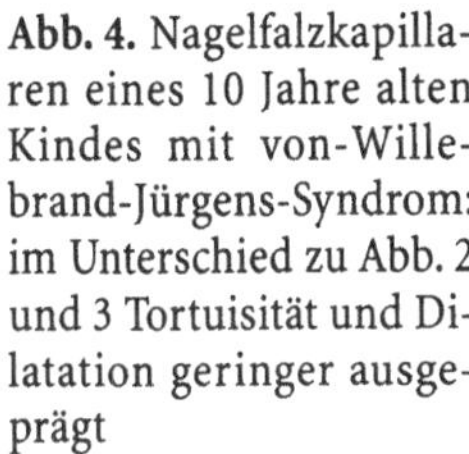

Abb. 4. Nagelfalzkapillaren eines 10 Jahre alten Kindes mit von-Willebrand-Jürgens-Syndrom: im Unterschied zu Abb. 2 und 3 Tortuisität und Dilatation geringer ausgeprägt

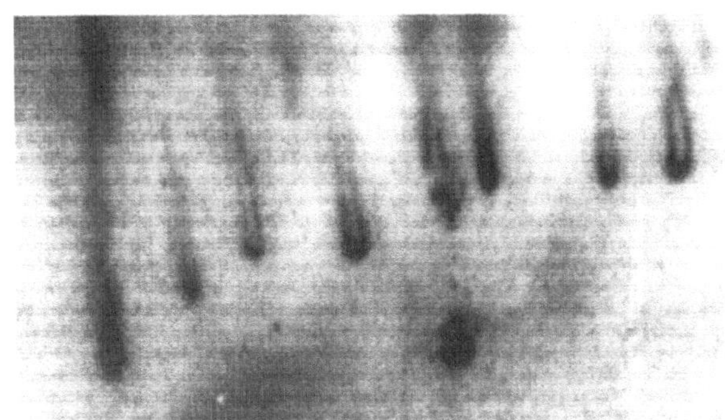

Abb. 5. Nagelfalzkapillaren eines 6 Jahre alten Kindes mit von-Willebrand-Jürgens-Syndrom: Dilatation insbesondere der venösen Schenkel bei nicht erhöhter Tortuisität

Schlußfolgerung

Die Therapie mit DDAVP (Minirin) bei von-Willebrand-Jürgens-Syndrom verbessert die Flußgeschwindigkeit, hat allerdings keinen Einfluß auf die morphologischen Veränderungen. Patienten mit anderen hämorrhagischen Diathesen als von-Willebrand-Jürgens-Syndrom weisen keine für von-Willebrand-Jürgens-Syndrom typische Gefäßveränderungen auf, es finden sich bei Patienten unter oraler Antikoagulation oder mit Thrombozytopenie gelegentlich extravasale Blutzellen.

Zur Zeit werden Untersuchungen zur Präzisierung der positiven und negativen Prädiktivität der Nagelfalzkapillarmikroskopie durchgeführt, und wir sind sehr daran interessiert, weitere von-Willebrand-Jürgens-Patienten, insbesondere Kinder bis zum 16. Lebensjahr und Patienten mit den Subtypen Typ IIa und III, zu untersuchen.

Clinical Study of the Biological Efficiency of a High-Purity FVIII:C/vWF Complex Concentrate in Non-bleeding Patients with von Willebrand Disease

G. Auerswald, O. Anders, U. Budde, F. Keller, B. Kemkes-Matthes, U. Kreibich, H. Leithäuser, G. Marx, G. Ponsel, H. Scheel, G. Schott, R. Voss, W. Wankmüller

Introduction

This open-label prospective multicenter study was conducted to investigate the ex vivo biological effect of a high purity factor VIII:C/vWF complex concentrate, IMMUNATE STIM plus, manufactured by IMMUNO, Vienna, Austria [2]. The protocol used for the study was in conformity with the respective recommendations of the ISTH Scientific Subcommittee on von Willebrand Factor (vWF) studies [1].

Material and Methods

Subjects

Nine females and eight males aged 15 to 84 years and weighing 48–102 kg were enrolled in the study after approval by the institutional review boards and after informed consent had been obtained. Von Willebrand disease was classified as type I in three patients, as type II in five patients and as type III in nine patients. Only one patient (no. 4) was pretreated with FVIII concentrate because of chronic bleeding. All the other patients had not received coagulation products, DDAVP or ASS for at least 15 days before infusion with IMMUNATE STIM plus. None of the patients had an acute bleeding at the time of the injection.

Concentrate

IMMUNATE STIM plus is a high purity FVIII:C/vWF complex concentrate obtained from human plasma by ion exchange chromatography. The manufacturing process includes two independent virus inactivation procedures, vapor heating (STIM) and intensive treatment with polyglycate (IPT), as well as chromatographic virus removal, resulting in an overall reduction factor for HIV of $> 10^{16.4}$ [4]. The mean ratio of vWF:Ag/FVIII:C is 1.24. Patients received 47–65 IU FVIII:C per kg b.w., which corresponds to 32–62 U ristocetin cofactor activity per kg b.w. Four different lots of IMMUNATE STIM plus have been used altogether.

I. Scharrer/W. Schramm (Hrsg.)
28. Hämophilie-Symposion Hamburg 1997

Blood Samples

Citrated blood was drawn by clean venipuncture from the arm contralateral to the site of injection at the following times: before injection, at the very end of injection and 1, 3 and 24 h thereafter.

Bleeding Time

Bleeding time was measured according to Duke´s or Ivy´s method using a simplate device before injection, at the very end of injection. If the bleeding time from patient´s history was longer than 30 min no measurement was performed before injection. Also, no determination was performed at 24 h after injection if the bleeding time exceeded 30 min at 3 h after injection. In two patients (no. 15 and no. 16) bleeding time was additionally determined at 6 h after injection.

Assay Methods

Plasma samples were assayed for FVIII:C and ristocetin cofactor activity in the central laboratory of IMMUNO AG Vienna. Factor VIII activity was measured by one-stage assay and chromogenic assay (IMMUNOCHROM Factor VIII:C) and ristocetin cofactor activity was assessed according to the method of McFarlane et al. [3].

Safety

In order to monitor the safety of the concentrate, clinical parameters like heart rate, blood pressure and body temperature were measured at the following times: before injection, 1 and 3 h after injection. In addition the incidence of adverse events was monitored.

Results and Discussion

Figure 1 shows the effect of substitution on the multimeric composition of plasma. VWF in a patient with severe vWD type III vWF:Ag was 6% before and increased to 190% immediately after substitution. Twenty-four hours later vWF:Ag was 56%.

Two patients (no. 2 and no. 14) were not evaluable for bleeding time and one patient (no. 17) was not evaluable for ristocetin cofactor activity as explained in Tables 1 and 2 respectively.

Bleeding time was shortened in 14 of the 15 evaluable patients. In the two evaluable patients with type I vWD and in four of five patients with type II vWD bleeding time was normalized. Patient no. 3 showed normal levels even 24 h after substitution. In seven of the eight evaluable patients with type III vWD bleeding

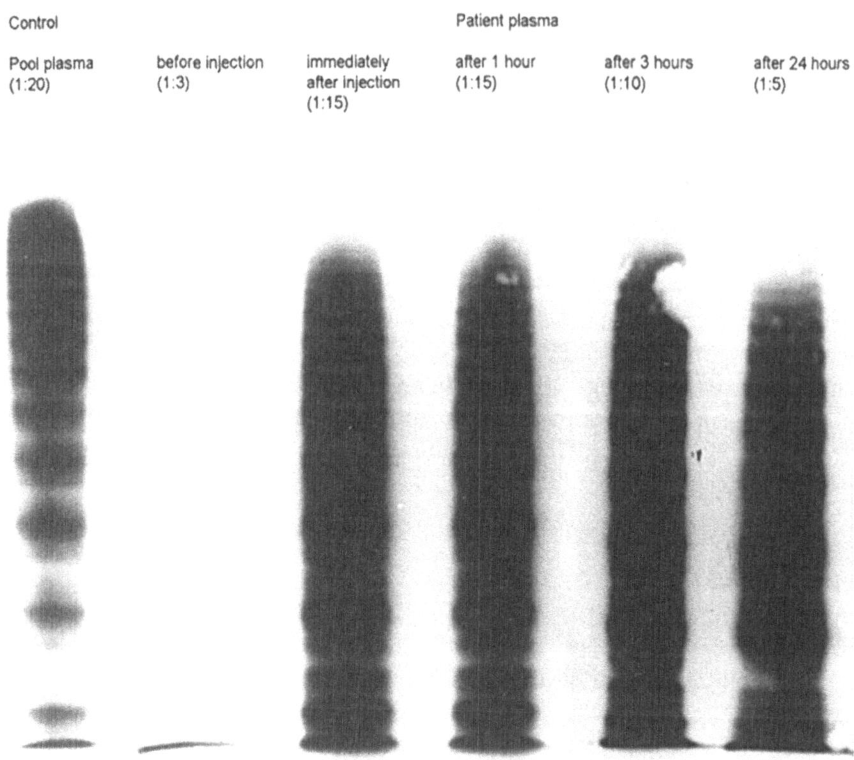

Fig. 1. Multimeric composition of vWF in the plasma samples of a patient (R.A.) with vWD type III (kindly provided by Dr. U. Budde, Hamburg)

time was shortened. Three of them showed normal bleeding times lasting for a period ranging from less than 1 h to 3 h (Table 1; Fig. 2). Only one patient (no. 12) whose anamnestic bleeding time ranged from 12 to 20 min showed no effect. Additionally this 84-year-old patient showed an increase in systolic blood pressure at the same time and an influence on bleeding time is likely.

Factor VIII:C was raised to normal levels in all patients (Fig. 3). Mean recovery calculated from peak FVIII:C was 103 ± 39% (one-stage assay) and 91 ± 26% (chromogenic assay) in all patients. Ristocetin cofactor activity was raised to normal levels after injection in 12 of 16 evaluable patients (Fig. 4). Mean recovery of ristocetin cofactor activity was 91 ± 26%.

Considering the nine patients with type III vWD (Table 2), mean recovery of FVIII:C was 108 ± 48% (one-stage assay) and 92 ± 32% (chromogenic assay).

In five of these patients FVIII levels remained normalized for at least 24 h. Ristocetin cofactor activity was raised to normal levels in four of eight evaluable patients. Mean recovery of ristocetin cofactor activity was 73 ± 39%. For patients nos. 10, 12, 15 and 16 contradictory results were found. Whereas the results of the central reference laboratory showed relatively low levels of ristocetin cofactor activity, the analysis carried out by local laboratories showed higher levels within

Table 1. Bleeding time

Patient number	vWD type	Before injection	Immediately after injection	1 h after injection	3 h after injection	6 h after injection	24 h after injection	Normal range	Method
1	I	5'30"	*1'47"*	*2'30"*	*1'47"*	n.d.	5'10"	*2'–4'*	Duke
2[d]	IA	*8'30"*	n.d.	n.d.	n.d.	n.d.	n.d.	*2.5'–9.5"*	Simplate I
3	I	5'30	*1'45"*	*2'30"*	*2'23"*	n.d.	*2'54"*	*2'–4'*	Duke
4	IIA	19'30"	9'30"	9'	*6'30"*	n.d.	9'	*< 8'*	Simplate I
5	II[a]	7'16"	5'	*3'20"*	*3'3"*	n.d.	7'	*2'–4'*	Duke
6	II[a]	21'	*5'45"*	*3'45"*	*1'50"*	n.d.	20'40"	*2.5'–9.5'*	Simplate I
7	IIA	30'	29'	*8'30"*	*9'*	n.d.	19'[c]	*2.5'–9.5'*	Simplate I
8	IIA	>30'[b]	30'	n.d.	24'	n.d.	n.d.	*2.5'–9.5'*	Simplate I
9	III	33'	15'	10'	34,5'	n.d.	n.d.	*2.3'–9.5'*	Simplate II
10	III	17'	*3'40"*	*2'50"*	*4'10"*	n.d.	19'	*2.5'–9.5'*	Simplate I
11	III	>30'[b]	*<1'*	>15'c	>15'	n.d.	n.d.	*<6'*	Simplate II
12	III	14'	n.d.	16'	18'	n.d.	21'	*<10'*	Simplate I
13	III	>30[b]	13'39"	n.d.	16'44"	n.d.	>30'	*1.5'–5'*	Schulz (mod. Duke)
14	III	>30'[b]	n.d.	n.d.	>20'	n.d.	n.d.	*<5'*	?
15	III	>30'[b]	21'	6.5	8.5'	17'	>30'	*<5.5'*	Simplate II
16	III	>30'[b]	18'	*5'*	7'	14'	>30'	*<5.5'*	Simplate II
17	III	>30'[b]	n.d.	9.3'	21'	n.d.	>30'	*<6'*	Simplate II

n.d., not done.
[a] Subtype not determined.
[b] Historic value.
[c] Surveillance ended after 15'.
[d] Because of normal bleeding time no measurement was done.
italic = Values are within normal.

Table 2. Characteristics of the patients with severe vWD type III

Patient number	Sex	Age (years)	Weight (kg)	FVIII:C before treatment (IU/ml)		Ricof-activity before treatment (U/ml)	Dosage FVIII:C (IU/kg b.w.)	Dosage Ricof-activity (U/kg b.w.)	Recovery FVIII:C (%)		Recovery Ricof-activity (%)
				One-stage assay	Chrom. assay				One-stage assay	Chrom. assay	
9	M	57	82	0.05	0.11	<0.05	59.7	51.0	87	78	130
10	M	62	85	0.05	0.04	<0.05	47.1	40.2	189	157	41
11	F	25	65	0.02	0.02	<0.05	61.6	52.6	59	60	127
12	M	84	60	0.08	0.09	<0.05	59.3	50.7	76	73	50
13	F	36	55	0.01	0.02	<0.05	56.6	48.4	94	101	78
14	M	46	70	0.01	0.02	<0.05	57.2	48.9	76	47	85
15	F	15	48	0.02	0.02	<0.1	64.7	45.6	111	94	33
16	F	15	53	0.02	0.02	<0.1	59.2	41.3	94	96	36
17	F	35	102	0.03	0.01	n.e.	60.0	31.8	189	124	n.e.

n.e., not evaluable (measurement not reliable; clots were observed in the thawed plasma samples).

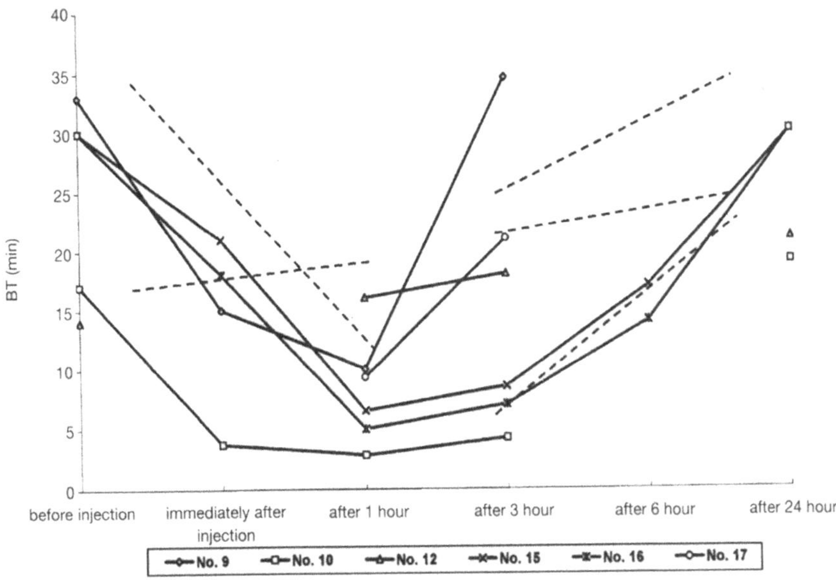

Fig. 2. Bleeding time in 6 patients with type III vWD measured by Simplate I or II method (*dotted line*, no measurement done at the intervening time point)

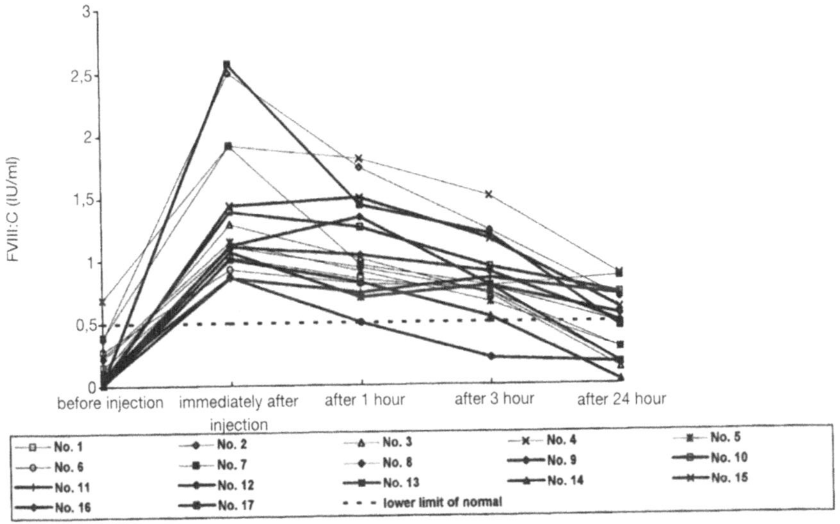

Fig. 3. Plasma levels of Factor VIII:C in 17 patients with different types of vWD before and after administration of IMMUNATE STIM plus. *Heavy lines* represent patients with vWD type III

the normal range. IMMUNATE STIM plus was tolerated well in 16 patients. Thirty minutes after injection one patient (no. 3) showed a mild urticaria for 10 min. Furthermore headache and palpitation were reported for about 1 h. However, pulse rate was normal 1 and 3 h after injection.

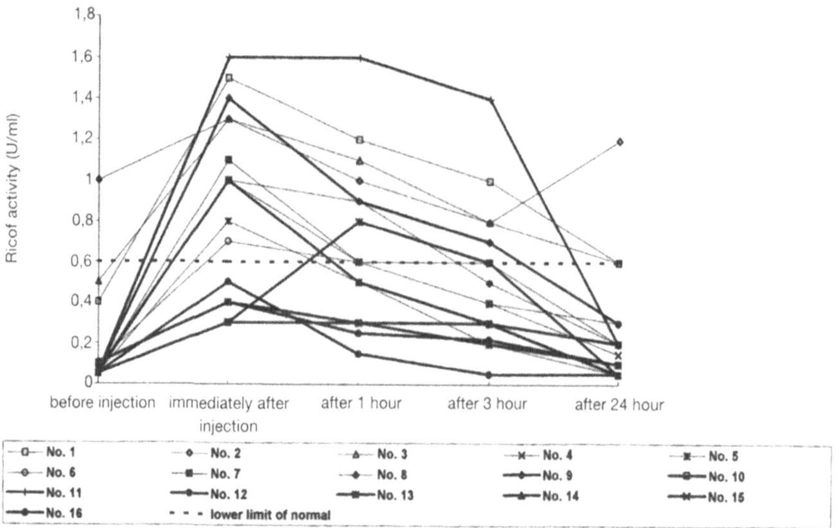

Fig. 4. Plasma levels of ristocetin cofactor activity in 16 evaluable patients with different types of vWD before and after administration of IMMUNATE STIM plus. *Heavy lines* represent patients with vWD type III

The increase in blood pressure of patient no. 12 seemed to be due to the age and the irritations associated with the study procedure.

Conclusions

According to the recommendations of the ISTH Scientific Subcommittee on von Willebrand Factor (vWF) an open-label prospective multicenter study was initiated to investigate the biological effects of a high purity FVIII:C/vWF complex concentrate (IMMUNATE STIM plus, IMMUNO) in non-bleeding patients with different types of vWD. The results from 17 patients show that this concentrate was effective in shortening the bleeding time as well as in raising factor VIII:C and ristocetin cofactor activity in the majority of the patients. With respect to severe type III vWD an effect on shortening of bleeding time was seen in 7/8 evaluable patients and a rise of FVIII:C and ristocetin cofactor activity could be observed in these patients. This factor VIII:C/vWF complex concentrate appears to be a new therapeutic alternative in the treatment of patients with vWD, especially those with type III. Therefore a clinical trial on the efficacy of IMMUNATE STIM plus, IMMUNO, in vWD patients with acute bleeding as well as during operations will be conducted subsequently. The clinical advantages include a reduced injection volume (100 IU factor VIII/ml) and the increased safety margin provided by two independent virus inactivation procedures as well as plasma-pool testing for viral nucleic acids by polymerase chain reaction (IQ-PCR).

References

1. Manucci, PM on behalf of the von Willebrand Factor Subcommittee of the Scientific and Standardization Committee of the International Society on Thrombosis and Haemostasis and of the von Willebrand Disease Committee of the World Federation of Hemophilia (1992) Recommended Protocol for the Study of the Ex Vivo Biological Effects of Virus Inactivated Plasma Concentrates in patients with von Willebrand Disease. Thrombosis and Haemostasis 68 (1): 84–87
2. Linnau Y, Hondl F, Weber A, Schoppmann A (1993) Manufacture of a High Purity FVIII:C/ von Willebrand Factor Complex (IMMUNATE). Poster, presented at the 37. Annual Meeting of the Gesellschaft für Thrombose- und Hämostaseforschung, Bad Gastein, Austria, February 17–20, 1993
3. McFarlane DE, Stibbe J, Kirby EP, Zucker MB, Grant RA, McPherson JA (1975) A method for Assaying von Willebrand Factor (Ristocetin Cofactor). Thrombosis 43: 306–308
4. Dorner F, Barrett N (1996) Viral Inactivation and Partitioning in the Manufacture of Coagulation Factor Concentrates. Hämostaseologie 16: 282–285

Gynäkologische und psychische Probleme bei 184 Frauen mit von-Willebrand-Syndrom

C. Rozeik, I. Scharrer

In der hämostaseologischen Ambulanz der Frankfurter Universitätsklinik werden 683 erwachsene Patienten mit einem von-Willebrand-Syndrom betreut. 2/3 davon sind Frauen, denen im Rahmen einer „Untersuchung zur Lebensqualität von Patienten mit hämorrhagischen Diathesen" zwei Fragebögen zugeschickt wurden zur Erfassung von somatischen/gynäkologischen Beschwerden, Lebensqualität, Angst und Depression. 184 Frauen (= 41%) schickten die Fragebögen ausgefüllt zurück. Sie bilden die Patientenstichprobe, auf deren Angaben alle im folgenden dargestellten Ergebnisse beruhen.

Patientenkollektiv und Methoden

Hinsichtlich der Altersverteilung, dem Vorkommen und der Häufigkeit der einzelnen vW-Typen, dem Auftreten zusätzlicher Faktorenmängel und der Häufigkeit von Hepatitisinfektionen unterscheidet sich diese Stichprobe nicht von der Gesamtgruppe der 454 Patientinnen (Tabelle 1). Zum Zeitpunkt der vorliegenden Untersuchung lag das Alter der Patientinnen zwischen 16 und 76 Jahren, wobei 70% der Patientinnen zwischen 26 und 55 Jahre alt waren. Der Zeitpunkt der Erstdiagnose eines von-Willebrand-Syndroms war bei diesen Patientinnen relativ gleichmäßig verteilt: jeweils etwa 20% der Erstdiagnosen wurden nach der Pubertät in jedem Altersjahrzehnt bis zur Menopause gestellt. Entsprechend der revidierten Klassifikation (Sadler 1994) haben 76,6% unserer Patientinnen einen milden Typ 1, 17,3% einen mittelschweren bzw. schweren Typ 1, 4,9% einen Typ 2 und ca. 1,1% einen Typ 3 des vWS. Hinsichtlich der Typ-2-Untertypen sind 4 Patientinnen an einem Typ 2A, 3 an einem Typ 2B und 2 an einem Typ 2N erkrankt.

Das vWS tritt auffallend häufig zusammen mit weiteren Störungen des Hämostasesystems auf. Bei 18 Patientinnen (= 9,8%) liegen neben dem vWS weitere Faktorenmängel vor. Hervorzuheben sind hier 5 Patientinnen mit einem Faktor-VII-Mangel und 6 Patientinnen mit einem Faktor-XII-Mangel. Des weiteren sind Thrombozytopenien und Plättchenfunktionsstörungen zu beobachten.

34% der Patientinnen haben eine Hepatitis A durchgemacht, 6,3% eine Hepatitis B und 7,9% eine Hepatitis C, von denen wiederum 50% PCR-positiv sind.

I. Scharrer/W. Schramm (Hrsg.)
28. Hämophilie-Symposion Hamburg 1997

Tabelle 1. Vergleich der Patientenstichprobe mit der Gesamtgruppe der vW-Patientinnen hinsichtlich krankheitsspezifischer Merkmale

	Gesamtgruppe der Frauen mit vWS, n = 454		Stichprobe der Frauen mit vWS, n =184	
Alter	$\bar{x}$ = 40,32 s = 14,5		$\bar{x}$ = 42,32 s = 13,5	
Typ 1	95%	schwer = 0,88% mittel = 18,94% mild = 80,18%	94%	schwer = 0,54% mittel = 16,85% mild = 82,61%
Typ 2	3,5%	2A = 1,5% 2B = 1,1% 2N = 0,88%	4,9%	2A = 2,1% 2B = 1,6% 2N = 1,1%
Typ 3	1,8%		1,1%	
Zusätzliche Faktorenmängel	12,8%	FVII-Mangel = 1,76% FXII-Mangel = 3,97%	9,8%	FVII-Mangel = 2,71% FXII-Mangel = 3,26%
Zustand nach Hepatitis A	30,7%		34%	
Zustand nach Hepatitis B	7,8%		6,3%	
Hepatitis C (100% AK+, 50% PCR+)	6,1%		7,9%	

Untersuchungsinstrumente waren

- die Hospital Anxiety and Depression Scale - Deutsche Version (HADS-D) von Herrmann et al. (1995), ein Fragebogen zur Erfassung von Angst und Depression in der somatischen Medizin, und
- ein eigener Erhebungsbogen mit Fragen zur Lebensqualität und zu gynäkologischen Problemen.

Ergebnisse

Lebensqualität

Der Einfluß des vWS auf den Alltag wird von den einzelnen sehr unterschiedlich erlebt, wobei 25–30% der Frauen ihren Gesundheitszustand als schlecht beurteilen, nur 20% bezeichnen ihn als gut. Bezüglich der Auswirkungen des vWS auf den Alltag gibt jede 5. Patientin an, daß sie aufgrund der Erkrankung oft bzw. sehr oft berufliche Probleme hat (Abb. 1), während bei 56,7% der Patientinnen keine Beeinträchtigung der beruflichen Tätigkeit vorliegt. Hinsichtlich des Auftretens von Problemen bei der Arbeit werden somatische Erkrankung und die psychische Begleitsymptomatik in gleichem Maße verantwortlich gemacht. Etwa 15% der Patientinnen fühlen sich in ihren sozialen Aktivitäten aufgrund des vWS oft beeinträchtigt sind, 50% ab und zu und 37% gar nicht (Abb. 1).

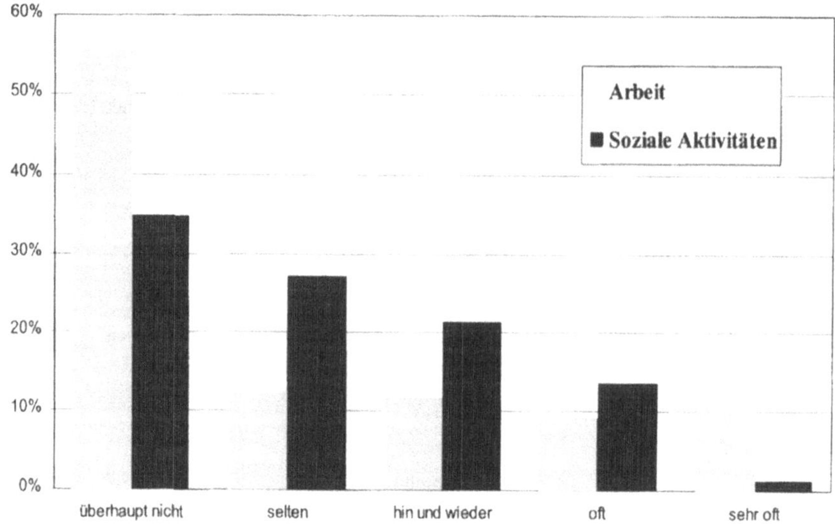

Abb. 1. Beeinträchtigung der Arbeit und der sozialen Aktivitäten

Gynäkologische Symptome

Abbildung 2 stellt die Häufigkeit von Zyklusstörungen dar: Neben der starken und/oder verlängerten Periodenblutung (bei etwa 60% der Frauen) kommt es auch zu Blutungen während des Eisprungs (7%), Anämien (ca. 22%) und Schmerzen während der Menstruation (40%) bzw. des Eisprungs (etwa 20%). Von 5 Patientinnen berichten 4, daß sie Probleme während der Periodenblutung haben. Hinsichtlich der Menorrhagien läßt sich eine Parallele zu den Ergebnissen von Beck (1996) ziehen. Er teilte seine Patienten in zwei Gruppen: jene mit normalem von-Willebrand-Faktor und solche mit erniedrigtem von-Willebrand-Faktor ein. In der Gruppe mit erniedrigtem vWF gaben 77% der Frauen Menorrhagien an, während es bei den Frauen mit normalem vWF 36% waren; ein Ergebnis, das bei $p = 0{,}015$ signifikant war. Weiterhin konnte er nachweisen, daß eine eindeutige Korrelation ($p = 0{,}005$) zwischen dem Leitsymptom „Menorrhagie" und dem ananmestischen oder aktuellen Symptom „Anämie" besteht (Beck 1994). Bei unseren Patientinnen ist der Zusammenhang zwischen Anämie und Menorrhagien mit $p = 0{,}06$ signifikant, der zwischen Anämie und Metrorrhagien mit $p = 0{,}001$ hochsignifikant. Häufig führt eine rezidivierende Eisenmangelanämie als Folge eines unerkannten vWS und langjährigen Schleimhautblutungen erst zur Diagnose.

Hingegen nimmt die Blutungsneigung in der Schwangerschaft ab. Während und nach der Geburt sinkt der vWF wieder ab. Zu Blutungskomplikationen kann es daher bei Aborten, bei der Geburt selbst und postpartal kommen. Von den befragten Patientinnen geben 61,4% an, daß sie keine Komplikationen während und nach der Schwangerschaft hatten, bei 38,6% traten Probleme auf, die sich bei etwa 10% aller Patientinnen als Fehlgeburten, bei 6% als Frühgeburten und bei ca. 30% durch

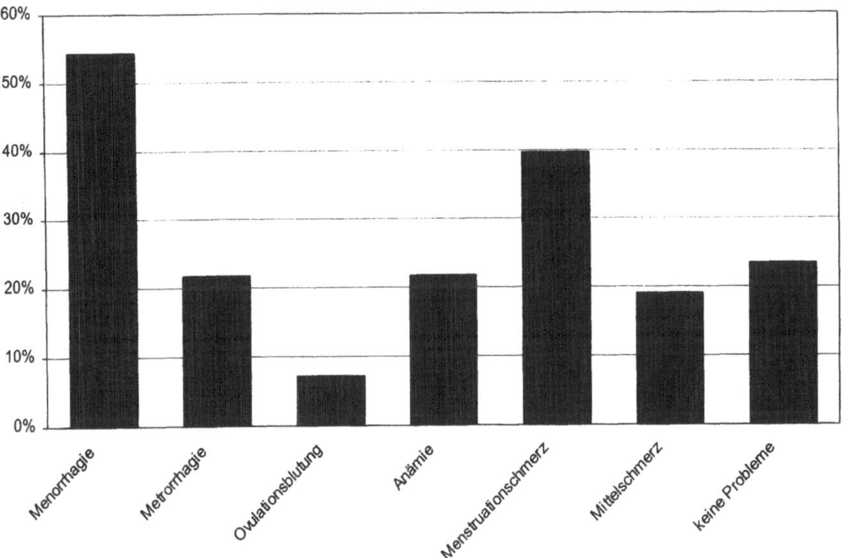

Abb. 2. Häufigkeit von Zyklusstörungen bei vW-Patientinnen

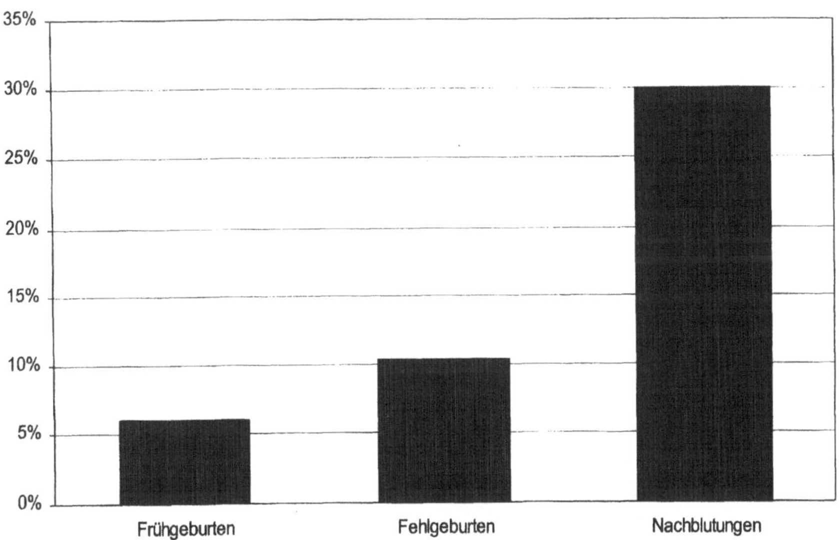

Abb. 3. Schwangerschaftskomplikationen bei vW-Patientinnen

Nachblutungen manifestierten (Abb. 3). Anamnestisch gibt 1/3 der von-Willebrand-Patientinnen mindestens eine dieser Schwangerschaftskomplikationen, die oft auch wiederholt auftraten, an.

Gynäkologische Therapie

Zur Therapie (Abb. 4) der o. g. Zyklusbeschwerden werden von 1/4 der Patientinnen hormonelle Kontrazeptiva (Ovulationshemmer, Gestagene) benutzt, 7% erhalten Octastim-Nasenspray, jede 5. Patientin nimmt Schmerzmittel ein. Faktor-VIII-Präparate bzw. Anvitoff spielen bei der Therapie dieser Probleme bei von-Willebrand-Patientinnen hingegen kaum eine Rolle. Die Ovulationshemmer sollen die Zwischen-/Periodenblutung regulieren. Von den Frauen, die die Pille nehmen, geben 44,4% an, dies nur aus Gründen der Familienplanung zu tun, 40% nur aufgrund starker Monatsblutungen.

80 Patientinnen (= 43,5%) hatten einen oder mehrere gynäkologisch-chirurgische Eingriffe (Abb. 5). Am häufigsten sind die Hysterektomie (22,8%) und die Abrasio (21,2%). 90% der hysterektomierten Frauen waren zum Zeitpunkt des Eingriffs zwischen 30 und 50 Jahren alt. Bei über 85% der Frauen erfolgte die Hysterektomie aufgrund starker/verlängerter Periodenblutungen, *bevor* der Gerinnungsstatus abgeklärt war. Mit den Worten einer Patientin hört sich dies so an:

> „Bei meiner Regelblutung kam, nachdem sie am 5. Tag aufgehört hatte, am 6. Tag die Nachblutung, welche dann nochmals 4–5 Tage anhielt. Die Folge war, daß ich im Alter von 38 Jahren die Gebärmutter entfernen lassen mußte, weil mein Kreislauf das dauernde Defizit an Blut nicht mehr schaffte. Zu der Regelblutung möchte ich noch erwähnen, daß ich natürlich alle Medikamente ausprobiert habe, die auf dem Markt waren, doch ohne Erfolg." (Patientin A. S.)

Hingegen wurde nur bei 5 von 42 Frauen der Eingriff vorgenommen, nachdem das vWS diagnostiziert war, wobei bei 3 der 5 Patientinnen ein Uterusmyom vorlag.

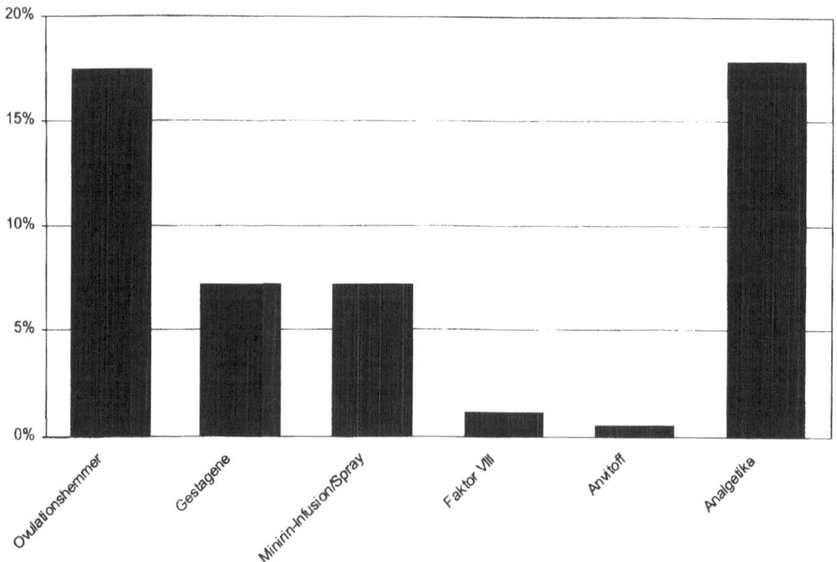

Abb. 4. Medikamentöse Therapie bei vW-Patientinnen

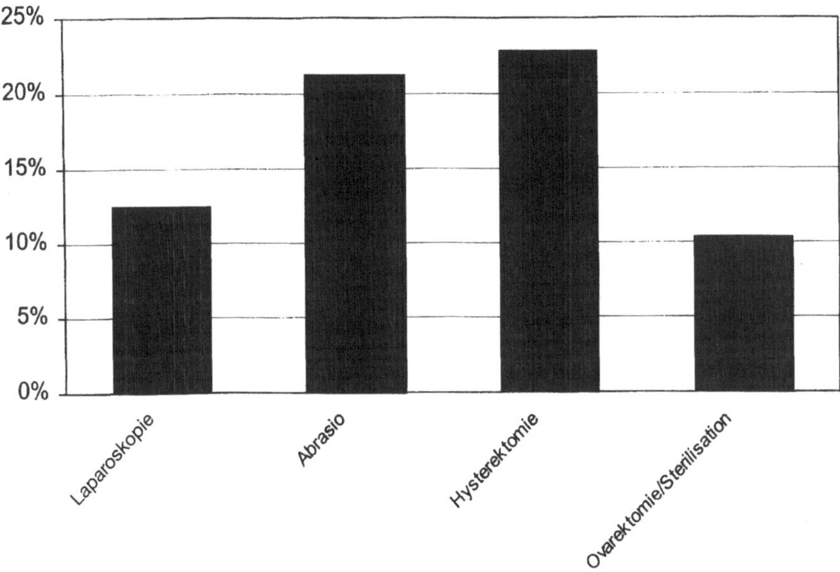

Abb. 5. Gynäkologisch-chirurgische Therapie bei vW-Patientinnen

Psychische Probleme

Mit Hilfe der HADS-D (Herrmann et al. 1995) wurde die Prävalenz von Angst und Depression bei vW-Patientinnen erfaßt. Die Items der Depressionsskala fragen nach sog. „endogenomorphen" Symptomen, z. B. nach einem zentralen Verlust an Motivation und Lebensfreude, Interessenverlust, Freudlosigkeit, Verminderung des Antriebs. 17,8% der Frauen zeigen grenzwertige Scores, und 7,8% der vW-Patientinnen haben auffällige Werte im Sinne dieser depressiven Symptomatik (Abb. 6). Unter Angst wird eine generalisierte Angststörung verstanden, d. h. es werden allgemeine Befürchtungen und Sorgen sowie Nervosität ebenso thematisiert wie Aspekte motorischer Spannung bzw. Entspannungsdefizite. Bei der Hälfte der Patientinnen ergeben sich grenzwertige (21,7%) bis auffällige (27,8%) Angstwerte. Das heißt, jede 3. Frau hat einen auffälligen Angstscore, wobei bei 7% die Werte sogar extrem stark ausgeprägt sind. Häufig werden die Angst vor operativen Eingriffen genannt und die Erfahrungen mit einer langen Krankheitsgeschichte, während der die Patientinnen die von ihnen aufgesuchten Ärzte bezüglich Diagnose und Therapie als weitgehend hilflos erlebten. Im Vergleich zur Depression fällt auf, daß „Angst" eindeutig das psychische Beschwerdebild dominiert (Abb. 6). Dieses Ergebnis unterscheidet sich klar von Untersuchungen zur Prävalenz psychischer Störungen in der Allgemeinbevölkerung (Maier et al. 1996; Arolt et al. 1997). Während die Auftretenshäufigkeit depressiver Erkrankungen bei unseren von-Willebrand-Patientinnen mit 7,8% der Prävalenz dieses Krankheitsbildes in der Allgemeinbevölkerung (6,6–12,1% nach Maier et al. 1996) bzw. der des Patientengutes eines Allgemeinkrankenhauses (8,3–15,6% nach Arolt et al. 1997) entspricht (Abb. 7), liegt

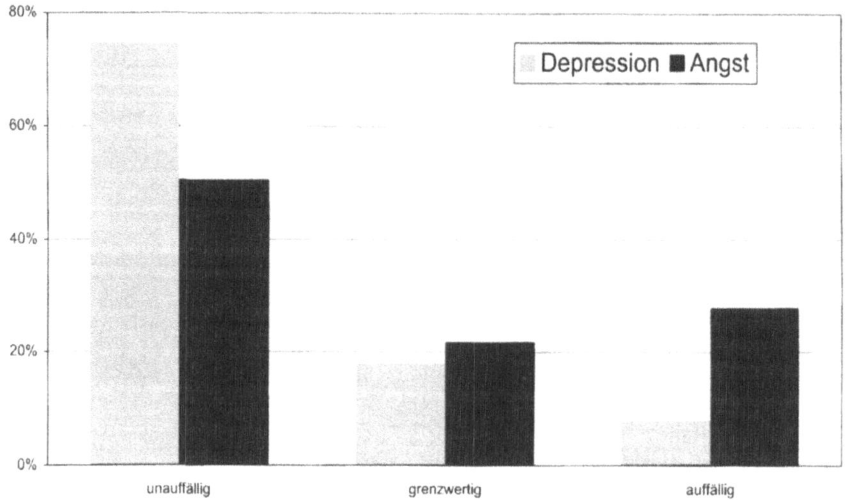

Abb. 6. Prävalenz von Angst und Depression bei vW-Patientinnen

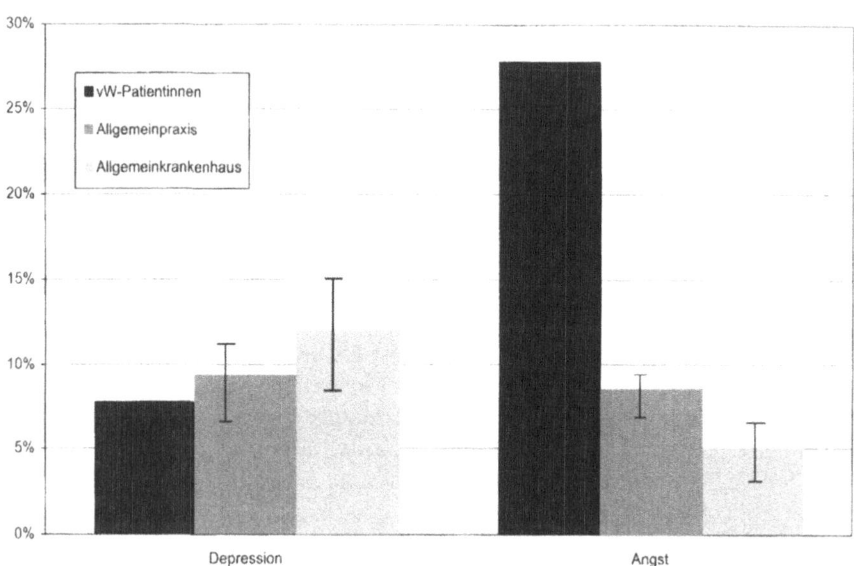

Abb. 7. Häufigkeit von Angst und Depression bei vW-Patientinnen und in der Allgemeinbevölkerung

die Häufigkeit von Angsterkrankungen bei von-Willebrand-Patientinnen mit 27,8% weit über der Häufigkeit von Angststörungen in der Allgemeinbevölkerung [7,9–9% nach Maier et al. (1996) bzw. 2,9–7,1% bei Allgemeinkrankenhauspatienten nach Arolt et al. (1997)].

Bei der Überprüfung von möglichen Zusammenhängen zwischen den gynäkologischen Problemen und der psychischen Symptomatik (Tabelle 2) fällt die signifikante (p = 0,03) Korrelation zwischen den Zyklusstörungen (Menorrhagien, Metrorrhagien, Blutungen beim Eisprung, Anämie, Schmerzen beim Eisprung und der Menstruation) und Angst auf. Besonders ausgeprägt ist der Zusammenhang zwischen Menorrhagien und Angstsymptomatik (p = 0,01) bzw. dem depressiven Krankheitsbild (p = 0,05). Noch deutlicher sind die Zusammenhänge zwischen Schwangerschaftsproblemen (Fehlgeburten, Frühgeburten, Nachblutungen) und Angst (p = 0,005) bzw. Depressionen (p = 0,01), wobei v. a. Nachblutungen hochsignifikant (p = 0,0002) mit den Angstsymptomen und mit der depressiven Symptomatik (p = 0,01) korrelieren. Ebenfalls hochsignifikante Zusammenhänge finden sich zwischen den gynäkologisch-chirurgischen Therapiemaßnahmen (Abrasio, Laparoskopie, Hysterektomie, Ovarektomie) und Angst (p = 0,001) bzw. Depression (p = 0,005), wobei die Korrelation von Abrasio mit der psychischen Problematik mit p = 0,01 signifikant ist und die Korrelation von Hysterektomie mit der Angstsymptomatik mit p = 0,005 bzw. der depressiven Symptomatik mit p = 0,01 signifikant ist. Dagegen finden sich keine Zusammenhänge zwischen den medikamentösen therapeutischen Maßnahmen und Angst (p = 0,62) und Depression (p = 0,99). Bei der korrelationsstatistischen Einzelanalyse der verschiedenen Medikamente ergibt sich lediglich ein Zusammenhang zwischen Faktor-VIII-Präparaten und Angst (p = 0,01) sowie Depression (p = 0,005). Keine Signifikanzen lassen sich zwischen Angst/Depression und Minirin-Infusionen (p = 0,65/0,46), Octastim-Spray (p = 0,64/0,81), Anvitoff (p = 0,57/0,25), oralen Kontrazeptiva (p = 0,45/0,34) und Schmerzmitteln (p = 0,74/0,46) nachweisen.

Tabelle 2. Korrelationsstatistische Zusammenhänge zwischen gynäkologischer und psychischer Symptomatik bei vW-Patientinnen

	Angst p =	Depression p =
Zyklusstörungen	0,03	0,4
Menorrhagie	0,01	0,05
Schwangerschaftsprobleme	0,005	0,01
Nachblutungen	0,0002	0,007
Frühgeburten	0,36	0,17
Fehlgeburten	0.9	0,8
Gynäkologisch-medikamentöse Therapie	0,6	0,9
Orale Kontrazeptiva	0,45	0,34
Gestagene	0,09	0,02
Minirin	0,65	0,46
Faktorpräparat	0,01	0,003
Anvitoff	0,57	0,25
Analgetika	0,75	0,46
Gynäkologisch-chirurgische Therapie	0,001	0,005
Laparoskopie	0,3	0,4
Abrasio	0,006	0,01
Hysterektomie	0,003	0,01
Ovarektomie	0,65	0,73

Schlußfolgerungen

- Auch wenn hämorrhagische Diathesen vom Typ des von-Willebrand-Syndroms gleich häufig beim männlichen und weiblichen Geschlecht sind, ist die Wahrscheinlichkeit einer klinischen Manifestation bei der geschlechtsreifen Frau weit größer.
- Menorrhagien und postpartale Nachblutungen sind die häufigsten hämorrhagischen Komplikationen bei Frauen mit einem von-Willebrand-Syndrom.
- Bei einer rechtzeitigen Hämostaseabklärung könnte wahrscheinlich bei einem Teil der Frauen eine Hysterektomie vermieden werden.
- Angsterkrankungen, die in einem signifikanten Zusammenhang mit einer gynäkologischen Krankengeschichte stehen, dominieren das psychische Beschwerdebild der von-Willebrand-Patientinnen.
- Sowohl schnellere diagnostische und therapeutische Maßnahmen als auch Reduktion der vorhanden Unsicherheit auf seiten der Patienten durch eine intensive Aufklärung können die Entwicklung bzw. die Chronifizierung einer sekundären psychopathologischen Erkrankung verhindern.

Zusammenfassung

Blutungsprobleme von Frauen werden oft nicht erkannt oder falsch diagnostiziert, obwohl sie sehr häufig vorkommen. Das von-Willebrand-Syndrom ist mit einer Prävalenz von 1% in der Bevölkerung die häufigste Blutstillungsstörung. Immer wiederkehrende klinische Manifestationen bei diesen Frauen sind Menorrhagien, Metrorrhagien, Anämien und Nachblutungen bei Geburten oder Aborten. Eine lange Krankheitsgeschichte mit nur zum Teil erfolgreichen Therapieversuchen mit oralen Kontrazeptiva resultiert häufig in chirurgischen Eingriffen wie der Abrasio und der Hysterektomie, ohne daß es zu einer eingehenden Hämostaseabklärung kam. Diese langdauernde Belastung führt bei der Hälfte der Frauen zu Angststörungen, bei 28% in Form einer generalisierten Angststörung bzw. Anpassungsstörung.

Literatur

1. Arolt V, Driessen M, Dilling H (1997) Psychische Störungen bei Patienten im Allgemeinkrankenhaus. Deutsches Ärzteblatt 94: A-1354–1358
2. Beck EA (1994) Klinische Bedeutung einer subnormalen Aktivität des von-Willebrand-Proteins. In: Scharrer I, Schramm W (Hrsg) 24. Hämophilie-Symposium Hamburg 1993. Springer, Berlin, S 402–405
3. Beck EA (1996) Subnormal Plasma von-Willebrand Factor (Ristocetin-Cofactor) and Iron Deficiency Anaemia in Menstruating Women. Thrombosis and Haemostasis 75: 693
4. Herrmann CH, Buss U, Snaith RP (1995) HADS-D. Hospital Anxiety and Depression Scale - Deutsche Version. Huber, Bern
5. Maier W, Linden M, Sartorius N (1996) Psychische Erkrankungen in der Allgemeinpraxis. Ergebnisse und Schlußfolgerungen einer WHO-Studie. Deutsches Ärzteblatt 93: A-1202–1206

6. Sadler JE (1994) A Revised Classification of von-Willebrand Disease. Thrombosis and Haemostasis 71: 520–525
7. Scharrer I (1983) The von Willebrand-Syndrome. Blut 47: 123–130
8. Scharrer I (1991) The treatment of von-Willebrand's disease. In: Lusher JM, Kessler CM (eds) Hemophilia and von-Willebrand's Disease in the 1990s. Elsevier Science Publishers, S 463–469

Diagnostik und klinischer Verlauf bei 10 Patienten mit erworbenem von-Willebrand-Syndrom

M. Krause, S. Klinke, E. Aygören-Pürsün, T. Vigh, I. Scharrer

Das erworbene von-Willebrand-Syndrom als ein seltenes Krankheitsbild wurde bei Patienten mit myelo-/lymphoproliferativen und autoimmunologischen Erkrankungen, monoklonalen Gammopathien, Wilms-Tumoren und Thrombozytosen/Thrombozythämie beschrieben. Typisch für diese Patienten sind die leere Eigen- und Familienanamnese bezüglich einer Hämostasestörung. Laborchemisch ist dieses Krankheitsbild gekennzeichnet durch eine normale bis verlängerte Blutungszeit, eine Erniedrigung des Ristocetinkofaktors verbunden mit einer Abnahme oder Fehlen der hochmolekularen vWF-Multimere (Typ I oder II). Die Pathogenese des von-Willebrand-Syndroms vom Typ 1 oder 2 im Rahmen der o. g. Krankheitsentitäten ist bisher unklar. Die Blutungsneigung ist gewöhnlich mild, kann jedoch auch ausgeprägt sein. Auffällig ist das geringe Ansteigen des Faktor VIII/vWF-Komplexes unmittelbar nach der Substitution mit Faktor VIII/vWF-Konzentraten. Die Therapie des erworbenen von-Willebrand-Syndroms ist initial die Behandlung der Grundkrankheit.

Patienten

Wir präsentieren 10 Patienten im Alter von 37–70 Jahren (median: 46 Jahre), 9 Frauen und 1 Mann, mit erworbenem von-Willebrand-Syndrom assoziiert mit essentieller Thrombozythämie (n = 5), monoklonaler Gammopathie/Sarkoidose (n = 1), Immunozytom (n = 1), Raynaud-Syndrom (n = 1), TTP (n = 1) und Paget-von-Schroetter-Syndrom (n = 1). Bei allen Patienten bestand zum Zeitpunkt der Diagnosestellung trotz stattgehabter Geburten und Operationen in der Vorgeschichte kein Hinweis auf eine bestehende Hämostasestörung in der Eigen- und Familienanamnese. Eine Patientin mit monoklonaler Gammopathie/Sarkoidose starb während einer akuten Episode aufgrund eines subduralen Hämatoms.

Ergebnisse

Bei Erstdiagnose des erworbenen von-Willebrand-Syndroms zeigten alle 10 Patienten eine verminderte Aktivität von Ristocetinkofaktor (median: 35%) und 9/10 Patienten eine Abnahme der hochmolekularen vWF-Multimere (Abb. 1, Tabelle 1). Von diesen 9 Patienten präsentierten 7 einen Typ I und 2 Patienten einen Typ II

I. Scharrer/W. Schramm (Hrsg.)
28. Hämophilie-Symposion Hamburg 1997

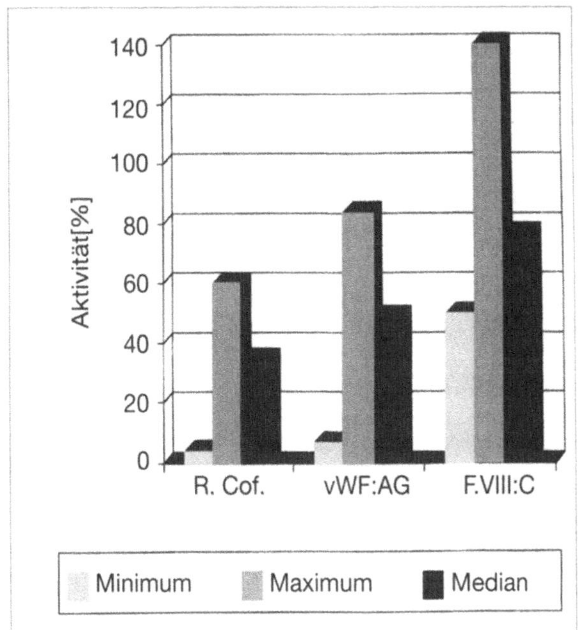

Abb. 1. Laborparameter bei Erstdiagnose des erworbenen von-Willebrand-Syndroms

Tabelle 1. Laborparameter bei Erstdiagnose

n = 10	Ristocetin-kofaktor [%]	vWF:Ag [%]	F VIII:C [%]	Blutungszeit [min]
Minimum	4	7	50	3
Maximum	60	84	140	> 20
Median	35	49	68	–

(Abb. 2). Die Blutungszeit nach Mielke wurde bei 4/10 Patienten verlängert (> 9:30 min) gemessen. Die vWF:Ag-Meßwerte lagen bei 9/10 Patienten (median: 45%) und die Spiegel der FVIII:C bei 5/10 Patienten (median: 55%) unter der Normgrenze (Abb. 1). Klinisch relevante Blutungsereignisse wurden bei 2/10 Patienten beobachtet, welche sich als Weichteil-, Gelenk- und rezidivierende gastrointestinale und gynäkologische Blutungen präsentierten. Die Substitution mit FVIII/vWF-Konzentraten zeigten ein klinisches Ansprechen, aber keine vollständige Normalisierung der Laborparameter (Ristocetinkofaktor, vWF:AG, FVIII:C).

Erst nach Erreichen der kompletten Remission nach 18 Zyklen Polychemotherapie konnten bei der Patientin mit Immunozytom Normalwerte registriert werden. Eine Patientin mit essentieller Thrombozythämie (ET) entwickelte zusätzlich einen Faktor-V-, -IX-, -XI-, -XII-Mangel sowie Lupusantikoagulanzien und Antikardiolipin-Antikörper, wobei bisher keine signifikanten Blutungsereignisse beobachtet wurden. Unter der Therapie mit Interferon α (n = 2/5) oder Hydroxyurea (n = 2/5) normalisierten sich bei nur 1/5 Patienten mit ET die abnormalen

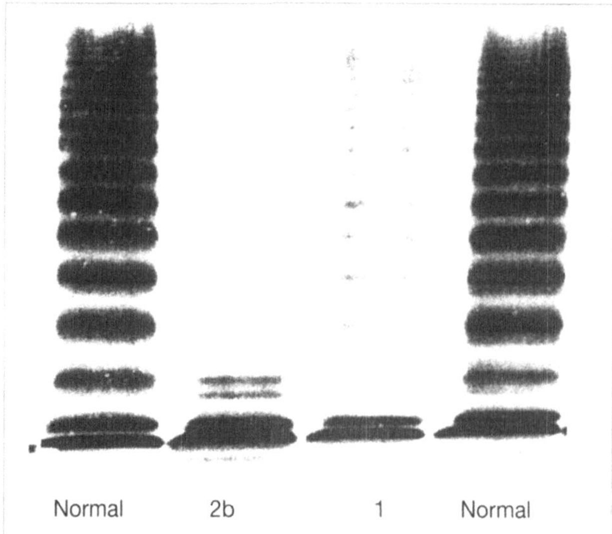

Abb. 2. Multimeranalyse verschiedener Typen des erworbenen von-Willebrand-Syndroms

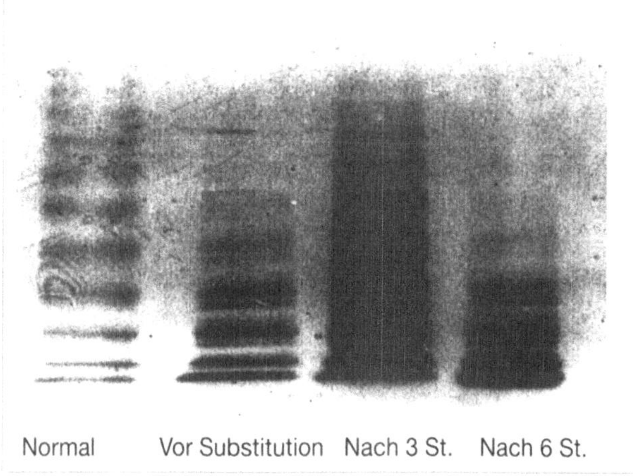

Abb. 3. Multimeranalyse vor und nach Substitution mit Faktor VIII/vWF-Konzentrat bei Typ 2b

vWF-Multimere. Eine komplette Remission erreichten 2/10 und eine Partialremission 7/10 Patienten.

Diskussion und Zusammenfassung

In unserem Patientenkollektiv (n = 10) kristallisierten sich die Bestimmung der Aktivität für Ristocetinkofaktor und das Auftreten von abnormalen vWF-Multimeren (Typ I oder II) als wichtige Laborparameter für die Diagnostik und das Monitoring dieser erworbenen hämorrhagischen Diathese heraus. Patienten mit erworbenem von-Willebrand-Syndrom können milde und schwere Blutungen präsentieren, welche gewöhnlich eine schwierige Therapie darstellen. Eine passagere Normalisierung dieser hämorrhagischen Diathese kann durch die Substitution mit DDAVP oder Faktor FVIII/vWF-Konzentraten in einigen Fällen erreicht werden, wobei in der Regel ein höherer Substitutionsbedarf besteht als bei der angeborenen Form. Die Therapie des erworbenen von-Willebrand-Syndroms ist initial die Behandlung der Grundkrankheit. Mit Erreichen der Remission der primären Erkrankung normalisiert sich der von-Willebrand-Faktor. Spontanremissionen sind möglich.

Literatur

1. Bowie EJW (1984) Von Willebrand's disease. Clin Lab Med 4: 303–317
2. Carter C, Boughton BJ (1992) Acquired von-Willebrand's disease in myeloproliferative syndrome: Spontaneous remission during pregnancy. Thromb Haemost 67 (3): 387–388
3. Scott JP, Montgomeery RR (1993) Therapy of von-Willebrand disease. Sem Thromb Hemos 19: 37–47
4. Zimmermann TS, Ruggeri ZM (1987) von-Willebrand disease. Human Pathol 18: 140–152

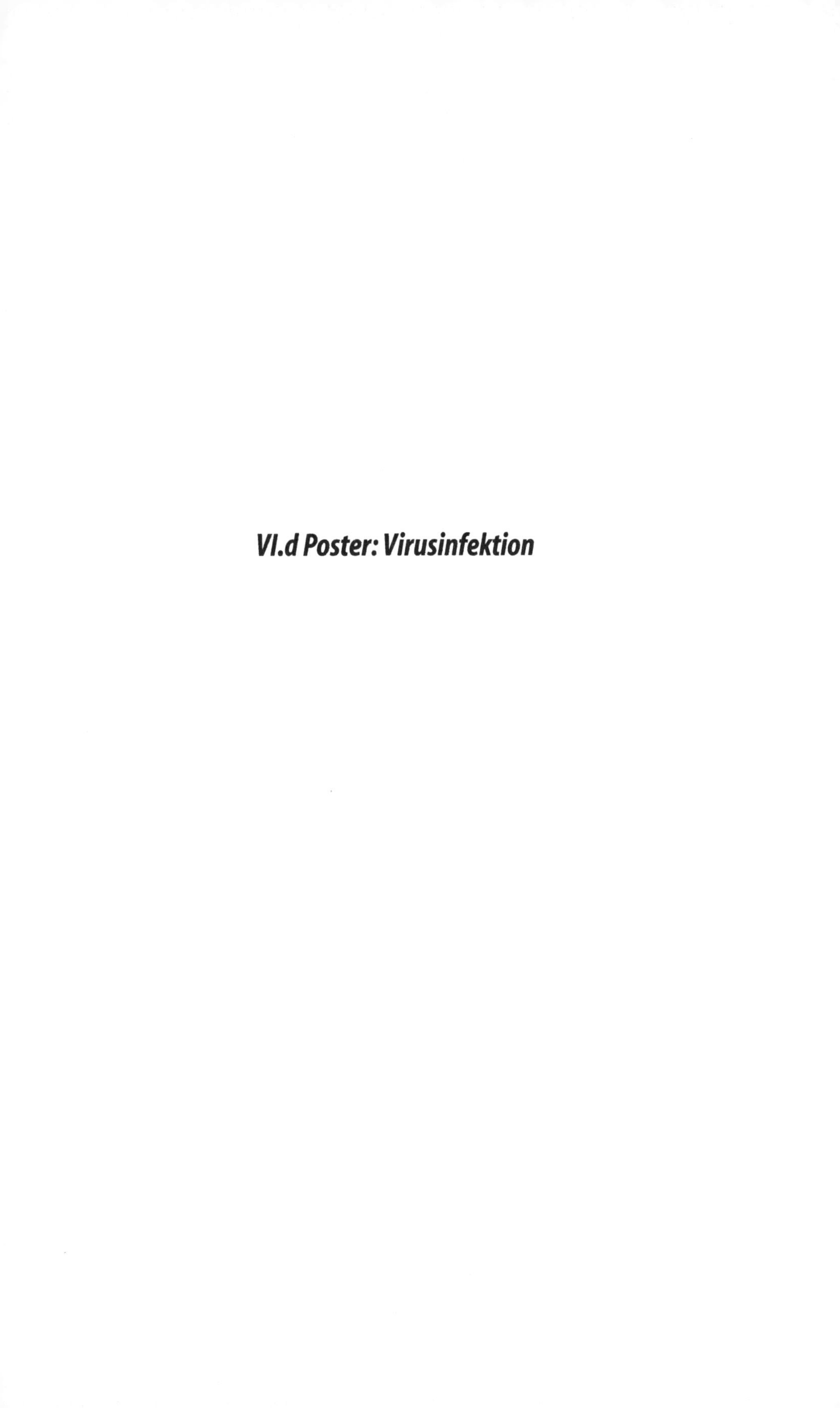

VI.d Poster: Virusinfektion

Humane lymphotrope Virus-T-Infektion Typ I und II bei Hämophilen

M. Serban, M. Cucuruz, D. Lighezan, N. Rosiu, R. Costa, M. Pop

Voraussetzungen

1. Der infektiöse Impakt der Therapie der Hämophilen ist weiterhin, was die Dimension und die Ernsthaftigkeit betrifft, aktuell. In unserem Krankengut ist als spezifische Erscheinung die Dimension und Vielfältigkeit der nosokomialen Infektionen zu erwähnen; außer der Infektion mit HCV (66,7%), HDV (24%), HIV (2,3%) kommt der Infektion mit HBV (74,8%) eine gewichtige Rolle zu.
2. Der humane lymphotrope Virus T (HTLV I/II) gehört in die Kategorie der durch Blut und Blutprodukte übertragbaren Viren. Ähnlich dem HIV ist HTLV auch ein Retrovirus, wobei seiner genotypischen Mutante leukämogene, neuropathogene oder dissimmune Effekte zugeschrieben werden. Im Fall einer Koinfektion mit HIV, hat der HTLV I/II eine verschlechternde Wirkung auf die Immunität.
3. Die Seroprävalenz schwankt bei den Blutspendern der nichtendemischen Zonen zwischen 0 und 2,5/10 000, während sie in endemischen Gebieten (Japan, Karibik) bei der gesunden erwachsenen Bevölkerung bei 6–37% liegt (Gotuzzo 1994; Stanley 1994). Screeningkontrollen, die in gewissen Gebieten Rumäniens anhand kleiner Gruppen von Menschen durchgeführt wurden, haben sowohl in den Reihen der Blutspender als auch der Hämophilen zu einer großen Anzahl von Infizierten geführt, und zwar in der Größenordnung von 0,64–10% (Apateanu 1994).

Ziele

Der Infektionsschutz der Hämophilen genießt als Folge der HIV-Infektionen Priorität. Nicht nur aus akademischem Interesse ist die Erkennung der HTLV I/II-Infektion eine Notwendigkeit geworden, sondern auch aus praktischen Gründen, da ihre potentielle Pathogenität längst akzeptiert ist. Deshalb bezwekken wir eine Einschätzung der Seroprävalenz der HTLV I/II-Infektion bei Hämophilen, die mit Plasmaprodukten behandelt worden sind, im Vergleich zu anderen onkohämatologischen Kranken, die in der Behandlung Blutzellenprodukte erhielten.

I. Scharrer/W. Schramm (Hrsg.)
28. Hämophilie-Symposion Hamburg 1997

Material und Methoden

Das Krankengut ist in Tabelle 1 vorgestellt.

Tabelle 1. Krankengut

Gruppe	Krankheit	Anzahl	Gesamt
A	- Hämophilie A	44	45
	- Hämophilie B	1	
B	- Hodgkin-Lymphome	5	22
	- Non-Hodgkin-Lymphome	3	
	- chronische myelozytäre Leukämie	2	
	- akute lymphoblastische Leukämie	5	
	- akute autoimmune thrombozytopenische Purpura	1	
	- aplastische Anämie	3	
	- homozygote β-Thalassämie	2	
	- maligne Hämangiomatose	1	
Gesamt			67

Einbeziehungskriterien

- Alter: 5–17 Jahre.
- Onkohämatologische Pathologie.
- Behandlung mit Blutprodukten:
  - mit azellulären Blutprodukten (Plasma, Kryopräzipität, Faktor VIII/IX) bei der Gruppe A;
  - mit zellulären Produkten (Gesamtblut, erythrozytäre, leukozytäre, thrombozytäre Masse) bei der Gruppe B.

Ausschlußkriterien

- HIV-1,2-Seropositivität.

Die Bestimmung der HTLV I- und HTLV II-Antikörper wurde mit der immunenzymatischen Technik Wellcosyme-Murex durchgeführt.

Ergebnisse

Die Ergebnisse unserer Untersuchung sind zusammengefaßt dargestellt in Abbildung 1–3.

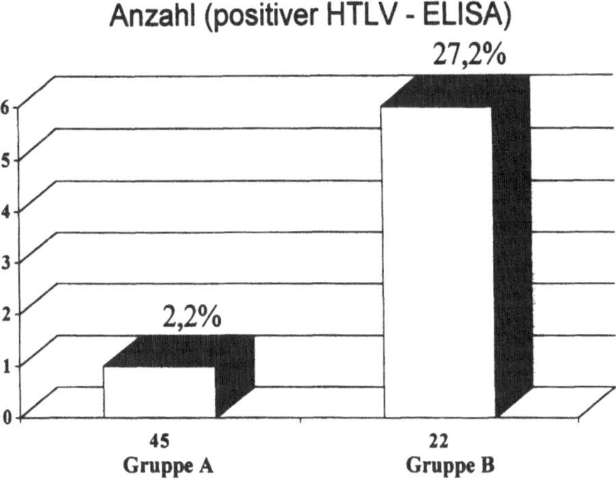

Abb. 1. HTLV-Seropositivität

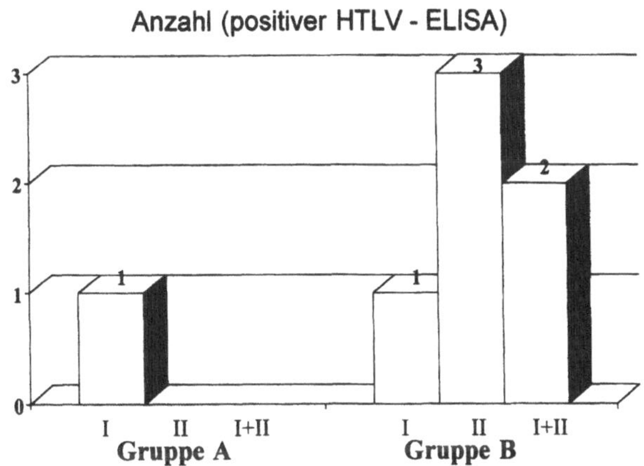

Abb. 2. HTLV I/II-Seropositivitätsverteilung

Diskussion und Schlußfolgerung

Sporadische Daten berichten in Rumänien über eine hohe Seroprävalenz für die anti-HTLV I/II-Antikörper. Die statistischen Bewertungen beweisen, daß Rumänien als ein Isolat erscheint, wo die Infektion 25- bis 50mal größer als in anderen europäischen Staaten oder den USA (0,011–0,025%), kleiner jedoch als in den endemischen Gebieten (Japan, Karibik, 6–37%) ist (Tabelle 2).

Die Zugehörigkeit der HTLV I/II zu der Retrovirenfamilie sowie deren zytologischer Tropismus (Lymphozyten CD4 bzw. CD8) erinnern an das epidemiologische Modell der HIV-Infektionsverbreitung; hier ist ebenfalls eine durch Blut und Blutprodukte geförderte Ausdehnung zu erwarten. Überraschend war, im Gegen-

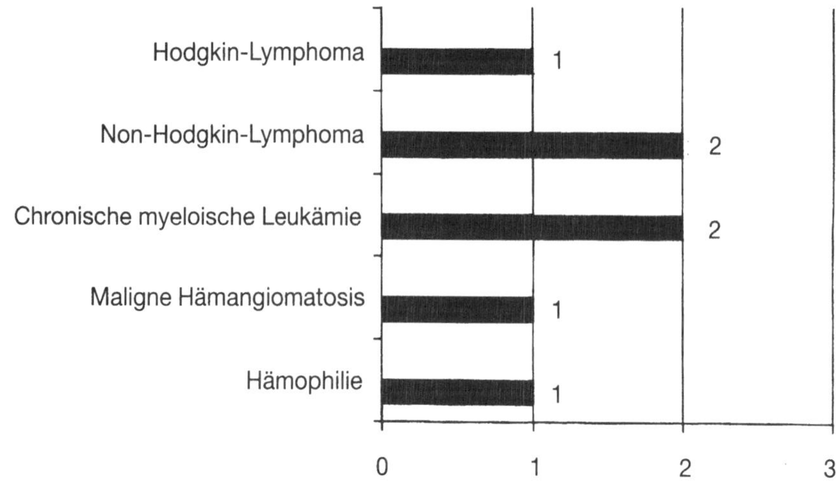

Abb. 3. Grundkrankheiten bei Patienten mit positivem HTLV-Test

Tabelle 2. HTLV-Seroprävalenz

	Blutspender
Japan	3 → 6–37%
Afrika (subsaharienne Region)	2,1%
Karibik	1%
Peru	3,6–15,9% (bei Prostituierten)
Italien	4% (bei IV DUS)
Elfenbeinküste	0,8%
Rumänien	0,64%
Antillen/Guayana	0,26%
Guinea	0,05%
Frankreich	0,013–0,08%
Senegal	0,02%
USA	0,011–0,025%

satz zur Infektion mit HIV, daß die Seroprävalenz der Antikörper anti-HTLV I/II bei den Hämophilen nicht groß ist; sie kann mit derjenigen der gesunden erwachsenen Bevölkerung verglichen werden. Zur selben Schlußfolgerung gelangten auch andere Autoren: das Maß der Infektion mit HTLV I/II bei den Hämophilen ist unabhängig von der substitutiven Behandlung oder deren Qualität. Es wird auch die Hypothese vertreten, daß diese nur durch Präparate, die infizierte Lymphozyten enthalten, übertragen werden, wobei das Risiko der Blutzellenprodukte beträchtlich größer ist (Mari 1992; Klumban 1997; Zanetti 1992; Aguillar 1997).

Zusammenfassung

1. Trotz der Häufigkeit und Unterschiedlichkeit der nosokomialen Infektionen bei unseren Hämophilen, trotz der hohen Anzahl der Seroprävalenz bei unserer gesunden, erwachsenen Bevölkerung, ist die Frequenz der positiven serologischen Reaktionen mit anti-HTLV I/II bei den Hämophilen gering; der Durchschnitt ist vergleichbar mit der Häufigkeit der HTLV-Infektion bei der gesunden und erwachsenen Bevölkerung.
2. Die Frequenz der Positivität für HTLV (I+II) ist, im Gegensatz zur Gruppe der Hämophilen, bei den onkohämatologischen Kranken viel höher.
3. Diese Ergebnisse konnten die Abwesenheit jeden Übertragungsrisikos durch Plasma und Plasmaderivate des HTLV I/II suggerieren; die Gefahr bleibt nur bei den Kranken, die mit Blutzellenprodukte ($p < 0{,}001$) behandelt wurden, zu berücksichtigen.

Da die Anzahl der studierten Fälle klein ist und dadurch Interpretationsfehler begünstigt werden, können diese Schlußfolgerungen nur als präliminär angenommen werden. Das infektiöse Risiko der Hämophilen sowie auch die bewiesene Pathogenität von HTLV I/II fordert eine fortdauernde Wachsamkeit, und das um so mehr, als Rumänien zu einem geographischen Areal mit hoher Seroprävalenz für HTLV I/II gehört und die T-Leukämie/Lymphome in signifikant höherer Anzahl im Verhältnis zu B-Lymphoproliferationen vorhanden sind als in anderen europäischen Ländern.

Literatur

1. Aguillar C, Lucia JF, Ferrer J, Lomba E (1997) HTLV I Infection in patients affected by congenital coagulation disorders. Haemophilia 3: 59–62
2. Abiad Homer MD, Ronald Hershow MD (1997) Current Understanding of HTLV-II and Its Role in Disease. Infections in Medicine 16: 37–41
3. Apateanu V, Tivga N (1994) HTLV-I in Romania. European Journal of Haematology 52: 117–118
4. Gotuzzo E, Sanchez J, Escamilla J, Carrillo C, Phillips IA, Moreyra L, Stamm W, Ashley R, Roggen EL, Kreiss J, Piot P, King Holmes K (1994) Human T Cell Lymphotropic Virus Type I Infection among Female Sex Workers in Peru. The Journal of Infectious Diseases 169: 754–759
5. IX Colloque de virologie (1996) La Lettre de l´Infectiologue. X, 1–2, 18–22
6. Kolumban P, Halmen M, Nagy A (1997) Studiu privind infectia cu HTLV-I la hemofilici, donatori de sânge si bolnavi cu hemopatii maligne. Revista Soc Rom de Hem si a Soc Nat de Trans Sanguina din România, Vol. 1, Nr. 1
7. Lairmore MD, Jason JM, Hartley TM, Khabbaz RF, De B, Evatt BL (1989) Absence of human T-cell lymphotropic virus type I coinfection in human immunodeficiency virus-infected hemophilic men. Blood 74: 2596–2599
8. Lal Renu B, Owen Sherry M, Rudoph Donna, Levine Paul H (1994) Sequence Variation within the Immunodominant Epitope-Coding Region from the External Glycoprotein of Human T Lymphotropic Virus Type II in Isolates from Seminole Indians. The Journal of Infectious Diseases 169: 407–411
9. Mari D, Pizzocolo G, Mazzotta F et al (1992) Eur 3. Epidemiol 8 (5): 702–707
10. Okochi K, Sato H, Hinuma Y (1984) A retrospective study of transmission of adult T-cell leukemia virus by blood transfusion: seroconversion in recipients. Vox Sang 46: 245–253

11. Rosiu N, Pop O, Serban M, Cioflec D (1997) HTLV I/II infections in children with hematological diseases. Revista romana de pediatrie XLVI, 2: 215–217
12. Schneemann M, Schoedon G, Schaffner A (1994) Low Human T Cell Leukemia Virus Type II Seroprevalence in Africa. The Journal of Infectious Diseases 169: 225–227
13. Stanley Weiss H (1994) The Evolving Epidemiology of Human T Lymphotropic Virus Type II. The Journal of Infectious Diseases 169: 1080–1083
14. Zanetti AR, Zehender G, Tanzi E, Galli C, Rezza G, Cargnel A, Boschini A (1994) HTLV-II among Italian intravenous drug users and hemophiliacs. J Inf Dis 157 (4): 286–287
15. Yamaguchi K (1994) Human T-Lymphotropic virus type I in Japan. The Lancet, Vol 343: 213

Prävalenz und Virusinaktivierung des Hepatitis-G-Virus

C. Uhle, A. Huth-Kühne, R. Seelig, T. Goeser, R. Zimmermann

Durch Entdeckung des Hepatitis-C-Virus 1989 war die Ursache für die meisten posttransfusionellen Hepatitiden gefunden worden. Bei ungefähr 10% war die Genese aber weiterhin unklar. Auf der Suche nach einem parenteral übertragenen Virus, das diese restlichen 10% verursachen könnte, wurde 1995 ein neues Virus entdeckt und als Hepatitis-G-Virus (HGV) bezeichnet [2]. Anfangs konnte HGV nur mittels PCR bei virämischen Patienten nachgewiesen werden. Ein Ende 1996 entwickelter ELISA ermöglicht inzwischen den Nachweis von Anti-E2-Antikörpern, die nach ausgeheilter HGV-Infektion mit Verlust der HGV-RNA auftreten [3]. Durch diesen zusätzlichen Laborparameter könnte die HGV-Diagnostik erheblich verbessert werden. In unserer Studie haben wir untersucht, ob es unter Berücksichtigung dieses Tests neue Aspekte zur Prävalenz der Hepatitis-G-Infektion bei Hämophilen und Hinweise für eine HGV-Übertragung durch virusinaktivierte Gerinnungsfaktorenkonzentrate gibt.

Material und Methoden

Die Untersuchungen erfolgten an 71 Patienten mit schwerer Hämophilie (62 Hämophilie A, 9 Hämophilie B). 50 Patienten wurden vor 1985 mit nicht virusinaktivierten Gerinnungsfaktorenkonzentraten behandelt. 21 Hämophile wurden nur mit virusinaktivierten Gerinnungsfaktorenkonzentraten behandelt. HGV-RNA wurde mittels „nested PCR" mit Primerpaaren aus den Nichtstrukturregionen NS3 und NS5A des Virusgenoms nachgewiesen. Zusätzlich wurde ein rekombinantes Hüllprotein (E2) als Antigen in einem neu entwickelten ELISA der Firma Boehringer Mannheim eingesetzt.

Ergebnisse

Von den 50 Patienten, die vor 1985 mit nicht virusinaktivierten Gerinnungsfaktorenkonzentraten behandelt worden waren, konnten wir bei 7 (14%) HGV-RNA und bei 17 (34%) Anti-E2-Antikörper nachweisen (Tabelle 1). Nur bei einem Patienten lagen gleichzeitig HGV-RNA und Anti-E2-Antikörper vor. Die Prävalenz für HGV lag damit in dieser Gruppe bei 46%. In der nur mit virusinaktivierten Gerinnungsfaktorenkonzentraten behandelten Gruppe konnten wir bei keinem Patienten

I. Scharrer/W. Schramm (Hrsg.)
28. Hämophilie-Symposion Hamburg 1997

Tabelle 1. Prävalenz des Hepatitis-G-Virus

Gerinnungsfaktoren-konzentrat	Anzahl der Patienten	HGV-RNA-positiv	Anti-E2-positiv	Prävalenz
Nicht virusinaktiviert	50	7 (14%)	17 (34%)	23 (46%)
Virusinaktiviert	21	0	1 (5%)	1 (5%)

HGV-RNA und nur bei einem Patienten Anti-E2-Antikörper nachweisen, entsprechend einer Prävalenz von 5%.

Diskussion

Linnen, der Erstbeschreiber des Hepatitis-G-Virus, fand mittels PCR bei mit nicht virusinaktivierten Faktorenkonzentraten substituierten Hämophilen eine Prävalenz für HGV von 18% [1]. Diese Prävalenz konnte in einer späteren Untersuchung bei britischen Hämophilen bestätigt werden [4]. In unserer Studie lag die mittels PCR bestimmte Prävalenz für HGV bei mit nicht virusinaktivierten Faktorenkonzentraten behandelten Hämophilen mit 14% ähnlich hoch. Allerdings wiesen 17 andere Hämophile aus dieser Gruppe Anti-E2-Antikörper auf als Hinweis für eine durchgemachte HGV-Infektion. Somit liegt die zusammengefaßte Prävalenz bei 46% und damit deutlich höher als in den oben zitierten, nur auf der PCR-Methode basierenden Untersuchungen. Der neue ELISA verbessert also deutlich die HGV-Labordiagnostik und führt zu realistischeren Prävalenzzahlen.

Noch unklar ist, warum bei einer HGV-Prävalenz von ungefähr 12% bei Blutspendern nicht alle mit nicht virusinaktivierten Faktorenkonzentraten behandelten Hämophilen Marker für eine chronische oder ausgeheilte HGV-Infektion aufweisen [3]. Eine mögliche Erklärung für diese Diskrepanz könnte sein, daß der Anti-E2-Antikörpertiter im Laufe der Jahre abnimmt und damit mit den heute zur Verfügung stehenden Labormethoden nicht mehr nachweisbar ist.

Die HGV-Prävalenz bei nur mit virusinaktivierten Faktorenkonzentraten behandelten Hämophilen ist in unserer Untersuchung mit 5% nicht höher als bei gesunden Blutspendern. Damit scheint das Hepatitis-G-Virus durch die momentan bei der Herstellung von Gerinnungsfaktorenkonzentraten aus humanen Plasma-Pools angewandten Virusinaktivierungsverfahren zuverlässig eliminiert zu werden.

Zusammenfassung

Der neue ELISA zum Nachweis von Anti-E2-Antikörpern verbessert die HGV-Diagnostik erheblich. Aber selbst unter Berücksichtigung dieser erweiterten diagnostischen Möglichkeiten ergibt sich kein Anhalt für eine HGV-Übertragung durch virusinaktivierte Gerinnungsfaktorenkonzentrate.

Literatur

1. Manucci PM (1993) Clinical evaluation of viral safety of coagulation factor VIII and IX concentrates. Vox Sang 64: 197–203
2. Linnen J, Wages J Jr, Zhang-Keck ZY et al. (1996) Molecular cloning and disease association of hepatitis G virus: a transfusion-transmissible agent. Science 271: 505–508
3. Tacke M, Kiyosawa K, Stark K et al. (1997) Detection of antibodies to a putative hepatitis G virus envelope protein. Lancet 349: 318–320
4. Jarvis LM, Davidson F, Hanley JP et al. (1996) Infection with hepatitis G virus among recipients of plasma products. Lancet 348: 1352–1355

Hepatitis-C-Infektion als Ursache immunologischer Veränderungen bei HIV-negativen hämophilen Kindern

J. Falger, C. Huemer, B. Pietschnig, G. Heinze, C. Male

Veränderungen der humoralen und zellulären Immunparameter konnten in der Literatur auch bei nicht mit HIV infizierten Hämophilen dokumentiert werden [1, 2]. Diese Beobachtungen sind jedoch umstritten, da sie nicht immer bestätigt werden konnten [3].

Als Ursachen für diese Immunveränderungen werden diskutiert:

- chronische Gerinnungsfaktorsubstitution (Fremdeiweißbelastung) (abhängig von Verbrauch, Reinheitsgrad, Herstellungsmethode),
- Virusinfektionen.

Fragestellung: Stehen die in unserem Kollektiv HIV-negativer hämophiler Knaben beobachteten Immunveränderungen in Zusammenhang mit dem

a) Faktorverbrauch?
b) Hepatitis-C-Infektionsstatus?

Patienten

30 Knaben mit Hämophilie A (n = 29) und Hämophilie B (n = 1).
Schweregrad: schwer (n = 22), mittel (n = 2), leicht (n = 6).
Patientenalter: median 14,7 Jahre (Bereich 2,8–18,1).
Therapie: nach Bedarf; einzelne Patienten mit intermediate-purity-Produkten, seit 1982 alle mit high-purity-Faktorkonzentrat; Therapiedauer median 9,8 Jahre (Bereich (0,5–17,4).

HIV-Status:	alle Patienten negativ.	
HCV-Status:	HCV0 (Ak negativ)	n = 21,
	HCV1 (Ak positiv + Ag negativ)	n = 5,
	HCV2 (Ak positiv + Ag positiv)	n = 4.

Methodik

Retrospektive Erfassung longitudinaler Patientendaten

- Immunparameter mindestens einmal/Jahr (IgA, IgG, IgM, CD3, CD4, CD8),
- Faktorverbrauch (IE/kg KG/Monat)
- Virusinfektionsstatus (s. oben).

I. Scharrer/W. Schramm (Hrsg.)
28. Hämophilie-Symposion Hamburg 1997

Kovarianzanalyse (Tabelle 1)
- Abhängige Variablen: Immunparameter.
- Unabhängige Variablen: kumulativer Faktorverbrauch, Infektionsstatus.
- Kovariable: Alter.

Tabelle 1. Kovarianzanalyse zur Prüfung des Einflusses von A) kumulativem Faktorverbrauch, B) HCV-Infektionsstatus auf die Varianz einzelner Immunparameter; Alter als Kovariable

A) kumulativer Faktorverbrauch	CD4	CD8	CD4/CD8
	p	p	p
Patient	0,0001	0,0001	0,0001
Alter	0,2274	0,4701	0,0006
Verbrauch	0,8581	0,3658	0,0611
B) HCV-Infektionsstatus	**CD4**	**CD8**	**CD4/CD8**
	p	p	p
Patient	0,0001	0,0001	0,0001
Alter	0,0013	0,8037	0,0001
HCV	0,0001	0,0001	0,0001

Ergebnisse

Die Ergebnisse zeigt Tabelle 2.

Zusammenfassung

- In unserem Kollektiv fanden sich *geringfügig erhöhte IgG- und IgM-*, v. a. jedoch *verminderte CD3-, CD4- und CD4/8-Ratiowerte.*
- Der Immunstatus war nicht mit dem kumulativen Faktorverbrauch korreliert.
- Der *HCV-Status* zeigt einen *signifikanten Einfluß auf die zellulären Immunparameter.*
- Bei *chronischer HCV-Infektion* mit Viruspersistenz findet sich der deutlichste Abfall der CD4-Zellen und eine Inversion der CD4/8-Ratio.

Diskussion

- Der fehlende Einfluß des Faktorverbrauchs könnte durch die Verwendung eines high-purity-Konzentrates zu erklären sein.
- Die Korrelation der HCV-Infektion mit den Immunveränderungen konnte bereits in anderen jüngeren Arbeiten beschrieben werden [4, 5]. Umgekehrt fanden sich keine Veränderungen in einem Kollektiv HCV-negativer Hämophiler [3].

Tabelle 2. Humorale und zelluläre Immunparameter im Gesamtkollektiv und nach HCV-Infektionsstatus. Durchschnittswerte aus den letzten 3 Untersuchungsjahren pro Patient

		Total n = 30		HCV0 n = 21		HCV1 n = 5		HCV2 n = 4		Referenzwerte	
		Median	(Minimum-Maximum)	Median	(Minimum-Maximum)	Median	(Minimum-Maximum)	Median	(Minimum-Maximum)	$\overline{x}$	(± 2 SD)
Alter	Jahre	14,7	(2,8–18)	12,9	(2,8–17)	15,77	(5–16)	17,9	(14–18)		
IgG	mg/dl	1084	(339–1976)	1008	(339–1890)	1243	(620–1976)	1365	(795–1668)	946	(698–1194)
IgM	mg/dl	105	(9–6220)	92	(34–6220)	108	(9–161)	117	(91–161)	59	(19–99)
IgA	mg/dl	95	(15–1162)	87	(15–586)	106	(40–1162)	111	(74–278)	148	(22–274)
										median Alter	(p25–p75) (7–17)
CD3	$/mm^3$	1450	(530–8200)	1660	(800–5766)	990	(530–2040)	1240	(740–8200)	1800	(1400-2000)
CD4	$/mm^3$	770	(270–3220)	855	(430–3220)	510	(300–1090)	664	(270–3100)	800	(700–1100)
CD8	$/mm^3$	640	(230–4600)	670	(360–3342)	560	(230–820)	670	(370–4600)	800	(600–900)
CD4/8	$/mm^3$	1,23	(0,38–2,8)	1,31	(0,38–2,8)	1,11	(0,6–1,8)	0,92	(0,6–1,4)	1,3	(1,1–1,4)

- Der Mechanismus der virusinduzierten Immunveränderungen ist noch unklar, möglicherweise ist er eine infektionsbedingte Reaktion des Immunsystems oder Folge einer direkten Lymphotropie des Virus.
- Ob eine klinische Relevanz der Immunsuppression besteht, ist fraglich, eine erhöhte Infektfrequenz konnte bislang nicht beobachtet werden.

Literatur

1. Cuthbert R, Ludlam C, Steel C (1992) Immunological studies in HIV seronegative haemophiliacs. Br J Haematol 80: 364–369
2. Smid WM, Meer J van de, Smit J (1993) The course of preexistent Immune Abnormalities in HIV negative Haemophiliacs. Thromb Haemost 69: 306–310
3. Ehrenforth S, Funk M, Mentzer D, Steiner J (1993) Immunologischer Status HIV- u. HCV-neg. pädiatrischer Patienten mit Hämophilie A. Lancet 9: 933–934
4. Morais S et al. (1997) Influence of the HCV infection on the T-lymphozytes subsets in HIV and HBV neg. haemophiliacs. Thromb Haemost 78: 242 (abstract)
5. Fukushima Y, Makino M, Fukutake K (1993) Immunological Abnormalities in HIV-free Haemophiliacs. J Clin Lab Immunol 40: 173–180

HGV-RNA-Prävalenz bei hepatologischen und gastrointestinalen Erkrankungen

G. Oehler, G. Hess, K. Grüngreiff, D. Zdunek, K. Friedrich

Das Hepatitis-G-Virus steht im Verdacht, beim Menschen akute oder chronische Hepatitiden hervorzurufen. Das HGV-Genom ähnelt dem des HCV (Linnen et al. 1996; Simons et al. 1995).

Bisher ist nicht geklärt, ob das HGV ein umschriebenes Krankheitsbild auslösen kann. Die Übertragungswege scheinen denen der Hepatitis B und C zu ähneln. Die Angaben zur Prävalenz des Virus in verschiedenen Krankheitsgruppen variieren noch erheblich (Oehler 1997; Tabelle 1).

Tabelle 1. Prävalenz des Hepatitis-G-Virus (Literaturangaben nach Oehler 1997)

	Prävalenz
Blutspender	0,9% bis 4,7%
Virale Hepatitis	6% bis 36%
Autoimmunhepatitis	6% bis 12%
Fulminante Hepatitis	0% bis 50%
Kryptogene Leberkrankheiten chronisch	4,4% bis 16,7%
HIV-Positive	9% bis 25%
Hämodialysepatienten	3,1% bis 57%
Drogenabhängige	20% bis 29%
Hämophile	11% bis 21%
Maligne hämatologische Systemerkrankungen	47%
Lebertransplantierte	20% bis 50%
Plasmapool	7% bis 20%

Wir haben daher unsere Patienten mit Leberkrankheiten und Patienten mit gastroenterologischen Krankheiten, die Bluttransfusionen erhalten hatten, auf Hepatitis-G-Virus-RNS untersucht. Dabei wurde geprüft, welche Besonderheiten im Krankheitsverlauf festgestellt werden können.

Methodik

Es wurden 633 Patienten (Leberkrankheiten einschließlich Lebertransplantation n = 561; sonstige gastrointestinale Erkrankungen n = 72) untersucht. In der Studie befanden sich 18 Frauen einer Schwerpunktpraxis (Magdeburg), die im Rahmen

I. Scharrer/W. Schramm (Hrsg.)
28. Hämophilie-Symposion Hamburg 1997

einer Anti-D-Prophylaxe mit Hepatitis C infiziert worden waren. Von allen Patienten lagen die üblichen Laborparameter sowie die Sonographiebefunde des Abdomens vor.

Der HGV-RNA-Status wurde durch eine RT-PCR ermittelt. Das Genom wurde amplifiziert unter Verwendung eines spezifischen Primers für 5' Non-Coding-Region (Hepatitis G Virus-Primer and capture probe set Boehringer Mannheim GmbH).

Ergebnisse

Bei 19% der bei uns untersuchten Patienten war HGV-RNA positiv (Tabelle 2). Die höchste HGV-Prävalenz wiesen die lebertransplantierten Patienten auf. Leberkranke zeigten im Mittel in 12% einen positiven Befund.

Die Prävalenz der Hepatitis G bei den verschiedenen Leberkrankheiten ist in Tabelle 3 dargestellt. Auffällig war die Prävalenz von 13% bei den von uns betreuten Leberzirrhosepatienten. Patienten mit chronischer Hepatitis C waren in 8% HGV-positiv. Die Gruppe der sonstigen Leberkrankheiten war in 25% HGV-positiv. Die Laborbefunde und die Sonographiebefunde unterschieden sich bei den positiven Patienten nicht von denen der negativen Patienten.

Tabelle 2. HGV-Prävalenz in den verschiedenen Diagnosegruppen

Diagnosegruppe	n	HGV+	%
Zustand nach Lebertransplantation	161	55	34
Leberkrankheiten	400	46	12
Gastrointestinale Erkrankungen	72	19	26
	633	120	19

Tabelle 3. HGV-Prävalenz bei Leberkrankheiten

Diagnose	n	HGV+	%
Chronische Hepatitis C	166	13	8
Leberzirrhose	98	13	13
Chronische Hepatitis unklarer Genese	34	2	6
CNDC/PBC[1]	30	3	10
Fettleber	28	4	14
Sonstige[2]	44	11	25
Gesamt	400	46	12

[1] CNDC: chronische nichteitrige destruierende Cholangitis, Frühform der PBC.

[2] Sonstige (n HGV +/n): chronische Hepatitis B (2/8), Autoimmunhepatitis (2/8), PSC (1/7), Zustand nach akuter Hepatitis A und B (2/6), FNH (1/1), Adenom (1/1), Hämochromatose (1/1), Zystenleber (1/1).

Keine der durch Anti-D-Prophylaxe mit Hepatitis-C-Virus infizierten Patientinnen wies HGV-RNA auf (Tabelle 4).

Bei den transplantierten Patienten handelte es sich überwiegend (78%) um HGV-Monoinfektionen (Tabelle 5). Koinfektionen mit Hepatitis B bzw. C lagen in 15 bzw. 7% vor.

Die untersuchten 72 Patienten mit gastrointestinalen Erkrankungen, die im Rahmen der vorangegangenen Behandlungsmaßnahmen Bluttransfusionen erhalten hatten, wiesen durchschnittlich in 26% einen positiven Befund bei der HGV-RNA-Testung auf (Tabelle 6)

Tabelle 4. Chronische Hepatitis C und Hepatitis G-Prävalenz, Vergleich zwischen Mölln und Magdeburg. Bedeutung der Anti-D-Prophylaxe

	n	HGV+	%
Föhrenkamp, Mölln	114	8	7,0
Schwerpunktpraxis Magdeburg	52	5	8,5
davon Anti-D-Prophylaxe	18	0	0
	166	13	7,8

Tabelle 5. Art der HGV-Infektionen bei LTX-Patienten. Der präoperative HGV-Status war unbekannt

	n	%
HGV-Monoinfektion	43	78
HGV + HBV	8	15
(Anti HBs-HIG)		
HGV + HCV-Reinfektion	4	7
	55	100

Tabelle 6. HGV-RNA positive Befunde bei Patienten mit gastrointestinalen Erkrankungen. Die Gastrektomien und Ösophagektomien erfolgten ausnahmslos, die Kolonresektion bei 16 Patienten wegen Karzinomen

Diagnose	n	HGV-RNA+
Kolonresektion	23	5
Pankreatitis	14	3
Gastrektomie	6	2
Cholezystektomie	6	2
Billroth I und II	6	1
Ileusoperation	5	1
Ösophagektomie	5	2
M. Crohn	4	2
Fundoplikatio	3	1
	72	19 = 26%

Diskussion

Unsere Untersuchungen bestätigen die hohe Prävalenz des Hepatitis-G-Virus bei Patienten mit gesteigertem Risiko einer parenteralen Erregerübertragung. Die von uns gefundene Häufigkeit der Hepatitis-G-Infektion bei Lebertransplantierten von 34% lag etwas niedriger als bisher in der Literatur beschrieben (Belli et al. 1996). Es ist anzunehmen, daß die Infektion durch die zahlreichen Bluttransfusionen während der Operation erfolgte, da in keiner Gruppe der sonstigen fortgeschrittenen Leberkrankheiten eine annähernd hohe Prävalenz vorkommt. Die Hepatitis-G-Infektion hat bei den von uns untersuchten Patienten nicht zu einer besonderen Verlaufsform in der Posttransplantationsphase geführt. Die Koinfektion des Hepatitis-G-Virus bei chronischer Hepatitis C wurde bei uns seltener beobachtet, als dies bisher in der Literatur angegeben wurde (Heringlake et al. 1996; Solforoni et al. 1996; Francesconi et al. 1996; Thiers et al. 1996; Laufs et al. 1997). Dies ist vermutlich dadurch zu erklären, daß der Anteil lange bestehender chronischer C-Hepatitiden bei uns besonders hoch war, so daß das Virus eliminiert werden konnte. Auch bei transfundierten Patienten nimmt mit zunehmender Beobachtungsdauer die Häufigkeit der HGV-Infektion ab (Neilson et al. 1996).

In der Gruppe der Patientinnen, die durch eine frühere Anti-D-Prophylaxe mit Hepatitis C infiziert wurden, konnte keine Koinfektion mit Hepatitis G eruiert werden.

Besonders bemerkenswert ist, daß die Hepatitis-G-Infektion nicht zu klinisch oder labordiagnostisch faßbaren Besonderheiten führte.

Literatur

1. Belli LS, Ideo G, Silini E (1996) Hepatitis G-virus and posttransplantation hepatitis. New Engl J Med 335: 1394–1395
2. Francesconi R, Giostra F, Ballardini G, Manzin A, Solforoni L, Lari F, Dusovich C, Ghetti S, Grassi A, Zauli D, Clementi M, Bianchi FB (1996) Clinical implications of HGV-infection in patients with HCV-related chronic hepatitis. J Hepatol 25 Suppl 1: 85
3. Heringlake S, Berger S, Tillmann H, Trautwein C, Muerhoff S, Huusmann G, Manns MP (1996) Prevalence of hepatitis GB-virus-C RNA in patients with cryptogenic, viral and autoimmune hepatitis. J Hepatol 25 Suppl 1: 75
4. Laufs R, Feucht HH, Polywka S, Zöllner B, Schröter M, Knödler B, Kühnl P, Oehler G, Nolte H, Bärsch J (1997) Das Hepatitis G Virus: Übertragungswege und klinische Bedeutung. Deutsches Ärzteblatt 94, 31–32: A2069–2071
5. Linnen J, Wages J, Zang-Keck ZY et al. (1996) Molecular cloning and disease association of hepatitis G virus: a transfusion-transmissable agent. Science 271: 505–509
6. Neilson J, Harrison P, Milligan DW, Skidmore SJ, Collingham KE (1996) Hepatitis G virus in long term survivors of haematological malignancy. Lancet 347: 1632
7. Oehler G (1997) Hepatitis G – Epidemiologie und klinische Bedeutung. Medwelt 48: 122–124
8. Simons JN, Leary TP, Dawson GJ et al. (1995) Isolation of novel virus-like sequences associated with human hepatitis. Nature Med 1: 564–569
9. Solforoni L, Manzin A, Candela M, Gabrielli A, Giostra F, Ballardini G, Francesconi R, Bianchi FB, Bruno S, Rossi S, Clementi M (1996) Low prevalence of GBVC/HGV infection in Italian patients with „Non A–E" chronic liver disease. J Hepatol 25 Suppl 1: 78
10. Thiers V, Pol S, Bartholot P, Nalpas B, Brechot C (1996) HGV (GB-V) and HCV coinfections in French intravenous drug users: prevalence and histological impact. Hepatol 25 Suppl 1: 87

Nachweis von HGV-RNA und HGV-E2-Antikörpern bei Hämophilen

T. Ruf, B. Matz, H.-H. Brackmann, G. Hess, F. Risse, U. Spengler, W. Effenberger, K. E. Schneweis, R. Kaiser

Anfang 1995 erschienen die ersten Publikationen über das GB-Virus-C (GBV-C) und das Hepatitis-G-Virus (Simons et al. 1995; Linnen et al. 1996). Das Hepatitis-G-Virus ist ein vom GB-Virus C (GBV-C) unabhängiges Isolat (Sequenzhomologie 95%) und eng verwandt mit dem Hepatitis-C-Virus und den GB-Viren A und B (GBV-A, GBV-B) (Decker 1996). Das Genom (9392 Nukleotide) enthält einen kontinuierlichen offenen Leserahmen (ORF) und kodiert für ein Polyprotein von 2873 Aminosäuren (Linnen et al. 1996; Muerhoff et al. 1995). Das Virus wird parenteral übertragen, und in einigen Fällen akuter und chronischer Hepatitiden wurde nur HGV bzw. GB-Virus C als mögliche Ursache nachgewiesen (Simons et al. 1995; Yoshiba et al. 1995). Es ist weltweit verbreitet und kommt in der Bevölkerung je nach Risikogruppe mit unterschiedlicher Prävalenz (Blutspender 1–2%, i.v. Drogenabhängige 38%) vor, die Antikörperprävalenz liegt zwischen 9% bei Blutspendern und 40% bei i.v. Drogenabhängigen (Alter et al. 1997; Nübling et al. 1996; Stark et al. 1996; Tacke et al. 1997).

Gegenstand dieser Untersuchung ist die Prävalenz von HGV-RNA und anti-HGV-Antikörpern bei Hämophiliepatienten.

Material und Methoden

Die RNA-Isolierung erfolgte aus dem Serum der Patienten mittels eines RNA-Präparationskits (QIAamp viral kit, Qiagen Hilden). Die RNA wurde dann in einer reversen Transkription-Polymerasekettenreaktion (RT-PCR) eingesetzt, wobei hierin Primer für die Bereiche 5'NCR (Coding-Strand: 5'-CGG CCA AAA GGT GGT GGA TG-3', Non-Coding-Strand: 5'-CGA CGA GCC TGA CGT CGG G-3') und NS5a (Coding-Strand: 5'-CTC TTT GTG GTA GTA GCC GAG AGA T-3', Non-Coding-Strand: 5'-CGA ATG AGT CAG AGG ACG GGG TAT-3') sowie digoxigenierte Nukleotide (Hepatitis-G-Primer and Capture Probe Set, Expand Reverse Transkriptase, Expand HIFI PCR-System, Boehringer Mannheim) eingesetzt wurden. Anfangs wurden auch Primer für den Bereich NS3 (Coding-Strand: 5'-GAC GTT GGT GAG ATC CCC TT-3', Non-Coding-Strand: 5'-CGA AGT TTC CTG TGT ACC C-3') eingesetzt.

Am Beginn der Untersuchung erfolgte die Analyse durch Auftrennung der PCR-Produkte in einer Agarosegelelektrophorese, anschließend wurde das Gel geblottet und eine Hybridisierung mit 5'Biotin-markierten Sonden (5'NCR, NS5a) durch-

I. Scharrer/W. Schramm (Hrsg.)
28. Hämophilie-Symposion Hamburg 1997

geführt, die Detektion erfolgte dann mit streptavidinmarkierter Peroxidase und einer Chemolumineszenzreaktion mit Lumigen, dabei entsprach die Größe der PCR-Produkte den Erwartungen (5'NCR: 184 bp, NS5a: 134 bp). Im weiteren Verlauf der Untersuchungen setzten wir zur Detektion der PCR-Produkte einen Enzymimmunoassay ein (ELISA DIG Detection, Boehringer Mannheim).

Bei diesem ELISA werden die denaturierten PCR-Produkte mit biotinylierten Sonden (5'-NCR: 5'Biotin GGT AGC CAC TAT AGG TGG G-3', NS5a: 5'-Biotin GTT ACT GAG AGC AGC TCA GAT-3') hybridisiert, über das Biotin erfolgt die Bindung des PCR-Produktes an die streptavidinbeschichteten Mikrotiterplatten. Nach Zugabe eines mit Peroxidase gekoppelten Anti-Digoxigenin-Antikörpers kommt es zu einer Bindung dieses Antikörpers an die digoxigeninmarkierten Nukleotide und nach Zugabe des Substrates ABTS zu einer Farbreaktion, welche bei 405 nm im Photometer gemessen wird.

Der Nachweis der Antikörper gegen das mutmaßliche Hüllprotein E2 erfolgte aus dem Serum der Patienten mit einem ELISA (μPLATE Anti-HGenv, Boehringer Mannheim). Ein biotinylierter monoklonaler Anti-E2-Antikörper wurde mit rekombinantem E2-Antigen komplexiert und mit 1:20 verdünntem Patientenserum in streptavidinbeschichteten Mikrotiterplatten inkubiert. Die Detektion des gebundenen Antikörpers erfolgte durch einen peroxidasegekoppelten "anti-human" Antikörper und Substratumsatz.

Ergebnisse und Diskussion

Von 337 Patienten des Hämophiliezentrums der Universität Bonn wurden die 1996 entnommenen Serumproben auf HGV-RNA-spezifische Sequenzen getestet. Dabei konnten bei 35 (10,4%) dieser Patienten HGV-RNA nachgewiesen werden, 302 Patienten zeigten keine HGV-RNA. Bei 29 der 35 HGV-RNA-positiven Patienten konnten HCV-Antikörper und bei 27 Patienten zusätzlich HCV-RNA nachgewiesen werden, davon waren 17 HIV-koinfiziert. Somit verblieben 6 Patienten mit isoliert HGV-RNA-positivem Ergebnis (Tabelle 1). Bei 20 der HGV-RNA-positiven Patienten konnten die Seren bis zu 10 Jahre zurückverfolgt werden. Bei 16 von 20 Patienten war bereits vor 10 Jahren HGV-RNA nachweisbar. 4 Patienten dieser Gruppe wurden im Verlauf des Beobachtungszeitraumes HGV-RNA-positiv, bei einem dieser 4 Patienten konnte der Infektionszeitpunkt auf 1/2 Jahr eingegrenzt werden.

Tabelle 1. Zusammenstellung der HGV-RNA-Ergebnisse der 337 Hämophilen gegliedert nach HCV- und HIV-Koinfektionen

HCV-AK	+	+	+	+	–	–	
HCV-RNA	+	–	+	–	–	–	
HIV	+	+	–	–	+	–	
HGV-RNA+	17	–	10	2	–	6	35
HGV-RNA–	59	4	94	34	–	111	302

Tabelle 2. Verlaufsuntersuchungen der Patienten, bei denen Änderungen im PCR-Ergebnis oder Antikörpertest im Untersuchungszeitraum auftraten. 1. Spaltenzeile PCR-Ergebnis + positiv, - negativ, (-) (/) % grenzwertig. 2. Spaltenzeile in Klammern: Antikörpertestergebnis. Jedes Zeichen steht für die Untersuchung einer Patientenprobe, von einigen Patienten wurden mehrere Seren aus einem Jahr untersucht.

Jahr	86	87	88	89	90	91	92	93	94	95	96	97
A., A.										+	+	%/-
21 J.											(+)	(+)
B., A.	+										-/-/+	+/+
23 J.											(-)	
B., A.		-/-								+	+	
31 J.											(-)	
B., P.											+	+
24 J.											(+)	
H., A.										-	+/+/+	
46 J.											(-)	
K., D.		-								+	-/+/-	-
20 J.											(-)	
K., M.	-	-	-/-							+/+	+	
26 J.											(-)	
M., A.											-/+	+
28 J.											(-)	
M., J.	-/-/-/-	-	+/+				+			+	+	+
18 J.												(-)
R., K.		+									-/-/+/+	+/+
28 J.											(-)	
W., H.			+								-/+	+
47 J.											(-)	

Bei 4 der 35 Patienten zeigten sich im Verlauf Intervalle, in denen HGV-RNA nicht nachweisbar war. Bei 2 weiteren Patienten dieser Gruppe konnte im weiteren Verlauf HGV-RNA nicht mehr detektiert werden (Tabelle 2), wobei einer dieser Patienten dann eine Reaktivität im Anti-HGenv-Antikörper ELISA (Serokonversion) zeigte. Bei einem Patienten konnte im weiteren Verlauf sowohl HGV-RNA als auch Anti-HGV-E2-Antikörper nachgewiesen werden, die anderen HGV-RNA-positiven Patienten zeigten keine Reaktivität im Antikörpertest.

Von den 302 HGV-RNA-negativen Patienten wurden bisher 119 auf Anti-HGV-E2-Antikörper untersucht, dabei zeigten 38 (31,9%) ein positives, 4 ein grenzwertiges und 77 (64,7%) ein negatives Untersuchungsergebnis.

Nur einer der HGV-RNA-positiven Hämophilen (Alter 6 Jahre) war ausschließlich mit virusinaktivierten Präparaten behandelt worden. Bei 4 Patienten (Alter 18, 26, 31, 46 Jahre) trat die Infektion nach der Umstellung auf virusinaktivierte Präparate auf. Bei diesen Patienten bestanden keine Risiken wie z. B. Operationen, Transfusionen oder Immunglobulingaben während des Zeitraumes der HGV-Infektion.

Bei einem Patienten mit isoliert HGV-RNA-positivem Ergebnis läßt sich nach erfolgter HGV-Infektion ein leichter Anstieg der Transaminasen feststellen. Bei den übrigen 5 Patienten mit isoliert HGV-RNA-positivem Ergebnis konnte der Zeitpunkt der Infektion nicht genau ermittelt werden, und es zeigten sich keine pathologischen Veränderungen der Leberfunktion im fraglichen Zeitraum.

Bei den anderen Patienten, bei denen der Zeitpunkt des ersten Auftretens der Virusnukleinsäure ermittelt werden konnte, ist es nicht möglich, Aussagen über eine Leberschädigung aufgrund der HGV-Infektion zu machen, da bei diesen Patienten sowohl eine HCV- als auch eine HIV-Koinfektion bestanden.

Die HGV-RNA-positiven Patienten wurden bis auf einen Patienten mit Präparaten behandelt, die nicht virusinaktiviert waren (vor 1984), dies war entweder vor 1984 der Fall, oder die Behandlung erfolgte in Ländern, in denen virusinaktivierte Präparate nicht zur Verfügung standen. Die Prävalenz von 31,9% Anti-HGenv-Antikörper-positiven und 10,4% HGV-RNA-positiven Patienten unterstützt die Annahme der Infektion durch diese Präparate (HGV-RNA-positive Blutspender 1–2%). Der Anteil an Patienten mit persistierender HGV-RNA (n = 33; 9,9%) deutet auf eine hohe Rate chronischer, klinisch inapparenter Verläufe.

Die Tatsache, daß in 4 Fällen eine Infektionsquelle nicht erkennbar war, wirft die Frage nach alternativen Übertragungswegen auf.

Im gleichen Zeitraum (1996) wiesen von 98 untersuchten Patienten der hepatologischen Ambulanz 15 (15,3%) HGV-RNA auf. Bei 14 dieser Patienten bestanden HBV-, HCV- und HIV-Koinfektionen, wohingegen bei einem dieser Patienten kein Hinweis auf andere virale Hepatitiserreger bestand. Dieser Patient litt an einer Hepatitis mit stark erhöhten Transaminasen.

Literatur

1. Alter HJ et al. (1997) The incidence of transfusion-associated hepatitis G virus infection and its relation to liver disease. N Engl J Med 336: 747–754
2. Decker R, Abbott Laboratories and Kim, Genelabs Technologies, pers. Mitteilungen, 1996
3. Linnen J et al. (1996) Molecular cloning and disease association of hepatitis G virus: a transfusion transmissible agent. Science 271: 505–508
4. Muerhoff S. et al. (1995) Genomic organisation of GB viruses A and B: two new members of the flaviviridae associated with GB agent hepatitis. J Virology 69: 5621–5630
5. Nübling CM et al. (1996) GB-C genomes in a high risk group, in plasma pools, and in intravenous immunoglobulin. Lancet 347: 68
6. Simons JN et al. (1995) Identification of two flavivirus-like genomes in the GB hepatitis agent. Proc Natl Acad Sci USA 92: 3401–3405
7. Simons JN et al. (1995) Isolation of novel virus-like sequences associated with human hepatitis. Nature Medicine 1: 564–569
8. Stark K et al. (1996) Detection of the hepatitis G virus genome among injecting drug users, homosexual and bisexual men, and blood donors. J Inf Dis 174: 1320–1323
9. Tacke M et al. (1997) Detection of antibodies to a putative hepatitis G virus envelope protein. Lancet 349: 318–320
10. Yoshiba M et al. (1995) Detection of GBV-C hepatitis of unknown etiology. Lancet 349: 1131–1132

Nachweis von Parvovirus B 19-DNS in plasmatischen Gerinnungsfaktor-VIII-Präparaten

A. M. Eis-Hübinger, U. Sasowski, H.-H. Brackmann, W. Effenberger, B. Matz, K. E. Schneweis

Die konsequente Testung der Blutspenden auf Antikörper gegen die humanen Immundefizienzviren und die Hepatitis-B- und -C-Viren sowie die routinemäßige Anwendung von viruziden Verfahren während des Herstellungsprozesses von plasmatischen Gerinnungsfaktor-XIII- oder -IX-Konzentraten haben die Gefahr einer Virusübertragung deutlich gesenkt. Die Einführung der Genomamplifikationstests verspricht eine weitere Minimierung des Risikos gegenüber diesen Viren.

Ungelöst ist allerdings nach wie vor das Problem der Transmission von humanem Parvovirus B 19 (B 19 V) durch Gerinnungsfaktorkonzentrate (Luban 1994; Prowse et al. 1997). Als unbehülltes Virus ist B 19 V nicht durch Solvent-Detergent-Verfahren inaktivierbar, und seine hohe Thermostabilität widersteht den möglichen Hitzebehandlungen. Um die Gefahr einer Kontamination von Gerinnungsfaktor-VIII-Präparaten mit B 19 V zu quantifizieren, untersuchten wir mittels Nested-Polymerasekettenreaktion diverse, aus Plasma hergestellte Produkte verschiedener Hersteller auf Präsenz von B 19 V-DNS.

Material und Methoden

Gerinnungsfaktorpräparate

Insgesamt 70 Chargen aus Plasma erstellter Faktor-VIII-Präparate von 5 Herstellern (4 Vertreiber):

- 1 Charge Haemate 250,
- 2 Chargen Haemate 500,
- 9 Chargen Haemate 1000,
- 10 Chargen Beriate 1000 (Behringwerke);
- 1 Charge Koate Tropon HS IA 1000,
- 3 Chargen Koate SD 500,
- 9 Chargen Koate SD 1000 (Tropon-Cutter);
- 1 Charge Faktor VIII S S-TIM HS 500,
- 1 Charge Faktor VIII S S-TIM3 A 500,
- 5 Chargen Immunate STIM plus 1000 (Immuno);
- 1 Charge Octavi 250,
- 4 Chargen Octavi 500,
- 16 Chargen Octavi 1000,
- 4 Chargen Octavi SD Plus 1000 (Octapharma);
- 3 Chargen Anti-Hämophiles Globulin A 1000 (DRK Hagen-Octapharma).

I. Scharrer/W. Schramm (Hrsg.)
28. Hämophilie-Symposion Hamburg 1997

Polymerasekettenreaktion (PCR)

Aus 1 ml rekonstituiertem Faktor-VIII-Produkt wurde nach dem Protokoll und mit den Reagenzien des NASBA HIV-1 RNA QT-Tests (Organon Teknika) die B 19 V-DNS extrahiert. Das Verfahren basiert auf der Methode von Boom et al. (1990), ist für DNS wie RNS anwendbar und erweist sich in unseren Händen als effiziente Extraktionstechnik. Die DNS wurde in 10 bis 15 µl eluiert; in die PCR wurden 10 µl eingesetzt. Für die erste PCR wurden die Primer P1 und P6, für die interne PCR die Primer P2 und P5 (Durigon et al. 1993) verwendet, die eine Sequenz des B 19 V-NS1-Gens amplifizierten. Nach Inkubation bei 94 °C für 10 min wurden 37 Zyklen durchlaufen, jeweils bestehend aus 45 s bei 94 °C, 60 s bei 55 °C und 90 s bei 72 °C. Das PCR-Produkt hatte eine kalkulierte Länge von 103 Basenpaaren.

Die Darstellung eines amplifizierten Produktes erfolgte nach Elektrophorese im 1,5%-NuSieve-GTG (FMC)/0,5% SeaKem LE (FMC) Agarose-Minigel durch Ethidiumbromidanfärbung und Southern Blot-Hybridisierung mit einer digoxigeninmarkierten Oligonukleotidsonde (Nukleotid 1534–1553). Die Markierung der Sonde mit Digoxigenin-11-ddUTP erfolgte mit terminaler Transferase, die Chemolumineszenz mit alkalischer Phosphatase-konjugierten anti-Digoxigenin-Fab-Fragmenten (vom Schaf) und CSPD als Substrat (alle Reagenzien Fa. Boehringer, Mannheim). Die Lumineszenz wurde auf Röntgenfilmen dokumentiert.

Für die Positivkontrollen wurden 10µl einer B 19 V-Plasmid-DNS-Verdünnung (pGEM-1/B19, nahezu komplettes B 19 V-Genom ohne Endsequenzen), rechnerisch $2{,}75 \times 10^2$ doppelsträngige Genomkopien, zu 1 ml rekonstituiertem Faktorpräparat zugegeben und analog präpariert. Pufferkontrollen (alle Reagenzien keine DNS enthaltend) dienten als Negativkontrollen. Die Vorkehrungen zur Vermeidung von Kontaminationen wurden getroffen.

Ergebnisse

In 47 der 70 untersuchten Chargen (67%) aus Plasma erstellter Faktor-VIII-Präparate war B 19 V-DNS nachweisbar.

Bei 36 Chargen waren die PCR-Produkte direkt im Gel darzustellen (Abb. 1), in 11 Chargen nur nach Hybridisierung mit der digoxigeninmarkierten Oligonukleotidsonde.

(B 19 V-DNS-Nachweis im Gel: 1 Charge Haemate 500, 2 Chargen Haemate 1000; 6 Chargen Beriate 1000; 1 Charge Koate SD 500, 5 Chargen Koate SD 1000; 1 Charge Faktor VIII S S-TIM HS 500, 1 Charge Faktor VIII S S-TIM3 A 500, 3 Chargen Immunate STIM plus 1000; 10 Chargen Octavi 1000; 4 Chargen Octavi SD Plus 1000; 2 Chargen Anti-Hämophiles Globulin A 1000; B 19 V-DNS-Nachweis nach Hybridisierung: 2 Chargen Beriate 1000; 1 Charge Koate Tropon HS IA 1000, 4 Chargen Koate SD 1000; 1 Charge Immunate STIM plus 1000; 1 Charge Octavi 500, 2 Chargen Octavi 1000).

Diskussion

Die mit diesen Untersuchungen festgestellte Kontaminationsfrequenz von 67% (47/70) bei aus Plasma gewonnenen Gerinnungsfaktor-VIII-Präparaten liegt

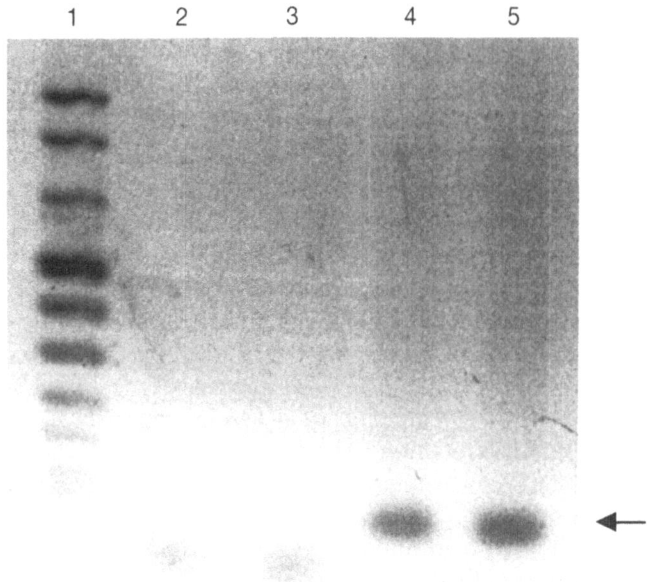

Abb. 1. Nachweis von B 19 V-DNS im edithiumbromid-gefärbten Agarosegel. Das amplifizierte Produkt hat eine kalkulierte Länge von 103 Basenpaaren. *Spur 1:* DNS-Längenstandard (Marker VIII, Fa. Boehringer, Mannheim); *Spur 2:* Reagenzienkontrolle; *Spuren 3–5:* Gerinnungsfaktor-VIII-Präparate. Der *Pfeil* markiert das amplifizierte Produkt

zwischen den Werten, die von anderen Arbeitsgruppen ermittelt wurden: Saldanha u. Minor (1996) wiesen mittels PCR mit einem Primer-Paar in allen 7 (100%) getesteten Chargen von insgesamt 3 verschiedenen Faktor-VIII-Präparaten (2 Hersteller) B 19 V-DNS nach. Mittels Nested-PCR fanden McOmish et al. (1993) B 19 V-DNS in 2 von 5 Chargen eines Produktes (ein Hersteller). Eine deutlich niedrigere Kontaminationsrate von nur 20% (6 positive unter insgesamt 30 getesteten Chargen von 4 Faktorpräparaten zweier Hersteller) ermittelten dagegen Lefrère et al. (1994) durch PCR mit einem Primerpaar.

Gründe für die Differenzen könnten neben methodischen Unterschieden im Nachweisverfahren v. a. unterschiedliche Virusbelastungen im Ausgangsplasmapool sein, bedingt durch das saisonal und zyklisch gehäufte Auftreten der B 19 V-Infektion, sowie eine unterschiedliche Größe des Plasmapools, verschiedene Zusammensetzung der Spenderkollektive usw.

Der B 19 V-DNS-Nachweis bedeutet nicht notwendigerweise Infektiosität der Faktor-VIII-Präparate. Andererseits besitzt B 19 V eine hohe physikalische und chemische Resistenz, und insbesondere die kürzlich erschienenen Untersuchungen von Santagostino et al. (1997) zur Übertragbarkeit von B 19 V durch Gerinnungsfaktorkonzentrate, die nach dem sog. Super-heating-Verfahren (Erhitzung der Gerinnungsfaktorkonzentrate im lyophilisierten Zustand für 30 min bei 100 °C im Anschluß an eine SD-Behandlung) behandelt wurden, spricht für den Erhalt der Infektiosität des Virus. Die Autoren beschreiben das Auftreten einer B 19 V-Infektion innerhalb von 2 Wochen nach der Transfusion bei 53% (8/15) der zuvor unbehandelten Hämophiliepatienten. Die Diagnose der akuten Infektion erfolgte anhand des Abfalls der Hämoglobinkonzentration im Blut, des Nachweises vom B 19 V-Genom im Serum sowie der nachfolgenden Serokonversion.

In der Absicht, die Gefahr iatrogener Infektionen bei der Therapie der Hämophilie A weiter zu vermindern sowie Unabhängigkeit von knappen Plasmaressourcen zu erreichen, werden seit 1993 Präparate mit gentechnologisch erzeugtem Faktor VIII appliziert. Bei einer kürzlich von uns mit der gleichen Methodik durchgeführten Untersuchung an solchen rekombinanten Faktor-VIII-Präparaten registrierten wir B 19 V-DNS in 17% der getesteten Chargen (Eis-Hübinger et al. 1996). Als Quelle der viralen Kontamination kommt Humanalbumin in Frage, welches zur Erhaltung der enzymatischen Faktoraktivität während der Präparationsprozedur und z. T. bei der Kultivierung der Faktor-VIII-produzierenden Zellen zugesetzt wird. Im Vergleich zu den aus Plasma gewonnenen Faktor-VIII-Präparaten konnte B 19 V-DNS damit – erwartungsgemäß – in Produkten mit gentechnologisch erzeugtem Faktor VIII in signifikant ($p < 0{,}001$) weniger Chargen eines Produktes nachgewiesen werden.

Da jedoch auch weiterhin konventionelle, aus Plasma gewonnene Präparate verwendet werden, ist zur Minimierung des Risikos einer B 19 V-Infektion, insbesondere für Immuninkompetente, die Entwicklung von Verfahren zur Inaktivierung dieses extrem resistenten Virus, zur Viruselimination oder zur Produkttestung wünschenswert.

Literatur

Boom R, Sol CJ, Salimans MM, Jansen CL, Wertheim van Dillen PM, van der Noordaa J (1990) Rapid and simple method for purification of nucleic acids. J Clin Microbiol 28: 495–503

Durigon EL, Erdman DD, Gary GW, Pallansch MA, Torok TJ, Anderson LJ (1993) Multiple primer pairs for polymerase chain reaction (PCR) amplification of human parvovirus B19 DNA. J Virol Methods 44: 155–165

Eis-Hübinger AM, Sasowski U, Brackmann HH, Kaiser R, Matz B, Schneweis KE (1996) Parvovirus B19 DNA is frequently present in recombinant coagulation factor VIII products. Thromb Haemost 76: 1120

Lefrère JJ, Mariotti M, Thauvin M (1994) B19 parvovirus DNA in solvent/detergent-treated antihaemophilia concentrates. Lancet 343: 211–212

Luban NL (1994) Human parvoviruses: implications for transfusion medicine. Transfusion 34: 821–827

McOmish F, Yap PL, Jordan A, Hart H ,Cohen BJ, Simmonds P (1993) Detection of parvovirus B19 in donated blood: a model system for screening by polymerase chain reaction. J Clin Microbiol 31: 323–328

Prowse C, Ludlam CA, Yap PL (1997) Human parvovirus B19 and blood products. Vox Sang 72: 1–10

Saldanha J, Minor P (1996) Detection of human parvovirus B19 DNA in plasma pools and blood products derived from these pools: implications for efficiency and consistency of removal of B19 DNA during manufacture. Br J Haematol 93: 714–719

Santagostino E, Mannucci PM, Gringeri A, Azzi A, Morfini M, Musso R, Santoro R, Schiavoni M (1997) Transmission of parvovirus B 19 by coagulation factor concentrates exposed to 100 degrees C heat after lyophilization. Transfusion 37: 517–522

Gerinnungsparameter vor und nach einer 6monatigen Interferontherapie bei chronischer Hepatitis C

A. Wenke, S. Schmidt, I. Stier-brück, H. Stoll, N. Werner, B. Zwinge, S. Zeuzem, I. Scharrer

Hepatitis C (HCV) ist die häufigste Ursache einer chronischen Hepatitis in der westlichen Welt (Hoofnagel et al. 1997). Das 1988 entdeckte Virus ist weltweit verbreitet. Es ist ein umhülltes einsträngiges Flavivirus und stellt ein äußerst heterogenes RNA-Virus dar (Dusheiko 1995; Zeuzem et al. 1995). In Deutschland liegt die Prävalenz bei 0,2–0,7% der Gesamtpopulation (Kühl et al. 1989; Häussinger 1996).

In der Gruppe der multitransfundierten hämophilen Patienten liegt die Prävalenz für das Vorliegen einer Hepatitis C zwischen 70 und 90% (Roggendorf et al. 1998; Aledort 1993). Bei ca. 80% der vor 1985 mit nicht virusinaktivierten Faktorpräparaten behandelten Hämophilen wurden HCV-Antikörper nachgewiesen. Nach Einführung von virusinaktivierenden Schritten bei der Faktorherstellung liegt die Prävalenz der HCV-Antikörper bei 6% (Morfini et al. 1994).

Etwa 95% aller HCV-Infektionen in den westlichen Ländern verlaufen subklinisch oder asymptomatisch (Aledort 1993; Wieland 1996). In etwa 60–80% der Fälle entwickelt sich eine chronische Hepatitis (Kühl et al. 1989; Morfini et al. 1994; Alter et al. 1992) und in etwa 20–50% eine Leberzirrhose (Fine u. Dusheiko 1995; Preston u. Wright 1996), welche mit einem erhöhten Risiko für das Auftreten eines hepatozellulären Karzinoms einhergeht (Fine u. Dusheiko 1995; Teuber et al. 1994; Tong et al. 1995.

Da alle Gerinnungsaktivatoren, Gerinnungsinhibitoren und Fibrinolysefaktoren außer dem von-Willebrand-Faktor (vWF) und dem tissue-Plasminogenaktivator (t-PA), die aus der Endothelzelle freigesetzt werden, in der Leber gebildet werden, führen Lebererkrankungen zu komplexen Störungen des Gerinnungssystems, und es sind Blutungs- sowie Thrombosekomplikationen möglich (Ben Ari et al. 1997; Mammen 1994; Scharrer 1997).

Seit 1991 ist die Interferon-α-(IFN α)Therapie zur Behandlung der chronischen Hepatitis C in Deutschland zugelassen (Teuber et al. 1994). Es stehen zwei Subtypen IFN α2a (Roferon) und -2b (Intron A), die sich in ihrer Aminosäuresequenz an Position 23 und 34 unterscheiden, zur Verfügung. Interferone wirken antiproliferativ, antiviral und immunmodulatorisch (Pape 1994; Teuber 1994). Zur Zeit wird eine Dosierung von 5–6 Mio IE s.c. 3mal wöchentlich für die Dauer von 12–48 Monaten empfohlen (Hoofnagel et al. 1997; Zeuzem et al. 1995; Wieland 1996; Alscher 1997; Bellary 1995; Poynard 1995; Rass 1996). Bei 30–50% der Patienten kommt es in den ersten 3–4 Behandlungsmonaten zur Transaminasennormalisierung (DiBisceglie et al. 1989; Rabe u. Holstege 1996; Teuber et al. 1994). Parallel dazu ist mittels HCV-PCR das Virus nicht mehr nachweisbar (Alscher 1997; Wieland

I. Scharrer/W. Schramm (Hrsg.)
28. Hämophilie-Symposion Hamburg 1997

1996). Bei ca. 50% der Responder kommt es nach Beendigung der Therapie zu einem Wiederanstieg der Transaminasen sowie zu einer erneuten Virämie, so daß ein dauerhaftes Ansprechen nur bei etwa 20–30% der Patienten erreicht wird (Davis et al. 1998; Wieland 1996; Zeuzem et al. 1995). Die Ansprechrate ist von unterschiedlichen Faktoren wie Alter, Krankheitsdauer, Viruslast und Genotyp abhängig (Bell et al. 1997; Bellary et al. 1995; Lau et al. 1993; LeGuen et al. 1997; Zeuzem et al. 1995).

In dieser Arbeit wird der Verlauf von Enzymaktivitäten, Globaltests, Gerinnungsaktivatoren, Gerinnungsinhibitoren sowie Fibrinolyseparameter bei 23 HCV-infizierten Patienten während einer ca. 6monatigen IFN-Therapie dargestellt.

Patientenkollektiv

Es wurden 21 Patienten der gastroenterologischen/hämostaseologischen Ambulanz der Universitätsklinik Frankfurt/Main mit chronischer Hepatitis C vor und während einer ca. 6monatigen Therapie (41/2–8 Monate) mit Interferon auf Veränderungen der Gerinnungsparameter hin untersucht. In die Untersuchung eingeschlossen wurden anti-HCV- sowie HCV-PCR-positive Patienten mit chronisch aktiver (CAH) und chronisch persistierender Hepatitis C (CPH) sowie Patienten mit beginnender Zirrhose (Child-Turcotte-Gruppe A). Um ein höheres Zirrhosestadium auszuschließen, wurden Albumin und TPZ bestimmt sowie eine Oberbauchsonographie durchgeführt. Andere chronische Hepatitiden sowie eine HIV-Infektion wurden durch Antikörper- und Antigenbestimmungen ausgeschlossen (anti-HAV, anti-Hbc/s ggf. HBs-Ag).

Bei den Patienten der hämostaseologischen Ambulanz wurden Parameter, die durch die bestehende Gerinnungsstörung bereits beeinflußt wurden (PTT und APC-Resistance bei allen Patienten, Faktor-VIII-Aktivität bei Hämophilie A und von-Willebrand-Syndrom, von-Willebrand-Faktorantigen bei von-Willebrand-Syndrom), nicht mit in die Untersuchungen einbezogen.

In die Untersuchung eingeschlossen wurden 17 Patienten aus der gastroenterologischen Ambulanz. Bei einem Patienten lagen je 2mal Laborwerte vor und nach Interferontherapie vor, bei allen weiteren Patienten jeweils einmal.

Über den gesamten Zeitraum erhielten 15 Patienten 3mal 6 Mio. IE Roferon (IFN α2a)/Woche 3mal 3 Mio. IE/Woche 1 Patientin. Bei einer weiteren Patientin mußte die mit 3mal 6 Mio. IE Roferon begonnene Therapie wegen zunehmender psychischer Beschwerden nach 1 Monat auf 3mal 3 Mio. IE und nach 5 Monaten auf 3mal 1 Mio. IE Einheiten reduziert werden. Bei jeweils 8 Patienten war bis zum Zeitpunkt der Untersuchung die HCV RT-PCR negativ bzw. positiv. Bei einer Patientin erfolgte keine Bestimmung.

Ebenfalls in die Untersuchung einbezogen wurden 4 hämostaseologische Patienten. Davon wurde bei jeweils 1 Patient eine schwere Hämophilie A und ein von-Willebrand-Syndrom Typ 3 sowie bei 2 Patienten eine milde Hämophilie A diagnostiziert.

Es erhielten 3 Patienten 3mal 6 Mio. IE Interferon (IFN α2b)/Woche, 1 Patient Intron A, 1 Patient Roferon und 1 Patient einen Monat Intron A und danach Roferon. Bei einem weiteren Patienten mußte die mit 3mal 6 Mio. IE/Woche begonnene

Intron-A-Behandlung wegen ausgeprägter Thrombozytopenie nach einem Monat auf 3mal 3 Mio. IE/Woche reduziert werden. Bis zum Zeitpunkt der Untersuchung war bei 2 Patienten die HCV RT-PCR positiv sowie bei 2 weiteren negativ.

Methodik

Bestimmung der Enzymaktivitäten
- GOT, GPT: kinetischer UV-Test
- GGT: enzymatische Spaltung von Gammaglutamyl-p-Nitranilid, photometrische Messung des entstehenden p-Nitroanilins
- AP: kinetischer Test – photometrische Messung des je Zeiteinheit durch die AP dephosphorilierten farbigen Produktes 4-Nitrophenyl

Bestimmung der Globaltests
- TPZ: nach der Methode nach Quick am ACL
- aPTT: koagulometrische Methode am ACL
- Fibrinogen: Messung am ACL (Multifibren-Behring)

Gerinnungsaktivatoren
- Faktor-II-, V-, VII-, VIII-, XII-Aktivität: Einphasentest am ACL mit dem entsprechenden Mangelplasma (IL-Test)
- von-Willebrand-Faktorantigen: Immunelektrophorese nach Laurell

Gerinnungsinhibitoren
- Antithrombin-III-Aktivität: chromogene Bestimmungsmethode am ACL
- Antithrombin-III-Antigen: radiale Immundiffusion (NOR-Partigen)
- Heparinkofaktor-II-Antigen: Laurell-Elektrophorese
- Protein-C-Aktivität: chromogene Bestimmungsmethode (S-2366/ACL)
- Protein-C-Antigen: ELISA (Asserachrom – Boehringer Mannheim)
- Protein-S-Aktivität: PS-Clotting Test am KC 10 (Boehringer Mannheim)
- totales Protein S: Immunelektrophorese nach Laurell
- „C4-binding" Protein: Immunelektrophorese nach Laurell
- freies Protein S-Antigen: Ausfällung des "C4-binding" Proteins mit Polyethylenglykol, danach Immunelektrophorese nach Laurell

Fibrinolysefaktoren
- Plasminogenantigen: chromogene Bestimmung am ACL
- (COAMATIC-Testsystem-Chromogenix)
- tissue-Plasminogenaktivatoraktivität: Blutentnahme in citrathaltige Spezialmonovette (Biopool), chromogene Bestimmung am ACL
- tissue-Plasminogenaktivatorantigen: ELISA (TintElize, Biopool)
- Plasminogenaktivator-Inhibitor-1-Antigen: ELISA (TintElize, Biopool)
- a2-Antiplasminaktivität: chromogene Bestimmung am ACL (COATEST Antiplasmin, Chromogenix)

APC-Resistance
- semiquantitative Bestimmung auf dem Grundprinzip der aPTT-Messung am ACL (COATEST)

Ergebnisse

Wilcoxon-Test für Paardifferenzen für signifikante/tendentielle Parameter

Enzymaktivitäten

Wird bei Patienten mit einer chronischen Hepatitis C eine Therapie mit Interferon α durchgeführt, so kommt es zu einem deutlichen Abfall der Glutamat-Pyruvat-Transaminase (GPT), der Glutamat-Oxalazetat-Transaminase (GOT), der Glutamyltransferase (GGT) sowie der alkalischen Phosphatase (AP) (Abb. 1–4).

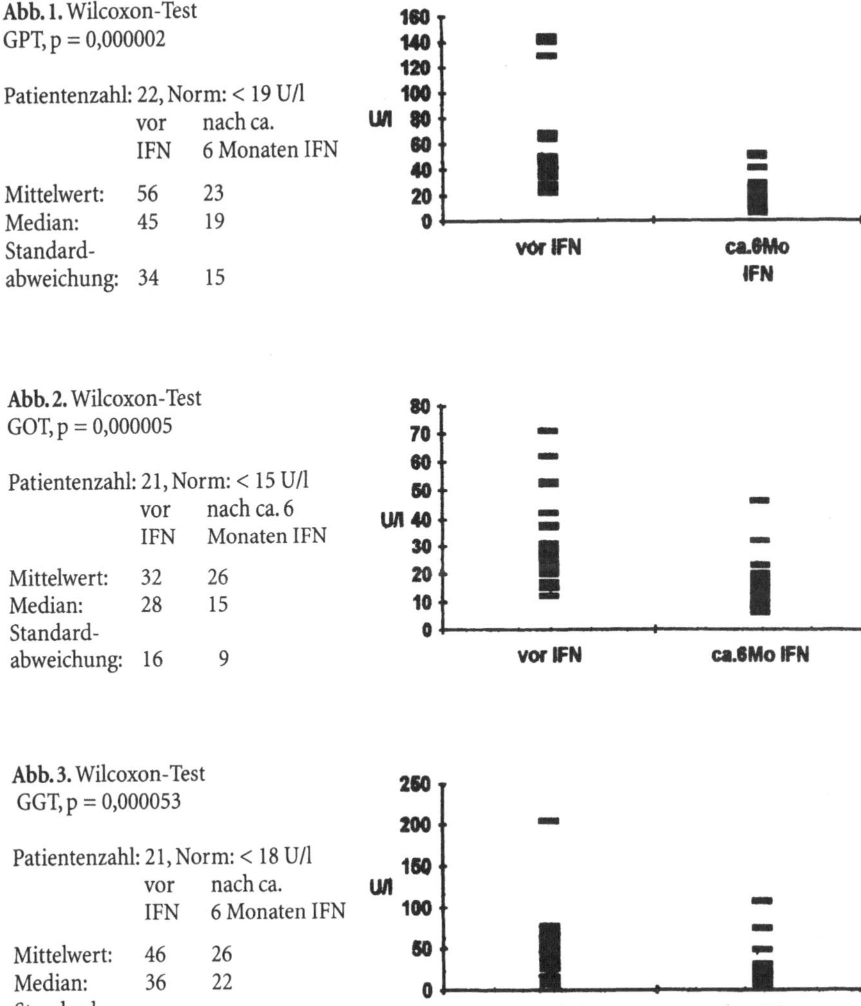

Abb. 1. Wilcoxon-Test
GPT, p = 0,000002

Patientenzahl: 22, Norm: < 19 U/l

	vor IFN	nach ca. 6 Monaten IFN
Mittelwert:	56	23
Median:	45	19
Standardabweichung:	34	15

Abb. 2. Wilcoxon-Test
GOT, p = 0,000005

Patientenzahl: 21, Norm: < 15 U/l

	vor IFN	nach ca. 6 Monaten IFN
Mittelwert:	32	26
Median:	28	15
Standardabweichung:	16	9

Abb. 3. Wilcoxon-Test
GGT, p = 0,000053

Patientenzahl: 21, Norm: < 18 U/l

	vor IFN	nach ca. 6 Monaten IFN
Mittelwert:	46	26
Median:	36	22
Standardabweichung:	41	24

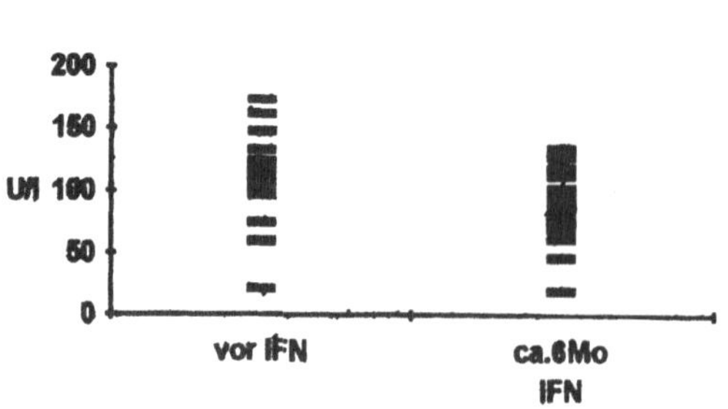

Abb. 4. Wilcoxon-Test
AP, p = 0,000177

Patientenzahl: 22, Norm: 50-167 U/l

	vor IFN	nach ca. 6 Monaten IFN
Mittelwert:	107	87
Median:	112	84
Standard-abweichung:	34	26

Globaltests

Während der Behandlung der chronischen Hepatitis C mit Interferon konnte ein schwach signifikanter Anstieg der TPZ (Thromboplastinzeit) sowie eine signifikante Fibrinogenerhöhung und eine hochsignifikante aPTT-Verkürzung (partielle Thromboplastinzeit) festgestellt werden (Abb. 5–7).

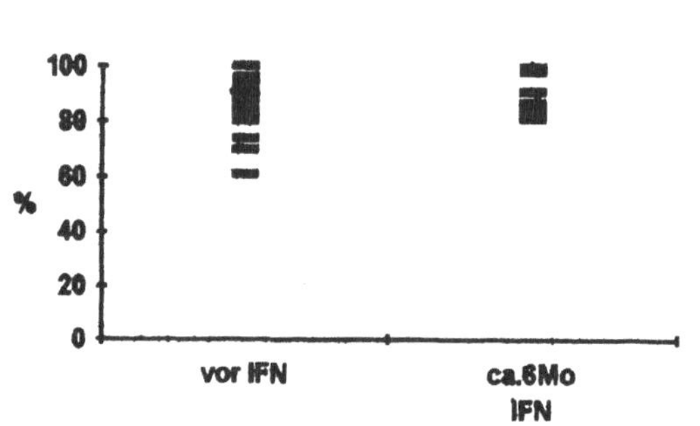

Abb. 5. Wilcoxon-Test
TPZ, p = 0,010254

Patientenzahl: 23
Norm: 75–100%

	vor IFN	nach ca. 6 Monaten IFN
Mittelwert:	90	95
Median:	91	100
Standard-abweichung:	11	8

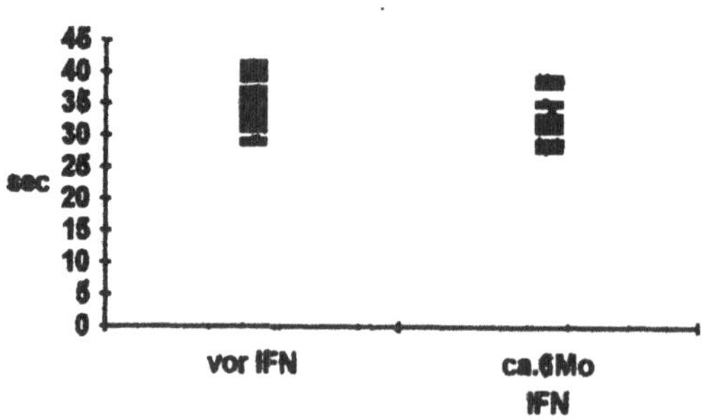

Abb. 6. Wilcoxon-Test
PTT, p = 0,000107

Patientenzahl: 17
Norm: 28–39 s

	vor IFN	nach ca. 6 Monaten IFN
Mittelwert:	35	32
Median:	35	32
Standard-abweichung:	4	4

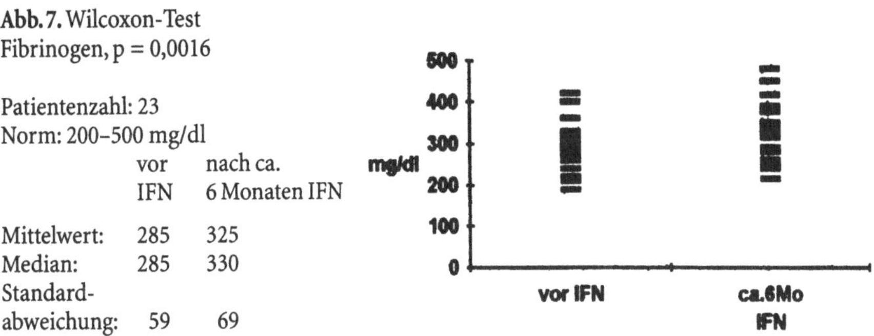

Abb. 7. Wilcoxon-Test
Fibrinogen, p = 0,0016

Patientenzahl: 23
Norm: 200–500 mg/dl

	vor IFN	nach ca. 6 Monaten IFN
Mittelwert:	285	325
Median:	285	330
Standardabweichung:	59	69

Gerinnungsaktivatoren

Unter der Behandlung einer chronischen Hepatitis C mit Interferon konnte ein tendentieller, jedoch nicht signifikanter Anstieg des vWF (von-Willebrand-Faktor-)-Antigens sowie ein hochsignifikanter Anstieg der FVIII (Faktor VIII)-Aktivität nachgewiesen werden (Abb. 8 und 9).

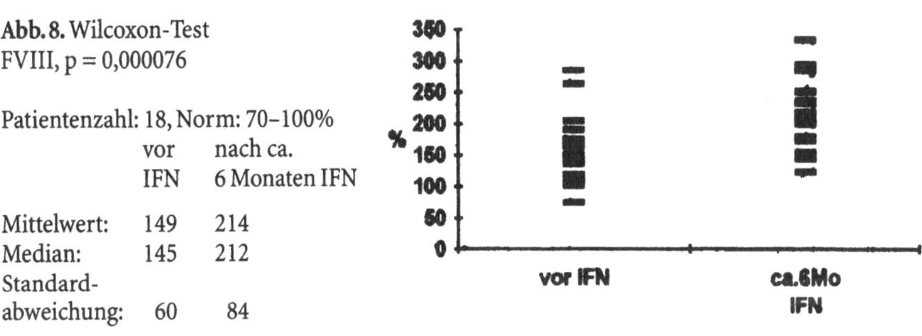

Abb. 8. Wilcoxon-Test
FVIII, p = 0,000076

Patientenzahl: 18, Norm: 70–100%

	vor IFN	nach ca. 6 Monaten IFN
Mittelwert:	149	214
Median:	145	212
Standardabweichung:	60	84

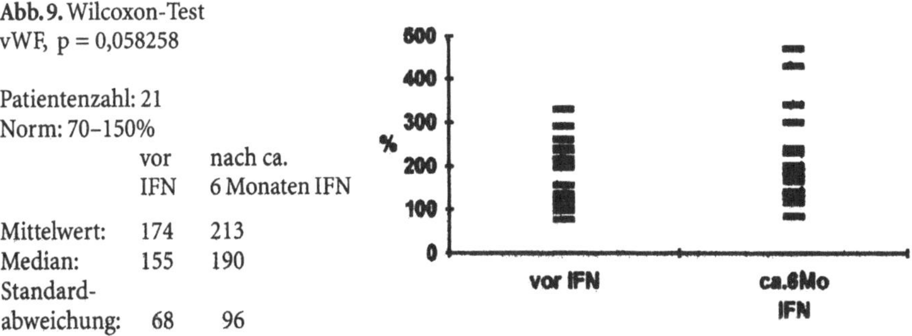

Abb. 9. Wilcoxon-Test
vWF, p = 0,058258

Patientenzahl: 21
Norm: 70–150%

	vor IFN	nach ca. 6 Monaten IFN
Mittelwert:	174	213
Median:	155	190
Standardabweichung:	68	96

Gerinnungsinhibitoren

Die Protein-S-Aktivität (PS) fällt unter Interferontherapie bei einer chronischen Hepatitis C signifikant ab, während das Gesamt-Protein-S-Antigen (totales PS) einen hochsignifikanten und das "C4-binding" Protein einen tendentiellen Anstieg zeigen (Abb. 10–12).

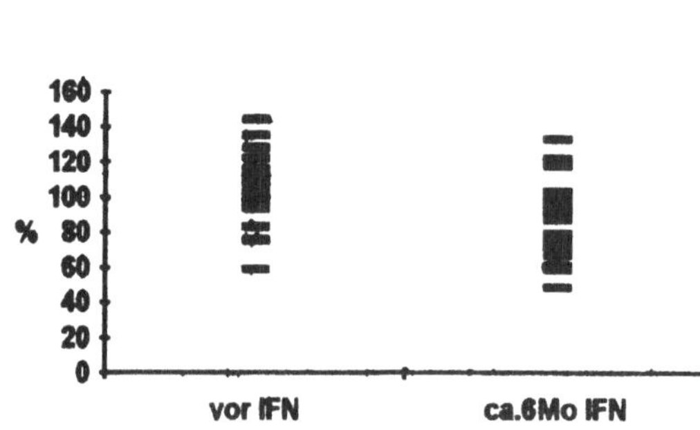

Abb. 10. Wilcoxon-Test
Protein-S-Aktivität, p = 0,008316

Patientenzahl: 22
Norm: Frauen: 77–168%
Männer: 88–996%

	vor IFN	nach ca. 6 Monaten IFN
Mittelwert:	103	85
Median:	107	83
Standardabweichung:	20	21

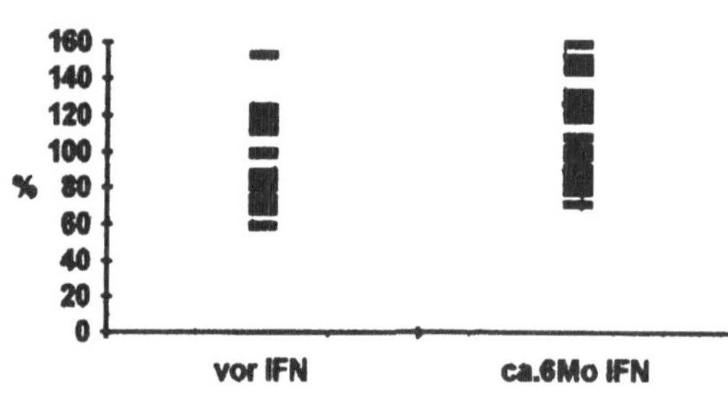

Abb. 11. Wilcoxon-Test
totales PS-Antigen, p = 0,000107

Patientenzahl: 23
Norm: Frauen: 67–158%
Männer: 77–154%

	vor IFN	nach ca. 6 Monaten IFN
Mittelwert:	94	114
Median:	88	118
Standardabweichung:	30	26

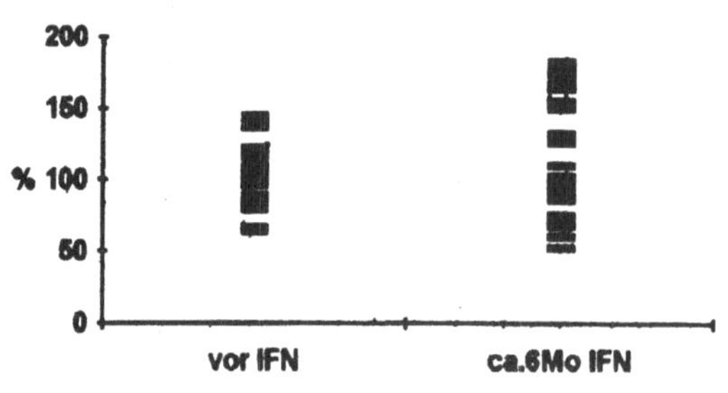

Abb. 12. Wilcoxon-Test
"C4-binding" Protein, p = 0,027674

Patientenzahl: 23
Norm: 62–158%

	vor IFN	nach ca. 6 Monaten IFN
Mittelwert:	102	118
Median:	102	110
Standardabweichung:	24	40

Fibrinolysefaktoren

Bei Behandlung einer chronischen Hepatitis C mit Interferon konnte ein signifikanter Anstieg des Plasminogen-Antigen-Wertes beobachtet werden (Abb. 13).

Abb. 13. Wilcoxon-Test
Plasminogenantigen, p = 0,009274

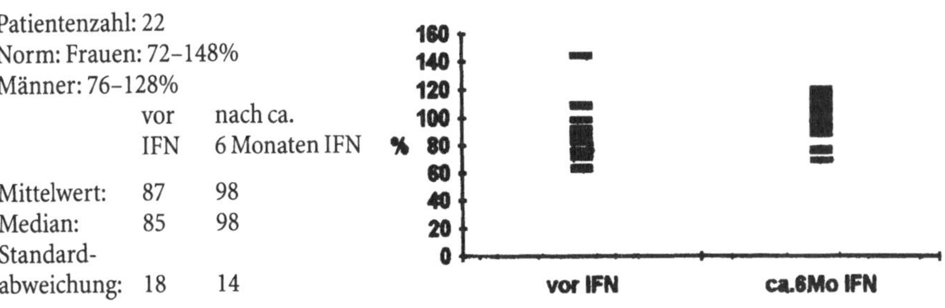

Rang-Korrelationskoeffizient nach Spearman für signifikante Parameter nach ca. 6 Monaten Interferontherapie

Bei der Korrelationsuntersuchung der nach 6 Monaten Interferontherapie signifikant veränderten Parameter ergab sich eine signifikante positive Korrelation zwischen GPT und GOT und GOT und GGT sowie signifikante negative Korrelation zwischen GOT und TPZ (Tabelle 1).

Wilcoxon-Test für Paardifferenzen – nichtsignifikante Parameter

Bei den in Tabelle 2 aufgeführten Parametern konnte keine signifikante Änderung während einer Interferontherapie bei chronischer Hepatitis C festgestellt werden.

Zusammenfassung

Es wurden bei 21 Patienten mit chronischer HCV-Infektion der gastroenterologischen sowie hämostaseologischen Ambulanz der Universitätskliniken Frankfurt/Main Enzymaktivitäten (GPT, GOT, GGT, AP), Globaltests (TPZ, PTT, Fibrinogen), Gerinnungsaktivatoren (FII, FV, FVII, FVIII, FXII, vWF), Gerinnungsinhibitoren (ATIII-Aktivität und -Antigen, Heparinkofaktor-II-Antigen, PC-Aktivität und -Antigen, PS-Aktivität, totales PS, freies PS, freies PS, "C4-binding" Protein), APC-Resistance sowie Fibrinolysefaktoren (Plasminogenantigen, t-PA-Aktivität und -Antigen, PAI-1-Antigen, α2-Antiplasmin-Aktivität) vor und nach einer ca. 6 monatigen Interferontherapie bestimmt.

Tabelle 1. Rang-Korrelationseffizient nach Spearman für signifikante Parameter nach ca. 6 Monaten Interferontherapie

rho/ p	GPT	GOT	GGT	AP	TPZ	PTT	FIB	FVII- AK	PS- AG	PS- AK
GOT	**0,85** **0,002**									
GGT	0,49 ≤ 50,05	**0,59** ≤ **0,01**								
AP	0,17 > 0,20	0,30 ≤ 0,20	0,36 ≤ 0,20							
TPZ	- 0,50 ≤ 0,02	- **0,57** ≤ **0,01**	- 0,24 > 0,20	- 0,45 ≤ 0,05						
PTT	- 0,07 > 0,20	0,01 > 0,20	0,20 > 0,20	0,32 > 0,20	0,00 > 0,20					
FIB	- 0,24 > 0,20	0,01 > 0,20	- 0,34 ≤ 0,20	0,33 ≤ 0,20	- 0,13 > 0,20	0,12 > 0,20				
FVIII- AK	- 0,38 ≤ 0,20	- 0,42 < 0,10	- 0,19 > 0,20	- 0,46 ≤ 0,10	0,39 > 0,20	- 0,14 > 0,20	- 0,17 > 0,20			
PS- AG	- 0,31 ≤ 0,20	- 0,35 ≥ 0,20	- 0,03 > 0,20	0,05 > 0,20	0,27 > 0,20	- 0,08 > 0,20	0,04 > 0,20	- 0,04 > 0,20		
PS- AK	0,14 > 0,20	0,04 > 0,20	- 0,26 > 0,20	- 0,07 > 0,20	- 0,16 > 0,20	0,22 > 0,20	0,14 > 0,20	0,06 > 0,20	- 0,06 > 0,20	
PL- AG	- 0,41 ≤ 0,10	- 0,23 > 0,20	- 0,47 ≤ 0,05	- 0,09 > 0,20	0,02 > 0,20	- 0,23 > 0,20	0,34 > 0,20	0,08 > 0,20	0,08 > 0,20	0,23 > 0,20

Dabei kam es zu einem hochsignifikanten Abfall von GPT, GOT und GGT. So lagen Mittelwert und Median der 3 genannten Parameter vor Behandlungsbeginn deutlich über, nach Behandlungsende jedoch nur noch leicht über bzw. innerhalb des oberen Normbereichs. Mittelwert und Median der alkalischen Phosphatase, stets innerhalb des Normbereichs, zeigen ebenfalls eine stark abfallende Tendenz. Interessanterweise kam es während der Therapie jedoch auch zu einer deutlichen PTT-Verkürzung, vermutlich auf der Grundlage der steigenden FVIII-Aktivitätswerte, wobei sich Mittelwert/Median der PTT vor und nach Therapie stets innerhalb und Mittelwert/Median der FVIII-Aktivität stets oberhalb der Norm befinden. Die Werte des von-Willebrand-Faktor-Antigens verhalten sich tendentiell wie die der FVIII-Aktivität.

Auch TPZ und Fibrinogen zeigen unter Therapie einen Anstieg, die TPZ tendentiell, Fibrinogen deutlicher (Werte jedoch jederzeit im Normbereich).

Darüber hinaus auffällig ist ein Abfall der Protein-S-Aktivität. Mittelwert und Median liegen nach Interferongabe sogar unterhalb des Normbereiches für Männer. Fast spiegelbildlich dazu kommt es zu einem Anstieg der Werte für das totale

Tabelle 2. Wilcoxon-Test für Paardifferenzen - nichtsignifikante Parameter

Parameter	Patientenzahl	Signifikanz (p)
Gerinnungsaktivatoren		
Faktor-II-Aktivität	23	0,290223
Faktor-V-Aktivität	23	0,211178
Faktor-VII-Aktivität	23	0,079427
Faktor-XII-Aktivität	23	0,259452
Gerinnungsinhibitoren		
Antithrombin-III-Aktivität	23	0,916847
Antithrombin-III-Antigen	23	0,753985
"Heparin Cofaktor II antigen"	23	0,799773
Protein-C-Aktivität	22	0,311794
Protein-C-Antigen	23	0,105453
freies Protein S	22	0,918694
Fibrinolysefaktoren		
tissue-Plasminogenaktivator-Aktivität	19	0,144688
tissue-Plasminogenaktivator-Antigen	18	0,167351
Plasminogenaktivator-Inhibitor-1-Antigen	23	0,799773
α2-Antiplasmin Aktivität	21	0,840822
APC-Resistance	18	0,392738

PS-Antigen wobei es auch zu einem tendentiellen Anstieg des "C4-binding" Proteins kommt. Das freie Protein S bleibt weitestgehend unbeeinflußt.

Unter Interferon kam es ebenfalls zu steigenden Plasminogenantigenwerten, jedoch liegen diese noch innerhalb der Normbereiche.

Die anderen, oben bereits aufgeführten Parameter zeigten während einer Interferontherapie bei chronischer Hepatitis C keine wesentlichen Veränderungen.

Eine Korrelationsanalyse der signifikanten Parameter ergab eine positive Korrelation von GPT/GOT und GOT/GGT sowie eine negative Korrelation von GOT/TPZ.

Diskussion

Mit zunehmender Leberschädigung treten Synthesestörungen der Leber auf. Zuerst kommt es zum Abfall der Vitamin-K-abhängigen Gerinnungsaktivatoren Faktor II, VII, IX und X (Joist 1994; Lorenz 1994; Mammen 1994; Paramo u. Rocha 1993; Violi et al. 1995). Der sensitivste Parameter unter ihnen ist der Faktor VII, gefolgt von Faktor X und II. Erst spät werden verminderte Faktor-IX-Werte gemessen (Mammen 1994; Paramo u. Rocha 1993). Parallel zum Absinken der Faktor-VII-Werte tritt eine Verminderung der ebenfalls Vitamin-K-abhängigen Gerinnungsinhibitoren Protein C und später auch des Proteins S auf. Im Spätstadium einer Leberzirrhose sind nicht nur die Vitamin-K-abhängigen Faktoren erniedrigt. Es kommt zur verminderten Synthese der Gerinnungsaktivatoren Faktor V, XI, XII sowie Faktor XIII, der Gerinnungsinhibitoren Antithrombin III und des Heparinkofaktors II sowie der Fibrinolysefaktoren Plasminogen, α_2-Antiplasmin und des Plasminogenaktivatorinhibitors sowie des Fibrinogens (Corrigan et al. 1982; Mammen 1994, 1996; Scharrer 1997; Tollefsen u. Pestka 1985; Vukovich 1995). Weiterhin wird der Faktor VIII:C durch das reduzierte Protein C vermindert abgebaut.

Im Gegensatz zu den durch Synthesestörung meist verminderten Gerinnungsaktivatoren/-inhibitoren sind von-Willebrand-Faktor sowie Faktor VIII typischerweise normal oder erhöht (Mammen 1994, 1996; Scharrer 1997), was als Akute-Phase-Reaktion gewertet wird (Lorenz 1994; Maisonueva u. Sultan 1977).

Im Rahmen der bestehenden Hyperfibrinolyse werden erhöhte D-Dimere, Fibrinogenspaltprodukte und t-PA-Spiegel festgestellt (Violi et al. 1993, 1995, 1996; Tran-Thang et al. 1989).

Eine Interferontherapie führt bei ca. 50% der Patienten zu einem Abfall der Transaminasen. Der Einfluß einer solchen Therapie auf das Gerinnungssystem ist noch unklar.

Geht man davon aus, daß eine Interferontherapie zu einer Verminderung der viralen Belastung und damit zu einer Verminderung der Entzündungsreaktion (die sich durch fallende Transaminasen zeigt) und somit auch zu einer verbesserten Lebersyntheseleistung führt, müßte sich dieses auch an Veränderungen der Gerinnungsparameter zeigen.

Die Faktor-VIII-Aktivität und das von-Willebrand-Faktor-Antigen liegen bereits vor Behandlungsbeginn, wie bei vielen entzündlichen Prozessen, deutlich über der Norm. Jedoch kommt es während einer Interferonbehandlung nicht zu einem Abfall dieser Werte (wie man bei fallenden Transaminasen und damit vermutlich geringerer Entzündung erwarten könnte), sondern eher zu höheren Werten während der Therapie. Es läßt sich spekulieren, daß dieser Anstieg mit der Interferontherapie selbst (vielleicht im Rahmen einer Akute-Phase-Reaktion) in Zusammenhang steht. Ob der Anstieg der Gesamt-Protein-S-Antigenwerte, des Fibrinogens und des Plasminogens nun im Rahmen einer verbesserten Lebersyntheseleistung oder reiner Interferoneffekt ist, muß durch weitere Untersuchungen geklärt werden.

Literatur

1. Aledort LM (1993) Consequences of chronic hepatitis C: a review article for the hematologist. Am J Hematol 44: 29–37
2. Alscher DM, Bode JC (1997) Therapie der Hepatitis C. Med Klinik 92: 147–161
3. Alter MJ, Margolis HS, Krawczynski K et al. (1992) The natural history of community-acquired hepatitis C in the united states. NEJM 327: 1899
4. Bell H, Hellum K, Harthug S et al. (1997) Genotype, viral load and age as independent predictors of treatment outcome of interferon-alpha 2a treatment in patients with chronic hepatitis C. Scand J Infect Dis 29: 17–22
5. Bellary S, Smith DG, Bankes P, Harris A, Shayiq R, Black M (1995) High dose interferon alpha 2b therapy for chronic hepatitis C. An open label study of the response and predictors of response. Amer J Gastroenterol. 90: 259–262
6. Ben Ari Z, Panagou M, Patch D, Osman E, Pasi J, Burroughs A (1997) Hypercoagulobility in patients with biliary cirrhosis and primary sclerosing cholangitis evaluated by thrombelastography. J Hepatol 26: 554–559

7. Corrigan JJ, Jeter M, Earnest DL (1982) Prothrombin antigen and coagulant activity in patients with liver disease. JAMA 248: 1736
8. Davis GL, Balart LA, Schiff EK Lindsay K, Bodenheimer HC, Perillo RP, Carey W, Jacobson IM, Payne J, Dienstag JL, VanThiel DH, Tamburro C, Lefkowitch J, Albrecht J, Meschievitz C, Ortego TJ, Gibas A (1989) Treatment of chronic hepatitis C with recombinant interferon alfa. NEJM 321: 1501
9. DiBisceglie AM, Marin P, Kassianides C, Lisker-Melman M, Murray L, Waggoner J, Goodman Z, Banks S, Hoofnagle J (1989) Recombinant interferon alfa therapy for chronic hepatitis C. NEJM 321: 1506
10. Dusheiko GM (1995) Virology and sequence variation of hepatitis C: clinical significance. Lancet 345: 563–564
11. Fine LG, Dusheiko MG (1995) Genetic diversity of hepatitis C virus: implications for pathogenesis, treatment, and prevention. Lancet 345: 562–566
12. Häussinger D: Verbreitung der Hepatitis C lange unterschätzt. KHA Special 6–7
13. Hoofnagel J, Adrian M, Bisceglie D (1997) The treatment of chronic viral hepatitis. NEJM 336: 347–356
14. Joist JH (1994) Hemostatic abnormalities in liver disease. Thromb Hemostas 45: 906–920
15. Kühl P, Seidl S, Stangel W, Beyer J, Sibrowski W, Flik J (1989) Antibody to hepatitis C virus in German blood donors. Lancet 2: 324
16. Lau J, Davis G, Kniffen J et al. (1993) Significance of serum hepatitis C virus RNA levels in chronic hepatitis C. Lancet 341: 1501–1504
17. Le Guen B, Squadrito G, Nalpas B et al. (1997) Hepatitis C virus genome complexity correlates with response to interferon therapy: a study in French patients with chronic hepatitis C: Hepatology 25: 1250–1254
18. Lorenz R (1994) Therapy of coagulation disorders in severe liver disease. Biomedical Progress 7: 22–25
19. Maisonueva P, Sultan Y (1977) Modification of factor VIII complex properties in patients with liver disease. J Clin Pathol 30: 221
20. Mammen EF (1994) Coagulation defects in liver disease. Common Bleeding and Clotting disorders 3: 545–554
21. Mammen EF (1994) Coagulapathies of liver disease. Thromb Hemostas 4: 769–780
22. Mammen EF (1996) Gerinnungsstörungen bei Lebererkrankungen. Sonderdruck aus: "Die gelben Hefte" 2: 88–96
23. Morfini M, Mannucci PM, Ciavarella N, Schiavoni M, Gringeri A, Rafanelli D, Di Bona E, Chistolini A, Tagliaferri A, Rodorigo G (1994) Prevalence of infection with the hepatitis C virus among Italian hemophiliacs before and after the introduction of virally inactivated clotting factor concentrates: a retrospective evaluation. Vox Sang 67: 178–182
24. Pape GR (1994) Hepatitis – Einführung in das Schwerpunktthema. Deutsches Ärzteblatt 40: 1992
25. Paramo JA, Rocha E (1993) Hemostasis in advanced liver disease. Sem Thromb Hemostas 3: 184–190
26. Poynard T, Bedossa P, Chevallier P, Mathurin C, Lemmonier C, Trepo P, Couzigou P, Payen JL, Sajus M, Costa JM, Videaud M, Chaput JC and the multicenter study group (1995) A comparison of three interferon alfa-2b regiments for the long-term treatment of chronic non-A, non-B hepatitis. NEJM 332: 1457–1462
27. Preston H, Wright TL (1996) Interferon therapy for hepatitis. Lancet 348: 973–974
28. Rabe C, Holstege A (1996) Interferon alpha bei chronischer Hepatitis C. DMW 121: 187
29. Rass H (1996) Richtlinien zur Therapie der Hepatitis C. DMW 31: A9
30. Roggendorf M, Deinhardt F, Rasshofer R, Eberle J, Hopf U, Möller B, Zachoval R, Pape G, Schramm W, Rommel F (1989) Antibodies to hepatitis C virus. Lancet 2: 324–325
31. Scharrer I (1997) Leberzirrhose und Gerinnungsstörungen. In: Caspary WF, Leuschner U, Zeuzem S (Hrsg) Therapie von Leber- und Gallenkrankheiten. Springer, Heidelberg, S 261–267
32. Teuber G, Gerken G, Meyer KH (1994) Hepatitis C Virusinfektionen: aktuelle Strategien der Therapie. Sonderdruck. "Die gelben Hefte" 1: 36–43
33. Tollefsen DM, Pestka OA (1985) Heparin cofactor II activity in patients with disseminated intravascular coagulation and hepatic failure. Blood 760: 769

34. Tong MJ, el Farra NS, Reikes AR, Co RL (1995) Clinical outcomes after transfusion-associated hepatitis C. NEJM 332: 1463–1466
35. Tran-Thang C, Fasel-Felley J, Pralong G, Hofstetter JR, Bachmann F, Kruithof EKO (1989) Plasminogen activators and plasminogen activators inhibitors in liver deficiencies caused by chronic alcoholism or infectious hepatitis. Thromb and Haemost 62: 651–653
36. Violi F, Ferro D, Basili S, Quintarelli C, Musca A, Cordova C, Balsano F (1993) Hyper-fibrinolysis resulting from clotting activation in patients with different degrees of cirrhosis. Hepatology 17: 78–83
37. Violi F, Ferro D, Basili S, Artini M, Valesini G, Levrero M, Cordova C (1995) Increased rate of thrombin generation in hepatitis C virus cirrhotic patients, relationship to venous thrombosis. J of Investigative Medicine 6: 550–554
38. Violi F, Ferro D, Basili S, Cimminiello C, Saliola M, Vezza E, Cordova C (1995) Prognostic value of clotting and fibrinolytic systems in a follow up of 165 liver cirrhotic patients. Hepatology 22: 96–100
39. Violi F, Basili S, Ferro D, Quintarelli C, Alessandril C, Cordova C (1996) Association between high values of D-dimer and tissue-plasminogen activator activity and first gastrointestinal bleeding in cirrhotic patients. Thromb Haemost 76: 177–183
40. Vukovich T, Teufelsbauer H, Fritzer M, Kreuzer S, Knoflach P (1995) Hemostasis avtivation in patients with liver cirrhosis. Thromb Res 77: 271–278
41. Wieland E (1996) Hepatitis C – Richtlinien für Diagnostik und Therapie. Internist 37: 750–753
42. Zeuzem S, Roth WK, Herrmann G (1995) Virushepatitis C. Z Gastroenterol 33 (2): 117–132

VI.e Poster: Pädiatrie

FV R506Q Mutation and Elevated Lipoprotein (a): A Possible Link to the Plasminogen Activator Inhibitor-1 (PAI-1) 4G/4G Genotype?

R. Junker, R. Bäumer, H. G. Koch, C. H. Schettler,
D. Weber, U. Nowak-Göttl

Summary

To evaluate the role of plasminogen activator inhibitor-1 (PAI-1) 4G/4G genotype or elevated lipoprotein (a) (Lp(a)) in subjects with the Factor V (FV) R506Q mutation, 56 children with an early onset of thromboembolism, 46 first-degree relatives and 99 healthy controls were investigated. PAI-1 4G/5G polymorphism, FV R506Q mutation, protein C, protein S, antithrombin (AT) and Lp(a) were determined. The heterozygous FV R506Q mutation was found in combination with the PAI-1 4G/4G genotype in 61% of patients, 62% of relatives, and 33% of the controls. In addition, the FV R506Q mutation was found with elevated Lp(a) (23%) and antithrombin deficiency (15%). We did not find a heterozygous FV R506Q mutation without a further prothrombotic risk factor in symptomatic children with thromboembolism. In conclusion, patients and first-degree family members carrying the FV R506Q mutation showed more often the PAI-1 4G/4G genotype or elevated Lp(a) compared with the controls. With respect to the small number of subjects investigated these findings have to be interpreted as a preliminary result.

Introduction

Within the last decade, various genetic defects of proteins regulating blood coagulation, particularly those affecting the physiological anticoagulant or fibrinolytic systems, have been well established as risk factors of cardiovascular disease in adults [1–12]. Besides the high thrombotic risk reported in patients homozygous for the factor V (FV) R506Q mutation, homozygous protein C deficiency, homozygous protein S deficiency and homozygous homocystinuria, an intermediate risk of early thrombotic onset is observed in patients with heterozygous antithrombin deficiency, heterozygous protein C deficiency, heterozygous protein S deficiency, and heterozygous carriers of the FV R506Q mutation [13–17].

The role of elevated lipoprotein (a) (Lp(a)) and plasminogen activator inhibitor-1 (PAI-1) in thromboembolism has recently been reported [18–21]. A decreased fibrinolytic activity due to increased levels of PAI-1 has been shown in patients suffering from deep venous thrombosis, and in symptomatic children with the FV R506Q mutation and their first-degree family members [22–26]. However, besides the recently described interaction of a "thrombin activatable fibrinolysis inhibitor (TAFI)" leading to increased levels of PAI-1 [27], elevated PAI-1 levels are associated with the 4G allele of a 4G/5G

I. Scharrer/W. Schramm (Hrsg.)
28. Hämophilie-Symposion Hamburg 1997

insertion/deletion polymorphism located in the promotor region 675 bp upstream from the transcription start sequence of the PAI-1 gene [28].

Since paediatric thromboembolism is being increasingly viewed as a multifactorial disorder [29], besides the established combinations with antithrombin, protein C or protein S deficiency, the present study focused on the role of the PAI-1 4G/4G genotype or elevated Lp(a) concentrations in children suffering from vascular occlusion along with the FV R506Q mutation.

Patients, Materials and Methods

Patients

Potential prothrombotic risk factors were determined in 56 children who suffered from thromboembolism, 46 first-degree family members and 99 healthy controls of the same ethnical background.

Assays of Haemostatic Factors

The PAI-1 4G/5G polymorphism, FV R506Q mutation, amidolytic protein C and antithrombin activity (chromogenic substrates: Chromogenix, Mölndal, Sweden), free protein S antigen, total protein S antigen and protein C antigen (Stago, Asnierès-sur-Seine, France), and Lp(a) (Chromogenix, Mölndal, Sweden) were measured as recently reported [26, 29–31].

Results

The results are shown in table 1. The prevalence of the FV R506Q mutation and elevated Lp(a) were higher in patients compared with the control group. Deficien-

Table 1. Potential prothrombotic risk factors (FV R506Q mutation, PAI-1 4G/4G genotype, AT deficiency, Lp(a)) in children with thrombosis, first-degree family members and healthy controls

	Patients	Relatives	Controls
FV R506Q (+/-)	11/56 (20%)	20/46 (43%)	11/99 (11%)
FV R506Q (+/+)	2/56 (4%)	1/46 (2%)	1/99 (1%)
PAI-1 4G/4G	3/56 (5%)	4/46 (9%)	8/99 (8%)
Lp(a) >30 g/l	13/56 (23%)	12/46 (26%)	6/99 (6%)
AT deficiency	1/56 (2%)		
PAI-1 4G/4G in FV R506Q carriers (+/- or +/+)	8/13 (61%)	13/21 (62%)	4/12 (33%)
AT deficiency in FV R506Q carriers (+/-)	2/13 (15%)	-	-
Lp(a) >30 g/l in FV R506Q carriers (+/-)	3/13 (23%)		

FV R506Q, Factor V R506Q; LP(a), lipoprotein (a); PAI-1 4G/4G, PAI-1 4G/4G allele; AT, antithrombin

cies of antithrombotic proteins were found solely in the patient group (AT $n = 1$; protein C $n = 3$; protein S $n = 1$). We did not find the FV R506Q mutation in the patient group without a further potential risk factor for thromboembolism. In the patient group, the FV R506Q mutation was more frequent associated with the 4G/4G genotype than in the controls. In addition, the FV R506Q mutation was combined with AT deficiency or elevated Lp(a) concentrations in symptomatic children, but not in the controls.

Discussion

Whereas the association between the FV R506Q mutation and other well established causes of inherited thrombophilia have been investigated in greater detail [32–37], there is only scanty information about associations between FV R506Q and other potential genetic factors predisposing for thrombosis, like the commonly observed increase of Lp(a) [18, 19], and in addition, the PAI-1 4G/4G alleles [38–39].

Data presented here indicate a trend towards a higher prevalence of the PAI-1 4G/4G genotype allele in combination with the FV R506Q mutation in children suffering from thromboembolism compared with healthy controls without reaching significance due to the small number of patients. In addition, our data show that elevated Lp(a) concentrations combined with the FV R506Q mutation led also to an early thrombotic manifestation in paediatric patients. However, the most interesting finding of this single centre evaluation was that the heterozygous FV R506Q mutation was not found without any further prothrombotic risk factor in childhood thromboembolism.

In conclusion, patients and first-degree family members carrying the FV R506Q mutation showed more often the PAI-1 4G/4G genotype or elevated Lp(a) levels. Further multicentre prospective studies have to clarify the role of the PAI-1 4G/5G polymorphism with respect to further genetic or acquired risk factors for vascular occlusion.

Acknowledgement. The authors thank Susan Griesbach for editing this manuscript.

References

1. de Stefano V, Finazzi G, Mannucci PM (1996) Inherited thrombophilia: pathogenesis, clinical syndromes and management. Blood 87: 3531–3544
2. Lane DA, Mannucci PM, Bauer KA, Bertina RM, Bochkov NP, Boulyjenkov V, Chandy M, Dahlbäck B, Ginter EK, Miletich JP, Rosendaal FR, Seligsohn U (1996) Inherited thrombophilia: part 1. Thromb Haemost 76: 651–652
3. Lane DA, Mannucci PM, Bauer KA, Bertina RM, Bochkov NP, Boulyjenkov V, Chandy M, Dahlbäck B, Ginter EK, Miletich JP, Rosendaal FR, Seligsohn U (1996) Inherited thrombophilia: part 2. Thromb Haemost 76: 823–824
4. Gladson CL, Scharrer I, Hach V, Beck KH, Griffin JH (1988) The frequency of type I heterozygous protein S and protein C deficiency in 141 unrelated young patients with venous thrombosis. Thromb Haemost 59: 18–22

5. Engesser L, Brommer EJP, Kluft C, Briet E (1989) Elevated plasminogen activator inhibitor (PAI), a cause of thrombophilia? A study in 203 patients with familial or sporadic thrombophilia. Thromb Haemost 62: 673–680
6. Heijboer H, Brandjes DPM, Büller HR, Sturk A, ten Cate LW (1990) Deficiencies of coagulation-inhibiting and fibrinolytic proteins in outpatients with deep vein thrombosis. N Engl J Med 323: 1512–1516
7. Taberno MD, Tomas JF, Alberca I, Orfao A, Lopez-Borrasca A, Vicente V (1991) Incidence and clinical characteristics of hereditary disorders associated with venous thrombosis. Am J Hematol 36: 249–254
8. Bick RL, Jakway J, Baker WF (1992) Deep vein thrombosis: prevalence of etiologic factors and results of management in 100 consecutive patients. Semin Thromb Hemost 267–214
9. Melissari E, Monte G, Lindo VS, Pemberton KD, Wilson NV, Edmondson R, Das S, Kakkar VV (1992) Congenital thrombophilia among patients with venous thromboembolism. Blood Coagul Fibrinolysis 3: 749–758
10. Malm J, Laurell M, Nilsson IM, Dahlbäck B (1992) Thromboembolic disease. Critical evaluation of laboratory investigation. Thromb Haemost 68: 7–13
11. Pabinger I, Brückner S, Kyrle PA, Schneider B, Korninger HC, Niessner H, Lechner K (1992) Hereditary deficiency of antithrombin III, protein C and protein S: prevalence in patients with a history of venous thrombosis and criteria for rational patient screening. Blood Coagul Fibrinolysis 3: 547–553
12. Mateo J, Oliver A, Borrell M, Sala N, Fonteuberta J, and the EMET group (1997) Laboratory evaluation and clinical characteristics of 2132 consecutive unselected patients with venous thromboembolism – results of the Spanish multicentric study on thrombophilia (EMET-Study). Thromb Haemost 77: 444–451
13. Miletich JP, Prescott SM, White R, Majerus PW, Bovill EG (1993) Inherited predisposition to thrombosis. Cell 72: 477–480
14. Seligsohn U, Zivelin A (1997) Thrombophilia as a multigenetic disorder. Thromb Haemost 78: 297–301
15. Rosendaal FR, Koster T, Vandenbroucke JP, Reitsma PH (1995) High risk of thrombosis in patients homozygous for factor V Leiden (activated protein C resistance). Blood 85: 1504–1508
16. Koster T, Rosendaal FR, de Ronde H, Briet E, Vandenbroucke JP, Bertina RM (1993) Venous thrombosis due to poor anticoagulant response to activated protein C: Leiden Thrombophilia Study. Lancet 342: 1503–1506
17. Mudd SH, Skovby F, Levy HL, Pettigrew KD, Wilcken B, Pyeritz RE, Audria G, Boers GHJ, Homberg IL, Cerone R, Fowler B, Gröbe H, Schmidt H, Schweitzer L (1985) The natural history of homocystinuria due to eystathionine-BBB-synthase deficiency. Am J Hum Genet 37: 1–31
18. Jürgens G, Költringer P (1987) Lipoprotein (a) in ischemic cerebrovascular disease: a new approach to the assessment of risk for stroke. Neurology 37: 513–515
19. Nowak-Göttl U, Debus O, Findeisen M, Kassenböhmer R, Koch HG, Pollmann H, Postler C, Weber P, Vielhaber H Lipoprotein (a): its role in childhood thromboembolism. Pediatrics (electronic pages) 99/6e11
20. Dawson S, Henney A (1992) The status of PAI-1 as a risk- factor for arterial and thrombotic disease: a review. Atherosclerosis 95: 105–112
21. Wiman B (1995) Plasminogen activator inhibitor-1 (PAI-1) in plasma: its role in thrombotic disease. Thromb Haemost 74: 71–76
22. Wiman B , Hamsten A (1991) Impaired fibrinolysis and risk of thromboembolism. Proc Cardiovasc Dis 34: 179–192
23. Han P, Koay ES, Tsakok M, Aw TC, Wong LY, Pradhan M (1988) Altered fibrinolysis in DVT: influence of site of sampling. Thromb Haemost 60: 50–53
24. Juan-Vague I, Valadier J, Alessi MC, Aillaud MF, Ansaldi J, Philip Joet C, Holovoet P, Serradimigni A, Collen D (1987) Deficient t-PA release and elevated PA inhibitor levels in patients with spontaneous or recurrent deep venous thrombosis. Thromb Haemost 57: 67–72

25. Nowak-Göttl U, Vielhaber H, Grohmann J, Schneppenheim R, Koch HG (1997) Arg 506 to Gln mutation in the factor V gene in infancy and childhood: evidence of fibrinolytic impairment. Eur J Pediatr 156: 195–198
26. Nowak-Göttl U, Binder M, Dübbers A, Kehrel B, Koch HG, Veltmann H, Vielhaber H (1997) Arg to Gln mutation in the factor V gene causes poor fibrinolytic response in children after venous occlusion. Thromb Haemost 78: 1115–1118
27. Bajzar L, Kalafatis M, Simioni P, Tracy PB (1996) An antifibrinolytic mechanism describing the prothrombotic effect associated with factor V Leiden. J Biol Chem 271: 22949–22952
28. Dawson SJ, Wiman B, Hamsten A, Green F, Humphries S, Henney AM (1993) The two allele sequences of a common polymorphism in the promotor of the plasminogen activator inhibitor-1 (PAI-1) gene respond differently to interleukin-1 in HepG2 cells. J Biol Chem 268: 10739–10745
29. Nowak-Göttl U, Koch HG, Aschka I, Kohlhase B, Vielhaber H, Kurlemann G, Oleszuk-Raschke K, Kehl HG, Jürgens H, Schneppenheim R (1996) Resistance to activated protein C (APCR) in children with venous or arterial thromboembolism. Br J Haematol 92: 992–996
30. Falk G, Almqvist A, Nordenhem A, Svensson H, Wiman B (1995) Allele specific PCR for detection of a sequence polymorphism in the promotor region of the plasminogen activator inhibitor-1 (PAI-1) gene. Fibrinolysis 9: 170–174
31. Bertina RM, Koelemann BP, Koster T, Rosendaal FR, Dirven RJ, de Ronde H, van der Velden PA, Reitsma PH (1994) Mutation in blood coagulation factor V associated with resistance to activated protein C. Nature 369: 64–67
32. Mandel H, Brenner B, Berant M, Rosenberg N, Lanir N, Jacobs C, Fowler B, Seligsohn U (1996) Coexistence of hereditary homocystinuria and factor V Leiden, effect on thrombosis. N Engl J Med 334: 763–768
33. Koelemann BPC, Reitsma PH, Allaart CF, Bertina RM (1994) Activated protein C resistance as an additional risk factor for thrombosis in protein C-deficient families. Blood 84: 1031–1035
34. Brenner B, Zivelin A, Lanir N, Greengard JS, Griffin JH, Seligsohn U (1996) Venous thromboembolism associated with double heterozygosity for R506Q mutation of factor V and for T298M mutation of protein C in a large family of a previously described homocygous protein C deficient newborn with massive thrombosis. Blood 88: 877–880
35. Zöller B, He X, Dahlbäck B (1995) Homozygous APC-resistance combined with inherited type I protein S deficiency in a young boy with severe thrombotic disease. Thromb Haemost 73: 743–745
36. Zöller B, Berntsdotter A, Frutos de PG, Dahlbäck B (1995) Resistance to activated protein C as an additional genetic risk factor in hereditary deficiency of protein S. Blood 85: 3518–3523
37. van Boven HH, Reitsma PH, Rosendaal FR, Bayston TA, Chowdhury V, Bauer KA, Scharrer I, Conard J, Lane DA (1996) Factor V Leiden (FVR506Q) in families with inherited antithrombin deficiency. Thromb Haemost 75: 417–421
38. Eriksson P, Kallin B, Hooft FM, Bavenholm P, Hamsten A (1995) Allele-specific increase in basal transcription of the plasminogen-activator inhibitor 1 gene is associated with myocardial infarction. Proc Natl Acad Sci USA 92: 1851–1855
39. Ossei-Geming N, Mansfield MW, Stickland MH, Wilson IJ, Grant PJ (1997) Plasminogen activator inhibitor-1 promotor 4G/4G genotype and plasma levels in relation to a history of myocardial infarction in patients characterized by coronary angiography. Arterioscler Thromb Vasc Biol 17: 33–37

Childhood Porencephaly: Role of Genetic Risk Factors in Familial Trombophilia

H. Vielhaber, O. Debus, G. Kurlemann, R. Sträter, U. Nowak-Göttl

Summary

To determine to what extent the Arg[506] to Gln point mutation in the factor V gene and further genetic factors of thrombophilia affect the risk of porencephaly in the neonate and infant, its occurrence was investigated in a population of children with porencephaly. In this study, the Arg[506] to Gln mutation, factor V, protein C, protein S, antithrombin, antiphospholipid antibodies and lipoprotein (a) (Lp(a)) were retrospectively measured in neonates and children with porencephaly ($n = 24$). In 16 of these 24 patients, genetic risk factors of thrombophilia were diagnosed: heterozygous factor V Leiden ($n = 3$), protein C deficiency type I ($n = 6$), increased Lp(a) ($n = 3$) and protein S type I deficiency ($n = 1$). Three of the 16 infants showed two genetic risk factors of thrombophilia: Factor V Leiden mutation combined with increased familial Lp(a) was found in two children, and factor V Leiden mutation with protein S deficiency type I in one infant. Data of this study indicate that deficiencies in the protein C anticoagulant pathway play an important role in the etiology of connatal porencephaly.

Introduction

Porencephaly and hydrancephaly, defined as fluid-filled cavities within the cerebral hemispheres, which may or may not communicate with the cerebrospinal fluid-containing spaces, are partial or subtotal defects of the developing cerebral hemispheres. The reported overall prevalence is 2.5% [1]. Etiology and pathogenesis of porencephaly and hydrancephaly are still controversial. Whereas Yakovlev and Wadsworth discussed porencephaly as a malformation resulting from incomplete closure of the brain vesicle [2], the opinion that both porencephaly and hydrancephaly are residuals due to destruction of brain tissue from a failure in the carotid circulation is more widely accepted [3–12]. Various noxious events during the fetal period are involved, including inflammation, hemorrhage or exposure to vasoactive drugs [3–15].

Dahlbäck et al. recently described in vitro resistance to the anticoagulant response of activated protein C (APC) [16], in the majority of cases associated with the Arg[506] to Gln point mutation in the factor V gene in thrombophilic patients [17]. To determine to what extent this common gene mutation and further genetic factors

I. Scharrer/W. Schramm (Hrsg.)
28. Hämophilie-Symposion Hamburg 1997

of familial thrombophilia affect the risk of porencephaly in the fetus and infancy, its occurrence was retrospectively investigated in a population of children with connatal cystic malformations.

Methods

Twenty-four children aged neonate to 18 years treated for impairments due to antenatally acquired porencephalic cysts during the past 10 years were enroled in the study. In all patients CT scan, magnetic resonance (MR) imaging or transcranial Doppler ultrasonography performed to confirm the diagnosis of porencephaly.

Blood samples for coagulation studies were drawn from a peripheral vein into premarked 3-ml plastic tubes (citrate 3.8%/blood 1:10; Sarstedt), immediately placed on ice water and centrifuged at 4 °C at 3000 g for 20 min. Platelet-poor plasma was snap-frozen and stored in plastic tubes at –70 °C. The response to activated protein C (Chromogenix, Mölndal, Sweden), the factor V Leiden mutation (DNA prepared from EDTA blood), factor V (factor V deficient plasma: Instrumentation Laboratory, Munich, Germany), protein C (chromogenic substrate S 2366: Chromogenix, Mölndal, Sweden), protein S (based on the prolongation of a prothrombin time (IL Test: Instrumentation Laboratory, Munich, Germany), antithrombin (chromogenic substrate S 2765: Chromogenix, Mölndal, Sweden), antiphospholipid antibodies (IgM/IgG: Stago, Asnières-sur-Seine, France) and lipoprotein (a) concentration (Lp(a): Chromogenix, Mölndal, Sweden) were measured as described earlier [18, 19]. In addition, free and total protein S, and protein C antigens were measured with ELISA technique (Asserachrom: Stago, Asnières-sur-Seine, France).

All children were investigated at the first clinical presentation and received complete laboratory reinvestigation when APCR and the factor V Leiden mutation could be investigated routinely. In addition, family studies (parents, if available grandparents, brothers and sisters) were performed for all children affected. Furthermore, possible thromboembolic events (deep venous thrombosis, myocardial infarction or stroke) and previous histories of fetal wastage were carefully evaluated in all families.

In infants and children with suspected familial thrombophilia the final diagnosis was made when DNA-based assays confirmed the diagnosis (Arg^{506} to Gln mutation of the factor V gene) or when repeatedly measured plasma concentrations were outside the age-appropriate reference range and at least one family member carried the same genetically determined coagulation defected [20–22].

Results

Patients′ characteristics are shown in Table 1.

In 16 out of 24 infants and children with porencephaly, genetic risk factors of familial thrombophilia were diagnosed: heterozygous factor V Leiden (n = 3), protein C deficiency type I ($n = 6$), increased Lp(a) ($n = 3$) and protein S type I deficiency ($n = 1$). In addition, 3 of the 16 infants showed two genetic risk factors of thrombo-

Table 1. Sex, age at onset, initial symptoms, cystic location, genetic risk factors, age at final diagnosis, outcome and family history in children suffering from porencephaly

Sex	Onset	Initial symptoms	Porencephalic location	Genetic risk factors	Age at final diagnosis	Outcome	Family history
m	1 day	Seizures, R hemiparesis	L middle cerebral artery	F V Leiden, Lp(a): 120 mg/dl	2 years	Lennox retardation	+
m	6 weeks	R hemiparesis	L middle cerebral artery	F V Leiden	4 years	Lennox	–
m	Birth	Seizures, L hemiparesis	R middle cerebral artery	Protein S type I; free ag: 8%; total: 10%	4 weeks	Blindness, death	+
f	Birth	Hypotonia, seizures	L middle cerebral artery	Protein C type I; ac: 25%; ag 20%	5 years	Lennox, retardation	–
m	3 years	Macrocephaly, L hemiparesis	R middle cerebral artery R posterior artery	Lp(a): 60 mg/dl	16 years	L hemiparesis	–
m	8 weeks	Tetraparesis	R/L middle cerebral artery	Lp(a): 70 mg/dl	7 years	Tetraparesis/ retardation	–
m	8 weeks	Seizures	R middle cerebral artery	Protein C type I; ac: 40%; ag 45%	15 years	L hemiparesis	–
m	8 weeks	R hemiparesis	L middle cerebral artery	–	14 years	L hemiparesis	–
m	5 months	Seizures, L hemiparesis	R middle cerebral artery	F V Leiden, Lp(a): 145 mg/dl	18 years	L hemiparesis	+
m	Birth	Seizures	L middle cerebral artery, L posterior artery	F V Leiden, protein S type I; free ag: 15%; total: 20%	3 years	R hemiparesis, severe retardation	+
f	2 years	Seizures	L middle cerebral artery	Protein C type I; ac: 22% ; ag: 30%	4 years	No handicap	–
m	4 weeks	R hemiparesis	L middle cerebral artery	F V Leiden	8 years	R hemiparesis	–

Table 1. Continued

m	6 weeks	R hemiparesis	L middle cerebral artery	–	10 years	R hemiparesis: mild	–
f	3 months	R hemiparesis, seizures	L middle cerebral artery	Lp(a): 90 mg/dl	16 years	R hemiparesis: mild	–
m	4 months	L hemiparesis, seizures	R middle cerebral artery	–	6 years	L hemiparesis	–
m	4 months	R hemiparesis	L middle cerebral artery, L posterior artery	–	10 years	L hemiparesis mild	–
f	5 months	Tetraparesis, seizures	R/L middle cerebral artery	F V Leiden	5 years	Tetraparesis, blindness, retardation	–
f	3 months	R hemiparesis	L middle cerebral artery, L anterior artery	Protein C type I; ac: 15%; ag: 22%	2 years	R hemiparesis, retardation	+
f	8 weeks	Macrocephaly, R hemiparesis	L posterior artery	–	13 years	No handicap	–
f	Birth	Seizures, R hemiparesis	L middle cerebral artery	Protein C type I; ac: 51%; ag: 50%	12 years	R hemiparesis, retardation	–
m	4 months	R hemiparesis, seizures	L middle cerebral artery	–	4 years	R hemiparesis, retardation	–
m	3 months	R hemiparesis, seizures	L middle cerebral artery	–	18 years	R hemiparesis, blindness, retardation	–
f	Birth	R hemiparesis	L middle cerebral artery	Protein C type I; ac: 22%; ag 20%	4 years	R hemiparesis	–
f	4 months	Seizures, R hemiparesis	L middle cerebral artery	–	14 years	R hemiparesis, retardation	–

m, male; f, female; L, left; R, right; Lp(a), lipoprotein (a); ac, activity; ag, antigen.

philia: Factor V Leiden mutation combined with increased familial Lp(a) was found in two children, and factor V Leiden mutation with protein S deficiency type I in one infant, respectively. No antithrombin or factor V deficiency and no increased anti-phospholipid antibodies were diagnosed in the population studied.

A positive family history of thrombosis was found in five out of 24 families studied. In addition, maternal risk factors during pregnancy, i.e. viral or bacterial infections, EPH gestosis, placental dysfunction or fetal bradyarrhythmia were documented in nine of the 24 mothers investigated.

In the majority of cases, porencephaly occurred in the left hemisphere ($n = 14$). Only few porencephalic cysts were located in the right hemisphere ($n = 4$). Polycystic porencephaly ($n = 5$) and hydrancephaly ($n = 1$) were additionally reported in the children investigated.

Seizures or contralateral hemiparesis were the leading symptoms in neonates and infants with porencephaly, and in the majority of cases an early onset following birth or within the first three months of life was reported.

One infant died at the age of 6 months. Severe impairment was found in seven of the remaining 23 patients studied: mental retardation, tetraplegia and blindness. In addition, contralateral hemiplegia was reported in 16 of the 23 cases. Lennox syndrome, following intrauterine cystic malformation was found in three of the children investigated. Only five of the 23 children showed mild or no handicap.

Discussion

In childhood, the reported prevalence of porencephaly is 2.5% [1]. Besides porencephaly under discussion as a malformation resulting from incomplete closure of the brain vesicle [2], trauma, infectious diseases, vasoactive drugs (such as cocaine), hemorrhage and infarction are all causes of cerebrovascular accidents in the fetus [3–15].

The theory of destruction of the brain from carotide circulation failure is consistent with the classic experiments of Becker who produced porencephalic or hydrancephalic defects by arterial embolization in puppies [23]. Similar lesions were produced by carotid occlusions in monkeys [24]. In addition, pathologists have described infarcts and emboli most often in the territory of the middle cerebral artery, either in stillborns or in infants who survived only a few hours [25–30]; it was suggested that emboli arising from fetal veins or placenta might reach cerebral arteries because of the large right-left shunt during fetal life. Cystic lesions in the fetus, neonate and infant present uniform pictures. Thus, it is important to emphasize that lesions occurring in the fetus are similar to those described postnatally.

In childhood stroke, deficiencies of physiologic anticoagulants such as anti-thrombin, protein C or protein S have rarely been reported [31–36]. Defects of the protein C anticoagulant system associated with thrombophilia are usually transmitted with an autosomal dominant pattern of inheritance. The frequency of protein C deficiency is 3.2% in unselected patients with venous thrombosis and 3.8% in selected patients. In the general population, extrapolated data obtained for cohorts of thrombotic patients gave a frequency of between 1:16 000 and 1:36 000.

A much higher frequency was found in healthy subjects, with a rate of 1:200 to 1:300. The frequency of protein S deficiency is similar to that of protein C deficiency: 2.2% for unselected patients with venous thrombosis and 3.0% for selected patients. However, there are no data on the frequency of protein S in the general population. Bearing in mind the high frequency of the factor V Leiden mutation between 4% and 10% in the European and North American population, the frequency of APC resistance is 21% in unselected patients with primary thromboembolism and 22% in selected patients [37].

In a previous study we demonstrated that deficiencies in the protein C anticoagulant pathway play an important role in the etiology of childhood stroke [38].

Data of the present study showed a high prevalence of genetic risk factors (66%) of familial thrombophilia in neonates and infants with intrauterine porencephalic cystic lesions. Like childhood stroke, the factor V Leiden mutation and protein C deficiency play an important role in the etiology of porencephalic antenatal cysts. Six out of 24 children enroled in this study were suffering from the Arg^{506} to Gln mutation in the factor V gene.

Strokes in young adults were attributed to antithrombin, protein C or protein S deficiency in 17 of 54 cases investigated [39]. In the present study, besides the Arg^{506} to Gln mutation in the factor V gene, children with porencephaly and inherited thrombophilia showed protein C deficiency type I ($n = 6$), one infant showed protein S deficiency type I, and five children were suffering from familially increased Lp(a), which was recently found to be a risk factor associated with stroke in patients < 70 years of age [40]. However, bearing in mind the large number of asymptomatic individuals with deficiencies of the protein C pathway, intrauterine viral/bacterial infections, placental dysfunction or fetal arrhythmia should be discussed as further possible factors triggering early intrauterine thromboembolism in the children investigated.

In conclusion, data of the present study indicate that deficiencies in the protein C anticoagulant pathway and, interestingly, increased Lp(a) play an important role in the etiology of connatal porencephaly.

Acknowledgement. This work is dedicated to Prof. Dr. G. Jacobi (Pediatric Neurology, University Hospital of Frankfurt/Main, Germany) and Prof. Dr. D. Palm (Pediatric Neurology, University Hospital of Münster, Germany) on the occasion of their retirement. In addition, the authors thank Susan Griesbach for editing this manuscript.

References

1. Gross H, Simanyi M (1977) Handbook of clinical neurology. Elsevier/North Holland Biomedical Press, Amsterdam, pp 479–566
2. Yakovlev PI, Wadsworth RD (1946) Schizencephalies. Study of the congenital clefts in the cerebral mantle. I: Clefts with fused lips. II: Cleft with hydrocephalus and lips separated. J Neuropathol Exp Neurol 5: 116–130
3. Friede RL, Mikolasek J (1978) Postencephalic porencephaly, hydrancephaly or polymicrogyria. A review. Acta Neuropathol (Berl) 43: 161–168

4. Boedecker RA, Sty JR, Young LW (1981) Radiological case of the month. Am J Dis Child 135: 1135–1136
5. Manterola A, Towbin A, Yakovlev PI (1966) Cerebral infarction in the human fetus near term. J Neuropathol Exp Neurol 25: 479–488
6. Moore CM, McAdams AJ, Sutherland J (1969) Intrauterine disseminated intravascular coagulation. A syndrome of multiple pregnancy with dead twin fetus. J Pediatr 74: 523–528
7. Yoshioka H, Kadomoto Y, Mino M et al. (1979) Multicystic encephalomalacia in liveborn twin with a stillborn macerated co-twin. J Pediatr 95: 798–800
8. Ong BY, Ellison PH, Browning C (1983) Intrauterine stroke in the neonate. Arch Neurol 40: 55–56
9. Asindi AA, Stephenson BP, Young DG (1988) Spastic hemiparesis and presumed prenatal embolism. Arch Dis Child 63: 68–69
10. Larroche JC (1986) Fetal encephalopathies of circulatory origin. Biol Neonate 50: 61–74
11. Golden GS (1985) Stroke syndromes in childhood. Neurol Clin 3: 59–75
12. Barmada MA, Mossy J, Shuman RM (1979) Cerebral infarcts with arterial occlusion in neonates. Ann Neurol 16: 495–502
13. Friede RL (1975) Developmental neuropathology. Springer, Berlin Heidelberg New York, pp 102–113
14. Becker LE, Takada K (1986) Structural malformations of the cerebral hemispheres. In: Hoffmann HJ, Epstein F (eds) Disorders of the developing nervous system: diagnosis and treatment. Blackwell, Boston, pp 191–223
15. Volpe JJ (1992) Effect of cocaine use on the fetus. N Engl J Med 327: 399–407
16. Dahlbäck B, Carlsson M, Svensson PJ (1993) Familial thrombophilia due to a previously unrecognized mechanism characterized by poor anticoagulant response to activated protein C: prediction of a cofactor to activated protein C. Proc Natl Acad Sci USA 90: 1004–1008
17. Bertina RM, Koeleman BPC, Koster T et al. (1994) Mutation in blood coagulation factor V associated with resistance to activated protein C. Nature 369: 64–67
18. Nowak-Göttl U, Koch HG, Aschka I et al. (1996) Resistance to activated protein C (APCR) in children with venous or arterial thromboembolism. Br J Haematol 92: 992–998
19. Nowak-Göttl U, Kohlhase B, Vielhaber H, Aschka I, Schneppenheim R, Jürgens H (1996) APC resistance in neonates and infants: adjustment of the aPTT-based method. Thromb Res 81: 665–670
20. Andrew M, Paes B, Milner R, Johnston M, Powers P, Tollefsen DM (1987) The development of the human coagulation system in the fullterm infant. Blood 70: 165–172
21. Andrew M, Vegh P, Johnston M, Bowker J, Ofosu F, Mitchell L (1992) Maturation of the hemostatic system during childhood. Blood 80: 1998–2005
22. Nowak-Göttl U, Funk M, Mosch G, Wegerich B, Kornhuber B, Breddin HK (1994) Univariate tolerance regions for fibrinogen, antithrombin III, protein C, protein S, plasminogen and a2-antiplasmin in children using the new automated coagulation laboratory (ACL) method. Klin Pädiatr 206: 437–339
23. Becker Y (1949) Über Hirngefäßausschaltungen II. Intracranielle Gefäßverschlüsse. Über experimentelle Hydrancephalie (Blasenhirn). Dtsch Z Nervenheilk 161: 446–505
24. Myers R (1969) Cystic brain alteration after incomplete placental abruption in monkey. Arch Neurol 21: 133
25. Larroche JCL, Amiel CL (1966) Thrombose de l´artère sylvienne a la periode neonatale. Etude anatomique et discussion pathogénétique des hémiplegies dites congénitales. Arch Fr Pediatr 23: 257–274
26. Larroche JCL (1977) Ischemic lesions. In: Larroche JCL (ed) Developmental pathology of the neonate. Excerpta Medica, Amsterdam, pp 399–445
27. Clark RM, Linell EA (1954) Case report: prenatal occlusion of the internal carotid artery. J Neurol Neurosurg Psychiatr 17: 295–297
28. Cocker J, George SW, Yates PO (1965) Perinatal occlusion of the middle cerebral artery. Dev Med Child Neurol 7: 235–243
29. Banker BQ (1961) Cerebral vascular disease in infancy and childhood. J Neuropathol Exp Neurol 20: 127–140
30. Takada K, Shiota M, Ando M, Kimura M, Inoue K (1989) Porencephaly and hydrancephaly: a neuropathological study of four autopsy cases. Brain Dev 11: 51–56
31. Simioni P, Battistella PA, Drigo P, Carollo C, Girolami A (1994) Childhood stroke associated with familial protein S deficiency. Brain Dev 16: 241–245

32. Sie P, Boneu B, Bierme R, Wiesel ML, Grunebaum L, Cazenave JP (1989) Arterial thrombosis and protein S deficiency. Thromb Haemost 161: 144–147
33. Israels SJ, Seshia SS (1987) Childhood stroke associated with protein C deficiency. J Pediatr 11: 562–564
34. Whitlock JA, Janco RL, Phillips JA (1989) Inherited hypercoagulable states in children. Am J Pediatr Hemat Oncol 11: 170–173
35. Korte W, Otremba H, Lutz S, Flury R, Schmid L, Weissert M (1994) Childhood stroke at three years of age with transient protein C deficiency, familial antiphospholipid antibodies and f.XII deficiency - a family study. Neuropediatrics 25: 290–294
36. Uysal S, Anlar B, Kirazli S (1989) Role of protein C in childhood cerebrovascular occlusive accidents. Eur J Pediatr 149: 216–218
37. de Stefano V, Finazzi G, Mannucci PM (1996) Inherited thrombophilia: pathogenesis, clinical syndromes and management. Blood 87: 3531–3544
38. Nowak-Göttl U, Sträter R, Dübbers A, Oleszuk-Raschke K, Vielhaber H (1996) Ischaemic stroke in infancy and childhood: role of the Arg^{506} to Gln mutation in the factor V gene. Blood Coagul Fibrinolysis 7: 684–688
39. Mastinez HR, Rangel-Guerra RA, Marfil LJ (1993) Ischaemic stroke due to deficiency of coagulation inhibitors. Report of 10 young adults. Stroke 24: 19–25
40. Margaglione M, Di Minno G, Grandone E et al (1996) Plasma lipoprotein (a) levels in subjects attending a metabolic ward. Arterioscler Thromb Vasc Biol 16: 120–128

Thrombotisch-thrombozytopenische Purpura (TTP) im Kindesalter – Ein Fallbericht

V. Aumann, U. Kluba, G. Lutze, C. Kalev, U. Budde, U. Mittler

Die thrombotisch-thrombozytopenische Purpura (TTP) stellt für den betroffenen Patienten ein lebensbedrohliches Krankheitsbild dar. Vieles ist bei dieser Erkrankung noch unklar. So werden unterschiedliche Krankheitsverläufe beobachtet, verschiedene Noxen beschrieben, die einen bisher nicht völlig geklärten Pathomechanismus auslösen. Auch werden verschiedene Behandlungskonzepte angeboten. Entscheidend für den Patienten ist, daß vom Arzt die Leitsymptome, ausgeprägte Thrombozytopenie und damit verbundene Blutungsneigung, mikroangiopathische hämolytische Anämie mit Nachweis von Fragmentozyten im peripheren Blut sowie LDH und Bilirubinerhöhung, eine neurologische Symptomatik, selten nephrologische Komplikationen und das Fehlen einer den von-Willebrand-Faktor(vWF)-spaltenden Protease als angeborene oder durch einen Inhibitor erworbene Störung, richtig gedeutet werden und eine Behandlung schnell eingeleitet wird. In der folgenden Arbeit wird eine Patientin mit einer TTP vorgestellt, bei der Laborparameter für die Erstmanifestation eines chronisch rezidivierenden Geschehens sprechen.

Kasuistik

Es wird über ein 11 Jahre und 11 Monate altes Mädchen berichtet. Aus der Anamnese sind keine nennenswerten schweren Erkrankungen bekannt. Es besteht eine Psoriasis. 5 Tage vor der Aufnahme klagte die Patientin über eine allgemeine Schwäche, Appetitlosigkeit, Brechreiz, Kopfschmerzen, Blässe sowie über einen kollapsartigen Zustand. Eine Durchfallerkrankung lag nicht vor. Am Aufnahmetag bestanden eine ausgeprägte Blässe, multiple Hautblutungen sowie eine schnell zunehmende Bewußtseinseintrübung.

Relevante Befunde bei der Aufnahme der Patientin:
Hb 4,0 mmol/l, HK 0,18, Retikolozyten 18‰-Nachweis von Fragmentozyten im peripheren Blut, Leukozyten 27,1 Gpt/l mit deutlicher Linksverschiebung, ALAT 0,36 µkat/l; ASAT 1,46 µkat/l, LDH 44,5 µkat/l, Bilirubin gesamt 41,2 µmol/l (direkt 2,3), Kreatinin 54 µmol/l, Coombs-Test negativ.

Knochenmark: keine entdifferenzierten Zellen, erheblich gesteigerte Erythropoese. Gerinnungsstatus: Quick 102%, PTT 25,2", TZ 17,8", Fibrinogen 3,8 g/l, ATIII > 120%, FVIII 160% (Immuno), Ristocetin-CoF 260% (Behring), vWF: Ag 340% (Immuno), kein Nachweis supranormaler vWF-Multimere (Dr. Budde), Nachweis des Fehlens der Aktivität der den vWF spaltenden Protease aufgrund eines Inhibitors.

I. Scharrer/W. Schramm (Hrsg.)
28. Hämophilie-Symposion Hamburg 1997

Die Abbildungen 1 und 2 zeigen den Verlauf der wichtigsten Laborparameter an den ersten 7 Behandlungstagen. Bereits am 2. Tag kam es zu einer Besserung der Befunde, die möglicherweise durch den Einsatz des Prednisolons erklärt werden kann. Durch die ersten beiden Plasmapheresen am 21. und 22.11.96 verbesserte sich der Zustand schnell, dies zeigte sich auch durch den Abfall der LDH und des Bilirubins und den Anstieg der Thrombozyten und Retikulozyten.

Im MRT des Schädels zeigten sich typische Veränderungen (Jeong et al. 1994), die als Entmarkungsherde im Putamen gedeutet wurden. Die Veränderungen waren reversibel. Es wurde eine Behandlung mit Kortikoiden (Prednisolon 100 mg tgl.) und Plasmapheresen durchgeführt. Insgesamt wurden 5 Plasmapheresen notwendig.

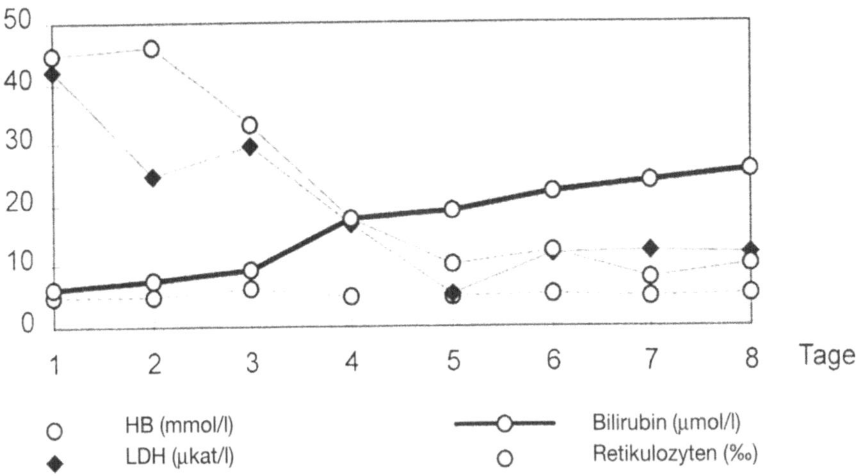

Abb. 1. Verlauf der wichtigsten Laborparameter in den ersten Behandlungstagen

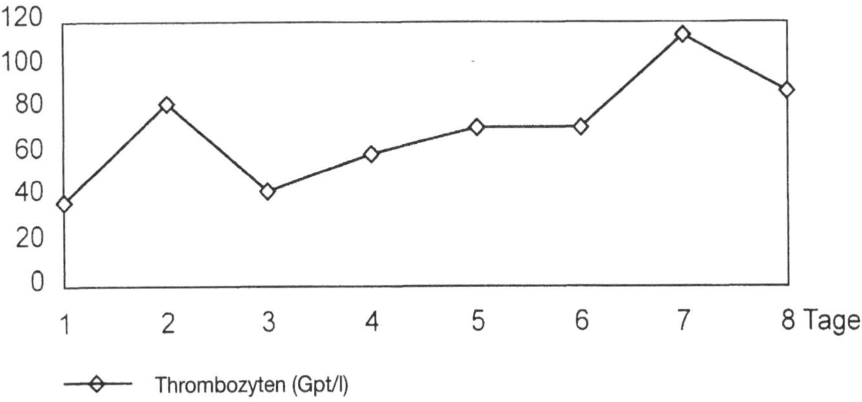

Abb. 2. Thrombozytenzahl in den ersten Behandlungstagen (Gpt/l)

Bei der Untersuchung im Dezember 96 ergaben sich zunächst keine Hinweise auf ein chronisch rezidivierendes Geschehen (keine supranormalen vWF-Multimere, normale Aktivität der den vWF spaltenden Protease). Eine weitere Untersuchung im Mai 97 zeigte dann aber doch vereinzelte übergroße Multimere. Das daraufhin untersuchte Blut ergab eine deutlich reduzierte Aktivität der Protease sowie den Nachweis eines Inhibitors. In der Tabelle 1 werden die Laborparameter der Patientin über einen Zeitraum von 10 Monaten angegeben. Klinisch ist die Patientin derzeit unauffällig.

Diskussion

Viele Fragen, die TTP betreffend, sind seit der Erstbeschreibung durch Moschcowitz im Jahr 1924 weiterhin offen. So werden unterschiedliche, akute bis chronisch rezidivierende Krankheitsverläufe (Heigl et al. 1993) beschrieben. Es werden sehr differente auslösende Noxen angegeben (Hollenbeck u. Grabensee 1993), z. B. Verotoxin (E. coli), Neuraminidase (S. pneumoniae), Störungen im Prostaglandinstoffwechsel, Medikamente (Ciclosporin A), Folgeerscheinungen bei Kollagenosen, Tumorerkrankungen, familiäre Disposition, die unterschiedliche Pathomechanismen initiieren, die dann zu den bekannten Symptomen (Thrombozytopenie, mikroangiopathische Anämie, neurologische Auffälligkeiten) infolge von Plättchenaggregationen führen, die sich intraluminal und subendothelial ablagern und kleine und kleinste Gefäße verschließen. Inwieweit die nephrologischen Komplikationen der TTP zuzuordnen sind oder ob es sich dabei eher um Formen des HUS handelt, bleibt offen. Weshalb als Hauptzielorgan einerseits das ZNS (Jeong et al. 1994; Ohlmann et al. 1996), andererseits die Nieren auftreten, ist nach den heutigen Erkenntnissen über die Pathogenese nicht zu beantworten. Es scheint aber, daß unterschiedliche Pathomechanismen dafür verantwortlich sind, die nach Kenntnis eine genauere Zuordnung, Beurteilung der Prognose und eine optimale Behandlung ermöglichen. Die bisherigen Behandlungen beruhen hauptsächlich auf Erfahrungen und reichen von symptomatischen Therapien (Dialyse beim HUS) über die Gabe von Kortikoiden, Frischplasma, Plasmatausch bis hin zur Verabreichung von Zytostatika (Hayward et al. 1994; Keller et al. 1994; Wolf et al. 1995). Allgemein wird eine primäre Endothelschädigung als auslösende Ursache angenommen (Furlan et al. 1997; Heigl et al. 1993; Hollenbeck u. Grabensee 1993). Für die chronisch rezidivierende Form scheint ein weiterer Mechanismus vorzuliegen. Häufig wird eine deutliche Aktivitätsverminderung einer den vWF spaltenden Protease gefunden. Diese Veränderung scheint genetisch bedingt vorzuliegen, andererseits durch das Vorliegen eines Inhibitors erklärbar (Furlan et al. 1997; Heigl et al. 1993). Es finden sich so übergroße vWF-Multimere, die eine erhebliche hämostaseologische Wirkung haben, indem sie verstärkt Plättchenaggregationen auslösen können (Furlan et al. 1997). Die Endothelschädigung scheint hierbei eine untergeordnete Bedeutung zu haben. Die übergroßen Multimere des vWF zeigen sich während eines Schubes nicht, da sie in den Plättchenaggregaten adsorbiert sind.

Bei unserer Patientin schien sich zunächst eine Normalisierung einzustellen, da die Proteaseaktivität sich normalisierte. Möglicherweise ist dies auf die immun-

Tabelle 1. Laborparameter der Patientin im Langzeitverlauf

Datum	19.11.96	21.11.96	22.11.96	24.11.96	27.11.96	30.11.96	02.12.96	17.12.96	13.01.97	15.05.97	25.09.97
Thr Gpt/l	36,00	41,00	59,00	87,00	62,00	130,00	86,00	254,00	170,00	312,00	220,00
LDH µkat/l	44,50	33,00	17,00	14,20	10,10	12,68	12,30	9,19	11,07	6,07	6,08
Bili ges µmol/l	41,20	29,50	16,30	13,00	13,50	3,90	12,90	5,70	6,20	6,10	6,50
Bili dir. µmol/l	2,30	5,00	53,00	1,00		0,80		53,00	1,20	2,10	0,70
Kreat. µmol/l	54,00	33,00					50,00			35,00	41,00
Proteaseaktivität					<1%		<1%	100%			<1%
Inhibitor					mittelhoch		sehr hoch	kein Nachweis			mittelhoch

suppressive Behandlung mit den Kortikoiden bzw. die Folgen des Plasmatausches (Reduktion des Inhibitors) zurückzuführen. Spätere Untersuchungen bestätigten diese Ergebnisse nicht, so daß nach dem derzeitigen Stand ein chronisch rezidivierender Verlauf möglich erscheint. Die Patientin wurde über ihre mögliche Gefährdung aufgeklärt und verbleibt in einer regelmäßigen Kontrolle.

Zusammenfassung

Es wird über ein knapp 12 Jahre altes Mädchen berichtet, bei dem sich die typischen Symptome einer TTP erstmalig im November 1996 zeigten. Unter einer Behandlung mit Kortikoiden und insgesamt 5 Plasmapheresen bildeten sich sämtliche Krankheitssymptome zurück. Klinisch blieb die Patientin unauffällig. Durch nachfolgende Laboruntersuchungen, die den Nachweis übergroßer Multimere des vWF sowie einen Aktivitätsverlust der den vWF spaltenden Protease infolge eines Inhibitors erbrachten, erscheint ein chronisch rezidivierender Verlauf möglich.

Danksagung

Herrn Prof. Dr. Furlan (Inselspital Bern) möchten wir für seine Hinweise und labordiagnostischen Untersuchungen danken (Bestimmung der den vWF spaltenden Protease).

Literatur

1. Cimolai BJ, Morrison H, Carter HE (1992) Risk factors for the Central Nervous System Manifestations of Gastroenteritis-Associated Hemolytic-Uremic-Syndrome. Pediatrics 90: 614–620
2. Furlan M, Robles R, Solenthaler M et al. (1997) Deficient Activity of von Willebrand Factor-Cleaving Protease in chronic Relapsing Thrombotic Thrombocytopenic Purpura. Blood 89: 3097–3103
3. Catherine P, Hayward M, Sutton DMC, Carter WH et al. (1994) Treatment outcomes in patients with adult Thrombotic Thrombocytopenic Purpura-Hemolytic Uremic Syndrome. Arch Intern Med 154: 982–987
4. Heigl F, Heigl B, Kampfhammer HP et al. (1993) Chronisch rezidivierende thrombotisch-thrombozytopenische Purpura (M. Moschcowitz). Internist 34: 974–980
5. Hollenbeck M, Grabensee B (1993) Hämolytisch-urämisches Syndrom und thrombotisch-thrombozytopenische Purpura im Erwachsenenalter. DMW 118: 69–75
6. Jeong YK, Kim I-O, Kim WS et al. (1994) Hemolytic uremic syndrome: MR findings of CNS complications. Pediat Radiol 24: 585–596
7. Keller F, Schwarz H, Schwarz A (1994) Klinisches Vorgehen bei hämolytisch-urämischem Syndrom und thrombotisch-thrombozytopenischer Purpura (HUS-TTP). Wien Klin Wochenschr 106: 603–607
8. Ohlmann D, Hamann GF, Hassler M et al. (1996) Beteiligung des zentralen Nervensystems bei hämolytisch-urämischem Syndrom/thrombotisch-thrombozytopenischer Purpura Nervenarzt 67: 880–882
9. Wolf G, Thaiss F, Dührsen U et al. (1995) Behandlung einer thrombotisch-thrombozytopenischen Purpura (Morbus Moschcowitz) mit Vincristin. DMW 120: 442–446

Ischämische Schlaganfälle im Kindesalter: Rolle der familiären Thrombophilie – erste Ergebnisse der ESPED-Studie

R. Sträter, H. Vielhaber, U. Göbel, R. von Kries,
G. Kurlemann, U. Nowak-Göttl

Zur Einschätzung der möglichen pathoätiologischen Bedeutung von Hämostasedefekten [8, 18, 23] werden im Rahmen einer ESPED-Studie [7] seit Oktober 1996 bei ischämischen Infarkten im Kindesalter folgende Parameter erfragt: Patientendaten, Lokalisation des Insults, nichthämostaseologische Grunderkrankungen und Triggerereignisse, die für den Schlaganfall (mit-)ursächlich sein könnten, und hämostaseologische Parameter [APC-Resistenz, Faktor-V-Leiden-Mutation, Protein S, Protein C, Antithrombin, Faktor V und XII, Prothrombin und Prothrombin-20210A-Mutation, Plasminogen, PAI und PAI-Polymorphismus (4G/4G), Lipoprotein (a), Homozystein, Antiphospholipid-Antikörper] [4, 5, 9, 14, 18].

Patienten und Ergebnisse

Seit Oktober 1996 wurden 72 Patienten gemeldet, auf der Grundlage von 62 Rückmeldungen ergibt sich die folgende Zwischenbilanz: Die Befunde zur Altersverteilung und zur Lokalisation bestätigen bekannte Daten zum kindlichen Schlaganfall [1, 2]: ca. 1/3 der Kinder sind Säuglinge unter 6 Monaten (n = 18), ein Häufigkeitsgipfel findet sich für die Altersstufe bis zum 8. Lebensjahr (n = 27), 17 Patienten sind 9–18 Jahre alt. Es bestätigt sich die Bevorzugung des Strömungsgebiets der linken A. cerebri media (ACM) bei ca. 2/3 der Patienten; deutlich weniger betroffen sind die rechte ACM sowie das vertebrobasiläre Versorgungsgebiet.

Nichthämostaseologische Risikofaktoren

Bei 48 der 62 Kindern finden sich sehr heterogene nichthämostaseologische Risikofaktoren bzw. Grunderkrankungen mit folgenden Hauptgruppen (Abb. 1): kardiale Erkrankungen, vaskuläre Erkrankungen und Schlaganfälle im Zusammenhang mit Infektionserkrankungen neben einer recht großen und sehr heterogenen Gruppe, als sonstige gekennzeichnet, mit unterschiedlichsten Triggern und Erkrankungen.

Kardiale Erkrankungen spielen in allen Altersgruppen eine wichtige Rolle mit ca. 25%, was auch Literaturangaben entspricht [1, 2, 10, 15]: Einerseits finden sich zyanotische Herzfehler, zu 50% aber auch Kinder mit einem Vorhofseptumdefekt oder einer dilatativen Kardiomyopathie.

I. Scharrer/W. Schramm (Hrsg.)
28. Hämophilie-Symposion Hamburg 1997

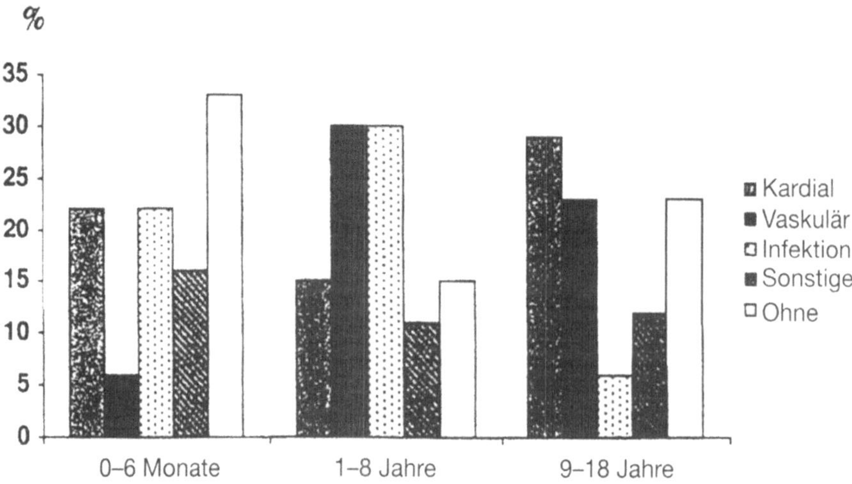

Abb. 1. Nichthämostaseologische Risikofaktoren

Bei über der Hälfte der Kinder mit kardialer Grunderkrankung konnten zusätzliche Triggerereignisse beobachtet werden wie Interventionen, Myokardprobeentnahme, Operation, zentralvenöser Katheter, Infektion u. a. [1, 2, 23].

Zerebrale Gefäßveränderungen oder Vaskulopathien bilden eine Hauptgruppe insbesondere jenseits des Säuglingsalters mit über 20% [1, 2]: Es finden sich insbesondere Kinder mit einer fibromuskulären Dysplasie, einer Dissektion sowie einer Stenose in der Karotisstrombahn. Auch in dieser Gruppe fanden sich zusätzliche Trigger (Bagatelltrauma, Infektion und Migräne).

Ein möglicher Zusammenhang mit Infektionserkrankungen findet sich für das Neugeborenenalter in peripartalen Problemen wie Amnioninfektionssyndrom oder Neugeborenensepsis. Bei den Kindern jenseits des Säuglingsalters werden meist virale Infekte angegeben, bei einem Kind eine vorangehende VZV-Infektion.

Die sonstigen Trigger setzen sich im Neugeborenenalter zusammen aus mütterlichen Faktoren (Hypoglykämien bei Diabetes, Drogenabusus), neonataler Asphyxie (Notsectio, Mekoniumaspiration) und Trauma (Forzeps). Bei der mittleren Altersklasse werden Dehydratation, Trauma und Operationen angegeben. In der ältesten Gruppe finden sich Zusammenhänge mit Migräne, M. Crohn, Autoimmunerkrankung, Drogenmißbrauch und orale Kontrazeptiva. Idiopathische Schlaganfälle, also ohne Trigger oder Grunderkrankung, lagen bei 14 Kindern, somit bei 23%, vor [1, 2, 10, 15, 23].

Hämostasedefekte

Hämostaseologische Auffälligkeiten fanden sich bei 46 der 62 gemeldeten Kindern, davon bei 12 Kindern Doppeldefekte, die zur Thrombophilie disponieren (Abb. 2). Häufig sind einerseits Störungen der Gerinnungsinhibition, also der Antikoagulation (Tabelle 1), in erster Linie im Protein-C-System (n = 25), v. a. die APC-

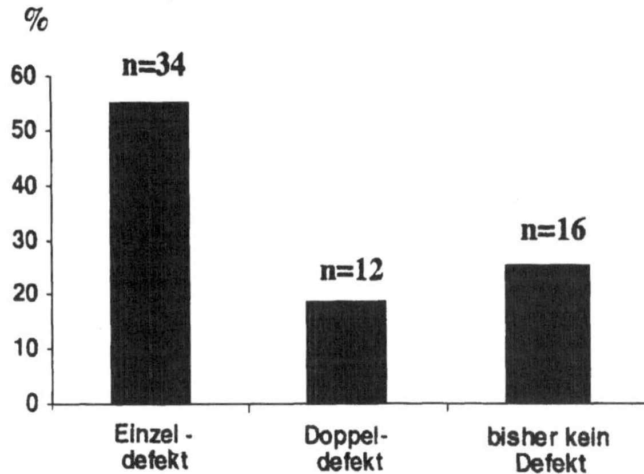

Abb. 2. Hämostasedefekte

Tabelle 1. Einzeldefekte für Thrombophilie

Defekt	Anzahl (n)
FV Q 506 Mutation (+/–)	15/62
Protein C	8/62
Protein S	2/62
Antithrombin	1/62
Faktor XII	1/62
Lipoprotein (a) > 60 mg/dl	18/62
PAI 1	2/62
PAI (4G/4G)	3/62
t-PA	1/62
Antiphospholipidsyndrom	7/62

Tabelle 2. Doppeldefekte für Thrombophilie

Defekte	Anzahl (n)
FV Q 506/Lp (a)	5/12
FV Q506/Protein S	1/12
FV Q506/PAI (4G/4G)	2/12
Protein C/Lp (a)	1/12
FXII/Lp (a)	2/12
FV Q506/APS	2/12
Gesamt	12/62

Resistenz bzw. Faktor-V-Leiden-Mutation, seltener Mangelzustände von Protein S, Protein C oder Antithrombin.

Ebenfalls häufig findet sich eine Erhöhung des Lipoproteins (a) (n = 18); seltener sind andere Zustände mit einer gestörten Fibrinolyse (PAI-1- und t-PA-Erhöhung, PAI-Polymorphismus). Nicht genetisch determiniert ist das Antiphospholipid-

Antikörper-Syndrom, das durch eine Interferenz mit aktiviertem Protein C thrombogen wirken soll [6, 21]. Auch bei den Doppeldefekten (Tabelle 2) spiegelt sich die Dominanz der APC-Resistenz und der Lipoprotein (a)-Erhöhung wider.

Zusammenfassung

Diese ersten Ergebnisse der prospektiven ESPED-Erhebung weisen darauf hin, daß Hämostasedefekte eine wichtige Rolle bei einem überwiegenden Anteil kindlicher ischämischer Schlaganfälle spielen (Abb. 3) [3, 4, 9, 12, 13, 20]: Die Mehrzahl der gemeldeten Kinder (> 60%) zeigt einen Hämostasedefekt und zusätzlich mindestens eine Grunderkrankung oder ein Triggerereignis; oft fand sich in dieser Gruppe neben einer Grunderkrankung noch ein weiterer Triggerfaktor in Form eines diagnostischen oder therapeutischen Eingriffs, einer Infektion oder eines Medikaments. Nur 6 von 62 Kindern wiesen weder eine Grunderkrankung oder ein Triggerereignis auf, noch konnte bisher ein Hämostasedefekt aufgedeckt werden.

Zusammenfassend ergibt sich die Vorstellung eines multifaktoriellen Beziehungsgeflechts für die Entstehung ischämischer Schlaganfälle im Kindesalter, wobei sich oftmals einzelne Risikofaktoren überschneiden und additiv zusammenwirken. Pathogenetisch stellen Hämostasedefekte, insbesondere angeborene Störungen des Protein-C-Protein-S-Komplexes und ein erhöhtes Lipoprotein (a) [5, 14, 16, 17, 19, 22], ein basales Risiko im Sinne eines Hyperkoagulationszustandes dar [4, 23]. Im Zusammenwirken mit dieser thrombogenen Disposition können Grunderkrankungen bzw. akute Risikofaktoren zur Dysbalance und Dekompensation führen (Abb. 4) [4, 9, 12].

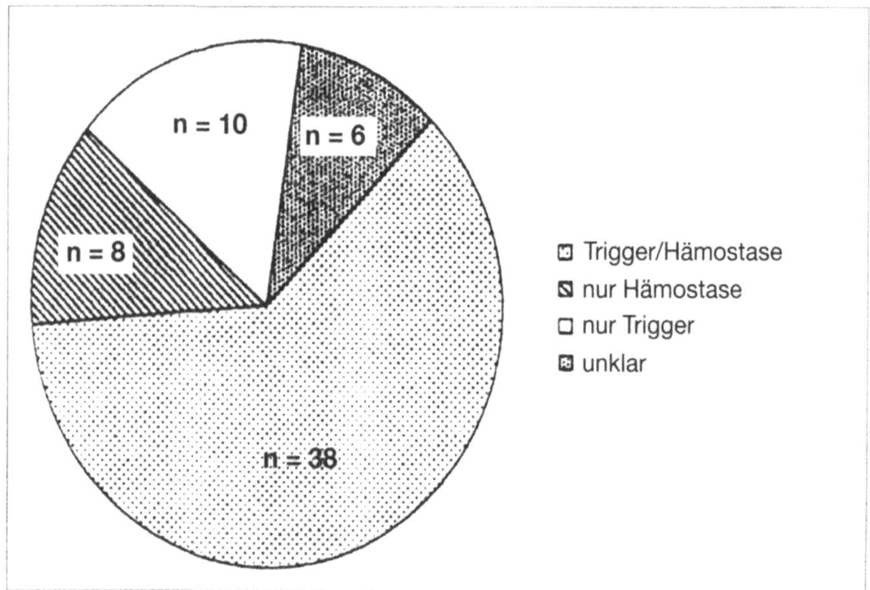

Abb. 3. Multifaktorielle Genese (1)

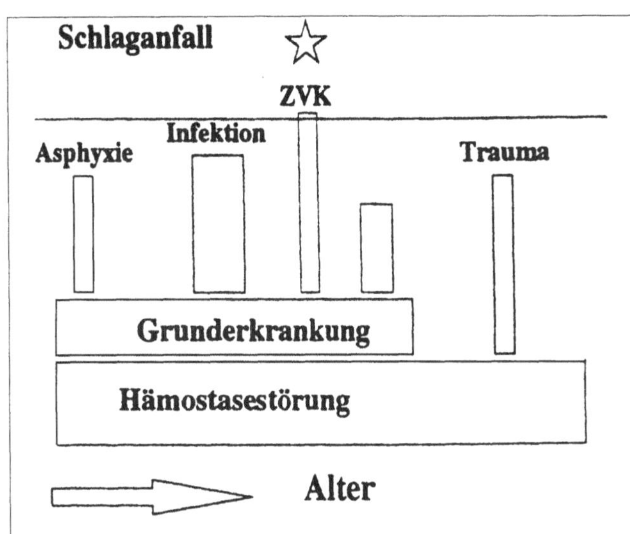

Abb. 4. Multifaktorielle Genese (2)

Besonderer Dank gilt den Kolleginnen und Kollegen sowie den Kliniken, die die bisherigen Patienten gemeldet haben; aufgrund der guten Rückmeldungen konnten die o. g. Daten erhoben werden.

Literatur

1. Andrew M, David M, deVeber G, Brooker LA (1997) Arterial thromboembolic complications in paediatric patients. State of the art. Thromb Haemost 78: 715–725
2. Biller J, Mathews KD, Love BB (1994) Stroke in children and young adults. Boston: Butterworth-Heinemann
3. Catto A, Carter A, Ireland H, Bayston TA, Philippou H, Barrett J, Lane DA, Grant PJ (1995) Factor V Leiden gene mutation and thrombin generation in relation to the development of acute stroke. Arterioscler Thromb Vasc Biol 15: 783–785
4. Coull BM, Goodnight SH (1990) Antiphospholipid antibodies, prothrombotic states and stroke. Curr Concepts Cerebrovasc Dis Stroke 25: 13–17
5. Dahlbäck B (1995) New molekular insights into the genetics of thrombophilia. Resistance to activated protein C caused by Arg^{506} to Gln mutation in factor V as a pathogenic risk factor for venous thrombosis. Thromb Haemost 74: 139–148
6. Ferro D, Quintarelli C, Rasura M, Antonini G, Violi F (1993) Lupus anticoagulant and the fibrinolytic system in young patients with stroke. Stroke 24: 368–370
7. Forschungsstelle für pädiatrische Epidemiologie bei der Deutschen Gesellschaft für Kinderheilkunde und Jugendmedizin (ESPED) (1996) Aufnahme neuer Erkrankungen in das Erhebungssystem – Ischämischer Schlaganfall im Kindesalter. Monatsschr Kinderheilk 144: 1397
8. Ganesan V, Kelsey H, Cookson J, Osborn A, Kirkham FJ (1996) Activated protein C resistance in childhood stroke. Lancet 347: 260
9. Göbel U (1994) Inherited or acquired disorders of blood coagulation in children with neurovascular complications. Neuropediatr 25: 4–7
10. Golden GS (1985) Stroke syndroms in childhood. Neurologic Clinics 3: 59–75
11. Grotta J (1997) Cerebrovascular disease in young patients. State of the art. Thromb Haemost 78: 13–23

12. Hart RG, Kanter MC (1990) Hematologic disorders and ischemic stroke. A selective review. Stroke 21: 1111–1121
13. Martinez HR, Rangel-Guerra RA, Marfil IJ (1993) Ischemic stroke due to deficiency of coagulation inhibitors. Stroke 24: 19–25
14. Nagayama M, Shinohara Y, Nagayama T (1994) Lipoprotein (a) and ischemic cerebrovascular disease in young adults. Stroke 25: 74–78
15. Nicolaides P, Appleton RE (1996) Annotation – Stroke in children. Develop Med Child Neurol 38: 172–180
16. Nowak-Göttl U, Debus O, Findeisen M, Kassenböhmer R, Koch HG, Pollmann H, Postler C, Weber P, Vielhaber H (1997) Lipoprotein(a): Its role in childhood thromboembolism. Pediatrics 99: e11
17. Nowak-Göttl U, Sträter R, Dübbers A, Oleszuk-Raschke K, Vielhaber H (1996) Ischaemic stroke in infancy and childhood: role of the Arg^{506} to Gln mutation in the factor V gene. Blood Coagulat Fibrinol 7: 684–688
18. Press RD, Liu XY, Beamer N, Coull BM (1996) Ischemic stroke in the elderly. Role of the common factor V mutation causing resistance to activated protein C. Stroke 27: 44–48
19. Ridker PM, Hennekens CH, Lindpainter K, Stampfer MJ, Eisenberg PR, Miletich JP (1995) Mutation in the gene coding for coagulation factor V and the risk of myocardial infarction, stroke and venous thrombosis in apparently healthy men. New Engl J Med 332: 912–917
20. Riikonen R, Santavuori P (1994) Hereditary and acquired risk factors for childhood stroke. Neuropediatr 24: 227–233
21. Schöning M, Klein R, Krägeloh-Mann I, Falck M, Bien S, Berg PA, Michaelis R (1994) Antiphospholipid antibodies in cerebrovascular ischemia and stroke in childhood. Neuropediatr 25: 8–14
22. Simioni P, de Ronde H, Prandoni P, Salamandi M, Bertina RM, Girolami A (1995) Ischaemic stroke in young patients with activated protein C resistance. Stroke 26: 885–890
23. Sträter R, Vielhaber H, Debus O, Hülskamp G, Fründ S, Koch HG, Kurlemann G, Nowak-Göttl U (1997) APC-Resistenz und andere Hämostasedefekte bei Schlaganfällen im Kindesalter. In: Boltshauser E, Schmitt B, Steinlin M (Hrsg) Aktuelle Neuropädiatrie 1996. Nürnberg: Novartis Pharma Verlag

Homozygoter Faktor-X-Mangel – eine schwere angeborene Gerinnungsstörung im Neugeborenenalter

E. Lenz, D. Reinhardt, M. Repas-Humpe, M. Unterhalt,
A. Pekrun, I. Scharrer, W. Schröter, S. W. Eber

Der hereditäre Faktor-X-Mangel ist eine sehr seltene Gerinnungsstörung mit autosomal-rezessivem Erbgang. Die Erstbeschreibung erfolgte 1956 durch Telfer et al. (1956). Beim „klassischen" Faktor-X-Mangel (Typ Stuart) sind immunologisch und funktionell keine Faktor-X-Spiegel meßbar. Außerdem sind inzwischen verschiedene Varianten des Faktor-X-Moleküls beschrieben (Denson et al. 1970; Girolami et al. 1974, 1985; Lechner et al. 1987).

Heterozygote Merkmalträger (1:500) zeigen Faktor-X-Spiegel zwischen 40 und 70% und sind im allgmeinen asymptomatisch.

Die sehr seltene homozygote Form des Faktor-X-Mangels (1:500 000) weist Faktor-X-Spiegel unter 10% auf. Die Klinik ist durch eine große Variabilität gekennzeichnet. Bei einigen Patienten treten nur milde Blutungssymptome auf. Bei wenigen Patienten werden schwere Blutungsereignisse beobachtet, die bei diesen Patienten jedoch rezidivieren und nicht selten letal verlaufen (El Kalla et al. 1991; De Sousa et al. 1988). Möglicherweise leiden diese Patienten an einer besonders schweren Form der Erkrankung.

Faktor X nimmt eine Schlüsselposition in der Gerinnungskaskade ein. Intrinsisches und extrinsisches System führen über die Faktor-X-Aktivierung zu Xa zur Prothrombinaktivierung und damit Start der gemeinsamen Endstrecke. Die physiologische Faktor-X-Halbwertszeit liegt bei 24–40 h (Abb. 1).

Bei schwerem Faktor-X-Mangel manifestiert sich die Blutungsneigung meist bereits im frühen Säuglingsalter. Es wurden in verschiedenen Einzelfallpublikationen bisher folgende Blutungserscheinungen beschrieben: Hämatomneigung,

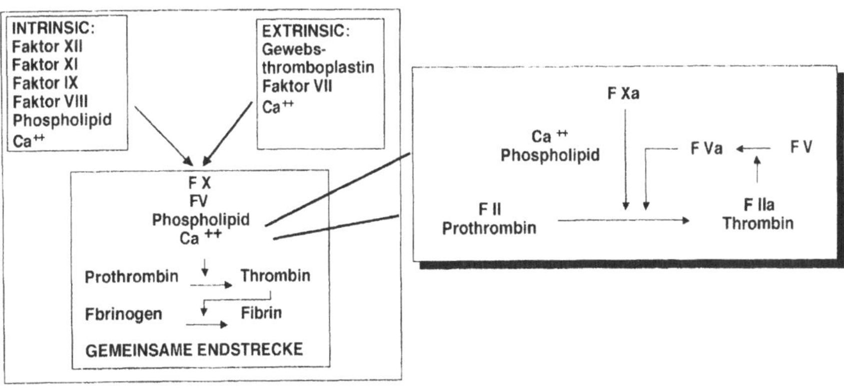

Abb. 1. Gerinnungskaskade im Überblick

I. Scharrer/W. Schramm (Hrsg.)
28. Hämophilie-Symposion Hamburg 1997

Epistaxis, Menorrhagie, Hämaturie und spontane Gelenkblutungen. Auffällig häufig wurden bei diesen Patienten Kephalhämatome, intrazerebrale Blutungen und gastrointestinale Blutungen oft schon in der Neugeborenenzeit beschrieben.

Kasuistik

Der Indexpatient ist das 7. Kind türkischer Eltern und stammt aus konsanguiner Verbindung. Zwei Geschwisterkinder starben bereits im Säuglingsalter in der Türkei unter schweren Blutungsereignissen unklarer Genese. Eine Gerinnungsabklärung bei diesen Kindern liegt nicht vor.

Im Alter von 3 Wochen wurde unser Patient aufgrund von Blutauflagerungen auf dem Stuhl vorgestellt. Auch bei einem der gestorbenen Geschwisterkinder sei in den ersten Lebensmonaten Blut im Stuhl aufgefallen. Bei der körperlichen Untersuchung imponierte ein 10 x 3 cm großes Hämatom am Unterbauch, wobei kein Trauma erinnerlich war.

Gerinnungsuntersuchung beim Indexpatienten:

TPZ: 2% (Norm: 70–100%),
PTT: 298 s (Norm: < 42 s),
Fibrinogen: 348 mg/dl (180–450 mg/dl),
FX-Aktivität: 0,6% (Norm: 70–100%),
FX-Antigen: nicht nachweisbar,
Faktor II, V, VII, VIII, IX und XII normal.

Die Gerinnungsabklärung der restlichen Familienmitglieder zeigte, daß beide Eltern des Patienten sowie 2 Geschwisterkinder einen milden Faktor-X-Mangel aufweisen und somit vermutlich heterozygot sind (Abb. 2).

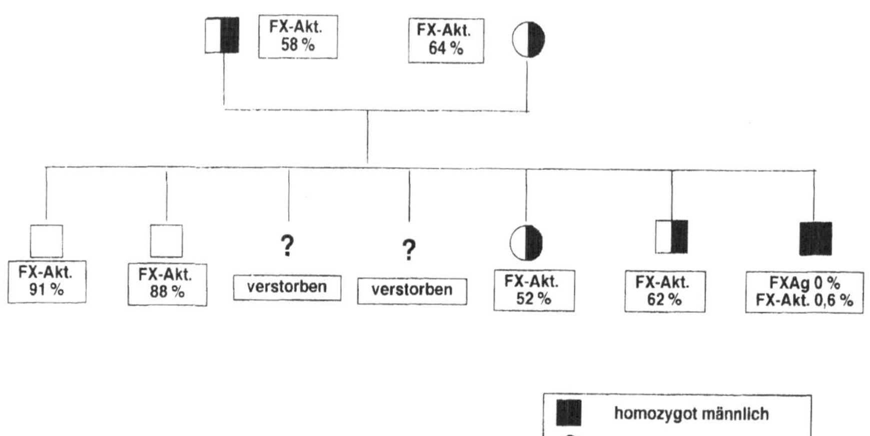

Abb. 2. Familienabklärung mit Stammbaum

Da zwei Geschwisterkinder an unklaren Blutungsereignissen gestorben waren und unser Patient spontan eine gastrointestinale Blutung zeigte, begannen wir eine Substitution mit Prothrombinkomplexkonzentrat. In 48stündigem Intervall verabreichten wir 25 IE PPSB/kg KG entsprechend 50 IE Faktor X/kg KG. Die gastrointestinale Blutung kam hierunter zum Stillstand.

Unter dieser Dosis konnte ein Hickman-Katheter komplikationslos implantiert werden. Eine postoperative Nachblutung trat nicht auf.

Im Anschluß wurde eine prophylaktische Behandlung mit 25 IE/kg KG PPSB 3mal/Woche begonnen. Unter dieser Prophylaxe ist es zu keiner erneuten Blutung gekommen. Die Faktor-X-Recovery lag nach Gabe von 25 IE PPSB pro kg KG bei 2 E Faktor X pro Einheit PPSB (1–1,5 E Faktor X pro substituierter Einheit Faktor X). Die Halbwertszeit lag bei 12 h (Tabelle 1).

Tabelle 1. Einzelfallbeschreibungen

Autor	Blutungsereignis (Alter)	FX	Prophylaxe	"Outcome"
El Kalla	2mal Subarachnoidalblutung (3 Tage, 4 Monate)	< 1%	PPSB: 40 IE/kg jeden 3. Tag	Kein Rezidiv
El Kalla	Pränatal ICB	< 1%	PPSB: 40 IE/kg jeden 3. Tag	Letale intraventrikuläre Blutung im 4. Monat
El Kalla	Hämatemesis (Neugeborenes)	< 1%	PPSB: 40 IE/kg jeden 10. Tag	"Lost for follow up"
Machin	Hämatome, Nachblutung (Neugeborenes)	< 1%	PPSB: 1mal/Woche	Letale ICB im 10. Monat
De Sousa	Pränatal subdurale Blutung	< 1%	Faktor IX 1mal/Woche	Letale ICB im 7. Monat
Sumer	Subarachnoidale Blutung (4 Monate)	< 1%	FFP 15 ml/kg jeden 4. Tag	Kein Rezidiv
Sandler	4mal ICB (Neugeborenes, 6, 11, 21 Wochen)	< 1%	PPSB: 40 IE/kg jeden 2. Tag	Kein Rezidiv

Diskussion

Allgemeine Therapierichtlinien gibt es bei der geringen Zahl der publizierten Fälle nicht. Für die Hämostase wird von den meisten Autoren ein Faktor-X-Spiegel von 10–40% als ausreichend angesehen (Lusher 1987; Rizza 1976). Inzwischen sind einige Fälle von Hirnblutungen bei Patienten mit schwerem Faktor-X-Mangel unter 1% beschrieben (El Kalla et al. 1991; De Sousa et al. 1988; Sumer et al. 1986; de Vries et al. 1989; Sandler et al. 1992; Mayer et al. 1992). Zum Teil sind diese Patienten an Hirnblutungen gestorben (El Kalla et al. 1991; De Sousa et al. 1988; Machin et al. 1991).

Zur Blutstillung können verschiedene Faktor-X-haltige Präparate eingesetzt werden: "fresh frozen plasma", wobei Nachteile wie hohes Infektionsrisiko sowie Volumenbelastung bestehen. Das nur noch in Österreich zugelassene Faktor-IX HS-Konzentrat von Behring enthält ca. 0,8 E Faktor X pro Einheit Faktor IX.

Weiterhin kann Prothrombinkomplexkonzentrat eingesetzt werden (es enthält pro Einheit PPSB 2 Einheiten Faktor X). Auch hier besteht das Restrisiko einer potentiellen Übertragung von Infektionen und ein Risiko für thromboembolische Komplikationen. Nach schweren Blutungsereignissen wird von den meisten Autoren eine Prophylaxe mit Prothrombinkomplexkonzentraten angeschlossen. Dabei werden sehr unterschiedliche Dosierungsintervalle gewählt (jeden 3. bis jeden 10. Tag).

Bei Patienten mit Hirnblutungen sind Rezidivblutungen beschrieben. Bei diesen Patienten empfiehlt es sich daher vordringlich, eine Blutungsprophylaxe durchzuführen. Übereinstimmend findet sich bei fast allen publizierten Prophylaxen, daß die Halbwertszeit des substituierten Faktors X kürzer zu sein scheint als die des in vivo gebildeten Gerinnungsfaktors X.

Literatur

1. Telfer R, Delson LW, Wright DR (1956) A new coagulation deficit. Br J Hematol 2: 308–316
2. Denson KWE, Lurie A, De Cataldo F, Mannucci PM (1970) The factor X-defect: recognition of abnormal forms of factor X. Br J Hematol 18: 317–327
3. Girolami A, Brunetti A, Bareggi G, Cella G (1974) Abnormal Faktor X (Faktor X Friuli) coagulation disorder. Acta Hematol 51: 40–50
4. Girolami A, Vicarioto M, Ruzza G, Cappellato G, Vergolani A (1985) Factor X Padua: a new congenital factor X abnormality with a defect only in the extrinsic system. Acta Hematol 73: 31–36
5. Lechner K, Mähr G, Margariteller P, Deutsch E (1987) Factor X Vorarlberg: a new variant of factor X deficiency. Thromb Haemost 42: 58
6. Lusher JM (1987) Diseases of Coagulation: In: Nathan DG, Oski FA (eds) The fluid phase. 3rd ed. Saunders, Philadelphia/Pa, pp 1322–1323
7. Rizza CR (1976) The management of patients with coagulation factor deficiencies. In: Biggs R (ed) Human blood coagulation, hemostasis and thrombosis. Blackwell, Oxford, pp 210–224
8. El Kalla S, Menon NS (1991) Neonatal Congenital Faktor X Deficiency. Pediatr Hematol Oncol 8 (4): 347–354
9. De Sousa C, Clark T, Bradshaw A (1988) Antenatally diagnosed subdural hemorrhage in congenital factor X deficiency. Arch Dis Child 63 (10): 1168–1170
10. Sumer T, Ahmad M, Sumer NK, Al-Muzan MI (1986) Sewith intracranial hemorrhage. Eur J Pediatr 145: 119–120
11. de Vries LS, Whitelaw AG, Cowan F, Dubowitz LM (1989) A disorder in the coagulation mechanism as a possible cause for the development of a antenatal intracranial hemorrage. Ned Tijdschr Geneeskd 133: 1035–1039
12. Sandler E, Gross S (1992) Prevention of recurrent intracranial hemorrhage in a factor X deficient infant. Am J Pediatr Hematol Oncol 14 (2): 163–165
13. Mayer G, Mayer S, Kaloggera V, Pautler J, Wiesel ML (1976) Cerebromeningeal hemorrhages and their sequelae in congenital deficiencies of plasma hemostasis factors. Sem Hop 52 (15): 942–947
14. Machin SJ, Winter MR, Davies SC, Mackie IJ (1980) Factor X deficiency in the neonatal period. Arch Dis Child 55 (5): 408–409
15. Perry DJ (1997) Factor X and its deficiency states. Haemophilia 3: 159–172

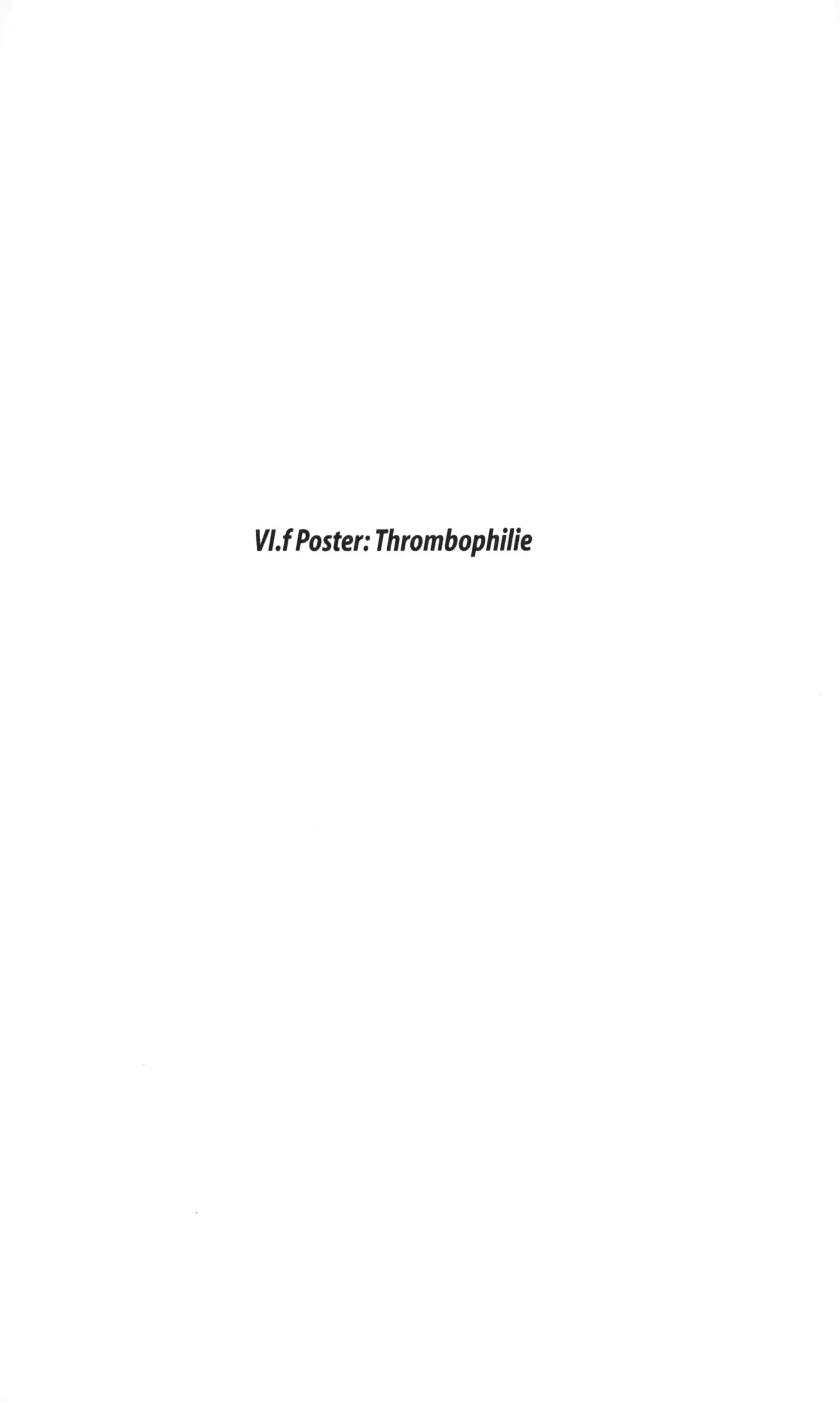

VI.f Poster: Thrombophilie

Bedeutung der von-Willebrand-Faktor-spaltenden Protease in Diagnostik und klinischem Verlauf bei Patienten mit thrombotisch-thrombozytopenischer Purpura (TTP) und hämolytisch-urämischem Syndrom (HUS)

M. Krause, M. Furlan, S. Ehrenforth, T. Vigh,
B. Lämmle, I. Scharrer

Die TTP ist eine seltene Erkrankung gekennzeichnet durch Thrombozytopenie, mikroangiopathisch-hämolytische Anämie, Fieber, zentralnervöse Störungen und renale Dysfunktionen. Ohne Therapie ist diese Erkrankung mit einer hohen Mortalität verbunden. Die Pathogenese ist bisher unbekannt. Es existieren zahlreiche, einen akuten Schub auslösende Substanzen.

Im Plasma von Patienten mit thrombotisch-thrombozytopenischer Purpura konnten UL-vWF-Multimere (ultralange von-Willebrand-Faktormultimere) registriert werden. Primär werden von den Endothelzellen UL-vWF-Multimere freigesetzt, die teilweise durch eine Protease abgebaut werden. vWF-Multimere unterschiedlicher Größe (500–20 000 kD) sind für die initiale Plättchenadhäsion an das Subendothel einer verletzten Gefäßwand unter Bedingungen hoher Scherkräfte verantwortlich. Nur die großen Polymere des vWF sind hämostatisch aktiv. Die UL-vWF-Multimere scheinen wirksamer an Thrombozyten zu binden und die Plättchenaggregation zu induzieren unter Bedingungen hoher Scherkräfte.

Es wird angenommen, daß bei der TTP und beim HUS eine massive Freisetzung von UL-vWF-Multimeren aus dem Endothel und/oder eine Beeinträchtigung im Abbau dieser Multimere durch eine „Depolymerase“ erfolgt. In der vorliegenden

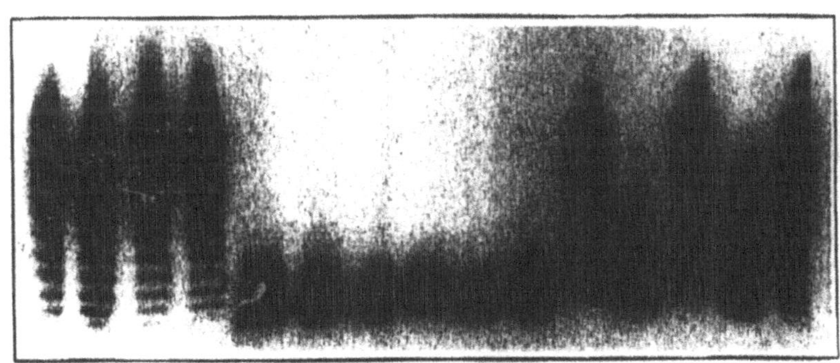

Subject	A1	A1	A2	A2	A3	A3	A4	A4	A5	NHP	B	B	C	C	TBS
Plasma sample	1	2	1	2	1	2	1	2	1	–	1	2	1	2	–

Abb. 1. Aktivität der vWF-spaltenden Protease bei TTP und asymptomatischen Patienten.

I. Scharrer/W. Schramm (Hrsg.)
28. Hämophilie-Symposion Hamburg 1997

Studie untersuchten wir die Aktivität der vWF-spaltenden Protease im Plasma von Patienten mit TTP und HUS.

Patienten und Material

Die Aktivität der vWF-spaltenden Protease (Furlan et al. 1996; Abb. 1), die UL-vWF-Multimere, vWF:Ag, Thrombozytenzahl, das Auftreten von Fragmentozyten und die LDH wurden bei 8 Patienten mit TTP (n = 6) und HUS (n = 2) untersucht. Zusätzlich erfolgte die Bestimmung der vWF-spaltenden Protease bei asymptomatischen Familienmitgliedern von 2 TTP- und 1 HUS-Patienten.

Bei unseren Patienten handelt es sich um 6 Frauen und 2 Männer im Alter von 31–59 Jahren. Die TTP der Patienten war im Rahmen einer Infektion (n = 1), der Einnahme oraler Kontrazeptiva (n = 1), postpartal (n = 1) oder idiopathisch (n = 3)

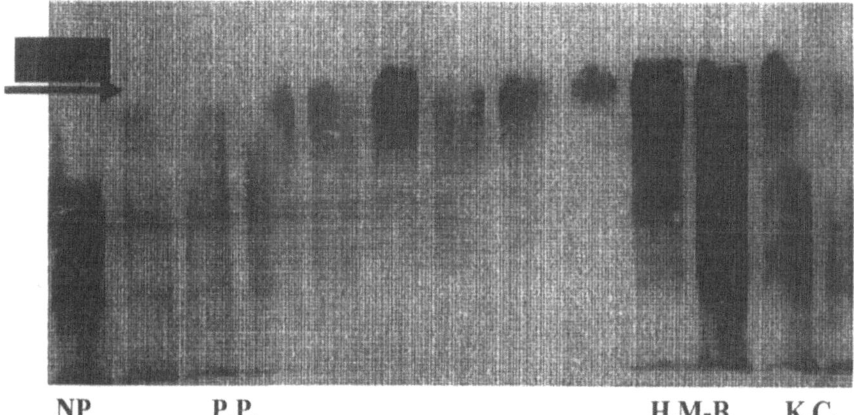

Abb. 2. Mulitmerananalyse bei Patienten mit TTP und HUS

Tabelle 1. Proteinaseaktivität [%]

	Untersuchungszeitraum (Wochen)							
	0	1	4	8	12	16	20	24
TTP-Patienten								
1	0	50	0	0	0	0	0	100
2	0	0	0	100	100	100	100	-
3	0	0	0	25	25	25	25	25
4	0							
5	0	0	0	50	0	0	0	100
6	0	0	0	100	100	0	100	100
HUS-Patienten								
1	100	100	100	100	100	-	-	-
2	100	100	100	100	100			

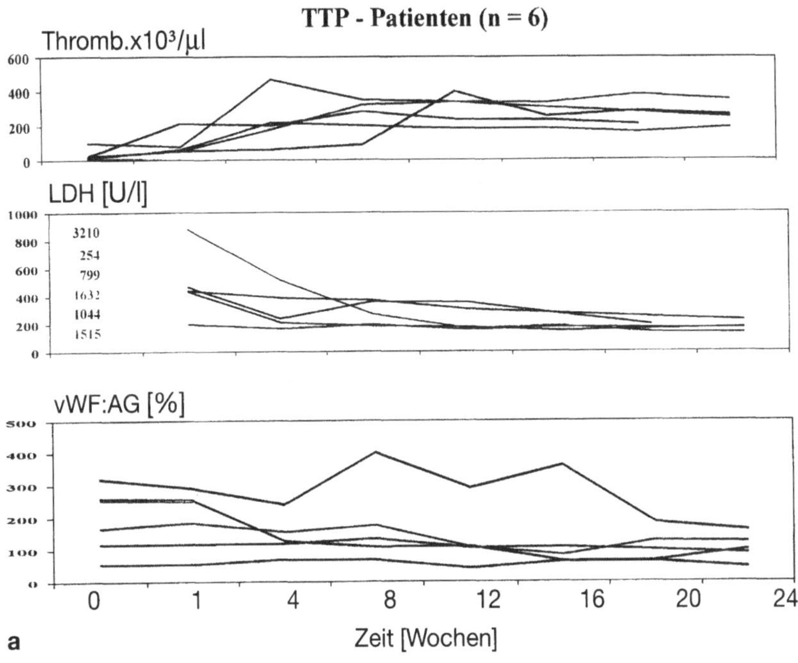

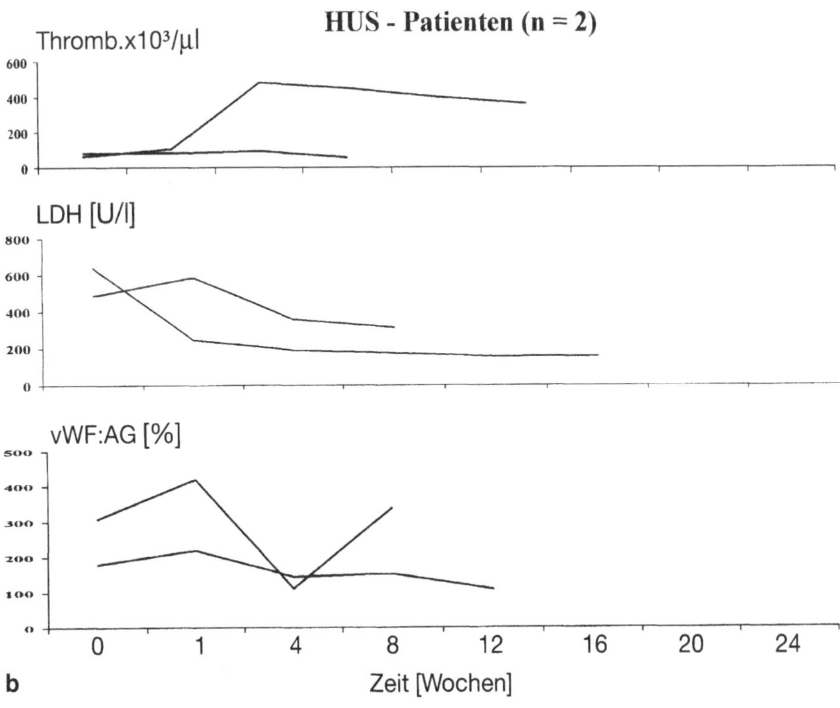

Abb. 3a, b. Verlauf der Thrombozyten, LDH und vWF:Ag bei TTP-(*a*) und HUS-Patienten (*b*)

beobachtet worden, wobei das HUS-Cyclosporin assoziiert nach allogener Knochenmarktransplantation (n = 1) oder infektbedingt (n = 1) auftrat.

Die Therapie umfaßte die Durchführung sofortiger Plasmapheresen gegen Frischplasma, die Gabe von Glukokortikoiden (2 mg/kg KG) und intermittierend Vincristin (n = 6) und Cyclophosphamid (n = 1). 2 Patienten starben an Multiorganversagen. Derzeitig befinden sich die Patienten in klinisch kompletter Remission.

Ergebnisse

Während der akuten Episode fanden wir bei 6/6 TTP-Patienten einen kompletten Mangel der Aktivität der vWF-spaltenden Protease (Tabelle 1). Nach Erreichen der klinischen Remission normalisierte sich die Aktivität. Bei den asymptomatischen Familienmitgliedern von 2 TTP- und 1 HUS-Patienten und bei beiden HUS-Patienten wurden während des akuten Schubes normale Aktivitäten der vWF-spaltenden Protease registriert. Hohe Plasmakonzentrationen von vWF:Ag wurden bei 8/8 TTP- und HUS-Patienten gemessen. UL-vWF-Multimere sahen wir bei 2/6 TTP- und bei 1/2 HUS-Patienten während der akuten Episode (Abb. 2). Der Verlauf der Werte von Thrombozyten, LDH, vWF:Ag und Proteaseaktivität bei TTP- und HUS-Patienten sind der Abbildung 3 zu entnehmen. Ein Verlust der vWF-spaltenden Protease bei den Patienten 1, 5, 6, 7 und 13 mit einer Aktivität von 0, 50, 25, 75 und 0% und eine normale Aktivität von 100% bei den anderen Patienten wurde registriert.

Diskussion und Zusammenfassung

Im Rahmen unserer Studie präsentieren wir TTP-Patienten mit einem Mangel an vWF-spaltender Protease während der akuten Episode und die Normalisierung der Proteaseaktivität nach Erreichen der kompletten Remission. Bei normaler Proteaseaktivität der Familienangehörigen muß bei den TTP-Patienten von einem erworbenen Mangel der vWF-spaltenden Protease ausgegangen werden. Eine normale Aktivität wurde bei 2/2 Patienten mit dem akutem hämolytisch-urämischen Syndrom gefunden. Somit stellt die Messung der Aktivität der vWF-spaltenden Protease während der akuten Episode einen sensitiven diagnostischen Test in der Differentialdiagnose TTP und HUS dar.

Innerhalb unserer Studie erwies sich die Aktivität der vWF-spaltenden Protease als ein wichtiger Verlaufsparameter in der klinischen Beurteilung der TTP-Patienten.

Literatur

1. Bell WR, Braine HG, Ness PM, Kickler TS (1991) Improved survival in thrombotic thrombocytopenic purpura-hemolytic uremic syndrome. N Engl J Med 325: 398–403
2. Furlan M, Robles R, Lämmle B (1996) Partial purification and characterization of a protease from human plasma cleaving von Willebrand factor to fragments produced by in vivo proteolysis. Blood 87: 4223–4234

3. Furlan M, Robles R, Solenthaler M, Wassmer M, Sandoz P, Lämmle B: Deficient activity of von Willebrand factor cleaving protease in chronic relapsing thrombotic thrombocytopenic purpura. Blood 89: 3097–3103
4. Moake JL, Rudy CHK, Troll IH, Weinstein MJ, Colannino NM, Azocar J, Seder RH, Hong SL, Deykin D: Unusually large plasma factor VIII: von Willebrand factor multimers in chronic relapsing thrombotic thrombocytopenic purpura. N Engl J Med 307: 1432–1435

Erhöhtes thrombogenes Risiko durch multivariate Assoziation von Faktoren des Gerinnungssystems

G. Siegert, T. Schwarz, S. Schellong, E. Runge, W. Jaross

Eine Imbalance von Faktoren des Hämostasesystems stellt eine Prädisposition für thrombotische Gefäßkomplikationen dar. Erhöhtes Fibrinogen, erhöhte Faktor-VIII-Aktivität, erhöhter von-Willebrand-Faktor sowie verminderte Response auf aktiviertes Protein C (APC) zählen zu den thrombogenen Risikofaktoren [1, 2, 3, 5]. In eigenen Untersuchungen konnten wir eine gemeinsame Erhöhung von Gerinnungsfaktoren (von-Willebrand-Faktor und Fibrinogen) und Faktoren des Fibrinolysesystems (t-PA und PAI) in hoher Frequenz bei Patienten mit Arteriosklerosezeichen in der Duplexsonographie feststellen [4]. Ziel unserer Studie war es zu prüfen, ob bei Patienten mit arteriellen und oder venösen Gefäßerkrankungen eine mulitivariate Assoziation dieser Gerinnungsparameter vorliegt.

Patienten und Methoden

Auswahl der Patienten

Von 812 Untersuchungen zum Thrombophiliestatus bei Patienten unserer angiologischen Abteilungen wählten wir 128 Patienten nach folgenden Kriterien aus: Meßwerte für APC-Response, Faktor-VIII-Aktivität, von-Willebrand-Faktor und Fibrinogen lagen aus der gleichen Blutabnahme vor, Faktor-V-Leiden wurde durch DNA-Analyse ausgeschlossen, Protein-S-Mangel wurde ausgeschlossen, es erfolgte keine Einnahme von Cumarin, die Untersuchung erfolgte nicht bei frischer Thrombose. Anhand der Meßwerte für APC-Response, Faktor-VIII-Aktivität, von-Willebrand-Faktor und Fibrinogen wurde eine Einteilung in Tertile vorgenommen. Um eine Gleichrichtung der Wertigkeit zu erreichen, wurden die niedrigsten Meßwerte für Faktor-VIII-Aktivität, von-Willebrand-Faktor und Fibrinogen der Tertile 1 zugeordnet, die niedrigsten Meßwerte der APC-Ratio dagegen der Tertile 3.

Nach Addition der Tertile der APC-Response, der Faktor-VIII-Aktivität, des von-Willebrand-Faktors und des Fibrinogens nahmen wir eine Einstufung in niedriges (Tertilensumme 4–6), mittleres (Tertilensumme 7–9) und hohes (Tertilensumme 10–12) Risiko vor.

I. Scharrer/W. Schramm (Hrsg.)
28. Hämophilie-Symposion Hamburg 1997

Bestimmungsmethoden

- APC-Response: Immunochrom APC-Response (Immuno)
- Faktor-VIII-Aktivität: Einstufengerinnungstest (Mangelplasma Immuno)
- Von-Willebrand-Faktor: Elektroimmunodiffusion (Immuno)
- Fibrinogen: Bestimmung nach Clauss (Boehringer Mannheim)

Ergebnisse

Medianwerte und Range für APC-Response, FVIII-Aktivität, von-Willebrand-Faktor und Fibrinogen sind in Tabelle 1 dargestellt. In der Gruppe der Patienten mit der höchsten APC-Response (Tertile 1) lag der höchste relative Anteil an FVIII-Aktivität, von-Willebrand-Faktor und Fibrinogen ebenfalls in der Tertile 1 (Tabelle 2). Patienten mit der niedrigsten APC-Response (Tertile 3) wiesen den höchsten relativen Anteil für Faktor-VIII-Aktivität, von-Willebrand-Faktor und Fibrinogen in der Tertile 3 auf (Tabelle 3).

Tabelle 1. Medianwerte und Range für APC-Ratio, Faktor-VIII-Aktivität, von-Willebrand-Faktor und Fibrinogen

APC-Ratio	FVIII-Aktivität [%]	von-Willebrand-Faktor [%]	Fibrinogen [g/l]
2,18	134	130	3,2
1,54–3,40	55–315	45–480	1,65–9,89

Tabelle 2. Relativer Anteil (%) der Tertilen für Faktor-VIII-Aktivität, von-Willebrand-Faktor und Fibrinogen bei Patienten mit hoher APC-Response (Tertile 1)

Tertile 1	FVIII-Aktivität	von-Willebrand-Faktor	Fibrinogen
1	54	51	46
2	28	33	40
3	18	16	14

Tabelle 3. Relativer Anteil (%) der Tertilen für Faktor-VIII-Aktivität, von-Willebrand-Faktor und Fibrinogen bei Patienten mit niedriger APC-Response (Tertile 3)

Tertile	FVIII-Aktivität	von-Willebrand-Faktor	Fibrinogen
1	19	13	10
2	26	21	45
3	55	66	45

Nach Addition der Tertile für APC-Response, Faktor-VIII-Aktivität, von-Willebrand-Faktor und Fibrinogen fanden wir bei 31% der untersuchten Patienten ein hohes thrombogenes Risiko (Tertilensumme 10–12). In Bezug auf die Gefäßerkrankung stellten Patienten mit koronarer Herzkrankheit und Patienten mit Mehrgefäßerkrankungen den höchsten Anteil in der Gruppe mit hohem thrombogenem Risiko (Tabelle 4).

Tabelle 4. Relativer Anteil (%) der Patienten mit niedrigem, mittlerem und hohem Risiko in Abhängigkeit von der Gefäßerkrankung

Risiko	Ohne Gefäßerkrankung n = 47	Venöse Thrombose n = 18	Koronare Herzkrankheit n = 26	Periphere arterielle Verschlußkrankheit n = 16	Mehrgefäßerkrankung n = 18
Niedrig	45	11	15	44	22
Mittel	40	50	35	50	22
Hoch	15	39	50	6	56

Schlußfolgerungen

Die vorliegenden Untersuchungsergebnisse zeigen, daß Veränderungen im Gerinnungssystem, die zu einem erhöhten thrombogenen Risiko führen, häufig nicht auf einzelne Parameter beschränkt sind, sondern sich aus einer multivariaten Assoziation gleichgerichteter Veränderungen mehrerer Gerinnungsfaktoren ergeben. Die unterschiedlichen Ergebnisse bei der Differenzierung nach der Art der Gefäßerkrankung weisen auf die Notwendigkeit einer unterschiedlichen Auswahl der Kombination der Risikofaktoren zur Erfassung des thrombogenen Risikos für arterielle bzw. venöse Gefäßerkrankungen hin.

Literatur

1. Go GTC, Yeung VTF, Chan JCN et al. (1997) Plasma fibrinogen concentration in a Chinese population. Atherosclerosis 131: 211–217
2. Gurr E, Klose G (1997) Thromboembolische Erkrankungen und hereditäre Thrombophilie. DG Klinische Chemie Mitteilungen 28 (3): 51–68
3. Lip GYH, Blann AD (1995) von Willebrand factor and its relevance to cardiovascular disorders. Br Heart J 74: 580–583
4. Siegert G, Bergmann S, Graessler J et al. (1996) Relation of tissue-type plasminogen activator and plasminogen activator inhibitor to metabolic variables and atherosclerosis in a family cohort study. Fibrinolysis 10 Suppl 2: 141–143
5. Tracy RP, Bovill EG, Yanez D et al. (1995) Fibrinogen and Factor VIII, but not Faktor VII, are associated with measures of subclinical cardiovascular disease in the elderly. Arterioscler Thromb Vasc Biol. 15: 1269–1279

Verminderte APC-Response verursacht durch einen häufigen Genotyp der B-Domäne des Faktors V

G. Siegert, H. Kostka, S. Gehrisch, W. Jaross

Nativer, an Phospholipide gebundener Faktor V stimuliert gemeinsam mit Protein S die Inaktivierung von Faktor VIIIa durch aktiviertes Protein C (APC) [6]. Gereinigter Faktor Va, dem die im nativen Faktor V enthaltene B-Domäne fehlt, stimuliert dagegen die Inaktivierung von Faktor VIIIa nicht [8]. Ein Einfluß der B-Domäne des Faktors V auf die APC-Response muß daher als gegeben angesehen werden. Zöller u. Dahlbäck beschrieben 1994 eine stille Mutation an der Aminosäure 739 in der B-Domäne des Faktor V Genes [11].

Nukleotidvariationen in der genomischen und CDNA (A2663→G, A2684→G, A2863→G), welche die Aminosäuren 830, 837 und 897 in der B-Domäne des Faktor-V-Gens kodieren, führen zu einem Aminosäureaustausch (K830R, H837R, K897E) [2, 3, 4]. Alle 4 Mutationen liegen im sog. E-Fragment der B-Domäne. In eigenen Untersuchungen konnten wir bei einem Teil unserer Patienten mit dem Test Immunochrom APC-Response (Immuno) eine verminderte APC-Response feststellen, die nicht durch einen Faktor-V-Leiden bedingt ist [7]. Der Test basiert auf einer Inaktivierung von FVIIIa durch APC und Kofaktoren [9]. Ziel der Studie war es herauszufinden, ob die genannten 4 Mutanten für die Ausbildung einer verminderten APC-Response von Bedeutung sind. Hierfür wurden 85 Kontrollpersonen und 78 Patienten mit einer verminderten APC-Response mit und ohne Faktor-V-Leiden untersucht.

Patienten und Methoden

Kontrollgruppe: 85 gesunde Personen ohne Thromboseanamnese und ohne Faktor-V-Leiden.

Patientengruppe 1: 26 Patienten mit verminderter APC-Response ohne Faktor-V-Leiden (15 Patienten mit tiefer Beinvenenthrombose, 3 Patienten mit Pfortaderthrombose, 2 Patienten mit koronarer Herzkrankheit, 1 Patient mit zerebrovaskularer Erkrankung, 2 Patienten ohne Gefäßerkrankung).

Patientengruppe 2: 45 Patienten mit verminderter APC-Response, heterozygot für Faktor-V-Leiden.

Patientengruppe 3: 7 Patienten mit verminderter APC-Response, homozygot für Faktor-V-Leiden.

Bestimmung der APC-Response: Testkit Immunochrom APC-Response am Gerinnungsanalyser AMAX.

Methoden zur Definition der Polymorphismen 2391 A/G, 2489 A/G, 2510 A/G, 2689 A/G: Die Extraktion der DNA erfolgte nach Miller et al. [5]. Die Mutation A 2391 → G

I. Scharrer/W. Schramm (Hrsg.)
28. Hämophilie-Symposion Hamburg 1997

wurde nach Verdauung mit dem Restriktionsenzym Taq I entsprechend der Vorschrift von Cox et al. [1] und Zöller et al. [11] identifiziert. Die Detektion von Lys 830, Arg 837 und Lys 837 erfordert die Kreation von Restriktionsschnittstellen. Lys 830 wurde definiert nach Amplifikation von genomischer DNA mit dem Forward-Primer F1 und dem Reverse-Primer R1 und anschließender Verdauung mit Taq I. Für Arg 837 wurde nach Amplifikation genomischer DNA der Forward-Primer F2 und der Reverse-Primer R2 eingesetzt. Die Verdauung erfolgte mit Rsa I. Die Definition von Lys 897 erfolgte nach Amplifikation der genomischen DNA mit dem Forward-Primer F3 und dem Reverse-Primer R1 gefolgt von einer Verdauung mit Taq I.

Ergebnisse

Überaschenderweise fanden wir, daß die 4 untersuchten Polymorphismen ausnahmslos nur 2 Allele kodieren. Im Wildtypallel wird an den entsprechenden Nukleotidpositionen (2391, 2663, 2684, 2863) immer ein A kodiert, während im mutierten Allel an dieser Position immer ein G steht. Faktor-V-Leiden ist immer mit dem A-Allel gekoppelt (Tabelle 1). In der Kontrollgruppe wurde bei Homozygotie für das G-Allel eine signifikant niedrigere APC-Response gegenüber einer Homozygotie für das A-Allel festgestellt (Tabelle 2). Bei den 26 Patienten mit verminderter APC-Response ohne Faktor-V-Leiden konnte dieser Unterschied nicht geprüft werden, da nur 1 Patient homozygot für das G-Allel war. Wir konnten keinen signifikanten Unterschied in der APC-Response zwischen den Genotypen A/A und A/G in der Kontrollgruppe als auch bei Patienten mit verminderter APC-Response ohne Faktor-V-Leiden und bei heterozygoten Patienten für Faktor-V-Leiden feststellen.

Tabelle 1. Verteilung des Genotyps in den untersuchten Patientengruppen (Basennummern nach [3])

Genotyp	2391A/A, 2663A/A, 2684A/A, 2863A/A	2391A/G, 2663A/G, 2684A/G, 2863A/G	2391G/G, 2663G/G, 2684G/G, 2863G/G
Resultierende Aminosäuren	S739S, K830K, H837H, K897K	S739S, K830R, H837R, K897E	S739S, R830R, R837R, E897E
Kontrollgruppe Faktor-V-Leiden-Wildtyp	43	32	10
Patientengruppe 1 Verminderte APC-Response Faktor-V-Leiden-Wildtyp	14	11	1
Patientengruppe 2 Verminderte APC-Response Faktor-V-Leiden heterozygot	33	12	0
Patientengruppe 3 Verminderte APC-Response Faktor-V-Leiden homozygot	7	0	0

Tabelle 2. Median und Range der APC-Ratio in der Kontrollgruppe und in den Patientengruppen.

Genotyp	2391A/A, 2663A/A, 2684A/A, 2863A/A	2391A/G, 2663A/G, 2684A/G, 2863A/G	2391G/G, 2663G/G, 2684G/G, 2863G/G
Kontrollgruppe n = 85	2,25 (1,87–2,77)	2,21 (1,92–3,31)*	1,99 (1,87–2,29)**
Patientengruppe 1 n = 26	1,68 (1,55–1,80)	1,74 (1,41–1,81)*	1,82
Patientengruppe 2 n = 45	1,56 (1,25–1,85)	1,64 (1,32–1,79)*	Keiner
Patientengruppe 3 n = 7	1,29 (1,24–1,49)	Keiner	Keiner

*n.s., **p = 0,001 im Vergleich zur APC-Response bei Wildtyp-Carriers in der gleichen Gruppe (U-Test Mann-Whitney)

Zusammenfassung

An Patienten aus Dresden Stadt und Umgebung konnten wir zeigen, daß der Haplotyp 2391A, 2663A, 2684A, 2863A mit dem Faktor-V-Leiden assoziiert ist. Dieses Ergebnis unterstreicht die Hypothese des sog. Founder-Effekts [1, 12] für Faktor-V-Leiden. Im Gegensatz dazu fanden wir den nicht mit Faktor-V-Leiden assoziierten Haplotyp 2391G, 2663G, 2684G, 2863G in hoher Frequenz bei Kontrollpersonen und Patienten mit verminderter APC-Response unklarer Genese. In unserer Untersuchung konnten wir eine signifikant niedrigere APC-Response bei Personen mit einem Genotyp G/G an den Nukleotidpositionen 2391, 2663, 2684 und 2863 im Faktor-V-Gen gegenüber Personen mit einem Genotyp A/A nachweisen. Dieser Einfluß ist jedoch geringer als der von Faktor-V-Leiden. Da nur bei einem der untersuchten Patienten mit verminderter APC-Response ohne Faktor-V-Leiden eine Homozygotie für das G-Allel vorlag, kann dieser Genotyp nicht die alleinige Ursache der verminderten APC-Response in dieser Patientengruppe sein. Das Fehlen dieses Genotyps bei Patienten mit Faktor-V-Leiden schließt außerdem einen Einfluß auf die APC-Response in dieser Patientengruppe aus. Weitere Untersuchungen sind notwendig, um festzustellen, ob der Genotyp G/G allein oder in Verbindung mit anderen Faktoren ein thrombophiles Risiko bei Personen ohne Faktor-V-Leiden darstellt.

Literatur

1. Cox MJ, Rees DC, Martinson JJ, Clegg JB (1996) Evidence for single origin of factor V Leiden. Brit J Haematol 92: 1022–1025
2. Cripe LD, Moore KD, Kane WH (1992) Structure of the gene for human coagulation factor V. Biochemistry 31: 3777–3785

3. Jenny RJ, Pittmann DD, Toole JJ, Kritz RW, Aldape RA, Hewick RM, Kaufman RJ, Mann KG (1987) Complete cDNA and derived amino acid sequence of human factor V. Proc Natl Acad Sci USA 84: 4846–4850
4. Kane VM, Ichinose A, Hagen FS, Davie EW (1987) Cloning DNAs coding for heavy chain region and connecting region of human factor V, a blood coagulation factor with four types of internal repeats. Biochemistry 26: 6508–6514
5. Miller SA, Dykes DD, Polesky HF (1988) A simple salting out procedure for extracting DNA from human nucleated cells. Nucl Acid Res 16: 1215
6. Shen L, Dahlbäck B (1994) Factor V and protein S as synergistic cofactors to activated protein C in degradation of factor VIIIa. J Biol Chem 269: 18735–18738
7. Siegert G, Gehrisch S, Runge E, Schwarz T, Schimank S, Schellong S, Lüthke K, Naumann R, Knöfler R (1997) Vergleich der Response gegenüber aktiviertem Protein C in unterschiedlichen Testsystemen mit dem Ergebnis der Faktor V Genotypisierung. Haemostaseologie 17: 170–175
8. Varadi K, Rosing J, Tans G, Pabinger I, Keil B, Schwarz HP (1996) Factor V enhances the cofactor function of the protein S in the APC-mediated inactivation of factor VIII: influence of the factor V R506Q mutation. Thromb Haemost 76: 208–214
9. Varadi K, Moritz B, Land H, Bauer K, Preston E, Paeke I, Rivard GE, Keil B, Schwarz HP (1995) A chromogenic assay for activated protein C resistance. Brit J Haematol 90: 884–891
10. Zevelin A, Griffin JH, Xu X, Pabinger I, Samana M, Conrad J, Brenner B, Eldor A, Seligsohn U (1997) A single origin for common Caucasian risk factor for venous thrombosis. Blood 89: 397–402
11. Zöller B, Dahlbäck B (1994) Linkage between inherited resistance to activated protein C and factor V gene mutation in venous thrombosis. Lancet 34: 1536–1538
12. Zöller B, Hillarp A, Dahlbäck B (1997) Activated protein C resistance caused by common factor V mutation has single origin. Thromb Res 85: 237–243

Zur Häufigkeit von Hyperhomocysteinämie und APC-Resistenz bei venösen Thromboembolien bzw. Hirninfarkten

A. Siegemund, B. Vorberg, H. Voigt, H. Scheel,
J. Berrouschot, T. Siegemund

Hyperhomocysteinämie und APC-Resistenz (Faktor-V-Leiden) sind etablierte Methoden der Thrombophiliediagnostik. Während die Rolle der APC-Resistenz bei venösen Thrombosen hinreichend untersucht ist, finden sich hinsichtlich der Prävalenz der APC-Resistenz bei arteriellen Verschlußkrankheiten widersprüchliche Angaben in der Literatur.

Deshalb wurden anhand des eigenen Patientengutes (447 Patienten) mit venösen Thrombosen und arteriellen Verschlußkrankheiten (Hirninfarkte und transistorisch-ischämische Attacken) die Inzidenzraten von APC-Resistenz und erhöhten Nüchternhomocysteinspiegeln gegenübergestellt.

Methoden

Die Bestimmung des Gesamthomocysteins erfolgte als Nüchternwert nach nächtlichem Fasten in EDTA-Plasma (Zentrifugation: 20 min bei 3000 U/min und 4 °C, aliquotiert und bei −70 °C tiefgefroren); die Messung erfolgte mit HPLC (Spectra Physics) mit fluorometrischer Detektion (Farbstoff SBD-F).

Die Bestimmung der APC-Resistenz erfolgte mit ProC Global bzw. ProC Global-Faktor V (Behring Diagnostics; Faktor-V-Mangelplasma, Haemochrom Diagnostica), die PCR auf die Faktor-V-Leiden-Mutation wurde nur bei pathologischem Gerinnungsbefund durchgeführt (NASBA, Organon Teknika) (Tabelle 1).

Tabelle 1. Faktor-V-Leiden bei Patienten mit venösen Thrombosen bzw. zerebralen arteriellen Verschlüssen im Vergleich zum Blutspenderkollektiv

Faktor-V-Leiden	Blutspender (n = 243)	Venöse Thrombosen (n = 92)	Zerebraler arterieller Verschluß (n = 33)
Wildtyp	229 (94,3 %)	78 (84,5 %)	314 (94,3 %)
Heterozygot	13 (5,3 %)	12 (13,3 %)	19 (5,7 %)
Homozygot	1 (0,4 %)	2 (2,2 %)	

I. Scharrer/W. Schramm (Hrsg.)
28. Hämophilie-Symposion Hamburg 1997

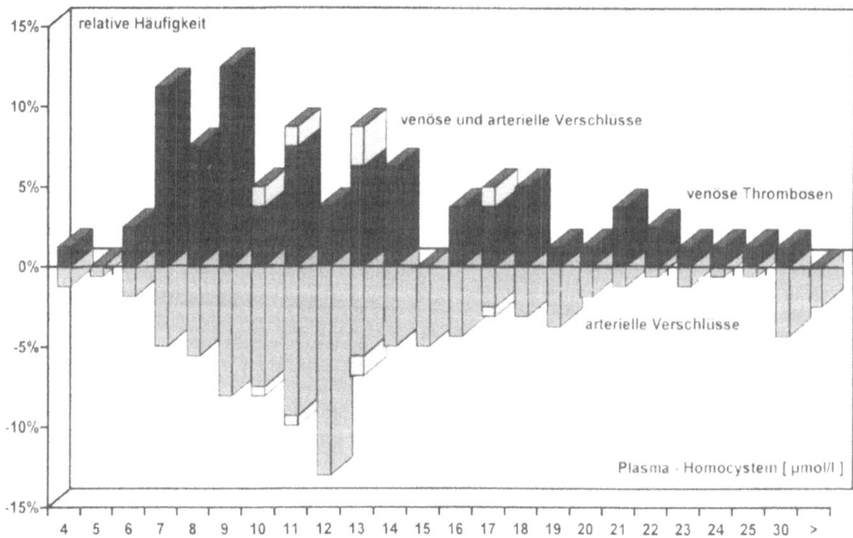

Abb. 1. Relative Häufigkeit des Plasmahomocysteins bei Patienten mit arteriellen und venösen Verschlüssen

Ergebnisse

Die Daten belegen, daß die Hyperhomocysteinämie sowohl bei zerebralen arteriellen als auch bei venösen Verschlußkrankheiten eine Rolle spielt (Tabelle 2). 31,1% aller Patienten mit venösen Thrombosen weisen Homocysteinwerte oberhalb des Referenzbereiches (Mittelwert SD) auf; 12,2% dieser Patienten haben eine schwere Form der Hyperhomocysteinämie mit Werten über 20 µmol/l. Bei den neurologischen Patienten liegt der Mittelwert der untersuchten Patienten mit 14,1 µmol/l um 3,3 µmol/l höher als bei der gesunden Vergleichsgruppe und um 1,7 µmol/l über der Gruppe mit venösen Thrombosen. Das weist auf den hohen Stellenwert der Hyperhomocysteinämie in der Pathogenese zerebraler arterieller Verschlüsse hin. Der Risikofaktor Homocystein wird noch deutlicher, wenn man andere bekannte thrombogene Risikofaktoren, einschließlich Hyperlipoproteinämie und Fibrinolysedefekte, eliminiert. Bei 46,4% aller Patienten mit zerebralen Verschlüssen (Tabelle 3) weisen Homocysteinwerte > 13 µmol/l auf, bei der Gruppe der tiefen

Tabelle 2. Plasmahomocystein bei Patienten mit venösen Thrombosen bzw. zerebralen arteriellen Verschlüssen im Vergleich zu einem Blutspenderkollektiv

	Blutspender (n = 100)	Venöse Thrombosen (n = 92)	Zerebraler arterieller Verschluß (n = 172)
> 13,0 µmol/l	24 (24%)	32 (34,8%)	79 (45,9%)
> 14,2 µmol/l	11 (11%)	28 (31,1%)	69 (40,1%)
Mittelwert	10,8 ± 3,4	12,4 ± 4,7	14,1 ± 6,5

Tabelle 3. Plasmahomocystein bei Patienten mit venösen Thrombosen bzw. arteriellen Verschlüssen; Eliminierung sämtlicher bekannter Risikofaktoren (z.B. APC-Resistenz, FXII-Mangel, HLP)

Homocystein	Venöse Thrombosen	Arterieller Verschluß
> 13,0 μmol/l	28 von 78 (35,9 %)	61 von 156 (39,1 %)
Bereinigt	13 von 39 (33,0 %)	51 von 107 (47,7 %)

Venenthrombosen liegt der Anteil mit 39% ebenfalls hoch, die Anzahl der Patienten, die als einzigen thrombophilen Risikofaktor hohe Homocysteinwerte präsentieren, ist allerdings gering.

Die APC-Resistenz bzw. die Faktor-V-Mutation spielen hinsichtlich der Ausbildung zerebraler Insulte keine Rolle; die Prävalenzdaten zerebraler Verschlüsse sind mit jeweils 5,7% identisch mit den Prävalenzdaten des Blutspenderkollektivs. Die Kombination Hyperhomocysteinämie und heterozygoter Faktor-V-Leiden fand sich bei 7 Patienten (1,97%) in der Gruppe mit zerebralen Insulten, in der Gruppe mit venösen Thrombosen bei 8,7%.

Schlußfolgerungen

Hyperhomocysteinämie ist ein Risikofaktor für venöse und arterielle Verschlüsse.

Für die Äthiopathogenese von Hirninfarkten spielt die APC-Resistenz keine Rolle.

Bei Patienten mit thromboembolischen Komplikationen sollte die Bestimmung des Homocysteins in das Thrombophilieprogramm aufgenommen werden. Das gilt für venöse Thrombosen (TVT, LE), insbesondere aber für zerebrale arterielle Verschlüsse.

Besonders bei den Patienten, bei denen die Hyperhomocysteinämie der einzige derzeit bekannte thrombogene Risikofaktor darstellt, stehen günstige therapeutische Möglichkeiten (Vitamine, Folsäure) zur Senkung des Homocysteins zur Verfügung.

Ambulantes Thrombophilie-Screening unter besonderer Berücksichtigung des thromboseassoziierten Polymorphismus im Prothrombingen bei venösen Thromboembolien

B. Mayer, J. Koscielny, B. Baumann-Baretti, C. Stier,
U. Kalus, S. Ziemer , A. Kulozik, H. Kiesewetter

Nach epidemiologischen Untersuchungen liegt die jährliche Inzidenz der tiefen Venenthrombose bei 1,6 pro 1000 Einwohner. Tödliche Lungenembolien werden mit einer Häufigkeit von 0,5 pro 1000 angegeben. Daraus ergibt sich die Notwendigkeit, thrombosebegünstigende Risikofaktoren mittels gezielter Anamnese, klinischer Untersuchung und spezieller hämostaseologischer Diagnostik zu erkennen und individuelle Strategien zur Prävention eines Rezidivs zu entwickeln.

In den letzten Jahren wurden zahlreiche angeborene und erworbene gerinnungsphysiologische Störungen entdeckt, die mit einem erhöhten Thromboserisiko einhergehen. Unter den hereditären Formen der Thrombophilie kommt dabei der Resistenz gegen aktiviertes Protein C (Faktor-V-Leiden-Mutation), die bei ca. 40% der jungen Patienten mit tiefer Beinvenenthrombose anzutreffen ist, gefolgt vom Mangel an physiologischen Inhibitoren der Gerinnung (Protein-C-, Protein-S-, ATIII-Mangel) die größte Bedeutung zu. Mit der Entdeckung des thromboseassoziierten Polymorphismus im Prothrombingen steht seit kurzem eine weitere hereditär bedingte Thrombophilieneigung zur Diskussion. Heterozygote Träger dieser autosomal dominant vererbten Punktmutation an Position 20210 des Prothrombingens weisen ein 2,8fach höheres Risiko für das Auftreten einer venösen Thrombose auf.

Fragestellung

Ziel unserer Untersuchung ist es, die Häufigkeit thrombogener Risikofaktoren bei Patienten mit mindestens einem venösen thromboembolischen Ereignis unter besonderer Berücksichtigung des thromboseassoziierten Polymorphismus im Prothrombingen zu erfassen.

Material und Methoden

Untersucht wurden Patienten, die sich 1997 nach Manifestation eines thromboembolischen Ereignisses (tiefe Beinvenenthrombose mit 2- bzw. 3-Etagenverschluß und/oder Lungenembolie) in unserer hämostaseologischen Ambulanz vorstellten.

Durch eine ausführliche Anamnese, klinische Untersuchung und nachfolgende laboranalytische Diagnostik wurden die in Tabelle 1 aufgeführten Risikoprädik-

I. Scharrer/W. Schramm (Hrsg.)
28. Hämophilie-Symposion Hamburg 1997

Tabelle 1. Routinemäßig erhobene thrombophile Risikoprädiktoren

Anamnese und klinischer Befund	Laboranalytische Diagnostik: Hereditäre Risikoprädiktoren	Laboranalytische Diagnostik: Erworbene Risikoprädiktoren
- positive FA bezüglich Thrombembolien - Östrogentherapie - Immobilisation - Malignome - Kardiale Insuffizienz - Schlaganfall - Polyzythämie - entzündliche Darmerkrankungen - nephrotisches Syndrom - Paroxysmale nächtliche Hämoglobinurie - Chronisch venöse Insuffizienz - Adipositas (BMI > 25 kg/m^2)	- Protein-C-Mangel: Aktivität < 70% Konzentration < 70% - Protein-S-Mangel: Aktivität < 60% Konzentration gesamt < 70% Konzentration frei < 45% - ATIII-Mangel: Aktivität < 70% - Genotypisierung FV-Gen falls APC-Ratio < 1,8 - Genotypisierung FII-Gen - Fibrinogen < 1,8 g/l - Plasminogenmangel: Aktivität < 70–120% - "α2-Antiplasmin-erhöhung": Aktivität > 120%"	- FII-Aktivität > 105% - FVIII-Aktivität > 150% - Plasmaviskosität > 1,3 mPas - Plättchenreaktivitäts-index > 1,05 - Homocystein-Konzentration im Serum > 13 µmol/l - Anti-Cardiolipin-Antikörper -IgM > 12 U/ml -IgG > 23 U/ml - Gestörte Fibrinolyse-Response: t-Pa erniedrigt (< 6 ng/l) und/oder PAI erhöht (> 12 U/ml)

toren erhoben. Vor Durchführung der speziellen gerinnungsphysiologischen Tests wurde eine evtl. orale Antikoagulanzientherapie auf eine Therapie mit s.c. Heparin umgestellt.

Labordiagnostik

Die Messung von Protein-C- und Protein-S-Aktivität erfolgte mittels Clotting-Test. Die Aktivität von Antithrombin-III, Faktor II, Faktor VIII, Plasminogen und α2-Antiplasmin wurde mit chromogenen Substraten gemessen. Die Bestimmung der Konzentration von Protein C, Protein S, Tissue-Plasminogen-Aktivator (t-PA), Plasminogen-Aktivator-Inhibitor (PAI), Antikardiolipin-Antikörper (IgM und IgG) und Lipoprotein (a) erfolgte durch Enzym-Immunoassay. Die Messung von Antithrombin-, Plasminogen- und α2-Antiplasmin-Konzentration erfolgte mittels radialer Immundiffusion. Die Bestimmung der APC-Resistenz-Ratio erfolgte unter Verwendung von Faktor-V-Mangelplasma. Der Plasmahomocysteinspiegel wurde mittels HPCL bestimmt. Die Bestimmung der Fibrinogenkonzentration erfolgte mit der Methode nach Clauss. Der Plättchenreaktivitätsindex wurde nach der von Wu und Hoak beschriebenen Methode gemessen. Die Bestimmung der Plasmaviskosität erfolgte mittels Kapillarschlauchviskosimeter (Methode nach Jung und Kiesewetter).

Die Genotypisierung des thromboseassoziierten Polymorphismus und der APC-Spaltstelle im Gerinnungsfaktor-V-Gen erfolgte mittels Restriktionsanalyse von PCR-amplifizierter Gerinnungsfaktor-II-Gen-DNA bzw. Gerinnungsfaktor-V-Gen-DNA.

Ergebnisse

Vom 01.01.1997 bis zum 30.09.1997 wurden insgesamt 74 Patienten, 51 Frauen (69%) und 23 Männer (31%), untersucht. Das durchschnittliche Alter der Patienten zum Zeitpunkt der Untersuchung betrug 39,8 Jahre.

Neben dem als Voraussetzung für die Aufnahme in die Untersuchung notwendigen stattgehabten thromboembolischen Ereignis fanden sich bei 58 (74%) der Patienten weitere anamnestische bzw. klinische Hinweise auf ein erhöhtes Thromboserisiko. Bei 64 (86%) der untersuchten Patienten konnten ein oder mehrere laborchemische Risikofaktoren nachgewiesen werden (Abb. 1).

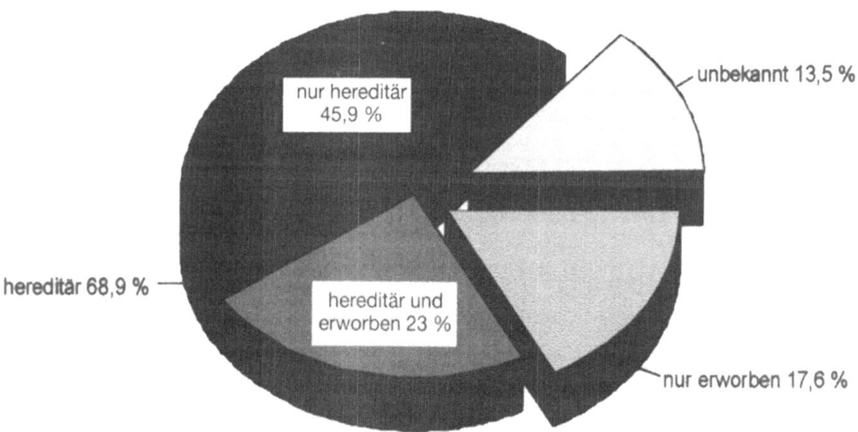

Abb. 1. Prozentuale Verteilung der laborchemisch erhobenen Risikoprädiktoren auf hereditäre, hereditäre und erworbene, nur erworbene und unbekannt (kein pathologischer Befund) (n = 74)

Die Genotypisierung des thromboseassoziierten Prothrombinpolymorphismus ergab bei 5 Patienten einen heterozygoten Befund. Bei 2 dieser Patienten fand sich gleichzeitig eine heterozygote APC-Resistenz. Insgesamt wurde eine APC-Resistenz als häufigster angeborener Risikoprädiktor bei 34 Patienten nachgewiesen, bei 30 Patienten in heterozygoter und bei 4 Patienten in homozygoter Form. Ein Protein-S-Mangel fand sich bei 10 Patienten, ein Protein-C-Mangel bei 5 Patienten und ein Mangel an Antithrombin III bei einem Patienten. Bei 4 Patienten fand sich eine APC-Resistenzstörung in Kombination mit einem Inhibitorenmangel. Ein Patient wies gleichzeitig einen Protein-C-Mangel und einen Protein-S-Mangel auf (Abb. 2).

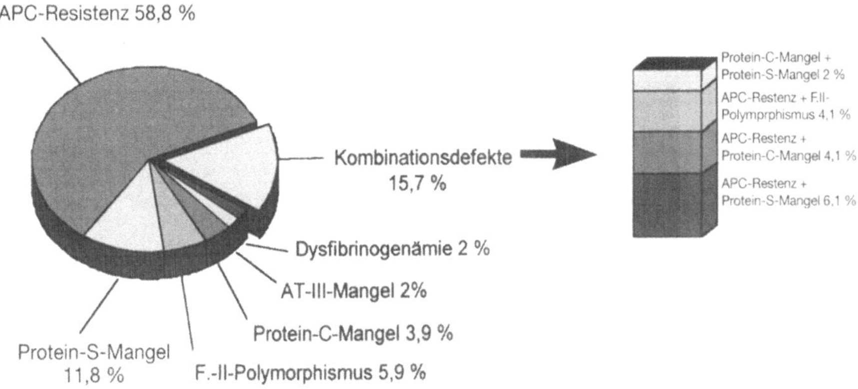

Abb. 2. Prozentuale Verteilung der hereditären Risikoprädiktoren unter besonderer Berücksichtigung der hereditären Kombinationsdefekte (n = 51)

Ein erhöhter Plättchenreaktivitätsindex fand sich bei insgesamt 12 Patienten und war damit der am häufigsten gefundene erworbene Risikoprädiktor der laboranalytischen Untersuchungen. Eine gestörte Fibrinolyse-Response wiesen 7 Patienten, eine erhöhte Faktor-VIIIc-Aktivität 5 Patienten, eine erhöhte Plasmaviskosität 4 Patienten und eine erhöhte Faktor-II-Aktivität 2 Patienten auf. Antikardiolipin-IgM-Antikörper fanden sich bei 3 Patienten. Erhöhte Homocystein- bzw. Lipoprotein-(a)-Werte im Plasma ließen sich bei jeweils einem Patienten nachweisen. Eine Kombination mehrerer erworbener Defekte fand sich bei insgesamt 4 Patienten (Abb. 3).

Abbildung 4 gibt einen Überblick über die Anzahl der Patienten mit jeweils 2, 3, 4, 5, 6 bzw. 7 thrombophilen Risikoprädiktoren, inklusive des stattgehabten thromboembolischen Ereignisses.

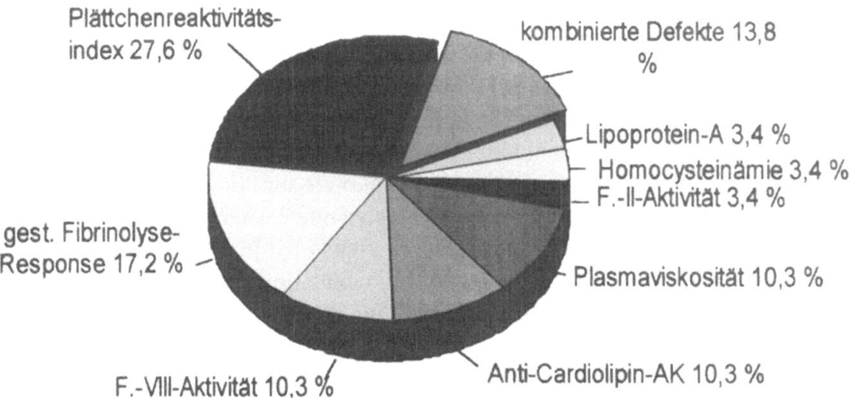

Abb. 3. Prozentuale Verteilung der erworbenen Risikoprädiktoren (n = 30)

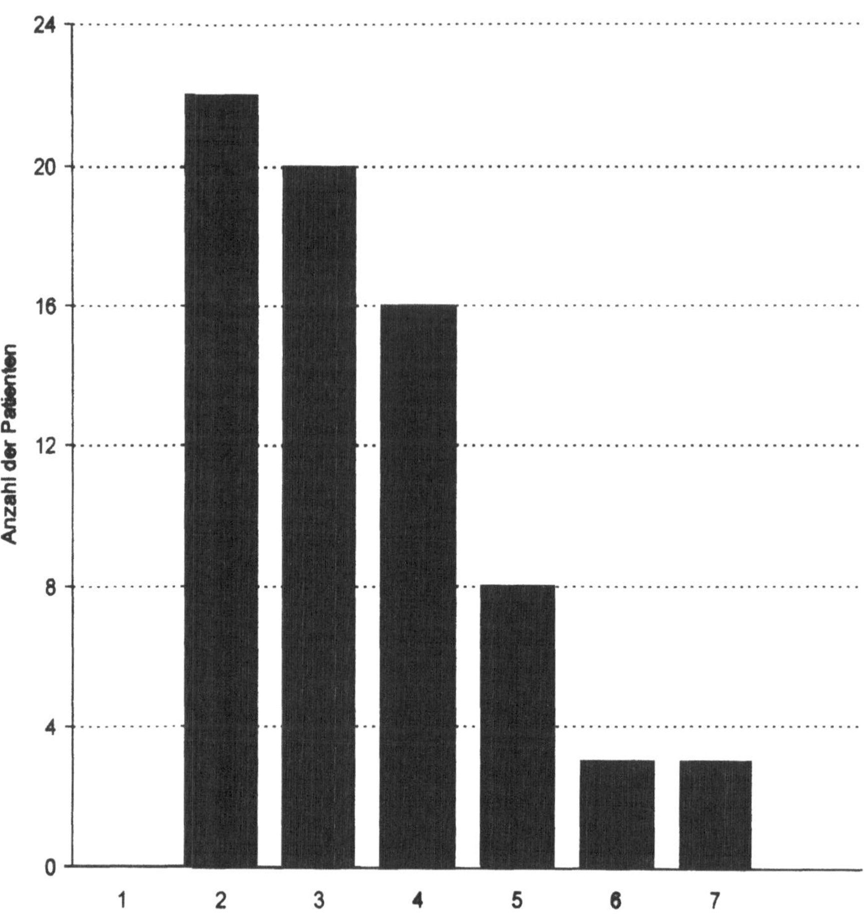

Abb. 4. Anzahl der Patienten mit 1–7 Risikoprädiktoren (n = 74)

Zusammenfassung

Angesichts einer Häufigkeit von 6,7% für das Auftreten des thromboseassoziierten Prothrombinpolymorphismus bei den von uns untersuchten Patienten erscheint es uns sinnvoll, diesen Parameter dauerhaft in das Thrombophilie-Screening aufzunehmen. Bei Patienten nach einem thromboembolischen Ereignis ist eine der individuellen Risikosituation angemessene Therapie zur Prävention eines Rezidivs angezeigt. Bei hereditären Kombinationsdefekten und bei hereditären Defekten mit mindestens 3 erworbenen Risikoprädiktoren sehen wir in Abhängigkeit vom klinischen Zustand eine Tendenz zur Dauerantikoagulation gegeben. Eine Indikation zur dauerhaften Antikoagulation war daher bei 25 unserer Patienten gegeben, bei insgesamt 3 (12%) dieser Patienten war das Vorliegen des Prothrombinpolymorphismus hierfür ausschlaggebend (Abb. 5).

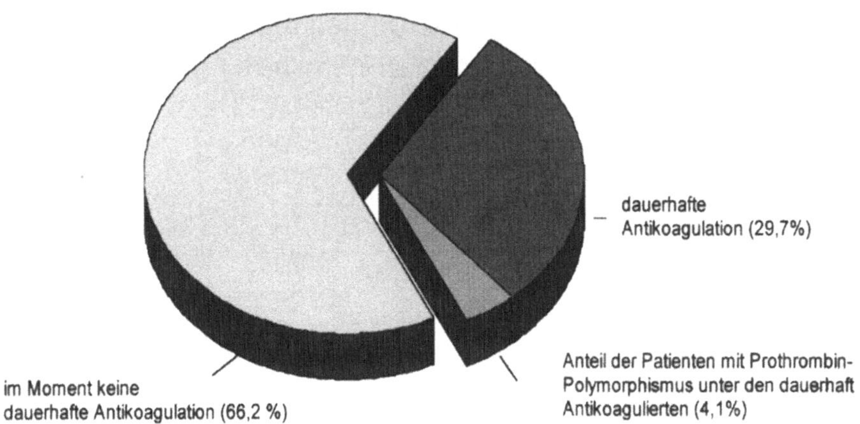

Abb. 5. Anteil der Patienten, bei denen aufgrund der Ergebnisse des Thrombophilie-Screenings eine Indikation zur Dauerantikoagulation gegeben ist, unter besonderer Berücksichtigung der Patienten mit Faktor-II-Polymorphismus (n = 74)

Literatur

1. Poort SR, Rosendaal FR, Reitsma PH, Bertina RM (1996) A Common Genetic Variation in the 3′-Untranslated Region of the Prothrombin Gene Is Associated With Elevated Plasma Prothrombin Levels and an Increase in Venous Thrombosis. Blood 88, 10: 3698–3707

Thrombinpotential und APC-Resistenz: kein Unterschied zwischen Nutzerinnen oraler Kontrazeptiva der 2. und 3. Generation

M. Spannagl, D. Prasa, J. Stürzebecher, J. Ansorg,
A. Dick, L. Heinemann, W. Schramm

Der Einsatz von Globaltests, die das Zusammenspiel der Faktoren des intrinsischen bzw. des extrinsischen Gerinnungsweges erfassen, ist bei der Untersuchung von erworbenen thrombophilen Risikosituation wie z. B. unter der Einnahme oraler Kontrazeptiva (OC) sehr wertvoll. Rotteveel et al. konnten 1993 zeigen [1], daß das endogene Thrombinpotential ETP in Plasmaproben von Frauen, die orale Kontrazeptiva einnehmen im Vergleich zu Nichteinnehmerinnen signifikant erhöht ist. Rosing et al. fanden sogar Unterschiede im ETP bei der Einnahme oraler Kontrazeptiva der sog. 2. und 3. Generation. In einem APC-Resistenztest, der auf dem Thrombinbildungstest basiert, wurden ähnliche Ergebnisse erhalten [2].

Wir untersuchten die Funktion des Protein-C-Systems und die Thrombinbildung an einer zufällig ausgewählten Stichprobe von Frauen der bayrischen Bevölkerung (Baverian Thromboembolic Risk Study BATERS).

Material und Methoden

Im Rahmen der Bavarian Thromboembolic Risk Study BATERS wurden Blutproben von 821 Frauen im Alter von 19–49 Jahren untersucht. Proben mit aPTT-Werten außerhalb des Normalbereiches wurden ausgeschlossen. Zum Zeitpunkt der Blutabnahme nahmen 249 Frauen orale Kontrazeptiva (OC): 28 Frauen benutzen die OCs der 1. Generation, 142 die der 2. Generation und 73 Frauen die der 3. Generation. Bei 6 Frauen konnte die Zusammensetzung des verwendeten oralen Kontrazeptivums nicht geklärt werden.

5,5% der untersuchten Frauen fanden sich positiv für die Faktor-V-Leiden-Mutation.

Untersuchung der Thrombinbildung

Auf einer Mikrotiterplatte wurden 200 µl Plasma mit 30 µl chromogenem Substrat (β Ala-Gly-Arg-pNA, 5mM, Pentapharm, Basel) gemischt. Um die Fibrinpolymerisation während der Messung zu verhindern, wurden 50 µl H-Gly-Pro-Arg-Pro-OH (Pefabloc FG, 18 mg/ml, Pentapharm, Basel) zugesetzt. Die Aktivierung des extrinsischen bzw. intrinsischen Gerinnungssytems erfolgte mit

I. Scharrer/W. Schramm (Hrsg.)
28. Hämophilie-Symposion Hamburg 1997

Gewebefaktor (Innovin, Dade, München) bzw. Kaolin (DAPTTIN, Immuno, Heidelberg) und $CaCl_2$ (0,25M). Die thrombinbedingte pNA-Freisetzung wurde bei 37 °C über 16 min kontinuierlich gemessen. Die Berechnung des ETP erfolgte nach Hemker [3, 4].

Bestimmung einer globalen APC-Resistenz mittels ProC Global (Behringwerke, Marburg)

Hierbei handelt es sich um einen globalen Test zur Identifizierung von Plasmen mit einem verringerten Ansprechen auf die antikoagulatorische Aktivität des Protein-C-Systems, wobei aktiviertes Protein C mittels spezifischem Aktivator im Plasma endogen gebildet und nicht als Reagens direkt eingesetzt wird [5]. Zur Testdurchführung wird nach Zugabe von einem Protein-C- (Schlangengift von Agkistrodon contortrix) und einem Kontaktphasenaktivator gleichzeitig Protein C und das intrinsische Gerinnungssystem aktiviert, mit $CaCl_2$ die Gerinnungsreaktion gestartet und die Zeit bis zur Gerinnselbildung gemessen. In einer 2. Messung wird die PTT ohne Protein-C-Aktivierung bestimmt und das Verhältnis der Gerinnungszeitverlängerung nach Protein-C-Aktivierung als „sensitivity ratio" (SR) bezeichnet.

Die Auswertung erfolgt als normierte Sensitivitätsratio in Bezug auf die eines Normalplasmas:

$$\text{n APC SR} = \frac{\text{APC SR}_{\text{Probe}}}{\text{APC SR}_{\text{Kalibrator (Normalplasma)}}} \cdot \text{Aktivitätswert}_{\text{Kalibrator (Nomialplasma)}}$$

Ergebnisse und Diskussion

Das ETP in Plasmaproben von Anwenderinnen oraler Kontrazeptiva ist sowohl nach extrinsischer als auch nach intrinsischer Aktivierung signifikant höher als in der Kontrollgruppe. Ein erhöhtes ETP spiegelt Veränderungen im Gleichgewicht der Gerinnungsfaktoren und Inhibitoren wider, welche zu einem hyperkoagulatorischen Zustand führen können. Im Vergleich der Kontrazeptiva unterschiedlicher Generation konnten keine signifikanten Unterschiede im ETP gefunden werden (Abb. 1 und 2). Allerdings muß berücksichtigt werden, daß aufgrund des fehlenden Thrombomodulins im Testansatz Veränderungen im Protein-C-/-S-System wie z. B. die Faktor-V-Leiden-Mutation mit dem Thrombinbildungstest nicht erfaßt werden können.

Auch mit dem globalen Test zur Erfassung der Funktion des Protein-C-Systems konnten wir ein signifikant verringertes Ansprechen auf aktiviertes Protein C bei den Nutzerinnen oraler Kontrazeptiva feststellen. Es zeigte sich jedoch auch hier kein Unterschied zwischen den einzelnen Generationen (Abb. 3).

Die Ergebnisse von Rosing [2] konnten in den hier verwendeten Testansätzen zur Bestimmung der Thrombinbildung bzw. der Funktion des Protein-C-Systems nicht bestätigt werden.

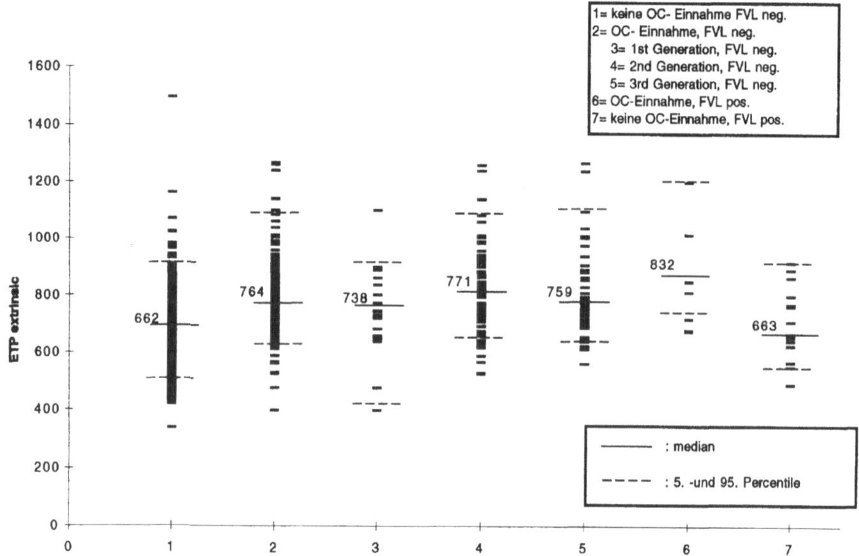

Abb. 1. ETP (extrinsisch) und OC-Einnahme

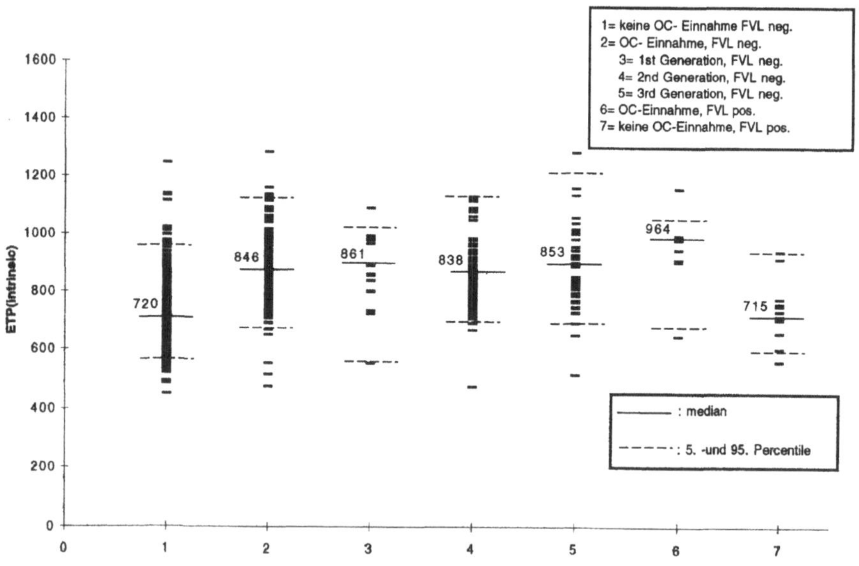

Abb. 2. ETP (intrinsisch) und OC-Einnahme

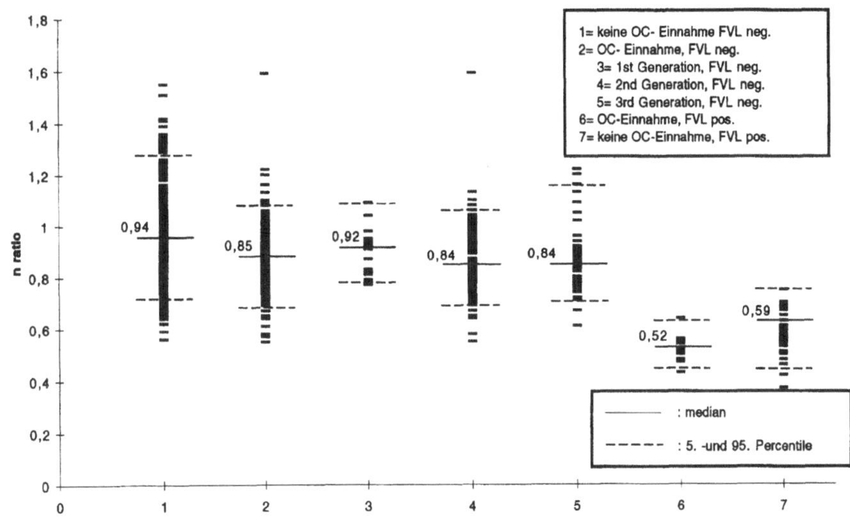

Abb. 3. APC-Resistenz und OC-Einnahme (ProC global)

Literatur

1. Rotteveel RC, Roozendaal KJ, Eijsman L, Hemker HC (1993) The influence of oral contraceptives on the time-integral of thrombin generation (thrombin potential). Thromb Haemost 70 (6):959–962
2. Rosing J, Tans G, Nicolaes GA, Thomassen MC, van Oerle R, van der Ploeg PM, Heijnen P, Hamulyak K, Hemker HC (1997) Oral contraceptives and venous thrombosis: different sensitivties to activated protein C in women using second-and third-generation oral contraceptives. Br J Haematol 97:233–238
3. Hemker HC, Wielders S, Kessels H, Béguin S (1993) Continuous registration of thrombin generation in plasma, its use for the determination of the thrombin potential. Thromb Haemost 70:617–624
4. Hemker HC, Béguin S (1995) Thrombin generation in plasma: its assessment via the endogenous thrombin potential. Thromb Haemost 74:134–138
5. Kraus M, Noah M, Fickenscher K (1995) The PCAT-A simpel screening assay for assessing the functionality of the protein C anticoagulant pathway. Thromb Res 79(2):217–222

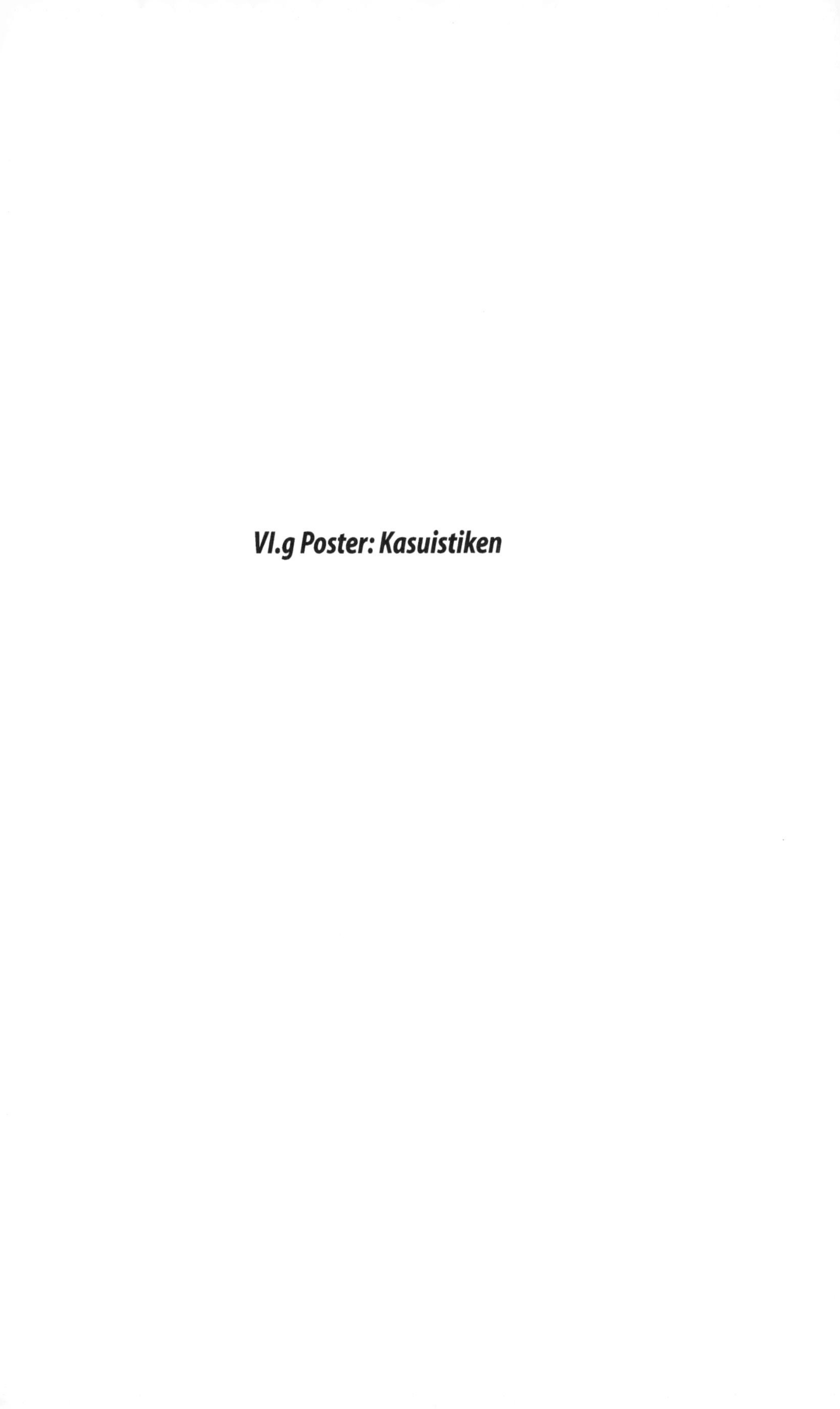

VI.g Poster: Kasuistiken

Hämophiler Pseudotumor – Erfahrung des Hämophiliezentrums in Temeswar

M. Serban, J. Szucsik, D. Lighezan, M. Cucuruz, S. Arghirescu

Voraussetzungen

1. Der hämophile Pseudotumor, als Folge wiederholter Gewebeblutungen, wird als progrediente eingekapselte, zystische Masse mit Blutgehalt definiert; er beeinträchtigt Muskeln und Weichteilgewebe und beeinflußt in destruktiver Art das Skelettsystem. Sein histologisches Merkmal ergibt sich aus den großen Flächen von Gewebsnekrosen angereichert mit hämosideringeladenen Zellen, aber ohne Zeichen der Malignität.
2. Er ist eine seltene (1–5% der Kranken), aber sehr ernst zu nehmende Komplikation, die eine Todesrate von 20% erreichen kann.
3. Die begünstigenden Faktoren sind von dem Schweregrad der Hämophilie abhängig, von der Anwesenheit der Hemmkörper und vom Alter des Kranken. Hinzu kommen noch die Art der Behandlung und die Qualität der substitutiven Kontrolle, die zur Beseitigung dieser Krankheitserscheinung beitragen.

Ziel

In unseren Verhältnissen der Behandlung, die gekennzeichnet sind durch: minimale Substitution "on demand", die gewöhnlich spät, nach dem Auftreten der Blutung durchgeführt wird, fast ausschließliche Benutzung von Plasma und Kryopräzipitat und die eingeschränkten Möglichkeiten, Faktorenkonzentrate VIII/IX zu verwenden, keine vorbeugende Therapie, untersuchten wir diese seltene Komplikation in unserem Hämophiliezentrum.

Kasuistik

Bei einer Gesamtzahl von 150 untersuchten Hämophilen haben wir im Zeitraum 1972–1997 einen Pseudotumor bei 5 Kranken festgestellt (Tabelle 1).

I. Scharrer/W. Schramm (Hrsg.)
28. Hämophilie-Symposion Hamburg 1997

Tabelle 1. Krankengut mit Pseudotumor

Nr.	Name, Vorname	Alter (Jahre)	Typ der Hämophilie	Lokalisation des Pseudotumors	Dauer des Pseudotumors	Therapie	Klinischer Verlauf	Röntgenologischer Verlauf	Bemerkungen
1	M.S.	3	A (FVIII<1%)	Schädel (frontal)	4 Monate	Punktion + Kompression, Kryopräzipitat + Plasma	gut	Rückgang der Osteolyse	
2	H.P.	14	A (FVIII<1%)	Tibia (proximal)	6 Monate	Chirurgie, Kryopräzipitat + Plasma	gut	Regression des osteolytischen Herdes	Suprainfektion mit Pseudomonas aeruginosa, keloide retraktile postoperative Narbe
3	T.M.	16	A (FVIII<1%)	Humerus (proximal)	1 Jahr	Punktion + Kompression, Kryopräzipitat + Plasma	gut	Regression des osteolytischen Herdes	
4	C.M.	5	A (FVIII<1%)	Gesicht (maxillar und mandibular)	2 Jahre	Radiotherapie (24 Gy), Kryopräzipitat + Plasma	gut	Regression des osteolytischen Herdes	Unauffälliger Verlauf in einer 6jährigen Beobachtungszeit
5	C.M.	27	A (FVIII 1%–2%)	Becken und Abdomen (transileal)	7 Jahre	Chirurgie, Faktor VIII	gut	Unveränderte Persistenz der Osteolyse	Morphofunktionell unauffällig 1,5 Jahre postoperativ

Patientenfallbeschreibung: Klinik und Verlauf

O. Ciprian

- Geburtsdatum: 15.08.1984.
- Diagnose: Hämophilie A, schwere Form (FVIII < 1%), Pseudotumor des Gesichts (Abb. 1), chronische persistierende Hepatitis C.
- Krankengeschichte:
  - 7/1986: Erscheinung einer langsam progredienten indoloren Schwellung in der linken Hälfte des Gesichtes,
  - 10/1986: Verdacht auf Angioma des Gesichts, punktiert in einem chirurgischen Krankenhaus; nach 24 h überwiesen in die Kinderklinik in posthämorrhagischem Schock; Hämophilie A, Faktor VIII < 1% festgestellt,
  - 6/1988: stationär aufgenommen in einer Onkologieklinik; diesmal ohne Punktion/Biopsie; Diagnose von Osteosarcoma mandibulae vermutet; Radiotherapie 24 Gy.
  - 8/1989: wieder stationär in der Kinderklinik aufgenommen; Rückgang der Schwellung mit persistierender Osteolyse in Mandibula und Maxilla; retrospektive Diagnose Pseudotumor gestellt (Abb. 1, 2).

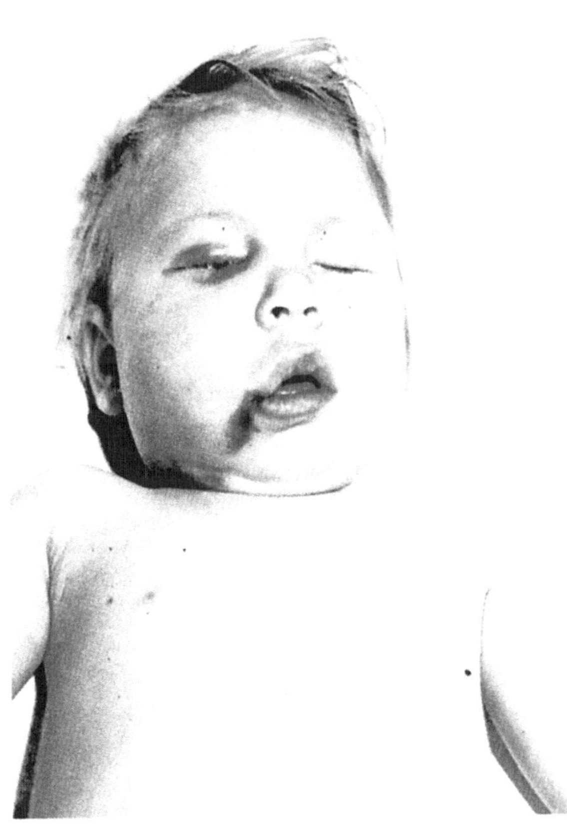

Abb. 1. Klinische Erscheinung des Patienten O.C.

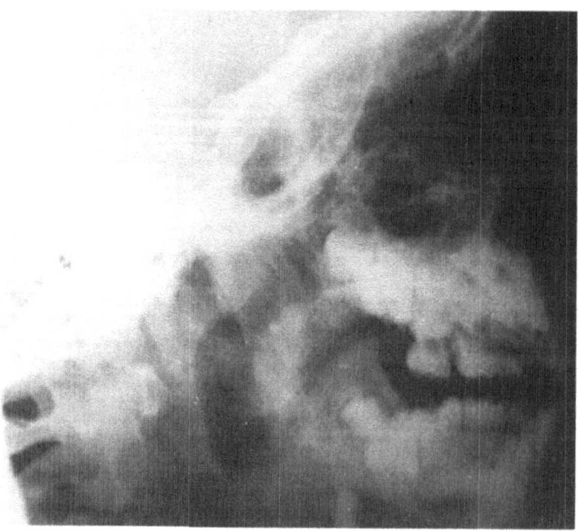

Abb. 2. Radiographie der Mandibula und Maxilla

C. Marius

- Geburtsdatum: 30.12.1969
- Diagnose: Hämophilie A, FVIII 1–2%
  chronische Artropathie (Kniegelenke, koxofemurale Gelenke),
  chronische persistierende Hepatitis C,
  abdominoglutealer gigantischer Pseudotumor.
- Krankengeschichte
  - 3/1989: intraabdominales Hämatom in der rechten Bauchhälfte,
  - 3/1989–11/1995: progressive Vergrößerung des abdominalen Tumors,
  - 12/1995: progressiver Tumor auch im rechten Gesäßbereich,
  - 2/1996: starke Beeinträchtigung der Funktionalität des rechten Hüftgelenks (Fixierung in Halbflexion, Unfähigkeit zu stehen, gehen und liegen),
  - 6/1996: chirurgischer Eingriff mit retroperitonealem Zugang, wobei folgendes festgestellt wurde: gigantischer Pseudotumor in der rechten Bauchhälfte vom subhepatischen Bereich bis zur obduratorischen Fossa; Dislokation von Blinddarm und Zäkum mit Verschiebung in den Gesäßbereich; Kommunikation durch ein perforatives Loch (12 cm Durchmesser) in das Ileum mit einem glutealen Pseudotumor; 2 Bluttaschen, die das koxofemurale Gelenk umfassen und blockieren. Unter substitutiver Therapie wurde das Hämatom (3 l Blut) evakuiert und eine aspirative Drainage durch Gesäßkontrainzision eingesetzt.

    Unauffälliger postoperativer Verlauf (Abb. 3–5).

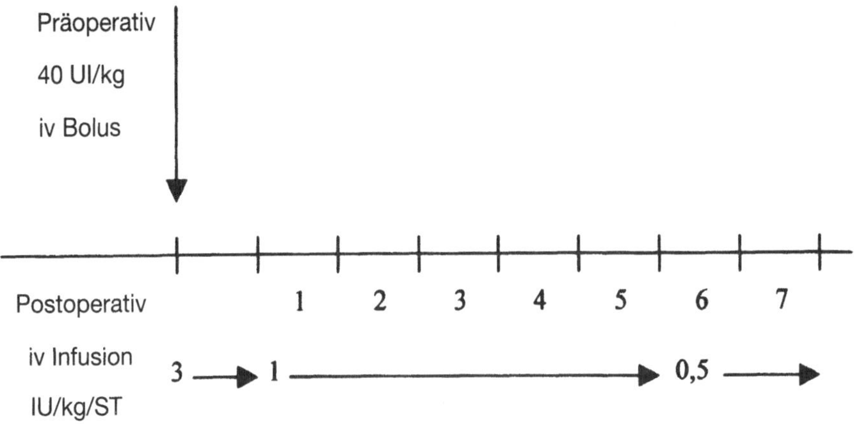

Abb. 3. Behandlungsschema des Patienten C.M.

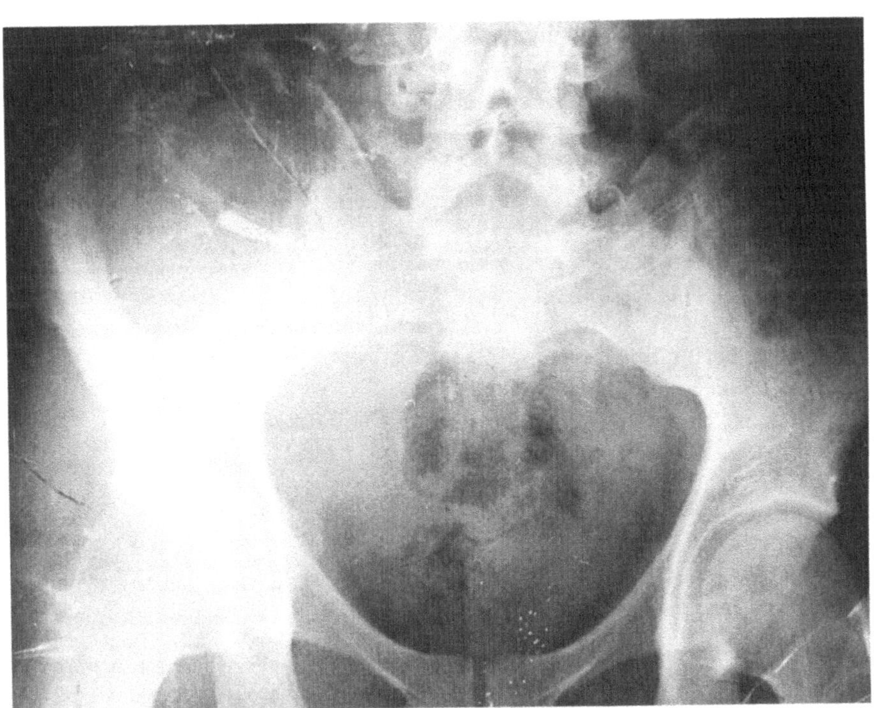

Abb. 4. Beckenradiographie vor der Operation beim Patienten C.M.

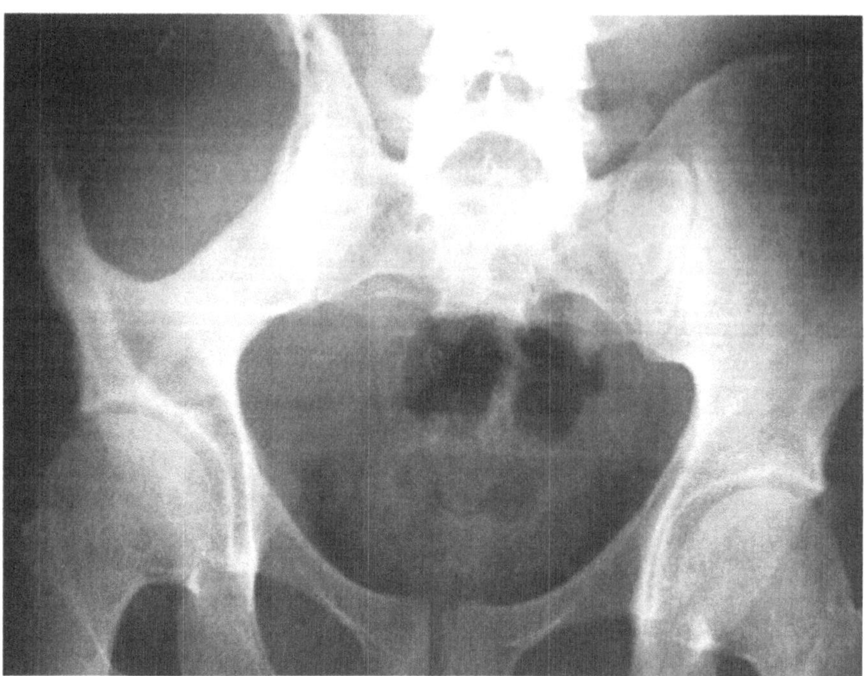

Abb. 5. Beckenradiographiekontrolle 1,5 Jahre nach der Intervention beim Patienten C.M.

Diskussion und Schlußfolgerung

Ohne die Möglichkeit einer Assoziation der Hämophilie mit echten Tumoren (Liposarkom, Chondrosarkom usw.) aus den Augen zu verlieren, muß die erste diagnostische Überlegung dem Pseudotumor gelten. Er ist von vernachlässigten und unterbehandelten Blutungen hervorgerufen. Unsere Untersuchung konnte einige Aspekte darstellen:

- ungewöhnliche Formen von Pseudotumoren: doppelte Lokalisation in einem äußerst seltenen Ort: Mandibula und Maxilla (Fall O.C., Nr. 4); und doppelter Pseudotumor, intraabdominal und gluteal, kommunizierend durch eine osteolytische Perforation im Ileum;
- Wirksamkeit der Radiotherapie;
- Effizienz kleiner Dosen Faktor VIII für die hämostatische Kontrolle.

Literatur

1. Hampton KK, Grant PJ, Johnston D, Prentice CR (1990) Pelvic haemophilic pseudotumour occurring in a patient with mild haemophilia: a brief report. Blood Coagul Fibrinolysis 1 (6): 747–748
2. Heim M, Horoszowski H, Schulman S, Varon D, Barzilai A, Engelberg S, Martinowitz U (1997) Multifocal pseudotumour in a single limb. Haemophilia 3: 50–53
3. Horton DD, Pollay M, Wilson DA, Brandon FM, Sexauer CL (1993) Cranial hemophilic pseudotumor. Case report. J Neurosurg 79 (6): 936–938

4. Maliekel K, Rana N, Green D (1997) Recombinant factor VIIa in the management of a pseudotumour in acquired haemophilia. Haemophilia 3: 54–58
5. Ozbek N, Unsal M, Kara A, Gumruk F, Gurgey A (1996) Treatment of hemophilic pseudotumor with low-dose radiotherapy. Turk J Pediatr 38 (1): 91–94
6. Rodriguez Merchan EC (1995) The haemophilic pseudotumour. Int Orthop 19 (4): 255–260
7. de Sousa SO, de Piratininga J, Pinto Junior DS, de Araujo N (1995) Hemophilic pseudotumor of the jaws: report of two cases. Haemophilia 9 (47): 33–37

Kombination von hereditärem ATIII-Mangel und heterozygoter FV-Mutation – 2 Kasuistiken mit verschiedenartiger klinischer Symptomatik

E. Aygören-Pürsün, I. Scharrer

Kasuistik 1

Anamnese

Die 38jährige Proposita R.K. erleidet erstmals im Alter von 28 Jahren eine Unterschenkelvenenthrombose. Dabei bestehen außer Adipositas keine weiteren Risikofaktoren für Thromboembolien. Daraufhin wird eine orale Antikoagulation für 2 Jahre durchgeführt. Im Alter von 36 Jahren kommt es zu einer spontanen Rezidivthrombose der V. poplitea. Anschließend erfolgt die Einleitung einer Langzeitantikoagulation.

Familienanamnese

Bei der Erhebung der Familienanamnese fällt eine eindrucksvolle familiäre Thromboseneigung auf. Bei der Mutter R.N. sind anamnestisch 4 tiefe Beinvenenthrombosen bekannt, davon treten 2 Thromboseereignisse in der Gravidität ein. Anschließend orale Langzeitantikoagulation. Nach eigenmächtigem Absetzen der Antikoagulation erleidet die Patientin einen Thalamusinfarkt im Alter von 57 Jahren.

Es existieren keine lebenden Geschwister mehr. Alle 3 Brüder sind an Lungenembolien gestorben.

Im Alter von 29 Jahren erleidet der Bruder R.N. eine spontane tiefe Beinvenenthrombose rechts, gefolgt von einer Lungenembolie. Unter Heparintherapie kommt es zu einem Verschluß der A. femoralis (Verdacht auf heparinassoziierte Thrombopenie, zudem Zustand nach Aortenklappenersatz). Im Alter von 39 Jahren stirbt der Patient an einer Lungenembolie nach spontaner tiefer Beinvenenthrombose links. Der Bruder T.N. stirbt mit 26 Jahren an einer Lungenembolie nach posttraumatischer tiefer Beinvenenthrombose. Der Bruder J.N. erleidet erstmals im Alter von 9 Jahren eine tiefe Beinvenenthrombose. Mit 17 Jahren stirbt auch dieser an einer Lungenembolie.

Bei dem 22jährigen Neffen R.N. (Sohn von R.N.) kommt es mit 19 Jahren zu einer postoperativen Beckenvenenthrombose, anschließend Langzeitantikoagulation. Die heute 14jährige Nichte N.N. (Tochter von T.N.) ist bislang frei von Thromboembolien.

I. Scharrer/W. Schramm (Hrsg.)
28. Hämophilie-Symposion Hamburg 1997

Thrombophilie-Screening

Bei der Proposita R.K. wird als zugrundeliegender Risikofaktor für ihre Thromboseneigung ein Antithrombin-III-Mangel Typ I [ATIII-Aktivität 43% (n > 75%), ATIII 75%), ATIII-Antigen 9,9 mg/dl (n > 21 mg/dl)] in Kombination mit einer heterozygoten FV-Mutation FV 1691 AG mit verminderter APC-Response (Ratio 2,05) identifiziert.

Von den Verwandten 1. Grades wird einzig bei dem Bruder R.N. vor dem Tod eine Thrombophiliediagnostik durchgeführt. Diese ergibt die Diagnose eines Antithrombin-III-Mangels Typ I. Die anderen zwei Brüder lebten bei der Mutter im Ausland, so daß seinerzeit keine Thrombophiliediagnostik erfolgte.

Bei dem Neffen R.N. wird ein Antithrombin-III-Mangel Typ I [ATIII-Aktivität 42% (n > 75%), ATIII-Antigen 9,5 mg/dl (n > 21 mg/dl)] diagnostiziert. Bei ihm liegt ein normaler FV-Genotyp FV 1691 GG vor. Diese Befundkonstellation findet sich auch bei der Nichte N.N.: Antithrombin-III-Mangel Typ I [ATIII-Aktivität 43 (n > 75%), ATIII-Antigen 10,4 mg/dl (n > 1 mg/dl)], normaler FV-Genotyp FV 1691 GG.

Kasuistik 2

Anamnese

Die damals 26jährige Proposita erleidet bei einer Sectio caeserea einen massiven Blutverlust. In der weiteren Vorgeschichte findet sich keine darüber hinaus gehende Blutungsneigung. Thromboembolische Ereignisse sind bislang nicht bekannt.

Familienanamnese

Anamnestische Hinweise für Thromboembolien oder eine Blutungsneigung finden sich weder bei den Eltern noch bei den 2 Brüdern oder dem 4jährigen Sohn der Proposita.

Gerinnungsanalysen

Im Gegensatz zur Proposita R.K. zeigt die Proposita R.I. einen Typ-II-Antithrombin-III-Mangel mit einer ATIII-Aktivität von 46% (n > 75%) und einem normalen ATIII-Antigenspiegel von 28,8 mg/dl (n > 21 mg/dl), dies jedoch ebenfalls in Kombination mit einer heterozygoten FV-Mutation FV 1691 AG mit verminderter APC-Response (Ratio 2,05). Gleichzeitig besteht ein mildes von-Willebrand-Syndrom Typ 1: FVIII:C 76% (n > 70%), vWF-Ag 63% (n > 69%), Ristocetinkofaktor 47% (n > 60%); RIPA normal; in der Multimeranalyse zeigen sich alle Banden, schwach ausgeprägt; Befund vereinbar mit vWS Typ 1.

Beim Vater L.R. besteht ebenfalls ein Antithrombin-III-Mangel vom Typ II [ATIII-Aktivität 34% (n > 75%), ATIII-Antigen 29,1 mg/dl (n > 21 mg/dl)] in Verbindung mit einer heterozygoten FV-Mutation FV 1691 AG mit verminderter APC-Response (Ratio 2,1).

Auch der Bruder A.R. zeigt einen Antithrombin-III-Mangel Typ II (ATIII-Aktivität 44% (n > 75%), ATIII-Antigen 30 mg/dl (n > 21 mg/dl)], jedoch bei einem normalen FV-Genotyp FV 1691.

Die Analysen der Mutter L.R und des Bruders T.R. zeigen keinerlei Auffälligkeiten. Insbesondere die Bestimmung von Antithrombin-III-Aktivität und -Antigen sowie die FV-Genanalyse ergeben bei beiden einen Normalbefund (FV 1691 GG).

Zusammenfassung

Der hereditäre Antithrombin-III-Mangel zählt zu den thrombophilen Gerinnungsstörungen mit den höchsten Thromboserisiken. Folglich wäre zu erwarten, daß die Kombination eines Antithrombin-III-Mangels mit einer weiteren thrombogenen Gerinnungsstörung zu einer ausgeprägten Thromboseneigung führt. Für die Kombination von hereditärem Antithrombin-III-Mangel mit einer Faktor-V-Mutation konnte dies belegt werden (van Boven et al. 1996).

Die klinische Manifestation des Kombinationsdefekts der Proposita R.K. entspricht diesen Erwartungen. Bei Proposita R.I. fehlt nicht nur die zu erwartende Thromboseneigung. Vielmehr steht bislang die Symptomatik des gleichzeitig vorliegenden von-Willebrand-Syndroms klinisch im Vordergrund. Wenn auch eine Antithrombin-III-Variante mit einem geringeren thromboembolischen Risiko bei dieser Patientin nicht ausgeschlossen werden kann, stellt gleichwohl das Prädominieren der hämorrhagischen Diathese bei gleichzeitigem Vorliegen zweier thrombophiler Faktoren einen überraschenden Befund dar.

Literatur

1. van Boven HH, Reitsma PH, Rosendaal FR, Bayston TA, Chowdhury V, Bauer KA, Scharrer I, Conard J, Lane DA (1996) Factor V Leiden (FV R506Q) in Families with Inherited Antithrombin Deficiency. Thromb Haemostas 75: 417–421

Gelenkersatz bei einer Patientin mit von-Willebrand-Syndrom Typ 3

B. MAAK, R. HEERDEGEN

Das von-Willebrand-Syndrom ist mit großer Wahrscheinlichkeit die häufigste hereditäre Hämostasestörung, ihre Prävalenz dürfte bei etwa 1% liegen [7]. Rund 70% aller Patienten weisen den Typ 1 der Erkrankung auf, die Häufigkeit des Auftretens von Blutungssymptomen und deren Schwere sind abhängig vom Ausmaß der Verminderung der Komponenten des Faktor-VIII-Komplexes, insbesondere der Aktivität des von-Willebrand-Faktors. Die Vererbung dieses Typs der Erkrankung erfolgt autosomal dominant. Oft berichten die Patienten spontan oder auf gezieltes Befragen hin, daß in der Aszendenz mehrere Personen von den gleichen Symptomen betroffen sind. Klinisch äußert sich das von-Willebrand-Syndrom v. a. durch Blutungen im Schleimhautbereich, Frauen geben dabei oft verlängerte und verstärkte Menstruationsblutungen an, aber auch durch eine auffällige Neigung zu Hautblutungen nach Bagatelltraumen und letztendlich durch langanhaltende Blutungen nach Verletzungen und Operationen. Gelenkblutungen hingegen stellen bei Patienten mit dem Typ 1 der von-Willebrand-Erkrankung ein außergewöhnliches Ereignis dar, wobei differenzierte Untersuchungen zu ihrer Genese unumgänglich sind [3].

Wesentlich seltener - in der Häufigkeit in etwa derjenigen der Hämophilie B vergleichbar - ist der Typ 3 der von-Willebrand-Erkrankung zu beobachten. Für Schweden wird die Prävalenz mit 3 pro 1 Mio. Einwohner angegeben [4]. Seine Vererbung erfolgt, im Gegensatz zu den anderen Formen der Krankheit, autosomal rezessiv, die Eltern der betroffenen Patienten sind meist symptomfreie Anlageträger, Geschwister können jedoch erkrankt sein. Der Typ 3 ist dadurch gekennzeichnet, daß alle Komponenten des Faktor-VIII-Komplexes hinsichtlich ihrer Aktivität und Konzentration extrem erniedrigt bzw. überhaupt nicht nachweisbar sind.

Die beim Typ 1 zu beobachtenden Blutungssymptome treten bei Patienten mit Typ 3 häufiger und massiver auf, dazu kommen noch Blutungsereignisse, die für die hämophilen Gerinnungsstörungen typisch sind, wie Gelenkblutungen und auch intrakranielle Blutungen. In Analogie zu den Gelenkblutungen des Hämophilen führen auch die bei den Patienten mit von-Willebrand-Erkrankung Typ 3 auftretenden Hämarthrosen bei nicht optimaler Behandlung zu einer Arthropathie mit zunehmender und schmerzhafter Funktionseinschränkung. Im Stadium der mit konservativen Maßnahmen nicht mehr zu beherrschenden Arthropathie treten operative Verfahren zur Verbesserung bzw. Wiederherstellung der Gelenkfunktion zunehmend in den Vordergrund. Für die hämophile Arthropathie stellt die Implan-

I. Scharrer/W. Schramm (Hrsg.)
28. Hämophilie-Symposion Hamburg 1997

tation künstlicher Gelenke ein etabliertes Verfahren dar, dessen Effizienz auch durch die Ergebnisse von Nachuntersuchungen belegt werden kann [5, 8].

Im Gegensatz dazu finden sich Berichte über chirurgisch-orthopädische Eingriffe bei Patienten mit von-Willebrand-Syndrom des Typs 3 nur sehr selten. Mit der nachfolgenden Verlaufsbeschreibung möchten wir unsere Erfahrungen zu dieser Problematik mitteilen.

Kasuistik

Patientin M.E., geb. am 16.12.1948. Die Patientin berichtet über eine lebenslang bestehende Blutungsneigung, v. a. in Form von Haut- und Schleimhautblutungen. Verletzungen werden von langanhaltenden Blutungen begleitet. So kam es nach einer Stichinzision in das Ohrläppchen zur Kapillarblutgewinnung für eine Blutbilduntersuchung zu einer, trotz Kompression, über 9 h anhaltenden Nachblutung. Nach einer vor mehreren Jahren erfolgten intrazerebralen Blutung war es zu einer passageren linksseitigen Hemiparese gekommen. Die Hirnblutung konnte erfolgreich mit Kryopräzipitat behandelt werden, während der letzten Jahre war im Blutungsfall Haemate HS erfolgreich eingesetzt worden, so auch bei der Durchführung einer Hysterektomie.

Wiederholte Gelenkblutungen führten im Bereich des rechten Ellbogen- und Kniegelenks zur Ausbildung einer Arthropathie. Pronation und Supination sind im Ellbogengelenk erheblich eingeschränkt, Extension/Flexion: 0/40/140°.

Das rechte Kniegelenk zeigt eine deutliche Valgusfehlstellung, der Abstand zwischen den beiden medialen Malleolen beträgt 9 cm. Neben Konturauftreibungen der gelenkbildenden Anteile von Femur und Tibia bestehen eine deutliche Krepitation und ein erheblicher Bewegungsschmerz. Extension/Flexion rechts 0/30/60°, links 0/0/140°. Die Röntgenuntersuchung bestätigt die klinischen Befunde (Abb. 1). Die stationäre Aufnahme der Patientin erfolgt zur Implantation einer Knie-Endoprothese.

Methoden

Die Bestimmung der Faktor-VIII-Aktivität erfolgte mit einem Ein-Stufen-Test unter Verwendung von Reagenzien der Firma Immuno GmbH, Heidelberg.

Die Messung der von-Willebrand-Faktoraktivität wurde aggregometrisch (PAP 4) mit Reagenzien der Behring-Werke, Marburg, vorgenommen. Die Untersuchungen der von-Willebrand-Faktormultimere, des thrombozytären von-Willebrand-Faktors und des von-Willebrand-Faktorantigens (vWF:Ag) erfolgten durch Herrn Prof. Dr. Budde, Hamburg[1].

[1] Für die Durchführung der Untersuchungen sind wir Herrn Prof. Dr. Budde zu großem Dank verpflichtet.

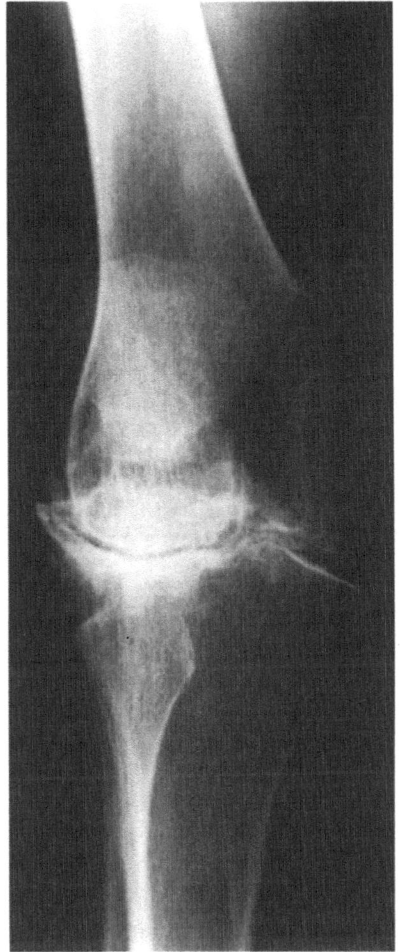

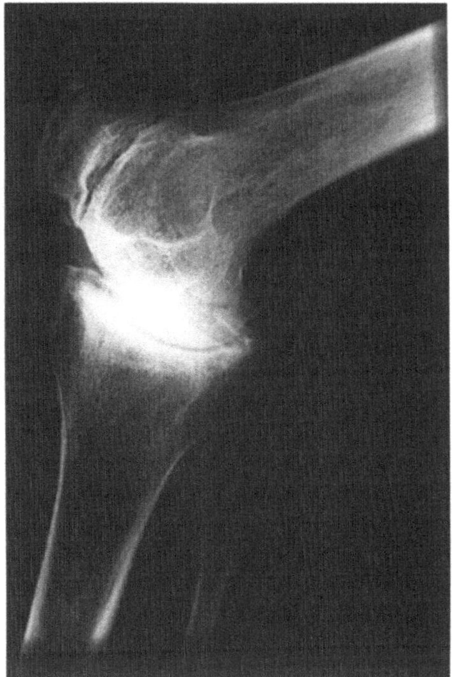

Abb. 1a, b. Rechtes Kniegelenk der Patientin a.p. *(a)* und seitlich *(b)* vor der Operation. Neben der Valgusstellung fallen eine Verschmälerung des Gelenkspaltes und Destruktionen der gelenknahen Knochenanteile auf

Ergebnisse und Verlauf

Die Faktor-VIII-Aktivität betrug 7%, die Aktivität des von-Willebrand-Faktors lag deutlich unter 10%. Im Plasma der Patientin konnten keine Multimere des vWF nachgewiesen werden, das vWF:Ag wurde mit weniger als 1% bestimmt, und der thrombozytäre vWF lag ebenfalls unter der Nachweisgrenze.

Nach Applikation von 2000 IE Haemate HS (27 IE/kg KG) erfolgten Messungen der Aktivitäten von Faktor VIII und des vWF, beginnend 1 h p.i., dann 2, 4, 8, 12 und 24 h p.i. (Abb. 2). Dabei war die 4 h p.i. abgenommene Probe aus technischen Gründen für die Analyse nicht verwertbar.

1 h p.i. wurden eine Faktor-VIII-Aktivität von 58% und eine vWF-Aktivität von 90% gemessen. Während die vWF-Aktivität zu den nachfolgenden Zeitpunkten rückläufig gefunden wird, steigt die Faktor-VIII-Aktivität nach etwa 4–5 h auf ihren maximalen Wert, um danach, allerdings wesentlich langsamer als die vWF-Aktivität, wieder abzufallen. 24 h p.i. betrugen die Meßwerte 62% (Faktor-VIII-Akti-

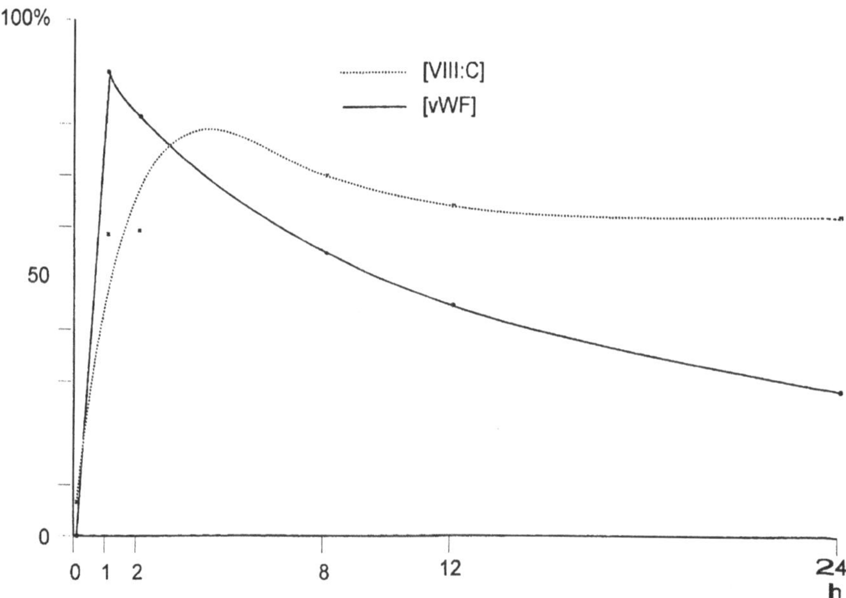

Abb. 2. Verlauf der Faktor-VIII-Aktivität und der Aktivität des von-Willebrand-Faktors über 24 h nach Applikation von 2000 IE Haemate HS (= 27 IE Faktor VIII pro kg KG)

vität) bzw. 28% (vWF-Aktivität). Die Halbwertszeit für die vWF-Aktivität ermittelten wir zwischen der 1. und 24. p.i. mit 13,2 h.

Am Operationstag erhielt die Patientin 1 h vor Beginn des Eingriffs 3000 IE Haemate HS, 10 min nach Injektionsende wurden eine Faktor-VIII-Aktivität von 133% und eine vWF-Aktivität von 206% gemessen. Unter der Operation (Implantation einer Natural-Knie-TEP mit zementierten Anteilen im femoralen und tibialen Bereich, Ersatz der Patellagleitfläche mit einer zementierten Kniescheibenrückfläche; Abb. 3) kam es zu keiner auffälligen Blutung.

Am Nachmittag des Operationstages, rund 7 h nach der Substitution mit 3000 IE Haemate HS, wurden eine Faktor-VIII-Aktivität von 103% und eine vWF-Aktivität von 86% ermittelt, am Abend, 12 h nach der initialen Injektion, erfolgte die Gabe von 2000 IE Haemate HS.

Vom 1. bis einschließlich 3. Tag p.o. erfolgte die Substitution mit tgl. 3000 IE Haemate HS, verteilt auf 2 Einzeldosen im Abstand von 12 h. Am 4. Tag p.o. wurden, 12 h nach der letzten Substitution, die Faktor-VIII-Aktivität bei 260% und die vWF-Aktivität bei 112% gefunden. Die Dosis von 2000 IE pro Tag wurde bis zum 20. postoperativen Tag beibehalten. Die Entfernung des Wunddrains am 3. Tag p.o., die physiotherapeutischen Maßnahmen zur Mobilisierung der Patientin sowie die Entfernung des Nahtmaterials verliefen ohne Blutungskomplikationen. Sämtliche, überwiegend 2mal täglich durchgeführten Kontrollen der Faktor-VIII- und vWF-Aktivität erbrachten keine unterhalb des Normalbereichs liegenden Werte. Während sich die vWF-Aktivität zwischen minimal 76% (14. Tag p.o.) und maximal 236% (3. Tag p.o.) bewegte, lagen die Werte für die Faktor-VIII-Aktivität überwiegend zwischen 150 und 200%, vereinzelt sogar über 300% (am 3., 5. und 6. Tag p.o.).

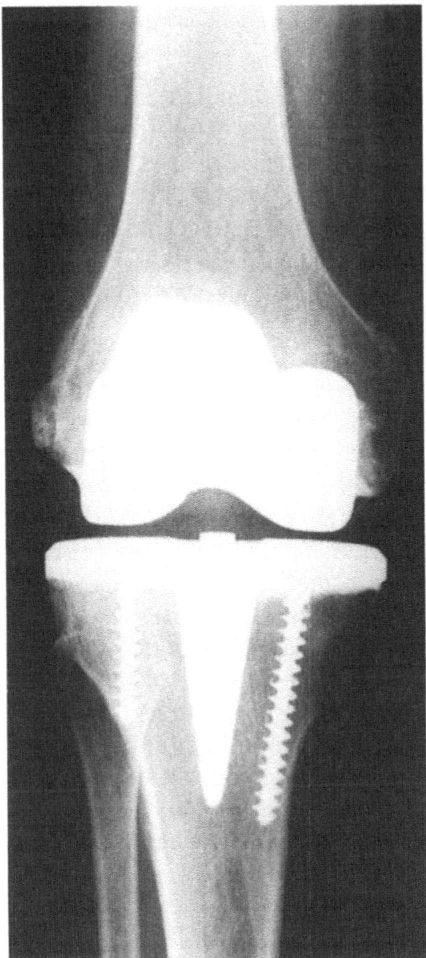
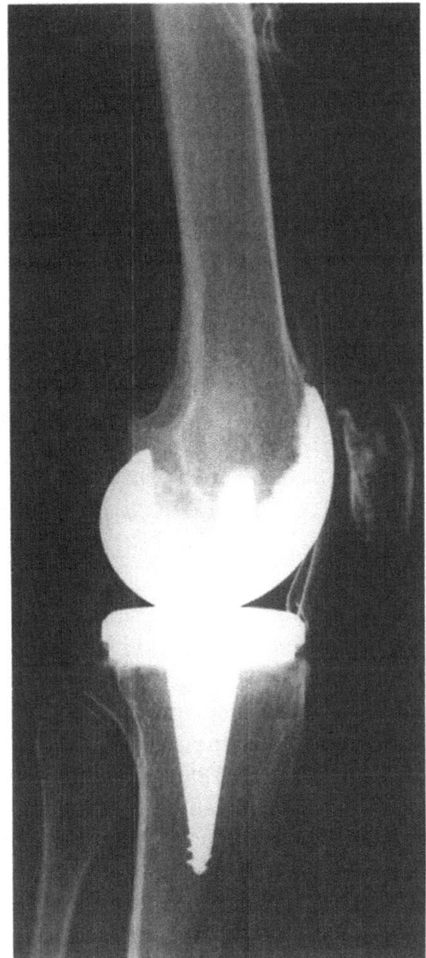

Abb. 3 a, b. Rechtes Kniegelenk a.p. *(a)* und seitlich *(b)* nach Implantation einer Natural-Knie-TEP. Die Valgusfehlstellung ist jetzt korrigiert

Fibrinmonomere konnten zu keinem Zeitpunkt nachgewiesen werden, wohl aber kam es zu einem deutlichen Anstieg der D-Dimerkonzentration mit zunehmender Substitutionsdauer (728 µg/l am 20. Tag p.o.). Dopplersonografische Untersuchungen vor der Operation und 2mal während der postoperativen Beobachtungszeit ergaben keine Hinweise für Thrombosen.

Zum Zeitpunkt der Entlassung der Patientin war die Operationswunde reizlos verheilt, die Beweglichkeit des rechten Kniegelenks wurde wie folgt bestimmt: Extension/Flexion aktiv 0/5/85°, passiv 0/0/90°.

4 Wochen nach der Krankenhausentlassung und einer zwischenzeitlich durchgeführten Anschlußheilbehandlung klagt die Patientin über keinerlei Beschwerden von seiten des operierten Gelenkes, zeigt sich bezüglich der Beweglichkeit zufrieden und betont einen deutlichen Gewinn an Gangsicherheit.

Diskussion

Das von-Willebrand-Syndrom des Typs 3 hat bei der von uns beobachteten Patientin zu schweren, teilweise lebensbedrohlichen Blutungen geführt. An 2 Gelenken bestehen durch wiederholte Blutungen hervorgerufene Schädigungen, wobei im Fall des rechten Kniegelenks neben der Fehlstellung v. a. die außerordentlich schmerzhafte und zudem noch erheblich eingeschränkte Beweglichkeit die Indikation für die Implantation des Gelenkersatzes waren.

Die Schwere des Krankheitsbildes und die Größe des Eingriffes erfordern die Substitution sowohl des von-Willebrand-Faktors als auch des Faktor-VIII. Nach der Applikation einer Testdosis von 2000 IE (bezogen auf den Faktor-VIII-Gehalt) Haemate HS, entsprechend 27 IE/kg KG, und der wiederholten Messung der beiden Parameter während eines Zeitraumes von 24 h konnte das typische Verhalten der Faktor-VIII-Aktivität mit einem Anstieg während der ersten Stunden nach der Injektion mit einem Maximum etwa 5 h p.i. bestätigt werden. Für den vWF bestimmten wir mit 13,2 h eine Halbwertszeit, die derjenigen aus der Literatur entspricht [6]. Das von uns gewählte und auf der Grundlage der im Abstand von 12 h gemessenen Aktivitäten von Faktor VIII und vWF gesteuerte Substitutionsregime hat eine sichere Hämostase während des gesamten Beobachtungszeitraums gewährleistet.

Die Blutungszeit als In-vivo-Indikator einer effizienten Substitutionstherapie zeigt, sowohl in Abhängigkeit von der zu ihrer Messung eingesetzten Methode als auch in Abhängigkeit von der Qualität des Substitutionsprodukts, sehr differente Ergebnisse. So finden sich trotz Normalisierung der Werte für Faktor VIII und vWF oft noch verlängerte Blutungszeiten. Es darf gegenwärtig zumindest als sehr wahrscheinlich gelten, daß die normale Multimerenstruktur des im Substitutionspräparat enthaltenen vWF den entscheidenden Einfluß auf die Verkürzung der Blutungszeit besitzt [1].

Diese Voraussetzung bietet das von uns benutzte Präparat. Die methodischen Unterschiede der Blutungszeitmessung einerseits und die Qualitätskriterien für den vWF in den Substitutionspräparaten andererseits unterstützen die Aussage, daß die Normalisierung der Blutungszeit (nach Ivy) keinen kritischen Faktor für die chirurgische Hämostase darstellt [2]. Für die Praxis bedeutet dies, den Patienten sich wiederholende invasive diagnostische Maßnahmen zu ersparen.

Literatur

1. Berntorp E, Nilsson IM (1989) Use of a high purity factor VIII concentrate (Haemate P) in von Willebrand's disease. Vox sang 56: 212–217
2. Foster PA (1995) A perspective on the use of factor VIII concentrates and cryoprecipitate prophylactically in surgery or therapeutically in severe bleeds in patients with von Willebrand's disease unresponsive to DDAVP: Results of an international study. Thromb Haemostas 74: 1370–1378
3. Hach-Wunderle V, Hovy L, Störkel S, Ziehner L, Scharrer I (1987) Differentialgenese eines rezidivierenden Hämarthros bei einer Patientin mit mildem von Willebrand-Syndrom. In: Landbeck G, Marx R (Hrsg) 17. Hämophilie-Symposium Hamburg 1986. Springer, Berlin Heidelberg New York

4. Holmberg L (1992) Notfallbehandlung der Hämophilie und der Willebrand-Krankheit. In: Reddemann H, Sutor AH (Hrsg) Akute Blutung als Notfall im Kindesalter. Springer, Berlin Heidelberg New York
5. Lachiewiecz PF, Inglis AE, Insall JN, Sculco TP, Hilgartner MW, Bussel, JB (1985) Total knee arthroplasty in hemophilia. J Bone Joint Surg 67-A: 1361–1366
6. Menache D, Aronson DL (1997) New treatments of von Willebrand disease: Plasma derived von Willebrand factor concentrates. Thrombos Haemostas 78: 566–570
7. Rodeghiero F, Castaman G, Dini E (1987) Epidemiological investigation on the prevalence of von Willebrand´s disease. Blood 69: 454–459
8. Rodriguez M, Meili E, Müller H (1993) Zementfreie Knieprothese bei jungen Hämophilen. In: Scharrer I, Schramm W (Hrsg) 23. Hämophilie-Symposium Hamburg 1992. Springer, Berlin Heidelberg New York

Purpura fulminans with Low Protein C in Meningococcal and Pneumococcal Septicemia

E. LECHLER, F. DIET, B. SALZBERGER

Introduction

Purpura fulminans is a cutaneous lesion with fibrination of the microvasculature, erythrocyte extravasation and granulocytic reaction. It appears in different infectious disease states such as meningococcal or pneumococcal septicemia or secondary to preceding (viral or bacterial) infections or for unknown causes [1]. The purpuric lesions usually progress to necrosis and even extremity gangrene may develop. Other organs may be involved. Powars et al. [2] were the first to suggest that low levels of protein C may contribute to the pathogenesis of purpura fulminans in meningococcal septicemia. Purpura fulminans also occurs in homozygous inherited deficiencies of the protein C anticoagulant pathway in the perinatal period [3, 20, 21] and as a complication of coumarin therapy [4]. The common denominator in these clinical settings is thought to be a low or missing protein C activity.

We have recently observed five patients with purpura fulminans who suffered from meningococcal ($n = 3$) and pneumococcal ($n = 2$) septicemia, some probably with meningeal involvement. Both patients with pneumococcal septicemia have been splenectomized previously for Hodgkin´s disease. All patients suffered from severe disseminated intravascular coagulation (DIC) and in all the patients the bacterial blood cultures were positive.

We performed sequential coagulation studies to follow the course of the DIC and of the levels of protein C with the intention to relate the data to the development of purpura fulminans.

Patients

In Tables 1–4 the number of days refer to days in our institution, in Table 5 the data of first 2 days are from the admitting hospital.

Four of the five patients were consecutively studied from September 1996 to September 1997, one patient (patient 4) was studied in October 1992. Four patients were transferred to our institution during the first day of their hospitalization, one patient on the third day (patient 5). In all five patients the symptoms of the acute disease started the day before hospital admittance and were very similar: High temperature up to 41°C, chills ($n = 4$), vomiting, diarrhea, hypotension and purpura

I. Scharrer/W. Schramm (Hrsg.)
28. Hämophilie-Symposion Hamburg 1997

Table 1. Patient 1, L., C., m. 19 years old, meningococcal septicemia, purpura fulminans

	Day 1	Day 2	Day 3	Day 6	Day 10	Day 17	Day 323	Normal range
Prothrombin time (%)	25.0	52.0	80.0	87.0	75.0	66.0	88.0	70–130
aPTT (s)	>180	92.0	53.0	22.0	27.0	30.0	–	≤ 38.0
Platelets (/µl)	48 000	16 000	18 000	74 000	153 000	499 000	350 000	150 000–350 000
Fibrinogen	140	230	250	450	>600	450	300	160–400
Antithrombin III (c) (%)	48.0	28.5	37.0	69.0	65.5	80.5	101.5	75–125
Antithrombin III (i) (%)	50.0	28.0	32.5	69.0	64.0	73.5	82.0	75–125
Protein C (ELISA) %	9.4	11.0	29.7	50.0	51.0	60.0	92.0	70–130
Protein C (c) (%)	5.0	11.0	12.5	56.0	59.5	61.6	98.5	70–130
Protein S (ELISA) (%)	41.7	31.0	38.7	82.0	75.0	78.0	106.0	70–130
Protein S (EID) (%)	46.0	37.0	32.0	96.0	80.0	76.0	100.0	70–130
Alkoholgel.test (+/neg.)	+	+	neg.	neg.	neg.	neg.	neg.	neg.
FM-Test (+/neg.)	++	+	neg.	neg.	neg.	neg.	neg.	neg.
TAT (ng/l)	225.0	9.1	5.6	8.7	2.8	2.95	4.0	1.0–4.1
F1+2 (nmol/l)	12.7	1.08	0.9	1.7	1.1	0.98	0.36	0.44–1.11
D-dimer (µg/ml)	78.2	124.0	42.5	9.28	3.6	2.05	–	<0.5
Prothrombin (%)	36.2	24.0	42.1	–	–	–	–	70–130
Factor VII (%)	37.0	12.9	47.4	–	–	–	–	70–130
Factor VIII (%)	12.0	19.1	66.3	–	–	–	–	70–130
Factor X (%)	36.6	24.6	47.6	–	–	–	–	70–130
Plasminogen (c) (%)	44.5	35.5	36.5	75.0	79.5	88.0	81.5	70–130
Heparin (IU)	12 500	12 500	–	12 500	12 500	12 500	–	–

c, chromogenic, i, immunologic.

Table 2. Patient 2, W., K., m, 18 years old, meningococcal septicemia, purpura fulminans

	Day 1	Day 2	Day 3	Day 5
Prothrombin time (%)	15.0	35.0	57.0	51.0
aPTT (s)	>180	65.0	43.0	37.0
Platelets (/μl)	11 000	< 10 000	< 10 000	14 000
Fibrinogen (mg/dl)	160	450	> 600	> 600
Antithrombin III (chr.) (%)	40.5	31.5	34.0	38.5
Antithrombin III (i) (%)	50.0	45.5	40.5	50.0
Protein C (ELISA) (%)	6.9	13.4	14.6	21.6
Protein C (chr.) (%)	5.0	15.0	15.5	19.0
Protein (ELISA) (%)	24.5	28.7	39.5	57.5
Protein S (EID) (%)	32.0	37.0	48.0	62.0
Al.gel.test (+/neg.)	+	+	neg.	neg.
FM-Test (+/neg.)	++	+	neg.	neg.
TAT (ng/l)	190.0	31.0	21.0	14.2
F1+2 (nmol/l)	12.1	4.1	5.2	6.0
D-dimer (μg/ml)	138.0	91.0	66.0	38.0
Prothrombin (%)	9.1	25.3	40.3	-
Factor VII (%)	5.9	27.3	59.3	-
Factor VIII (%)	7.6	48.0	136.7	-
Factor X (%)	14.9	21.8	56.6	-
Plasminogen (chr.) (%)	24.5	34.0	29.5	44.5
Heparin (IU)	6250	-	-	6250
Platelet concentrates	+	+	+	+

chr, chromogenic, i, immunologic.

Table 3. Patient 3, M., M., 16 years old, meningococcal septicemia, Purpura fulminans

	Day 1	Day 2	Day 3	Day 5
Prothrombin time (%)	25.0	23.0	34.0	58.0
aPTT (s)	62.0	64.0	61.0	37.0
Platelets (/μl)	55 000	35 000	32 000	37 000
Fibrinogen (mg/dl)	160	210	>600	>600
Antithrombin III (chr.) (%)	45.5	40.0	52.0	32.0
Antithrombin III (i.) (%)	45.5	42.0	57.0	53.5
Protein C (ELISA) (%)	12.9	13.4	17.0	30.5
Protein C (chr.) (%)	12.0	12.0	15.0	31.5
Protein S (ELISA) (%)	42.7	40.7	47.5	66.5
Protein S (EID) (%)	68.0	65.5	43.0	78.0
Al.gel.test (+/neg.)	+	+	neg.	neg.
FM-Test (+/neg.)	++	+	neg.	neg.
TAT (ng/l)	36.7	17.9	10.0	3.3
F1+2 (nmol/l)	5.1	1.35	0.9	1.9
D-dimer (μg/ml)	84.0	59.0	23.0	6.0
Heparin (IU)	-	5000	5000	5000
ATIII concentrate (IU)	-	2000	-	-

chr, chromogenic, i, immunologic.

Table 4. Patient 4, F., m, D., 32 years old, splenectomized, pneumococcal septicemia, purpura fulminans

	Day 1	Day 2	Day 3	Day 5
Prothrombin time (%)	32.0	37.0	71.0	74.0
aPTT (s)	62.0	(H) >120	47.0	31.0
Platelets (/μl)	92 000	73 000	30 000	56000
Fibrinogen (mg/dl)	271	367	472	>600
Antithrombin III (chr.) (%)	58.0	90.0	92.0	106.0
Antithrombin III (i.) (%)	65.0	125.0	93.0	112.0
Protein C (ELISA) (%)	18.5	16.5	21.5	32.0
Protein C (chr.) (%)	24.0	20.0	24.0	34.0
Protein S (ELISA) (%)	100.0	85.0	73.0	90.0
Protein S (EID) (%)	–	–	–	–
Al.gel.test (+/neg.)	+	+	neg.	neg.
FM-Test (+/neg.)	++	+	neg.	neg.
TAT (ng/l)	126.0	29.0	8.0	6.3
F1+2 (nmol/l)	3.5	2.2	1.35	1.9
D-dimer (μg/ml)	41.0	35.0	21.6	8.4
Prothrombin (%)	–	–	–	–
Factor VII (%)	11.5	18.8	–	–
Factor VIII (%)	65.3	65.1	115.7	220.0
Factor X (%)	47.2	40.6	49.5	88.8
Plasminogen (chr.) (%)	55.0	57.0	27.0	20.0
Heparin (IU)	15 000	15 000	15 000	15 000
ATIII concentrate (IU)	2500	2500	2000	2000
Fresh frozen plasma (U)	3	–	–	–
Platelet concentrates	–	–	+	–
Urokinase (IU)	–	–	250 000	900 000

H, heparin effekt, chr, chromogenic, i, immunologic

fulminans. All needed vasoconstrictive drugs from the beginning and all needed mechanical ventilation from the beginning or after 2 to 3 days. Four of five patients developed renal failure and three needed veno-venous hemofiltration. Meningococcal or pneumococcal septicemia was diagnosed by bacterial culture. Antibiotic treatment was started immediately including high doses of penicillin from the first ($n = 4$) or third (patient 5) day. Four patients received low doses of heparin (5000 to 12 500 IU per day) as long as they did not bleed heavily and one patient (patient 4) 15 000 IU per day. Platelets, plasma and antithrombin III concentrate were administered only a few times.

Patient 1 (Fig. 1, Table 1), a 19-year-old man with meningococcal septicemia and extensive purpuric lesions on the extremities and less on the trunk needed 2 months after recovery an amputation of all toes and extensive plastic surgery on both feet. In other areas the purpura fulminans healed with hypertrophic scars.

Patient 2 (Fig. 2, Table 2), an 18-year-old man with meningococcal septicemia and extensive purpuric lesions on the extremities and less on the trunk died from

Table 5. Patient 5, Z., S., f., 29 years old, splenectomized, pneumococcal septicemia, purpura fulminans

	Day 1	Day 2	Day 3	Day 4	Day 5
Prothrombin time (%)	36.0	49.0	92.0	100.0	100.0
aPTT (s)	83.0	47.0	35.0	30.0	29.0
Platelets (/μl)	40 000	49 000	30 000	–	26 000
Fibrinogen (mg/dl)	–	170	210	300	420
Antithrombin III (chr.) (%)	68.0	62.0	55.5	47.5	54.0
Antithrombin III (i.) (%)	–	–	61.0	57.0	61.0
Protein C (ELISA) (%)	–	–	35.0	40.0	40.2
Protein C (chr.) (%)	–	–	39.0	45.5	48.0
Protein S (ELISA) (%)	–	–	47.0	42.0	47.0
Protein S (EID) (%)	–	–	69.0	57.0	69.0
Al.gel.test (+/neg.)	–	–	+	neg.	neg.
FM-Test (+/neg.)	–	–	+	neg.	neg.
TAT (ng/l)	–	–	63.0	15.5	8.8
F1+2 (nmol/l)	–	–	4.5	2.7	1.59
D-dimer (μg/ml)	–	74.0	127.9	44.5	14.2
Prothrombin (%)	–	–	61.0	–	65.5
Factor VII (%)	–	–	137.3	–	71.3
Factor VIII (%)	–	–	97.6	–	141.0
Factor X (%)	–	–	84.0	–	89.3
Plasminogen (chr.) (%)	–	–	51.0	41.5	60.5
Heparin (IU)	–	–	5000	5000	–
Fresh frozen plasma (U)	2	–	–	–	–
ATIII concentrate (IU)	–	500	–	–	–

chr, chromogenic, i, immunologic

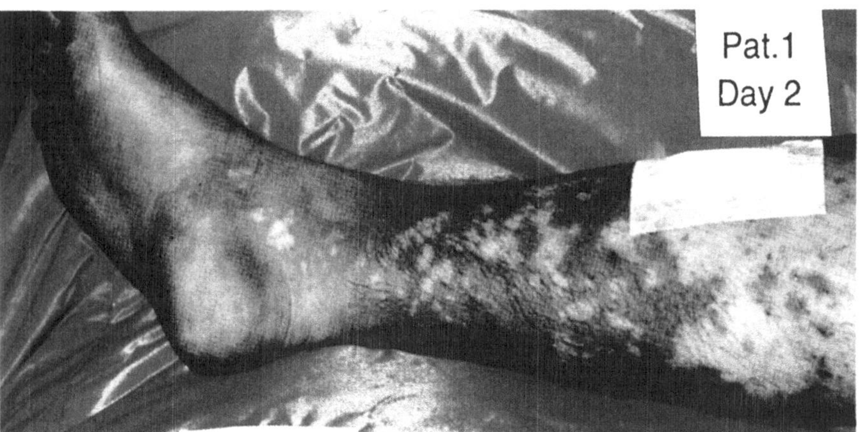

Fig. 1. Patient 1 at day 2

massive intracerebal bleeding on the eighth day, when the platelets were still only 17 000/μl. He was off heparin from the second day, but heparin perfusion was begun again for continuing hemofiltration with 6250 IU/24 h on day 5, 1 or 2 days before the intracranial bleeding event.

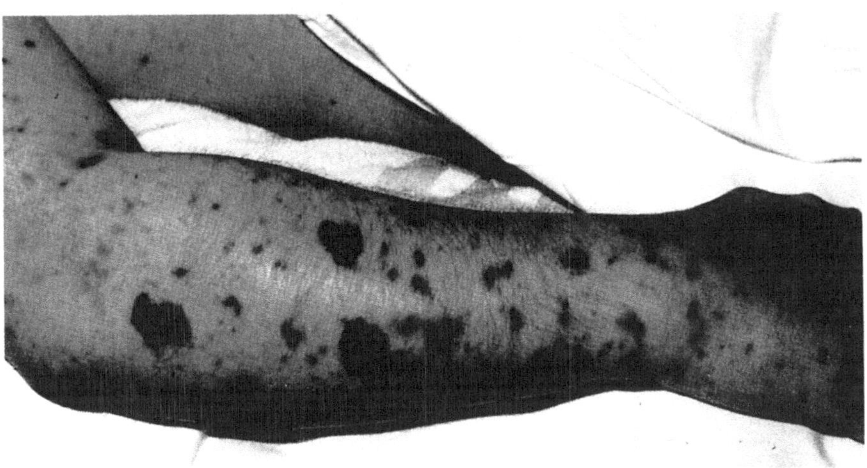

Fig. 2. Patient 2 at day 1

Patient 3 (Fig. 3, Table 3), a 16-year-old boy with meningicoccal septicemia had an uneventful recovery, his purpuric lesions were less marked than in patients 1 and 2 and resolved with little scarring.

Patient 4 (Fig. 4, Table 4), a 32-year-old man with pneumococcal septicemia developed minimal scarring from his purpuric lesions involving his nose and some toes. Since in this patient the prothrombin time and the aPTT improved rapidly we commenced on the third day a low dose fibrinolytic therapy beginning with 250 000 IU urokinase/day and increased the dosage up to 900 000 IU/day with some regression of the purpura.

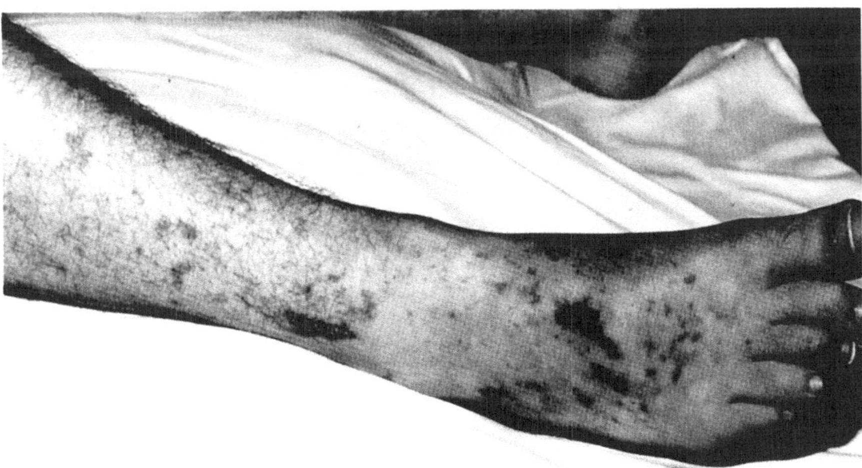

Fig. 3. Patient 3 at day 3

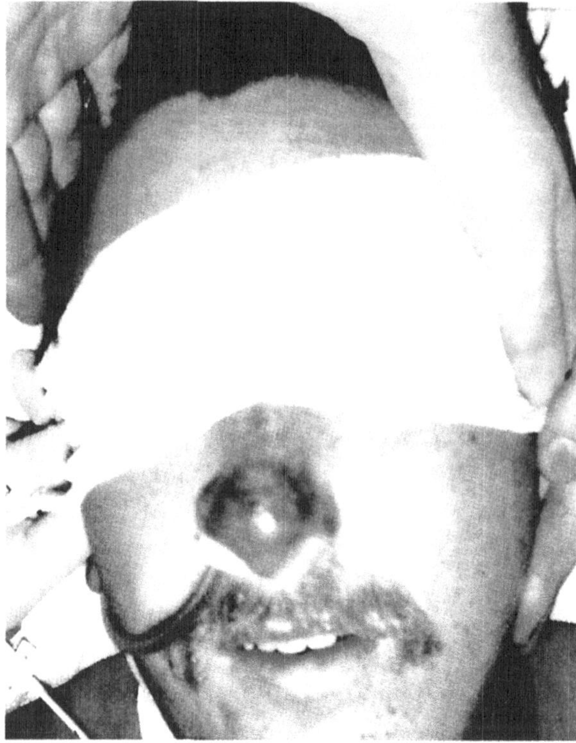

Fig. 4. Patient 4 at day 2

Patient 5 (Fig. 5, Table 5) a 29-year-old woman with pneumococcal septicemia died suddenly on the 13th day, probably from pulmonary embolism. Heparin was withheld from day 3 after admittance because of a small intracerebral lesion of unknown significance.

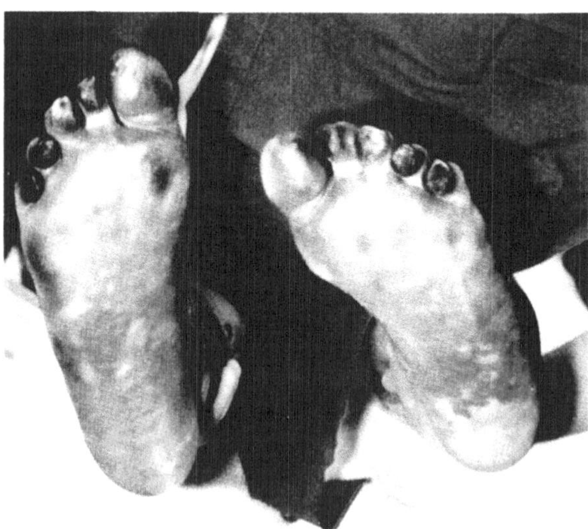

Fig. 5. Patient 5 at day 10

Coagulation Studies

All five patients suffered from a severe form of DIC with fibrinolytic response and high levels of TAT (thrombin-antithrombin complex), F1+2 (prothrombin, activation fragment), D-dimer and positive tests for soluble fibrin . All patients had a prolonged partial thromboplastin time (APTT) and prothrombin time (Quick test) and a decrease of coagulation factors and plasminogen as well as of antithrombin III, protein S and most markedly of protein C. The patient who died (patient 2) had the most severe DIC coagulopathy. The very low levels of factor VII in three patients may be indicative of an extrinsic activation of the coagulation.

In all five patients protein C was far more decreased than antithrombin III and protein S. In the cases with meningococcal septicemia in patient 3 with a slightly higher protein C activity (12% instead of 5% in the other two patients) purpura fulminans was less extensive. In the two patients with pneumococcal septicemia protein C was even less reduced, but they still developed purpura fulminans.

In those patients admitted to our institution at the first day of hospitalization (patients 1–4), the highest levels of TAT and F1+2 were measured at the time of admittance and decreased strikingly after 24 h and thereafter. The tests for fibrin monomers became negative after about 48 h. The nadir of the coagulation factors, plasminogen and of the coagulation inhibitors was with very few exceptions on the day of admittance or day thereafter. The levels of D-dimer fell after the first or second day. The recovery of the inhibitors – especially of protein C-proceeded slower than that of the coagulation factors.

Discussion

Purpura fulminans is a well known sequel in meningococcal septicemia and has less frequently been described in pneumococcemia [5,–8]. In 1987 Powars et al. [2] were the first to assume that acquired deficiencies of protein C (and free protein S) may contribute to the pathogenesis of purpura fulminans in meningococcemia. Low levels of protein C have been repeatedly described since then in meningococcemia [9–14] but not to our knowledge in pneumococcal septicemia. Since similar purpuric lesions are observed in two other protein C deficiency states, neonatal purpura fulminans in homozygous protein C deficiency [3, 20, 21] and in coumarin-induced skin necrosis [4], a role of low protein C in purpura fulminans seems to be conclusive. Low levels of protein C correlate with the size of the purpuric lesions, prolongation of the aPTT, levels of endotoxin, cytokines and mortality in meningococcemia [9, 13, 14]. The decrease in protein C most probably is a result of protein C activation in DIC which involves all the other coagulation factors and inhibitors. It has been suggested that other mechanisms than activation may be involved in the genesis of low protein C levels in DIC [15]. However, in an endotoxin *(E. coli)* animal model Taylor et al. [16] blocked the activation of protein C, resulting in constant normal levels of protein C. The blockade of protein C activation reduced the dose of *E. coli* required to elicit a lethal response. This illustrates the protective role of protein C.

Low levels of protein C are also observed frequently in severe cases of DIC of different etiology but without purpura fulminans [17]. Low levels of protein C may therefore just be one of several tokens for the severity of DIC and septicemia, may be permissive of microvascular thrombosis but are not the only cause of it. Additional mechanisms for the manifestation of purpura fulminans must be considered. These may well be inflammatory-induced vascular damage, procoagulant expression of the endothelial cell and inhibition of fibrinolysis overwhelming the local anticoagulant mechanisms [18] such as the locally activated protein C.

The extension of the purpuric lesions in our patients stopped within 24 h. In that time the markers of coagulation activation (TAT, F1+2) dropped strikingly with little change in protein C levels. This may indicate that the intensity of DIC is more relevant for the development and extension of purpura fulminans than the protein C levels. Probably, other important features are levels of endotoxin which may decline rapidly and the levels of cytokines [9, 14].

Most of the coagulation parameters improved 24–48 h after admission. We do not know whether this was due to any specific therapeutic measure or was an overall therapeutic effect. Probably, an early adequate antibiotic therapy (in four of five of our patients high doses of penicillin on the first day) was the most important measure. We advocate the administration of penicillin even before the result of a blood culture is available when a reasonable clinical suspicion of meningococcal or pneumococcal septicemia exists. We can not exclude that the rather inconsistent application of heparin and antithrombin III may also have had a positive therapeutic influence.

Endotoxin-induced DIC is triggered by tissue thromboplastin evolving on monocytes and endothelial cells. When rabbits are given anti-tissue thromboplastin antibodies before an injection of endotoxin the falls in coagulation factors and platelets are substantially reduced [19]. The efficacy of anti-tissue factor antibodies in septicemic patients is not known.

Concentrates of protein C have been used successfully in the treatment of infants with homozygous protein C deficiency preventing or ameliorating the life-threatening neonatal thrombosis, purpura fulminans and DIC [3, 20, 21] and in prostate cancer with DIC [27]. Protein C concentrate therapy has also been proposed for severe septicemia with purpura fulminans under the assumption that low levels of protein C from overwhelming activation of the coagulation system are an important feature in the pathogenesis of purpura fulminans. Early and aggressive substitution of protein C may control DIC and result into an improved microcirculation. So far, there is only limited experience [22–24] with some promising aspects, but definitive proof of its efficacy in respect to reducing the extension of purpura fulminans and reducing the mortality is still lacking. Early substitution of protein C besides high doses may well be a prerequisite in the clinical setting which frequently may not be met. In a baboon endotoxin model the animals survived lethal doses of *E. coli* when excessive doses of activated protein C were given concomitantly [16].

Heparin therapy in differing doses to combat DIC and limit necrosis from purpura fulminans has been reported in many studies [5–7, 10, 11, 13, 25], but its usefulness is difficult to determine from published and from our own data. We can not exclude that heparin even in low dosage during hemofiltration may have contributed to the intracranial bleeding in one of our patients. Since antithrombin III is concomitantly decreased with protein C and protein S in septicemia with DIC replacement therapy with antithrombin III concentrates could be useful in inhibiting intravascular coagulation and in improving the efficacy of heparin. There is only limited experience with antithrombin III replacement but with positive interpretation of its efficacy [10, 12]. Certainly, more data are needed. We used antithrombin III concentrate in three patients but only in one in a substantial dosage and for more than 1 day. We do not know its influence on the disease process. Since no adverse effects are known from antithrombin III replacement therapy, a more liberal use with higher dosage may be justified. Finally, plasma replacement therapy is another option [6, 9, 11, 13] with unknown efficacy.

In coumarin-induced skin necrosis, fibrinolytic therapy may resolve the cutaneous lesions completely when commenced at an early stage of development [26]. The risk of bleeding with fibrinolytic therapy for purpura fulminans in septicemia is probably much too high to be a reasonable therapeutic option. In one patient with pneumococcal septicemia (patient 4) who improved rapidly we tried urokinase in a rather low dosage beginning on the third day with limited success, probably because the ischemic damage could not be reversed anymore. Finally, there is a report on an infant with purpura fulminans secondary to pneumococcal septicemia who was treated by local application of medicinal leeches with nearly complete salvage of the threatened tissue [8]. Intravenous hirudin has not been used to our knowledge in meningococcemia and pneumococcemia and deserves a trial. In conclusion, any type of hemostatic therapy in septicemia with DIC and purpura fulminans so far is empirical with unproven efficacy. Prospective randomized controlled studies are badly needed.

References

1. Chu DZW, Blaisdell FW (1982) Purpura fulminans. Am J Surg 143: 356
2. Powars DR, Rogers ZR, Patch MJ, McGehee WG, Francis Jr. RB (1987) Purpura fulminans in meningococcemia: Association with acquired deficiencies of protein C and S. N Engl J Med 317: 517
3. Marlar RA, Montgomery RR, Broekmans AW (1989) Diagnosis and treatment of homozygous protein C deficiency. J Pediat 114: 528
4. Broekmans AW, Bertina RM, Loeliger EA et al. (1983) Protein C and the development of skin necrosis during anticoagulant therapy. Thromb Haemostas 49: 251
5. Hautekeete ML, Berneman ZN, Bieger R et al. (1986) Purpura fulminans in pneumococcal sepsis. Arch Intern Med 146: 497
6. Murphy CB, Noeller K (1993) Purpura fulminans secondary to pneumococcal sepsis in an aplastic patient. J Am Pediat Med Ass 83: 43
7. Johansen K, Hansen ST (1993) Symmetrical peripheral gangrene (purpura fulminans) complicating pneumococcal sepsis. Am J Surg 165: 642
8. de Chalain T, Cohen SR, Bursten FD (1995) Successful use of leeches in the treatment of purpura fulminans. Ann Plast Surg 35: 300
9. Brandtzaeg P, Sandset PM, Joo GB et al. (1989) The quantitative association of plasma endotoxin, antithrombin, protein C, extrinsic pathway inhibitor and fibrinopeptide A in systemic meningococcal disease. Thromb Res 55: 459

10. Fourrier F, Lestavel P, Chopin C et al. (1990) Meningococcemia and purpura fulminans in adults: acute deficiencies of protein C and S and early treatment with antithrombin III concentrates. Intensive Care Med 16: 121
11. Madden RM, Gill JC, Marlar RA (1990) Protein C and protein S levels in two patients with acquired purpura fulminans. Brit J Haematol 75: 112
12. Cobcroft R, Henderson A (1994) Meningococcal purpura fulminans treated with antithrombin III concentrate: what is the optimal replacement therapy? Aust NZ J Med 24: 575
13. Fijinvandraat K, Derkx B, Peters M, Bijimer R, Sturk A, Prins MH, van Deventer SJH, ten Cate JW (1995) Coagulation activation and tissue necrosis in meningococcal septic shock: Severely reduced protein C levels predict a high mortality. Thromb Haemostas 73: 15
14. Hazelzet JA, Risseeuw-Appel IM, Kornelisse RF, Hop WCJ, Dekker I, Joosten KFM, de Groot R, Hack CE (1996) Age-related difference in outcome and severity of DIC in children with septic shock and purpura. Thromb Haemostas 76: 932
15. Rodeghiero F, Mannucci PM, Vigano S, Barbui T, Gugliotta L, Cortellaro M, Dini E (1984) Liver dysfunction rather than intravascular coagulation as the main cause of low protein C and antithrombin III in acute leukemia. Blood 63: 965
16. Taylor Jr. FB, Chang A, Esmon CT, D´Angelo A, Vigano-D´Angelo, Blick KE (1987) Protein C prevents the coagulopathic and lethal effects of Escherichia coli infusion in the baboon. J Clin Invest 79: 918
17. Marlar RA, Endres-Brooks J, Miller C (1985) Serial studies of protein C and its plasma inhibitor in patients with disseminated intravascula coagulation. Blood 66: 59
18. Adcock DM, Brozna J, Marlar RA (1990) Proposed classification and pathologic mechanisms of purpura fulminans and skin necrosis. Semin Thromb Hemost 16: 331
19. Warr TA, Rao LV, Rapaport SI (1990) Disseminated intravascular coagulation in rabbits induced by administration of endotoxin or tissue factor: effect of anti-tissue factor antibodies and measurement of plasma extrinsic pathway inhibitor activity. Blood 75: 1481
20. Dreyfus M, Magny JF, Bridey F, Schwarz HP, Planche C, Dehan M, Tschernia G (1991) Treatment of homozygous protein C deficiency and neonatal purpura fulminans with a purified protein C concentrate. N Engl J Med 325: 1565
21. Dreyfus M, Masterson M, David M, Rivard GE, Muller FM, Kreuz W, Beeg T, Minford A, Allgrove J, Cohen JD et al. (1995) Replacement therapy with a monoclonal antibody purified protein C concentrate in newborns with severe congenital protein C deficiency. Semin Thromb Hemost 21: 371
22. Gerson WT, Dickerman JD, Bovill EG, Golden E (1993) Severe acquired protein C deficiency in purpura fulminans associated with disseminated intravascular coagulation: Treatment with protein C concentrate. Pediatrics 91: 418
23. Rivard GE, David M, Farrell C, Schwarz HP (1995) Treatment of purpura fulminans in meningococcemia with protein C concentrate. J Pediatr 126: 646
24. Rintala E, Seppälä O-P, Kotilainen P, Rasi V (1996) Protein C in the treatment in meningococcal disease. Lancet 347: 1767
25. Kuppermann N, Inkelis SH, Saladino R (1994) The role of heparin in the prevention of extremity and digit necrosis in meningococcal purpura fulminans. Pediatr Infect Dis J 13: 867
26. Lechler E, Meyer-Börnecke D, Müller-Berghaus G (1987) Vollständige Reversibilität einer beginnenden Kumarin-Nekrose unter fibrinolytischer Therapie nach Thrombose bei partiellem (heterozygoten) Protein-C-Mangel. In: Landbeck G, Marx R (eds) 16. Hämophilie-Symposion Hamburg 1985. Springer, Berlin Heidelberg New York London Paris Tokyo, p 321
27. Okajima K, Imamura H, Koga H, Inoue NA, Takatsuki K, Aoki N (1990) Treatment of patients with disseminated intravascular coagulation by protein C. Am J Hematol 33: 277

Akute Koronarthrombose bei May-Hegglin-Anomalie

J. Gross, G. Berg, S. Mörsdorf, G. Pindur, U. T. Seyfert,
H. Schieffer, E. Wenzel

Die May-Hegglin-Anomalie (MHA) ist eine seltene, autosomal dominant vererbbare Form der Thrombozytopenie; sie ist gekennzeichnet durch Riesenthrombozyten und zytoplasmatische Einschlußkörperchen in Granulozyten (Döhle-Körperchen; Oski et al. 1962; Greinacher et al. 1992). Der geringere Teil der Patienten weist eine hämorrhagische Diathese auf, wohingegen der weit überwiegende Anteil der Betroffenen asymptomatisch bleibt, so daß die Diagnose meist zufällig gestellt wird. In vorliegender Arbeit dokumentieren wir den klinischen Verlauf eines Patienten mit MHA, bei dem nicht ein Blutungsereignis, sondern ein akuter Myokardinfarkt mit thrombotischem Verschluß der rechten Kranzarterie zur stationären Aufnahme führte.

Patientenfallbeschreibung – Klinik und Verlauf

Patient

- 47 Jahre, männlich; keine häusliche Medikation;
- bekannte koronare Risikofaktoren: labile arterielle Hypertonie, bislang ohne medikamentöse Therapie;
- rezidivierend auftretende Makrohämaturie als bisher einziges Blutungszeichen;
- 1956 Herniotomie, 1968 Meniszektomie, 1982 Tonsillektomie, 1992 und 1994 Ureterotomia interna jeweils ohne Blutungskomplikation;
- 1986 Diagnose einer May-Hegglin-Anomalie (Abb. 1 und 2, Tabelle 1);
- MHA ebenso bekannt bei Töchtern des Patienten.

Tag 1

Konsultation des Hausarztes wegen seit einer Woche anhaltender typischer, belastungsabhängiger Angina pectoris; in der Praxis kardiopulmonale Reanimation bei Kammerflimmern; Intubation und maschinelle Beatmung; EKG nach elektrischer Defibrillation: Sinusrhythmus 80/min, Zeichen des akuten Hinterwandmyokardinfarktes mit ST-Elevation bis 0,4 mV; Übernahme auf Intensivstation. Thrombozytenzahl bei Übernahme: 19.000/µl im Zitratblut (Tabelle 1); bei vorbekannter MHA wurde keine thrombolytische Therapie durchgeführt, sondern die Indikation zur Akutangiographie gestellt.

I. Scharrer/W. Schramm (Hrsg.)
28. Hämophilie-Symposion Hamburg 1997

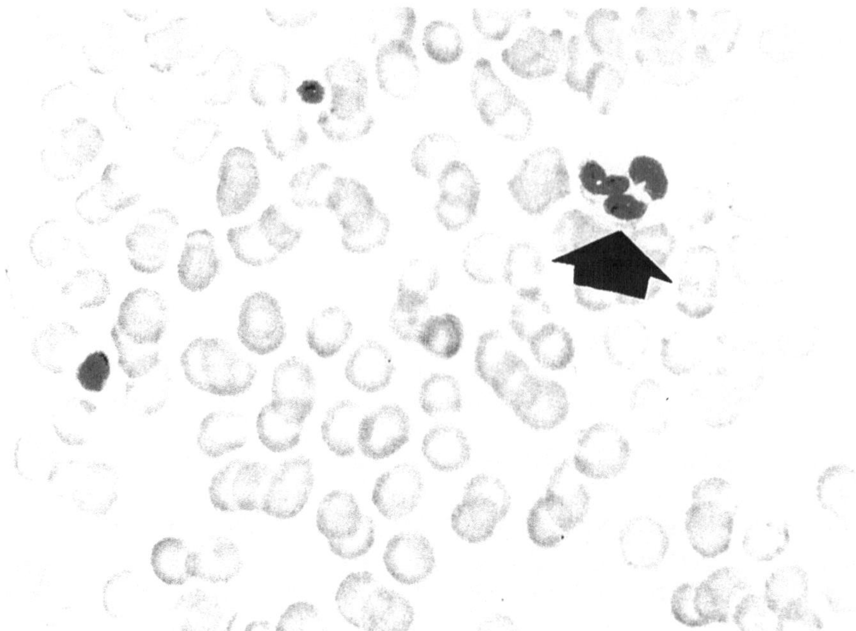

Abb. 1. Peripherer Blutausstrich – Döhle-Körperchen in neutrophilen Granulozyten (Pappenheim-Färbung, Durchlichtmikroskop Fa. Zeiss, Objektiv PHACO3 100/1,25 Oel E)

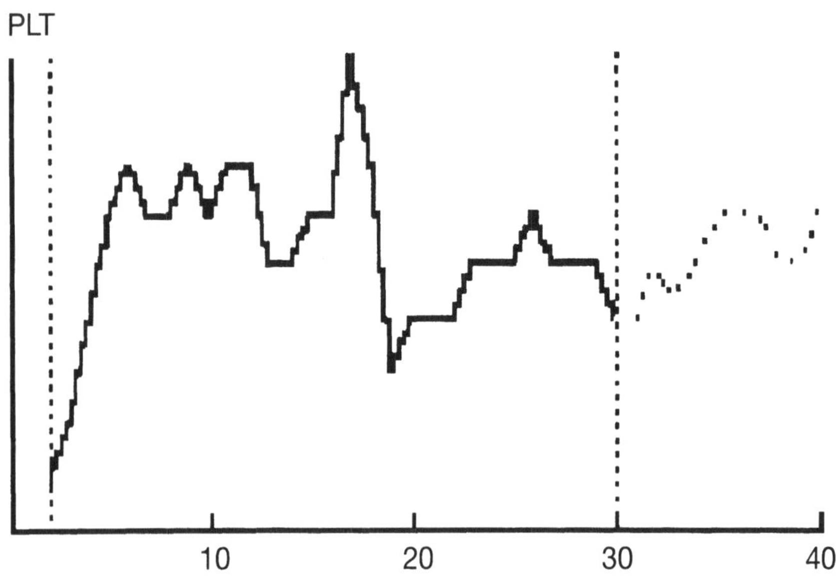

Abb. 2. Volumenverteilung der Thrombozyten mit Verschiebung zu größeren Formen (Sysmex-Counter)

Tabelle 1. Thrombozytenzahl im zeitlichen Verlauf (Zitratblut, Sysmex-Counter; Mehrfachbestimmungen zu unterschiedlichen Zeitpunkten)

Thrombozyten/µl	Tag 1	Tag 2[a]	Tag 3[a]	Tag 4[a]	Tag 5
	19 000	21 000	75 000	64 000	56 000
	9 000	96 000[b]	73 000	62 000	
	42 000[b]	104 000			
		86 000			

[a]Methylprednisolon 48 mg/Tag i.v.
[b]nach Thrombozytentransfusion.

Koronarangiographie (Abb. 3 und 4): Zweigefäßerkrankung, inferiore Akinesie mit niedrig bis normaler systolischer linksventrikulärer Funktion (Ejektionsfraktion 60% geschätzt), thrombotischer Verschluß der distalen RCA mit grenzwertiger Stenosierung der mittleren LAD; intrakoronare Lyse mit 20 mg rt-PA; erfolgreiche Ballonangioplastie, anschließend Implantation von 7 Stents mit gutem Primärergebnis.

Beginn einer therapeutischen Heparinisierung; Kontraindikation für Acetylsalicylsäure und Tiklopidin bei May-Hegglin-Anomalie; CK-Maximum 1725/Mb

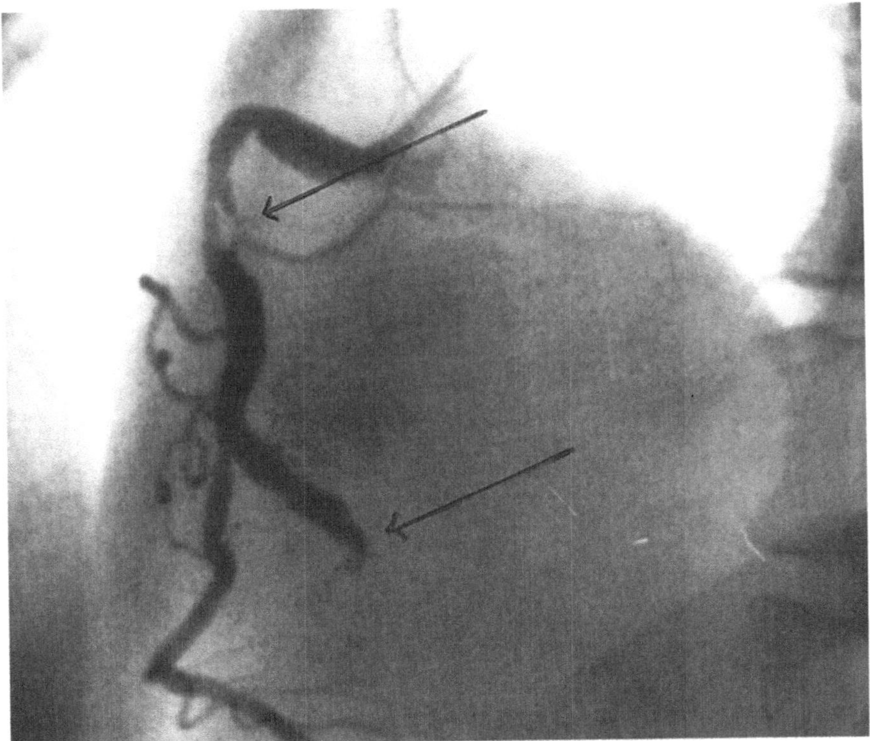

Abb. 3. Koronarangiographie – Spontandissektion der A.coronaria dextra und thrombotische Okklusion

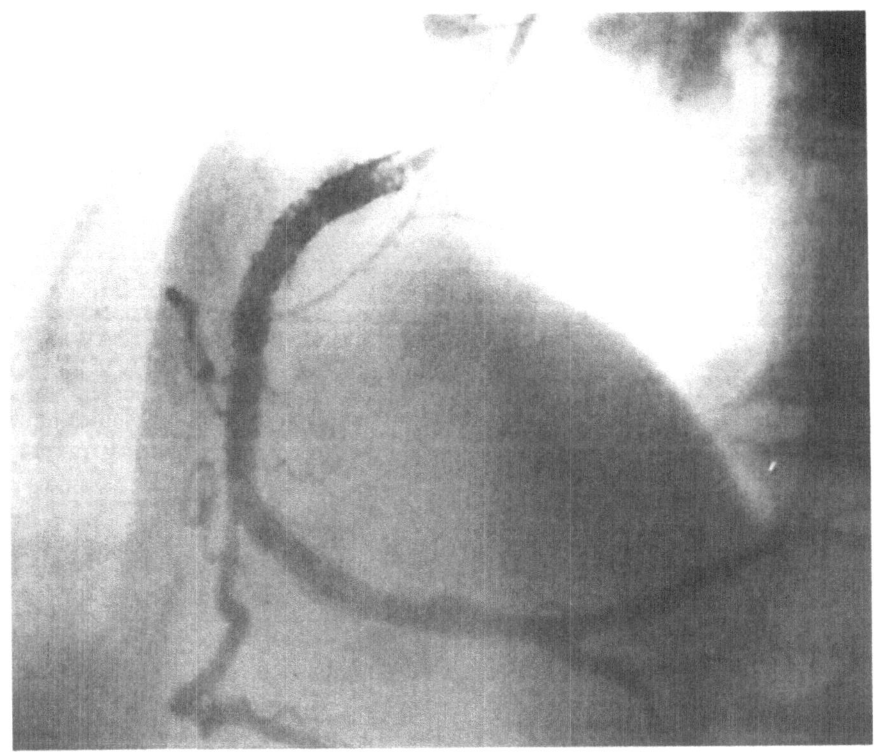

Abb. 4. Koronarangiographie – A.coronaria dextra nach Stentimplantation

290 mU/ml 6 h nach dem Schmerzereignis, im weiteren Verlauf kontinuierlich rückläufig; Abfall der Thrombozytenzahl auf 9000/µl (Zitratblut), Transfusion eines Thrombozytenkonzentrates (Tabelle 1).

Tag 2

Abbruch der Heparinisierung bei Absetzen von blutigem Sekret aus Tubus, Magensonde und peranal; Transfusion von 2 Erythrozytenkonzentraten bei Hb-Abfall von initial 15,7 g % auf 11,2 g %; Thrombozytenabfall auf 21 000/µl (Zitratblut), Transfusion von 2 Thrombozytenkonzentraten (Tabelle 1); Beginn einer Therapie mit Methylprednisolon 48 mg/Tag.

Tag 3

Klinisch keine Blutungszeichen mehr; Patient kreislauf-, rhythmus- und Hb-stabil; einschleichender Wiederbeginn der Heparinisierung; Methylprednisolon 48 mg i.v.; Beginn der Respiratorentwöhnung.

Tag 4

Methylprednisolon 48 mg i.v.; problemlose Extubation.

Tag 5

Verlegung auf Normalstation.

Zusammenfassung und Schlußfolgerung

In vorliegender Arbeit konnte der klinische Verlauf eines Patienten mit May-Hegglin-Anomalie dokumentiert werden, bei dem ein thrombotischer Verschluß der rechten Kranzarterie zum akuten Hinterwandmyokardinfarkt mit Reanimationspflichtigkeit geführt hatte. Als ursächlicher Pathomechanismus konnte eine Spontandissektion des Gefäßes koronarangiographisch gesichert werden. Zur weiteren Klärung der Frage, warum bei diesem Patienten mit MHA ein thrombotisches Ereignis auftreten konnte, wurde auf hämostaseologischem Gebiet eine umfangreiche Thrombophiliediagnostik durchgeführt, welche keinen pathologischen Befund erbrachte (Tabelle 2). Auch hinsichtlich der klassischen kardiovaskulären Risikofaktoren war lediglich eine bislang nicht medikamentös behandelte labile arterielle Hypertonie bekannt. Im Gegensatz zu einer anderen Form der makrozytären Thrombozytopenie, dem Bernard-Soulier-Syndrom, zeigen die Studien der Plättchenmembran bei Patienten mit May-Hegglin-Anomalie unterschiedliche Ergebnisse (Coller u. Zarrabi 1981; Ricci et al. 1985). Thrombozytäre Funktion und Membran werden Gegenstand weiterer Untersuchungen bei diesem Patienten mit MHA sein (McDunn et al. 1991). Die hier vorgelegten Daten zeigen, daß bei Patienten mit MHA nicht nur Blutungskomplikationen, sondern auch thrombembolische Ereignisse möglich sind.

Tabelle 2. Hämostaseologische Laborparameter (Thrombophiliediagnostik)

Protein C (chromogen)	149%
Protein S gesamt (Laurell)	156%
Freies Protein S (Laurell)	22%
ATIII-Aktivität (chromogen)	121%
APC-Resistenz (COATEST, Fa. Chromogenix)	2,1%
Genomische Diagnostik zur APC-Resistenz (Mutation nt 1691 G→A im Faktor-V-Gen)	Negativ
Antiphospholipid-Antikörper (ELISA) IgG	17,93 U
IgM	2,81 U

Literatur

1. Coller BS, Zarrabi MH (1981) Platelet membrane studies in the May-Hegglin anomaly. Blood 58 (2): 279–284
2. Greinacher A, Bux J, Kiefel V, White JG, Mueller-Eckhardt C (1992) May-Hegglin anomaly: a rare cause of thrombocytopenia. Eur J Pediatr 151: 668–671
3. McDunn S, Hartz W, Ts'ao C, Green D (1991) Coronary Thrombosis in a Patient with May-Hegglin Anomaly. Am J Clin Pathol 95: 715–718
4. Oski FA, Naiman JL, Allen DM, Diamond LK (1962) Leukocyte inclusions - Döhle bodies - associated with platelet abnormality (the May-Hegglin anomaly). Blood 20: 657
5. Ricci G, Manservigi R, Albonici L, Zavagli G, Cassai E (1985) Evidence for Glycoprotein Abnormality in Platelets from Patients with May-Hegglin Anomaly. Thromb Haemostas 54 (4): 862–865

Thrombotische Ereignisse assoziiert mit Faktor-XII-Mangel bei 2 Kindern mit normaler aPTT

P. Zeitler, N. Meissner

Ein partieller oder kompletter Mangel an Faktor XII kann klinisch zu thrombotischen Ereignissen prädisponieren [1, 2]. Für das Kindesalter sind hierzu jedoch lediglich Einzelfallbeschreibungen bekannt geworden [3].

Der Verdacht auf das Vorliegen eines Faktor-XII-Mangels ergibt sich bei Gerinnungsuntersuchungen in der Regel durch eine verlängerte aPTT [4]. Nach Ausschluß von Inhibitoren des Gerinnungssystems kann bei reduzierter Aktivität von Faktor XII im Plasma (< 60%) vom Vorliegen eines Faktor-XII-Mangels ausgegangen werden.

Wir berichten über 2 Kinder, die mit zerebralen thrombotischen Ereignissen zur Aufnahme kamen. In beiden Fällen lag initial eine normale aPTT vor. Weitere Analysen ergaben bei beiden Patienten einen partiellen Faktor-XII-Mangel, ohne daß sich auch im weiteren Verlauf die aPTT dabei als verlängert darstellte. Andere Gerinnungsdefekte, die zu Thrombosen prädisponieren, konnten bei beiden Kindern ausgeschlossen werden (Tabellen 1 und 2).

Es besteht ein gesicherter Zusammenhang zwischen aPTT und Plasmaaktivität an Faktor XII [4]. Bei wiederholt normaler aPTT ist normalerweise nicht vom Vorliegen eines Faktor-XII-Mangels auszugehen. Wir kontrollierten die Aktivität an Faktor XII im Plasma von 44 gesunden Kindern und Jugendlichen mit normaler aPTT, um Aufschluß über die Häufigkeit eines evtl. unbemerkt bleibenden Faktor-XII-Mangels zu erhalten.

Ergebnisse

Fallbeschreibungen

Patient 1

Aufnahme eines 9jährigen, bislang gesunden Jungen mit rezidivierenden Kopfschmerzen seit einigen Tagen, Erbrechen und Sehstörungen. Im MR Diagnose multipler Infarkte unterschiedlichen Alters im Versorgungsgebiet der Aa.cerebri posteriores mit beidseitigem Verschluß dieser Arterien (Abb. 1). Kein Nachweis einer Dissektion oder einer kardialen Emboliequelle, Ausschluß von Stoffwechseldefekten, ANA negativ. Gerinnungsparameter s. Tabelle 1. Einstellung des Patienten auf ASS.

I. Scharrer/W. Schramm (Hrsg.)
28. Hämophilie-Symposion Hamburg 1997

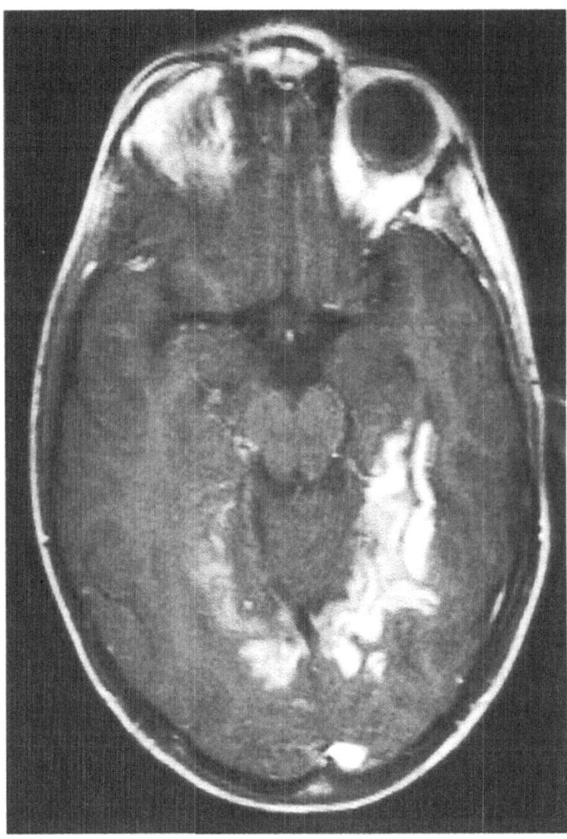

Abb. 1. MR Patient 1

Tabelle 1. Gerinnungsparameter Patient 1

	aPTT [s]	Quick [%]	Fibrinogen [mg/dl]	FXII (% Aktivität)	ATIII [%]	APC-R	Protein C [f/imm.]	Protein S (gebunden/frei)
Bei Aufnahme	39	118	275	56	100	2,4	109/78	110/42
Nach 6 Wochen	37	107	249	42	n.d.	n.d.	n.d.	n.d.

Patient 2

Übernahme eines 8jährigen Mädchens aus einem auswärtigen Krankenhaus, wo seit dem Vortag eine stationäre Behandlung wegen erstem Krampfanfall stattfand. Dort bereits cCT durchgeführt und Sinusvenenthrombose diagnostiziert (Abb. 2, MR nach Übernahme). Kind bislang gesund gewesen, in den letzten 4 Tagen vor der stationären Aufnahme Gastroenteritis. Gerinnungsparameter s. Tabelle 2. Einstellung auf Heparin, nach 10 Tagen Umstellung auf Marcumar und Entlassung in gutem Allgemeinzustand.

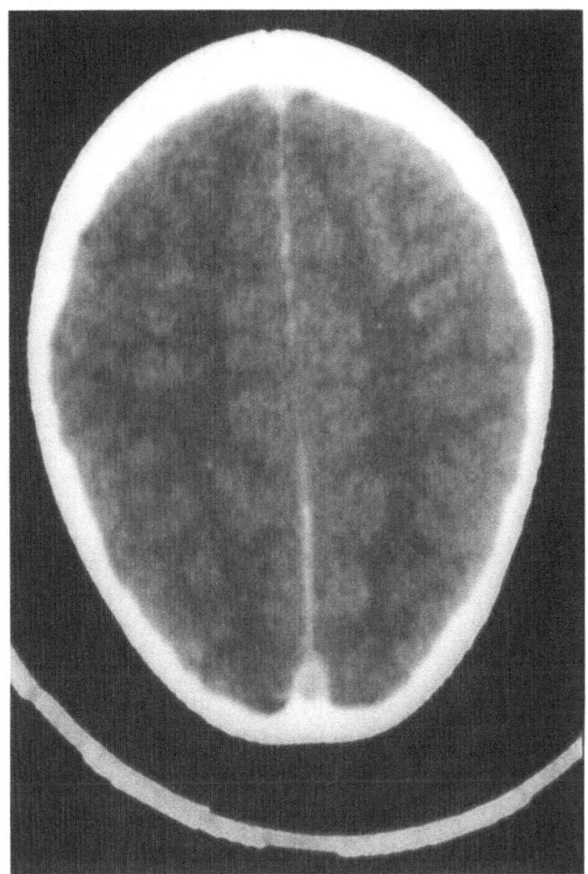

Abb. 2. MR Patient 2

Tabelle 2. Gerinnungsparameter Patient 2

	aPTT [s]	Quick [%]	Fibrinogen [mg/dl]	FXII (% Aktivität)	ATIII [%]	APC-R	Protein C [f/imm.]	Protein S (gebunden/frei)
Bei Aufnahme	31	95	238	22	87	2,7	63/75	92/44
Nach 6 Wochen (Marcumar)	50	46	262	37	n.d.	n.d.	n.d.	n.d.

Aktivitäten von Faktor XII

Die verwendeten Plasmen stammten von 44 klinisch gesunden Kindern und Jugendlichen zwischen 1 und 17 Jahren, die im Rahmen präoperativer Untersuchungen in unsere Klinik kamen. Alle Kinder wiesen eine normale aPTT (30–42 s) auf. Auch die anderen Übersichtswerte der plasmatischen Gerinnung lagen im Normbereich.

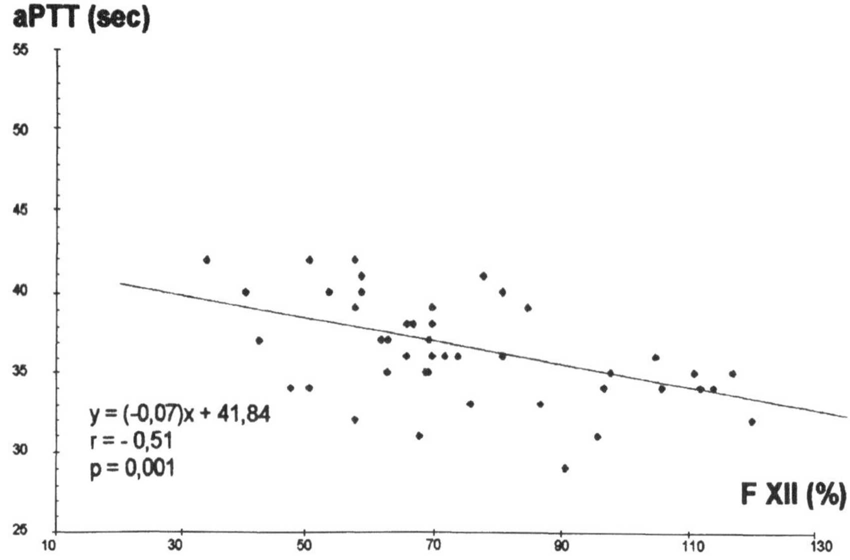

Abb. 3. aPTT-Werte und Faktor-XII-Aktivität

12 Kinder (27%) boten Faktor-XII-Aktivitäten unter 60%, bei 4 Kindern (9%) lagen die Aktivitäten sogar unter 50% (Abb. 3). Thrombosen traten bei diesen Kindern während des Beobachtungszeitraums nicht auf.

Diskussion

Im Kindes- und Erwachsenenalter sind mit einem partiellen oder kompletten Mangel an Gerinnungsfaktor XII (Hageman-Faktor) im allgemeinen keine klinisch faßbaren Probleme verbunden. Meist handelt es sich um einen Zufallsbefund, der bei der Abklärung einer verlängerten aPTT erhoben wird und im Alltag häufig ohne Bedeutung für den Patienten bleibt. Allerdings werden immer wieder thrombotische Ereignisse im Zusammenhang mit Faktor-XII-Mangelzuständen berichtet, weshalb zur Abklärung einer thrombophilen Diathese auch die Bestimmung der Faktor-XII-Aktivität empfohlen wird.

Bei den beiden hier vorgestellten Kindern mit zerebralen thrombotischen Ereignissen konnten klassische gerinnungsphysiologische Ursachen ausgeschlossen werden ebenso wie chronische Grunderkrankungen, die bei Hirninfarkten oder SVT sonst häufiger gefunden werden. Als auslösende Ursache muß bei Patient 1 ein fragliches Trauma angesehen werden (Kopfball beim Fußballspielen), bei Patientin 2 eine Exsikkose im Rahmen eines gastrointestinalen Infektes.

Beiden Kindern gemeinsam war jedoch zusätzlich ein partieller Faktor-XII-Mangel, der in diesem Zusammenhang als prädisponierender Umstand gesehen werden muß. Der Faktor-XII-Mangel konnte aus den zunächst bestimmten Übersichtswerten der Gerinnung zunächst nicht vermutet werden, da die eigentlich zu erwartende aPTT-Verlängerung nicht nachweisbar war. Erst wiederholte Einzelfaktoranalysen zeigten diesen partiellen Mangel an.

Eine Untersuchung von 44 Plasmen gesunder Kinder mit normaler aPTT ergab, daß der Zusammenhang zwischen aPTT und Faktor-XII-Aktivität zwar signifikant ist ($p = 0{,}001$), ein partieller Faktor-XII-Mangel jedoch auch bei normaler aPTT durchaus vorliegen kann (Abb. 3). Daher sollte bei der gerinnungsphysiologischen Abklärung thrombembolischer Ereignisse im Kindesalter die Faktor-XII-Aktivität auch bei normaler aPTT mitbestimmt werden.

Danksagung Für die freundliche Überlassung der Schnittbildaufnahmen danken wir Herrn Prof. Dr. Solymosi, Leiter der Abt. f Neuroradiologie, Universität Würzburg.

Literatur

1. Dyerberg J. et. al. (1980) Recurrent Thrombosis in a Patient with Factor XII Deficiency. Acta Haemat 63: 278–280
2. Halbmayer WM et al. (1992) The Prevalence of Factor XII Deficiency in 103 Orally Anticoagulated Outpatients Suffering from Recurrent Venous and/or Arterial Thromboembolism. Thromb Haemost 68 (3): 285–290
3. Korte W et al. (1994) Childhood Stroke at Three Years of Age with Transient Protein C Deficiency, Familial Antiphospholipid Antibodies and F. XII Deficiency – A Family Study. Neuropediatrics 25: 290–294
4. Negrier C. et al. (1991) Decreased Factor XII Activity in a Child with Nephrotic Syndrome and Thromboembolic Complications. Thromb Haemost (4): 512–513
5. Proctor P et al. (1961) The partial thromboplastin time with Kaolin: a simple screening test for first stage plasma clotting factor deficiencies. Amer J Clin Path 36: 212

Mitralklappenersatz unter perioperativer Gabe von Prothromplex S-TIM 4 bei kardial bedingter Lebersynthesestörung

R. Rauch, M. Hofbeck, M. Girisch, J. Klinge, M. Ries

Kasuistik

Wir berichten über einen 17 Jahre alten Jugendlichen mit einem kombinierten Aortenvitium (Stenose und Insuffizienz) und Zustand nach Implantation einer St.-Jude-Klappe mit Aortoventrikuloplastik sowie einem kombinierten Mitralvitium und einer hochgradigen Trikuspidalinsuffizienz.

Die stationäre Aufnahme des marcumarisierten Patienten erfolgte als Notfall wegen einer erheblichen Atemnot bei ausgeprägter Herzinsuffizienz mit Lungenödem (Abb. 1). Eine deutliche Hepatomegalie mit Stauung der Lebervenen und ein massiver Aszites wiesen auf eine Beeinträchtigung der hepatischen Funktion hin. Laborchemisch war dies sowohl am Bilirubin und an den Leberenzymen (hier: GOT) als auch an Funktionsparametern (Cholinesterase) und Gerinnungswerten (Quick) nachzuvollziehen (Abb. 2).

Verlauf

Nachdem durch antikongestive Therapie keine wesentliche Besserung erzielt wurde, stellten wir die Indikation zum Ersatz der Mitralklappe. Allerdings blieb der

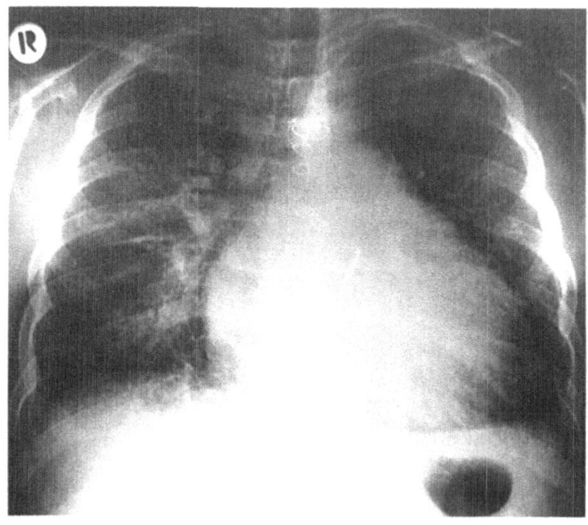

Abb. 1. Deutliche Dilatation des Herzens mit erheblicher Lungenstauung bei Zustand nach Aortenklappenersatz

I. Scharrer/W. Schramm (Hrsg.)
28. Hämophilie-Symposion Hamburg 1997

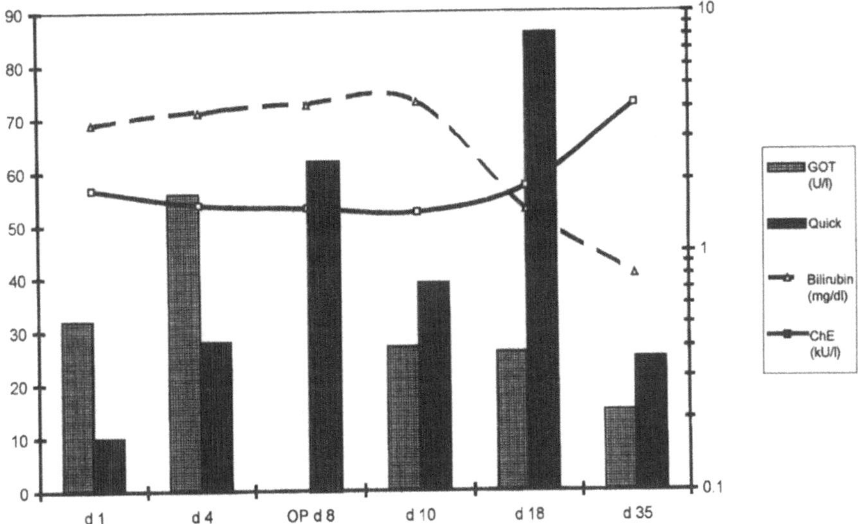

Abb. 2. Verlauf von Leberfunktionsparametern und -enzymen von der stationären Aufnahme bis zum Tag der Operation und Entlassung

erwartete Anstieg des Quick-Wertes nach Absetzen des Marcumar und Konakiongabe (unter Low-dose-Heparinisierung) aus (10%).

Auch die Gabe von Fresh-frozen-Plasma (FFP) in einer bei diesem auf Volumengaben empfindlich reagierenden Patienten entsprechend vorsichtigen Dosierung (8 ml/kg KG) erbrachte nur eine ungenügende Erhöhung des Quick-Wertes auf Werte um 30% (s. Abb. 2). Hierbei zeigte die Analyse der Einzelfaktoren besonders eine Verminderung der Faktoren V (47%), VII (24%), IX (57%) und X (60%) bei

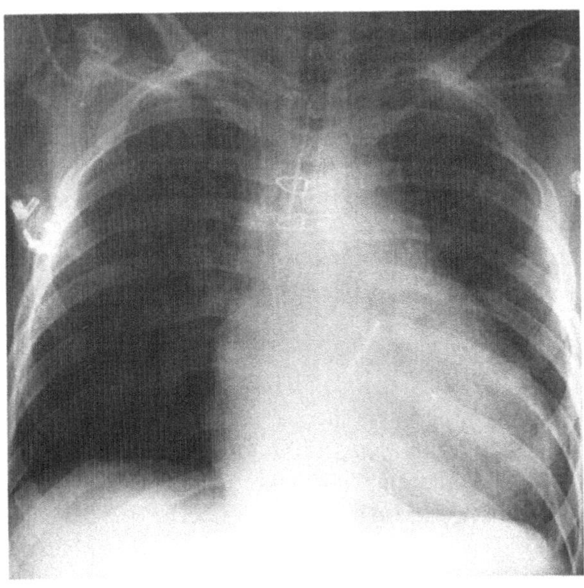

Abb. 3. Zustand nach Mitralklappenimplantation; Rückgang der Kardiomegalie und Besserung der Stauungssymptomatik

fast normalem FII (67%). Das Antithrombin III lag bei 48%. Daher verabreichten wir unmittelbar vor der geplanten Operation 40 IE/kg KG eines PPSB-Präparates (Prothromplex S-TIM 4, Immuno) und erreichten hierdurch einen prompten Anstieg des Quick-Wertes auf 62%, was den Eingriff unter Zuhilfenahme der Herz-Lungen-Maschine ermöglichte.

Intraoperativ traten keine außergewöhnlichen Blutverluste auf. Bis auf die übliche begleitende Gabe von 2 Mio. Einheiten Trasylol wurden keine gerinnungsaktiven Medikamente verabreicht. Unmittelbar postoperativ und nach 2 Tagen wurden 10 bzw. 7 ml FFP/kg KG bei auf unter 30% sinkenden Quick-Werten gegeben. Anschließend trat bei erheblich verbesserter kardiopulmonaler (Abb. 3) und hepatischer Syntheseleistung eine Normalisierung aller pathologischen Befunde ein. So führten wir die Antikoagulation durch Heparin ab der 2. postoperativen Woche mit Marcumar fort und entließen den leistungsfähigen Patienten mit einem Gerät zur häuslichen Überwachung des Quick-Wertes nach weiteren 10 Tagen.

Diskussion

Bei Patienten mit Herzklappenersatz oder einem geringen Herzzeitvolumen werden häufiger thrombembolische Ereignisse beschrieben, was durch die Stase bei ventrikulärer Dysfunktion, die veränderten Strömungsverhältnisse und auch durch eingebrachte Fremdmaterialien erklärbar ist. Für die St.-Jude-Klappe wurde die Inzidenz von Thromboembolien bei antikoagulierten Patienten zwischen 0,6 und 1,9 pro 100 Patientenjahre (unabhängig von ihrer Position) ermittelt (Horstkotte u. Korfer 1983; Chaux et al. 1984; LeClerc et al. 1983). Unser Patient war daher auch prophylaktisch mit Marcumar behandelt worden, jedoch hatte die ungenügende Auswurfleistung des Herzens zu einer erheblichen Leberstauung und somit durch die verminderte hepatische Elimination zu einer relativen Überdosierung des Medikamentes und einer verringerten Syntheseleistung von Gerinnungsfaktoren geführt. Es mußte also eher von einer Blutungsneigung ausgegangen werden.

Zur Vorbereitung eines Eingriffes mit Herz-Lungen-Maschine war es zunächst erforderlich, die Gerinnung steuern zu können. Im vorliegenden Fall waren jedoch das Absetzen von Marcumar und die Konakiongabe ohne Effekt, so daß wir neben der Synthesestörung auch einen hepatozellulären Schaden vermuteten (Koller 1973). Eine Gabe von FFP erbrachte nur geringen Erfolg und belastete überdies die dringend nötige negative Flüssigkeitsbilanz. Um adäquate perioperative Faktorspiegel zu erreichen, wären etwa 2 l erforderlich gewesen! Eine konzentrierte Form der Gabe mehrerer, hier verringert gemessener Faktoren bestand in PPSB (lediglich ca. 100 ml Flüssigkeit!), wobei in der Literatur bei leberkompromittierten Patienten von thrombembolischen Ereignissen berichtet wurde (Marassi et al. 1978). Eine Dosisanpassung, wie sie bei akuter Leberinsuffizienz von manchen Autoren gefordert wird, führten wir bei ausreichendem Plasmaspiegel ebensowenig durch wie eine zusätzliche Substitution von Antithrombin III bei einer Aktivität von knapp 50% (Scherer et al. 1994). Allerdings gaben wir begleitend niedrig dosiertes Heparin (5 IE kg/KG).

Shimada et al. (1994) berichteten bei 2 Patienten mit künstlichen Herzklappen, die sich wegen eines Hepatoms einer Leberteilresektion unterziehen mußten, ebenfalls von der Schwierigkeit, eine Balance zwischen Blutungs- und Thrombosetendenz angesichts der Einflußfaktoren Antikoagulation, Fremdmaterialien, Stase, Arrhythmien, Herz- und Leberinsuffizienz herzustellen. Wie auch in unserem Fall hielten die Autoren eine minimale perioperative Antikoagulation mit Heparin für erforderlich, stellten jedoch sofort nach dem Eingriff auf Vitamin-K-Antagonisten um.

Die prompte Besserung des klinischen Zustandes unseres Patienten im Anschluß an den Klappenersatz wie auch die stetig erforderliche Dosissteigerung des Marcumar sprachen für eine Verbesserung hinsichtlich der kardiopulmonalen, aber auch der hepatischen Funktion; letztere war auch an Leberfermenten und Bilirubin abzulesen.

Zusammenfassung

Bei unserem Patienten mit Zustand nach Aortenklappenersatz war bei kardial bedingter Atem- und Leberinsuffizienz die Implantation einer Mitralklappe erforderlich. Das Problem bestand darin, die plasmatische Gerinnung präoperativ steuerbar zu machen und angesichts der multiplen Einflußfaktoren (Antikoagulation, mangelnde Synthese von Gerinnungsfaktoren, Stase, veränderte Hämodynamik, Fremdmaterialien) Blutungen oder Thrombosen zu vermeiden. Das erreichten wir durch Umsetzen auf Low-dose-Heparin, den perioperativen Einsatz von Fresh-frozen-Plasma, v. a. aber durch die Gabe eines Prothrombinkomplexpräparates. Letzteres ermöglichte erst einen ausreichenden Anstieg der Gerinnungsfaktoren, und es ließ sich durch das wesentlich geringere Volumen eine Verschlechterung des Lungenödems unseres Patienten verhindern. Postoperativ stellten wir rasch auf orale Antikoagulanzien um. Der Patient konnte wenig später in klinisch gutem Zustand die Klinik verlassen.

Literatur

1. Chaux A, Czer LSC, Matloff JM, DeRobertis MA, Steward ME, Bateman TM (1984) The St. Jude medical bileaflet valve prosthesis. A five year experience. J Thorac Cardiovasc Surg 88: 706–717
2. Horstkotte D, Korfer R (1983) The influence of prosthetic valve replacement on the natural history of severe acquired heart valve lesions. In: DeBakey ME (ed) Advances in Cardiac Valves, Clinical Perspectives. Yorke Medical Books, New York, pp 47–86.
3. Koller F (1973) Theory and experience behind the use of coagulation tests in diagnosis and prognosis of liver disease. Scand J Gastroenterol 8 (Suppl 19): 51
4. LeClerc JL, Wellens F, Deuvaert FE, Primo G (1983) Long-term results with the St. Jude medical valve. In: DeBakey ME (ed) Advances in Cardiac Valves, Clinical Perspectives. Yorke Medical Books, New York, pp 33–41
5. Marassi A, Manzullo V, Di Carlo V, Mannucci PM (1978) Thromboembolism following prothrombin complex concentrate and major surgery in severe liver disease. Thromb Haemost 39: 787
6. Scherer R, Gille A, Erhard J, Paar D, Knox WJ (1994) Substitutionseffekt von AT III- und PPSB-Konzentraten bei Patienten mit terminaler Leberinsuffizienz. Anaesthesist 43 (3): 178–182
7. Shimada M, Matsumata T, Teketomi A, Nishizaki T, Itsaka H, Sugimachi K (1994) Major hepatic resection in patients with prosthetic heart valve receiving anticoagulation treatment. Hepatogastroenterology 41 (3): 290–293

Erfolgreiche Operation einer Aortenstenose und KHK bei einem Patienten mit schwerem von-Willebrand-Syndrom Typ 1 mit Hyperlipoproteinämie Typ 2b

G. Ludwig, A. Wenke, T. Vigh, C. Detter, T. Fischlein, M. Zabel, G. Syrbe, A. Zeiher, I. Scharrer

Das von-Willebrand-Syndrom ist die häufigste plasmatische Gerinnungsstörung mit einer Prävalenz von 1–100. Die Vererbung erfolgt autosomal dominant, bei Typ 3 autosomal rezessiv. Die Einteilung der Subtypen erfolgt nach den quantitativen und funktionellen Abweichungen des von-Willebrand-Faktors, des Ristocetinkofaktors, der Multimerenstruktur sowie der RIPAs. Der von-Willebrand-Faktor ermöglicht zum einen die Thrombozytenadhäsion an das Subendothel, zum anderen stellt er durch Bildung eines Komplexes mit dem FVIII einen wirksamen Schutz vor Abbau durch Protein C dar. So zeigt sich in Abhängigkeit von der Ausprägung des von-Willebrand-Syndroms die Symptomatik in einem Mischbild aus thrombozytärer sowie plasmatischer Blutungsneigung. Eine Verlängerung der Blutungszeit ist typisch für das von-Willebrand-Syndrom schwerer Ausprägung. Charakteristischerweise kommt es zu teils erheblichen Schleimhautblutungen, Hämatomneigung, Nachblutungen nach Zahn- oder HNO-ärztlichen Eingriffen sowie Hypermenorrhoe. Beim schweren von-Willebrand-Syndrom mit vWF-Konzentrationen unter 5% treten jedoch zusätzlich Gelenk- und Muskelblutungen ähnlich der Hämophilie auf. Es werden drei Typen unterschieden:

- Typ 1 quantitativer Mangel
- Typ 2 qualitativer Defekt,
- Typ 3 totales Fehlen des vWF-Ag im Plasma und in den Plättchen.

Die Therapie steht auf 2 Säulen: Minirin und vWF-haltige Konzentrate.

Kasuistik

Patient G.H.-P.

Alter: 48 Jahre; Größe: 163 cm, Gewicht 83 kg, HIV: negativ, HAV-Aktivität positiv, Beruf: Dipl.-Ing.

Anamnese

Epistaxis, Hämatomneigung seit der Kindheit, starkes Nachbluten nach Zahnextraktionen, Hämarthros der Ellbogengelenke nach schwerer körperlicher Bean-

I. Scharrer/W. Schramm (Hrsg.)
28. Hämophilie-Symposion Hamburg 1997

spruchung (letztmalig 1993 – beide Ellbogengelenke). Fraktur des linken oberen Sprunggelenkes 1989.

Zu Zeiten der ehemaligen DDR: Bedarfsbehandlung mit Konzentrat von Octavi.

Seit Herbst 1995 stetig progrediente Belastungsdyspnoe mit thorakalem Druckgefühl und Schwindel. Seit 1996 bekanntes Systolikum mit P.M. über der Aortenklappe.

Familienanamnese: Schwester und Bruder leiden an einem schweren von-Willebrand-Syndrom (der Bruder starb an den Folgen einer Pankreatitis).

Multimere

Die Multimerenstruktur zeigt Abbildung 1.

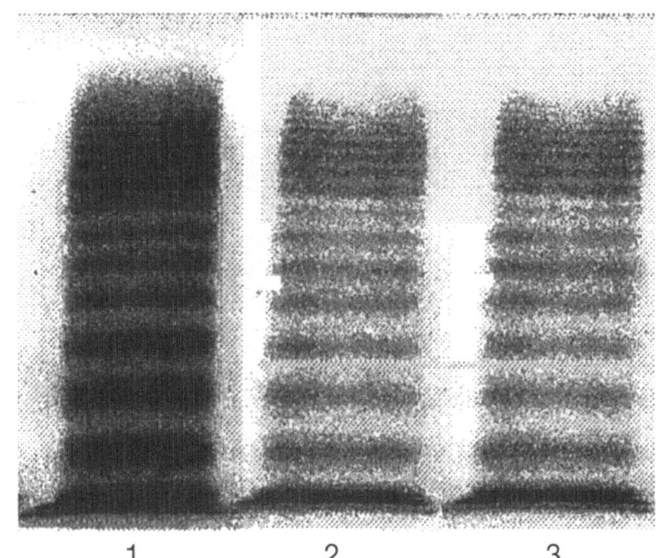

Abb. 1. Die Multimerenstruktur des Patienten (Säule 2), seiner Schwester (Säule 3), im Vergleich zu einem Normalbefund (Säule 1)

Stationärer Aufenthalt in der Kardiologie

Der erste stationäre Aufenthalt vom 10.06.–20.06.1997 diente der vorbereitenden Diagnostik sowie der Durchführung einer Herzkatheteruntersuchung. Aufgrund der Schwere des von-Willebrand-Syndroms und des Umfangs der geplanten Operation entschlossen wir uns zur Durchführung einer Recovery-Bestimmung von PTT, FVIII:C, vWF-Ag, Ristocetinkofaktor und Blutungszeit (Tabelle 1).

Trotz erwartungsgemäßem Anstieg der Faktoren zeigte sich keine Auswirkung auf die Blutungszeit. Aufgrund dieses Befundes führten wir in einem zweiten Versuch die Recovery nach Gabe von 8000 IE durch (Tabelle 2).

Erst nach Substitution von 8000 IE Haemate HS zeigt sich eine deutliche Wirkung auf die verlängerte Blutungszeit.

Tabelle 1. Recovery mit 4000 IE Haemate HS

	FVIII:C	vWF-AG Laurell	Risto	Blutungszeit
Vor Substitution	38%	6,25%	3,6%	über 20 min
Nach 10 min	276%	550%	240%	über 20 min
Nach 2 h	273%	470%	193%	über 20 min

Tabelle 2. Recovery mit 8000 IE Haemate HS

	FVIII:C	vWF-AG Laurell	Risto	Blutungszeit
Vor Substitution	30%	10%	1,7%	über 20 min
Nach 10 min	217%	1100%	374%	
Nach 2 h	215%	825%	322%	9,3 min

Diagnosen

Nach Durchführung der komplikationslosen Herzkatheterablation unter Substitution mit Haemate HS sowie nach Abschluß der kompletten Herz- und Gerinnungsdiagnostik zeigte sich folgendes Bild:

- Schweres von-Willebrand-Syndrom Typ 1
  (vWF-Ag ca. 10%, Ristocetinkofaktor ca. 1%, Multimere: Typ 1)
- Aortenklappenstenose
  (P_{mean} 63 mm Hg, P_{max} 121 mm Hg)
- Schwere KHK
  (90%ige RCA-Stenose im Bereich des mittleren Drittels)
- Deutliche konzentrische linksventrikuläre Hypertrophie
- Hyperlipoproteinämie Typ 2b
  (Cholesterin ca. 350 mg/dl, Triglyceride ca. 650 mg/dl)
- Dilatation der Aorta ascendens mit deutlich kalzifizierter Aortenklappe
  (Dilatation der Aorta ascendens auf 4,1 cm)
- Adipositas
  (Gewicht 83 kg, Größe 163 cm)
- Starker Nikotinabusus
  (20–30 Zigaretten/Tag)

Stationärer Aufenthalt Herz-/Thoraxchirurgie 19.09.1997–7.10.1997

Am 22.9.1997 erfolgte unter Substitution mit Haemate HS der operative Eingriff. Durchgeführt wurden:
- mediane Sternotomie,
- ein einfacher aortokoronarer Venenbypass zur rechten Kranzarterie,
- ein Ersatz der Aortenklappe durch ein Homograft,
- ein Aortenwurzelersatz mit Reimplantation der Koronarostien,
- eine Aortenraffung,
- die Anlage eines temporären Schrittmachers.

Postoperativ kam es noch am gleichen Tag zu einer Nachblutung. Nach der Versorgung durch eine Rethorakotomie und weiterer Erhöhung der Substitution kam es jedoch zu einem Stillstand der Blutung. Verursacht wurde die Nachblutung vermutlich durch die zum Anschluß an den extrakorporalen Kreislauf notwendige Heparinisierung.
- Die Extubation erfolgte am darauffolgenden Tag.
- Die Schrittmacherelektrode wurde am 7. postoperativen Tag entfernt.

Eine Gegenüberstellung der täglich gemessenen Blutungszeit mit der verabreichten Haematedosis zeigt Abbildung 2.

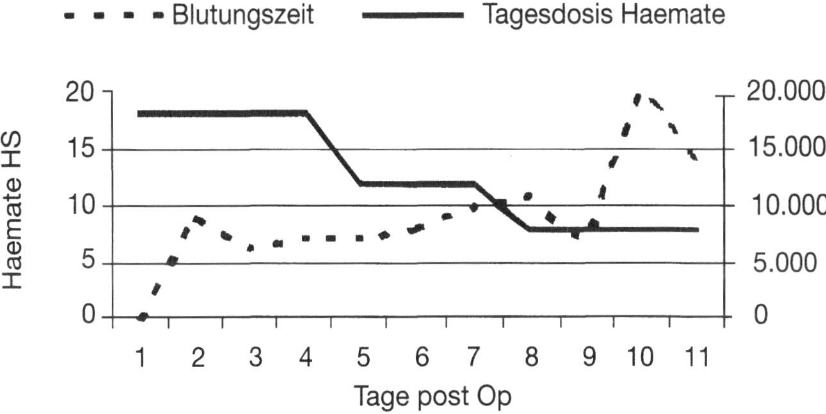

Abb. 2. Tägliche Blutungszeit und Haematedosierung

Poststationärer Verlauf

Am 7.10.97 erfolgte die Entlassung aus der Herz-/Thoraxchirurgie. Der Patient zeigte reizlose Wundverhältnisse und war voll mobilisiert. Medikamente bei Entlassung: Zocor 20, 1 – 0 – 1, Analgetika bei Bedarf.

Aufgrund der Verwendung eines Homograft-Klappenersatzes sowie in Anbetracht der Schwere des von-Willebrand-Syndroms konnte auf eine Marcumarisierung verzichtet werden. Eine weitere Substitution war im Hinblick auf die reizlose Wundheilung ebenfalls nicht notwendig.

Eine AHB in der Median-Klinik in Bad Berka wurde aufgrund einer Verletzung des OSG links (gemäß Röntgen und Sonogramm keine Blutung) nach 10 Tagen vorzeitig beendet.

EKG- sowie UKG-Kontrollen zeigten ein gutes Resultat. Unter der jetzigen Therapie mit Sortis 20 mg, Beloc Zoc sowie Tramal Long zeigt sich eine deutliche Reduktion der Blutfettwerte. Klinisch klagt der Patient noch immer über gelegentliche Luftnot und Schwäche bei stärkerer Belastung.

Fazit

Die Kombination eines schweren von-Willebrand-Syndroms und einer Arteriosklerose ist sehr ungewöhnlich (Rokitansky-Studie). Besteht jedoch neben dem von-Willebrand-Syndrom noch eine angeborene Fettstoffwechselstörung, so schützt auch ein von-Willebrand-Syndrom schwerer Ausprägung nicht vor den klinischen Manifestationen einer Arteriosklerose wie z. B. einer KHK.

Multiple Schädelfrakturen bei schwerer Hämophilie A – Restitutio ad integrum

L. Hempelmann, R. Bartezky, M. Scheller

Kasuistik

Patient
– Männlich, 13 Jahre 7 Monate alt (*10´82) – Diagnose: Hämophilie A – Faktor VIII = 1,75% – 2 Cousins mit Hämophilie A
Betreuung
– Betreuung seit dem 1. Lebensjahr im Hämophiliezentrum der Klinik für Kinder- und Jugendmedizin Lindenhof – Dauersubstitution (3mal/Woche) seit dem 3. Lebensjahr – Seit dem 5. Lebensjahr Substitution durch die Mutter – Seit dem 13. Lebensjahr Substitution auch durch den Patienten – Schulung und Anleitung erfolgten im Zentrum

Am 18.06.1996 kurz vor 18.00 Uhr erlitt der Junge ca. 40 m von der elterlichen Wohnung entfernt einen Fahrradsturz, nachfolgend Kollision mit einem PKW.

Der Aufprall auf der Straße war so heftig, daß der Sturzhelm in viele Teile zerbrach. Ein Freund des Patienten benachrichtigte sofort die Eltern, diese finden den Jungen nicht ansprechbar, generalisiert krampfend, aus dem Mund blutend, vor. Die Mutter alarmiert sofort den Notarzt, signalisiert die Notwendigkeit eines Rettungshubschraubertransportes, löst 3000 IE FVIII auf. Ein zufällig am Unfallort anwesender Kinderarzt hilft beim Legen des Venenzugangs und Spritzen des Präparates. Der Notarzt intubiert den Jungen, transportiert ihn in ein nahegelegenes Krankenhaus, dort löst die Mutter weitere 1000 IE FVIII auf, diese werden injiziert. Nach Stabilisierung des Zustandes wird der Patient mit dem Rettungshubschrauber zum Klinikum Steglitz geflogen, trifft dort um 19.15 Uhr ein. Die Mutter übergibt den Ärzten auf der Intensivstation die mitgebrachten FVIII-Präparate.
Folgende Diagnosen werden gestellt:
- Schädel-Hirn-Trauma III. Grades
- Hirnstammkontusion
- Orbitafraktur rechts
- Siebbeinfraktur rechts

I. Scharrer/W. Schramm (Hrsg.)
28. Hämophilie-Symposion Hamburg 1997

- Stirnhöhlenfraktur rechts (Vorder- und Hinterwand)
- Transienter Diabetes insipidus neurohormonalis
- Hämophilie A

Verlauf

Auf der interdisziplinären Intensivstation Sedierung, Intubation und kontrollierte Beatmung, wegen der frontobasalen Fraktur antibiotische Therapie, Faktor-VIII-Substitution.

Ab 26.06.96 HNO-ärztliche Versorgung: Operative Defektdeckung der Stirnhöhlenhinterwandfraktur durch Abdeckung der Frontobasis mittels freiem Musculus temporalis- und Fascientransplantats sowie Galealappentransplantats für die äußere Schicht.

Am 02.07.96 problemlose Extubation. Wundheilungsverlauf ebenfalls problemlos. Ein transistorischer Diabetes insipidus neurohormonalis klang ab, auffällig waren eine armbetonte Hemiparese rechts sowie Wortfindungsstörungen, kognitive Einbußen wie Kurzzeitgedächtnisstörungen, Schwierigkeiten bei der Entwicklung neuer Handlungsstrategien.

Nach Abschluß der HNO-ärztlichen Betreuung erfolgte eine Rehabilitationsbehandlung, dabei bildete sich die Hemiparese rechts vollständig zurück, und die Defizite im neuropsychologischen Bereich konnten soweit ausgeglichen werden, daß die Mutter feststellen kann:

„M. wurde am 03.09.96 entlassen, die psychologischen Tests zeigen, daß er keine Beeinträchtigungen zurückbehalten hat. Am 06.09.96 geht er wieder auf das Gymnasium (8. Klasse). Die Schwierigkeiten der versäumten 5 Schulwochen werden im ersten Halbjahr nach harter Arbeit überwunden, die Schule, Lehrer und Mitschüler halfen ihm dabei sehr. Eine Zensierung erfolgte im 1. Halbjahr nicht. Sein Abschlußzeugnis der 8. Klasse war nur ein wenig schlechter als die Zeugnisse zuvor. M. ist vollkommen genesen."

Schlußfolgerung

Dieser positive Verlauf wäre bei einem derart schweren Schädelhirntrauma ohne die sofortige Substitution von Faktor VIII, die durch das beherzte und umsichtige Verhalten der Mutter ermöglicht wurde, nicht eingetreten. Die Notwendigkeit und Bedeutung der rechtzeitigen und ausreichenden Anleitung und Schulung von Angehörigen Hämophiler bzw. der Hämophilen selbst in der Subsitutionsbehandlung wird unterstrichen und belegt.

Erfolgreiche thrombolytische Therapie einer schweren Aortenthrombose mit rt-PA bei einem Frühgeborenen der 32. Schwangerschaftswoche

M. Ries, M. Zenker, V. Vetter, R. Rauch, C. H. Chen, D. Harms

Die klinische Symptomatik einer Aortenthrombose bei Früh- und Neugeborenen variiert in Abhängigkeit der Größe und Lokalisation des Thrombus. Thrombosen mit komplettem Verschluß der Aorta verlaufen häufig tödlich oder mit schweren Schädigungen.

Thrombolytische Therapien sind in der Neonatalperiode mit unterschiedlichem Erfolg versucht worden. In den letzten Jahren wurde wiederholt in Kasuistiken über die Therapie thromboembolischer Erkrankungen mit rekombinantem Gewebe-Plasminogenaktivator (rt-PA) berichtet. Bisher gibt es jedoch keine einheitlichen Therapierichtlinien. Da bei Frühgeborenen das Risiko einer intrakraniellen Blutung bzw. einer Progredienz einer bereits bestehenden Blutung wahrscheinlich höher ist verglichen mit älteren Kindern [30], sind Erfahrungsberichte über thrombolytische Therapien in dieser Altersgruppe besonders wichtig. Wir berichten über die erfolgreiche Lysetherapie einer Aortenthrombose eines Frühgeborenen der 32. Schwangerschaftswoche.

Kasuistik

Die Zwillingsschwangerschaft einer 19jährigen Mutter und eines 19jährigen Vaters war durch ein fetofetales Transfusionssyndrom kompliziert. Familienanamnestisch wurden keine thromboembolischen Erkrankungen berichtet. Bedingt durch das fetofetale Transfusionssyndrom kam es intrauterin zu einem Oligohydramnion des Donators und einem Polyhydramnion des Akzeptors. Letzteres machte mehrmalige Punktionen des Fruchtwassers erforderlich. In der 32. Schwangerschaftswoche wurde die Sectio abdominalis durchgeführt.

Bei der Patientin (Akzeptor im Rahmen des fetofetalen Transfusionssyndroms, Geburtsgewicht 1520 g, Länge bei Geburt 40 cm und Kopfumfang 27,5 cm) bestand postpartal eine schlechte Hautperfusion. Laborchemisch war das Hämoglobin 22,5 g/dl und der Hämatokrit 68,3%. Im Rahmen der Erstversorgung wurde das Frühgeborene intubiert und beatmet. Ein Atemnotsyndrom behandelten wir mit Surfaktant, was zu einer deutlichen Reduktion der Beatmungsparameter führte. Sonographisch fand sich eine durch die fetofetale Transfusion bedingte hypertrophe Kardiomyopathie. Eine arterielle Hypotension machte die Gabe von Dopamin in einer Dosis von 10 µg/kg/min erforderlich.

Trotz eines partiellen Blutaustausches mit einem erreichten Hämoglobin von 18,9 g/dl und Hämatokrit von 55% entwickelte das Frühgeborene im Alter von

I. Scharrer/W. Schramm (Hrsg.)
28. Hämophilie-Symposion Hamburg 1997

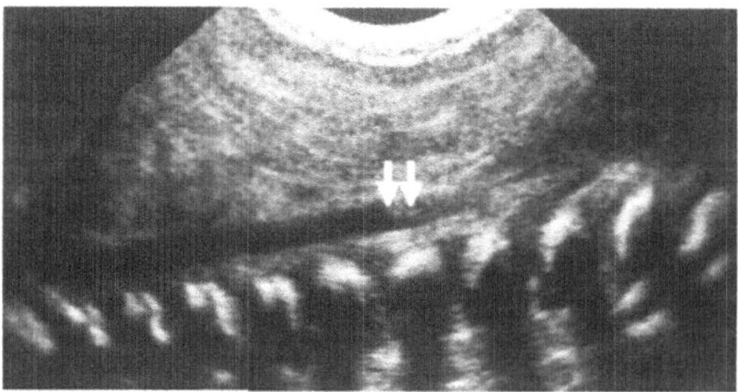

Abb. 1. Sonographischer Nachweis der Aortenthrombose (Pfeile). Die komplette Okklusion der Aorta abdominalis konnte mittels farbkodierter Dopplersonographie bestätigt werden

36 h eine Thrombose mit komplettem Verschluß der Aorta abdominalis distal der Nierenarterien (Abb. 1). Beide Beine und das Abdomen unterhalb des Nabels waren blaß und schlecht perfundiert. Leistenpulse konnten nicht getastet werden. Wegen der ausgeprägten klinischen Symptomatik entschlossen wir uns mit Einverständnis der Eltern zu einer thrombolytischen Therapie mit rt-PA. Nach einem Bolus von 0,2 mg/kg über 1 h begannen wir mit einer Dauerinfusion von 0,5 mg/kg/Tag. 4 h nach Behandlungsbeginn applizierten wir nochmals einen Bolus von 0,2 mg/kg über 1 h und erhöhten die Dauerinfusion auf 1 mg/kg/Tag. 6 h nach Behandlungsbeginn zeigte sich eine partielle Lyse des Thrombus. 36 h nach Therapiebeginn (der Thrombus war zu diesem Zeitpunkt sonographisch nicht mehr nachweisbar, die Leistenpulse normal tastbar und die Hautperfusion noch etwas eingeschränkt; Abb. 2) reduzierten wir rt-PA auf 0,5 mg/kg/Tag und setzten das Medikament weitere 36 h später bei inzwischen normalisierter Hautperfusion ab.

Während der Thrombolyse verabreichten wir zusätzlich 5 IE/kg/h Heparin, 2mal wurde je 20 ml Frischplasma gegeben und einmalig Antithrombin III substituiert (erzielter Plasmaspiegel 74%). Zur Kreislaufunterstützung waren neben Dopamin auch Dobutamin und Suprarenin erforderlich. Im Anschluß an die thrombolytische Therapie behandelten wir antikoagulatorisch mit Heparin (Dosis in Abhängigkeit der PTT bis 30 IE/kg/h) für die Dauer von 6 Wochen.

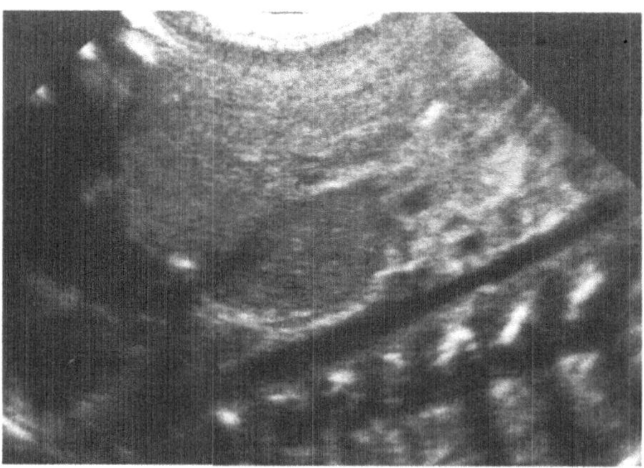

Abb. 2. Die sonographische Kontrolluntersuchung 1 Tag später zeigt eine komplette Lyse des Thrombus

Im Rahmen des thrombotischen Ereignisses kam es zu einem Kreatininanstieg auf maximal 1,7 mg/dl, nach 12 Tagen war dieser Wert wieder < 1,0 mg/dl. Eine fußbetonte Parese des rechten Beines normalisierte sich im weiteren Verlauf. Blutungskomplikationen (insbesondere intrazerebrale Blutungen) traten nicht auf.

Initial fanden sich erniedrigte Werte sowohl der Gerinnung als auch der Gerinnungsinhibitoren (Quick 36%, PTT 85,6 s, Fibrinogen 63 mg/dl, Thrombozyten 84 000/µl, Protein C 14%, Protein S 20%, freies Protein S 14%, ATIII 22%), was am ehesten durch die Gerinnungsaktivierung infolge der fetofetalen Transfusion zu erklären ist. Hiermit ist auch der hohe Wert für Thrombin-Antithrombin-III-Komplexe (76 µg/l) vereinbar. Im Alter von 6 Wochen fanden sich für diese Parameter altersentsprechende Normalbefunde.

Die funktionelle Messung der APC-Ratio ergab einen Wert von 1,5, molekulargenetisch fand sich die Faktor-V-Mutation R506Q in heterozygoter Form.

Während der Thrombolyse sanken die Thrombozytenwerte auf 60 000/µl, eine heparinassoziierte Thrombozytopenie konnte ausgeschlossen werden (Prof. Greinacher, Institut für Immunologie und Transfusionsmedizin, Ernst-Moritz-Arndt-Universität Greifswald). Im weiteren Verlauf kam es zu einer Normalisierung der Thrombozytenzahl.

Diskussion

Aortenthrombosen bei Früh- und Neugeborenen können sowohl klinisch asymptomatisch verlaufen als auch zu lebensbedrohlichen Durchblutungsstörungen führen [1, 8, 11, 15–17, 24–26, 28]. Anders als bei unserer Patientin ist in den meisten Fällen ein liegender Nabelarterienkatheter Ausgangspunkt der Thrombose [17, 24]. Die Gerinnungsanalyse zeigte in unserem Fall sowohl eine Erniedrigung der Gerinnungsfaktoren als auch eine Erniedrigung der Inhibitoren. Ursächlich ist wahrscheinlich eine vermehrte Gerinnungsaktivierung (TAT 76 µg/l) durch den hohen Hämatokrit mit resultierender schlechter Mikrozirkulation im Rahmen des fetofetalen Transfusionssyndroms. Die APC-Resistenz (funktionell 1,5; molekulargenetisch heterozygot) hat das Auftreten der Thrombose sicherlich begünstigt.

Die optimale Therapie thromboembolischer Erkrankungen bei Früh- und Neugeborenen wird nach wie vor kontrovers diskutiert. Seit einigen Jahren werden zunehmend Erfahrungsberichte über die Behandlung mit rt-PA in kasuistischen Beiträgen mitgeteilt. Die verwendeten Dosierungen wurden meist von Erfahrungen bei Erwachsenen extrapoliert und zeigten große Unterschiede [1, 2, 7, 9, 12, 13, 15, 18, 19, 21, 26, 29].

Auch Aortenthrombosen bei Früh- und Neugeborenen wurden antikoagulatorisch und/oder thrombolytisch behandelt. Therapeutische Versuche mit Heparin, Streptokinase und Urokinase ergaben unterschiedliche Ergebnisse [8, 11, 14, 16, 25, 28]. Kennedy et al. [15] behandelten eine schwere Aortenthrombose bei einem Frühgeborenen der 28. SSW mit rt-PA in einer Dosis von 0,47 mg/kg/h für die Dauer von 3 h. Die Thrombose konnte lysiert werden, es kam jedoch zum Verlust von 4 Zehen. Ahluwalia et al. [1] lysierten eine schwere Aortenthrombose bei einem

Frühgeborenen der 27. SSW erfolgreich mit 0,5 mg/kg/h rt-PA für die Dauer von 10 h. Torkington et al. [26] therapierten bei einem Frühgeborenen der 31. SSW mit 1,5 mg/kg rt-PA. 10% dieser Dosis wurden initial, 50% innerhalb 1 h und die restlichen 40% innerhalb 2 h gegeben. Dieses Regime mußte nach 3 Tagen nochmals wiederholt werden, im Anschluß daran war die Aortenthrombose ebenfalls komplett lysiert.

Das fibrinolytische System des Neugeborenen unterscheidet sich sowohl in der Konzentration als auch in der Funktion der Einzelfaktoren [3, 10, 20]. Plasminogen hat nur eine Konzentration von ca. 50%, bei Frühgeborenen liegen diese Werte noch niedriger [3, 4, 5, 6]. Trotzdem zeigt das fibrinolytische System in globalen Lysetests eine sehr gute Funktion [22, 23, 27]. Da bei Frühgeborenen das Risiko einer intrakraniellen Blutung bzw. einer Progredienz einer bereits bestehenden Blutung wahrscheinlich höher ist verglichen mit älteren Kindern [30], haben wir eine niedrige Startdosis von 0,2 mg/kg rt-PA als Bolus mit anschließender Dauerinfusion mit 0,5 mg/kg/Tag unter engmaschiger sonographischer Kontrolle des ZNS gewählt. Nach 4 h fand sich eine bessere Perfusion der unteren Körperhälfte, was im wesentlichen auf einer Verbesserung der Kollateraldurchblutung beruhte, da die Aorta descendens immer noch komplett okkludiert war. Deshalb wiederholten wir die Bolusgabe von 0,2 mg/kg rt-PA und erhöhten die Dauerinfusion auf 1,0 mg/kg/Tag. Da zu diesem Zeitpunkt ein homozygoter Mangel an Protein C oder Protein S nicht sicher ausgeschlossen werden konnte, verabreichten wir 2mal 20 ml Frischplasma. Bereits nach 6 h fand sich sonographisch eine partielle Lyse des Thrombus, nach 24 h war der Thrombus nicht mehr nachweisbar, die Leistenpulse wieder normal tastbar. Nach 36 h reduzierten wir die rt-PA-Dauerinfusion und beendeten die Lysetherapie weitere 36 h später bei inzwischen normaler Perfusion der unteren Körperhälfte. Blutungskomplikationen (insbesondere intrazerebrale Blutungen) wurden nicht beobachtet. Während der Lysetherapie verabreichten wir Heparin in einer Dosis von 5 IE/kg/h, im Anschluß daran erfolgte eine Heparinisierung mit dem Ziel einer PTT-Verlängerung auf 60–80 s. Hierzu waren Dosierungen bis 30 IE/kg/h notwendig. Nach 6 Wochen beendeten wir die Heparintherapie. Zu diesem Zeitpunkt hatte die Patientin eine normale Hautperfusion, die initial bestehende hypertrophe Kardiomyopathie hatte sich zurückgebildet. Daher sahen wir außer der heterozygoten APC-Resistenz keinen zusätzlichen Risikofaktor mehr für ein thromboembolisches Ereignis und führten keine weitere antikoagulatorische Therapie durch.

Im Rahmen der Aortenthrombose kam es zu einem Kreatininanstieg auf maximal 1,7 mg/dl, nach 12 Tagen war dieser Wert wieder < 1,0 mg/dl. Die Thrombose lag jedoch distal des Abgangs der Nierenarterien, so daß dieser Anstieg wahrscheinlich durch die Kreislaufinsuffizienz im akuten Stadium bedingt war. Eine fußbetonte Parese des rechten Beins normalisierte sich im weiteren Verlauf. Im Alter von 3 Monaten war das Kind bis auf eine leichte Entwicklungsverzögerung neurologisch unauffällig.

Zusammenfassend erwies sich die von uns bei einem Frühgeborenen der 32. SSW durchgeführte thrombolytische Therapie mit rt-PA in einer relativ niedrigen Dosierung als sicher und effektiv bei der Lyse des kompletten thrombotischen Verschlusses der Aorta descendens.

Literatur

1. Ahluwalia JS, Kelsall AWR, Diederich S, Rennie JM (1994) Successful treatment of aortic thrombosis after umbilical catheterization with tissue plasminogen activator. Acta Paediatr 83: 1215–1217
2. Anderson BJ, Keeley SR, Johnson ND (1991) Caval thrombolysis in neonates using low doses of recombinant tissue-type plasminogen activator. Anaesth Intensive Care 19: 22–27
3. Andrew M (1995) Developmental hemostasis: relevance to thromboembolic complications in pediatric patients. Thromb Haemost 74: 415–425
4. Andrew M, Paes B, Johnston M (1990) Development of the hemostatic system in the neonate and young infant. Am J Pediatr Hematol Oncol 12: 95–104
5. Andrew M, Paes B, Milner R, Johnston M, Mitchell L, Tollefsen DM, Castle V, Powers P (1988) Development of the human coagulation system in the healthy premature infant. Blood 72: 1651–1657
6. Andrew M, Paes B, Milner R, Johnston M, Mitchell L, Tollefsen DM, Powers P (1987) Development of the human coagulation system in the full term infant. Blood 70: 165–172
7. Berger C, Francoise M, Durand C, Sandre D, Gouyon JB (1994) Utilisation de l´activateur tissulaire du plasminogène (tPA) dans le traitement des thromboses aortiques du nouveau né. Arch Pediatr 1: 1014–1018
8. Corrigan JJ, Jeter M, Allen HD, Malone JM (1982) Aortic thrombosis in a neonate: Failure of urokinase thrombolytic therapy. Am J Pediatr Hematol Oncol 4: 243–247
9. Dillon PW, Fox PS, Berg CJ, Cardella JF, Krummel TM (1993) Recombinant tissue plasminogen activator for neonatal and pediatric vascular thrombolytic therapy. J Pediatr Surg 28: 1264–1269
10. Edelberg JM, Enghild JJ, Pizzo SV, Gonzales-Gronow M (1990) Neonatal plasminogen displays altered cell surface binding and activation kinetics. Correlation with increased glycosylation of the protein. J Clin Invest 86: 106–112
11. Emami A, Saldanha R, Knupp C, Kodroff M (1987) Failure of systemic thrombolytic and heparin therapy in the treatment of neonatal aortic thrombosis. Pediatrics 79: 773–777
12. Guérin V, Boisseau MR (1993) Efficiency of alteplase in the treatment of venous and arterial thrombosis in neonates. Am J Hematol 42: 236–237
13. Kändler C, Ries M, Rupprecht T, Ruder H, Harms D (1997) Successful systemic low-dose lysis of a caval thrombus by rt-PA in a neonate with congenital nephrotic syndrome. J Pediatr Hematol Oncol 19: 348–350
14. Kaulitz R, Luhmer I, Wilken M, Kallfelz HD (1992) Thrombotischer Verschluß der Aorta abdominalis im Neugeborenenalter – erfolgreiche Lysebehandlung. Klin Pädiatr 204: 141–144
15. Kennedy LA, Drummond WH, Knight ME, Millsaps MM, Williams JL (1990) Successful treatment of neonatal aortic thrombosis with tissue plasminogen activator. J Pediatr 116: 798–801
16. Kothari SS, Varma S, Wasir H (1994) Thrombolytic therapy in infants and children. Am Heart J 127: 651–657
17. Krueger TC, Neblett WW, O´Neill JA, MacDonell RC, Dean RH, Thieme GA (1985) Management of aortic thrombosis secondary to umbilical artery catheters in neonates. J Pediatr Surg 20: 328–332
18. Levy M, Benson LN, Burrows PE, Bentur Y, Strong DK, Smith J, Johnson D, Jacobson S, Koren G (1991) Tissue plasminogen activator for the treatment of thromboembolism in infants and children. J Pediatr 118: 467–472
19. Nowak-Göttl U, Schwabe D, Schneider W, Schlösser R, Kreuz W (1992) Thrombolysis with recombinant tissue-type plasminogen activator in renal venous thrombosis in infancy. Lancet 340: 1105
20. Ries M (1997) Molecular and functional properties of fetal plasminogen and its possible influence on clot lysis in the neonatal period. Semin Thromb Hemost 23: 247–252

21. Ries M, Singer H, Hofbeck M (1994) Thrombolysis of a modified Blalock-Taussig shunt with recombinant tissue plasminogen activator in a newborn infant with pulmonary atresia and ventricular septal defect. Br Heart J 72: 201–202
22. Ries M, Klinge J, Rauch R, Trusen B, Zenker M, Keuper H, Harms D (1996) In vitro fibrinolysis after adding low doses of plasminogen activators and plasmin generation with and without oxidative inactivation of plasmin inhibitors in newborns and adults. J Pediatr Hematol Oncol 18: 346–351
23. Ries M, Zenker M, Klinge J, Keuper H, Harms D (1995) Age related differences in a clot lysis assay after adding different plasminogen activators in a plasma milieu in vitro. J Pediatr Hematol Oncol 17: 260–264
24. Seibert JJ, Taylor BJ, Williamson SL, Williams BJ, Szabo JS, Corbitt SL (1987) Sonographic detection of neonatal artery thrombosis. Clinical correlation. Am J Roentgenol 148: 965–968
25. Smith PK, Miller DA, Lail S, Mehta AV (1991) Urokinase treatment of neonatal aortoiliac thrombosis caused by umbilical artery catheterization: a case report. J Vasc Surg 14: 684–687
26. Torkington J, Hitchcock R, Wilkinson K, Kiely E (1997) Successful use of recombinant tissue plasminogen activator in the treatment of aortic thrombosis in a premature neonate. Eur J Vasc Endovasc Surg 13: 515–516
27. Trusen B, Ries M, Zenker M, Rauh M, Beinder E, Keuper H, Harms D (1998) Whole blood clot lysis in newborns and adults after adding different concentrations of recombinant tissue-plasminogen activator (rt-PA). Semin Thromb Hemost 24: im Druck
28. Vailas GN, Brouillette RT, Scott JP, Shkolnik A, Conway J, Wiringa K (1986) Neonatal aortic thrombosis: recent experience. J Pediatr 109: 101–108
29. Van Overmeire B, Van Reempts PJ, Van Acker KJ (1992) Intracardiac thrombus formation with rapidly progressive heart failure in the neonate: treatment with tissue type plasminogen activator. Arch Dis Child 67: 443–445
30. Zenz W, Arlt F, Sodia S, Berghold A (1997) Intracerebral hemorrhage during fibrinolytic therapy in children: a review of the literature of the last thirty years. Semin Thromb Hemost 23: 321–332

Erfolgreiche rt-PA-Lysetherapie einer beidseitigen V.-subclavia-Thrombose bei asparaginaseinduzierter Hypofibrinogenämie während der Behandlung einer akuten lymphoblastischen Leukämie

C. Mauz-Körholz, J. Rübo, M. Klowik, D. Körholz, U. Göbel

Im Rahmen der Behandlung der akuten lymphoblastischen Leukämie im Kindesalter kommt es insbesondere bei der Anwendung von Asparaginase zu plasmatischen Gerinnungsveränderungen. Dabei wird u. a. regelmäßig Antithrombin III (AT), Plasminogenaktivatorinhibitor (PAI) und Antiplasmin (Just et al. 1986; Nowak-Göttl 1995) vermindert. Die Verschiebung im Gleichgewicht zwischen fibrinolysefördernden und -inhibierenden Faktoren wird als Ursache für die Ausbildung von Thrombosen unter Asparaginasebehandlung angesehen (Semeraro et al. 1990).

In dem hier berichteten Fall kam es nach Asparaginasetherapie zur Ausbildung einer klinisch relevanten Venenthrombose bei gleichzeitig bestehender – ebenfalls durch die Asparaginase vermittelter Hypofibrinogenämie (Göbel et al. 1982). In Kenntnis dieser Ausgangssituation wurde die Lysetherapie mit rt-PA in verminderter Dosierung durchgeführt.

Kasuistik

Bei einem 15jährigen Mädchen mit akuter lymphoblastischer Leukämie trat nach Behandlung mit Erwinia-Asparaginase in Kombination mit Dexamethason, Vincristin und Adriamycin eine langsam zunehmende, schmerzhafte, livide verfärbte Schwellung des rechten Oberarms auf. Gleichzeitig war der in der rechten V. jugularis plazierte zentrale Broviac-Katheter nicht mehr rückläufig. Die digitale Subtraktionsangiographie (DSA) zeigte einen beidseitigen Verschluß der Vv. subclaviae und einen Verschluß der rechtsseitigen V. brachiocephalica sowie eine filiforme Verengung der proximalen V. cava superior (Abb. 1).

Im Rahmen der Asparaginasebehandlung trat bei der Patientin eine Hypofibrinogenämie (118 mg/dl) auf. Die zu Beginn der Leukämietherapie bestimmten hämostaseologisch relevanten Parameter wie AT, Plasminogen, APC-Resistenz, Homocystein im Plasma sowie Protein C und S waren im Bereich der Altersnorm. Bezüglich der Leukämie war eine Remission nach 4 Wochen seit Therapiebeginn erreicht worden, welche durch Knochenmarkspunktion bestätigt war. Die Thrombose war in der Behandlungsphase der Reinduktion, d. h. 9 Monate nach Therapiebeginn aufgetreten.

Aufgrund der Hypofibrinogenämie wurde eine Lysetherapie mit einer sehr niedrigen Einstiegsdosis von rekombinantem Tissue-type-Plasminogenaktivator

I. Scharrer/W. Schramm (Hrsg.)
28. Hämophilie-Symposion Hamburg 1997

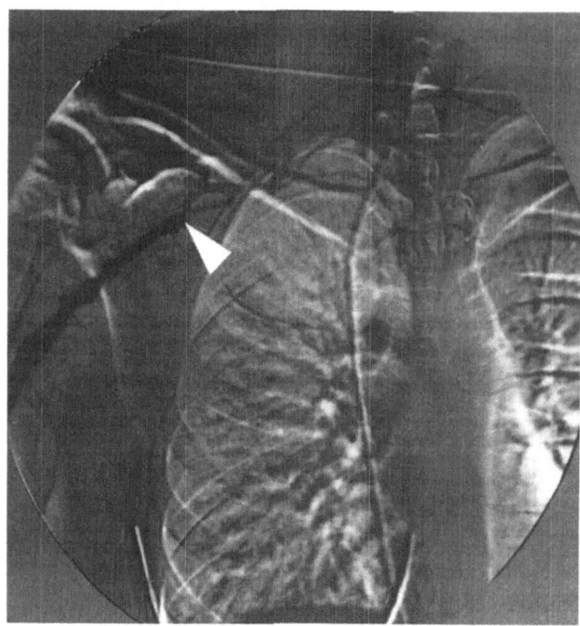

Abb. 1. Darstellung der rechtsseitigen Thrombose in der V. subclavia (DSA-Technik). Der *Pfeil* zeigt den Abbruch des Kontrastmittels im Verlauf der V. subclavia rechts, Abfluß des Kontrastmittels über Kollateralen

(rt-PA) mit 0,1 mg/kg und Tag als kontinuierliche Gabe eingeleitet. Trotz einer Reduktion des Fibrinogens auf 91 mg/dl kam es zu einer Zunahme der klinischen Venenverschlußsymptomatik. Daraufhin wurden zunächst ein rt-PA-Bolus (0,2 mg/kg) und anschließend 2,4 mg/kg und Tag als kontinuierliche Infusion verabreicht. In der Folge fiel das Fibrinogen unter 50 mg/dl ab. Klinisch trat verstärktes Nasenbluten auf, welches erst nach Reduktion der rt-PA-Dosis auf 0,5 mg/kg und Tag sistierte. Anschließend wurde die rt-PA-Dosis wieder auf 1,0 mg/kg und Tag erhöht. Nach 3tägiger Lysetherapie mit dieser Dosis war eine komplette Rekanalisation der linken Seite erreicht, jedoch war noch eine umschriebene Lumeneinengung der rechten V. subclavia vorhanden (Abb. 2). Parallel besserte sich die klinische Symptomatik. Nach 2 weiteren Tagen wurde die Lysetherapie eingestellt, da am linken Arm medial des Ellbogengelenkes eine große Weichteilblutung aufgetreten war. Zur Verhinderung einer Rethrombosierung erhielt die Patientin Heparin (200–400 IE/kg/Tag).

Die Hypofibrinogenämie und eine Erhöhung der D-Dimere blieb bis zum Tag 4 nach Beginn der Lysetherapie bestehen. Danach trat eine reaktive Hyperfibrinogenämie als postthrombotische Veränderung mit maximal 704 mg/dl am 9. Tag nach Therapiebeginn auf. Eine Kontrolle der Bildgebung zeigte eine komplette Rekanalisierung des rechtszentralen Venensystems (Abb. 3). Die postthrombotische Prophylaxe wird mit niedermolekularem Heparin (Fraxiparin) durchgeführt.

Diskussion

In dem hier dargestellten Fall manifestierte sich eine klinisch ausgeprägte venöse Thrombose im gesamten Bereich der rechten und geringer ausgeprägt auch in der

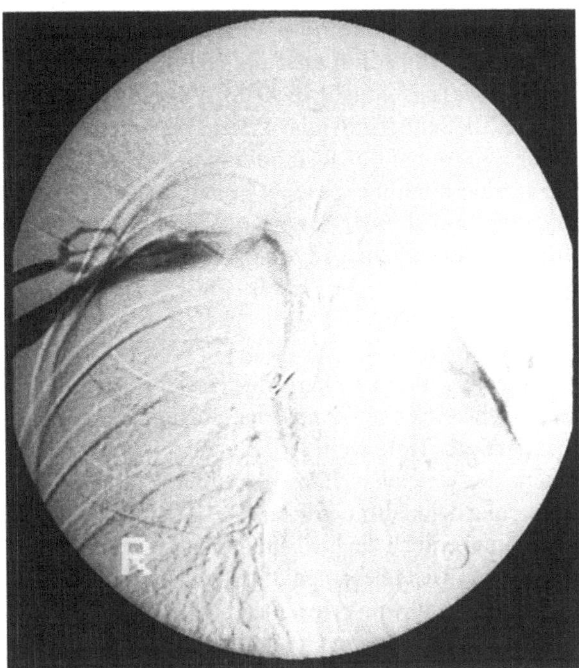

Abb. 2. Darstellung der rechtsseitigen Restthrombose der V. subclavia nach 3tägiger Behandlung mit rt-PA (vergrößerter Bildausschnitt in DSA-Technik)

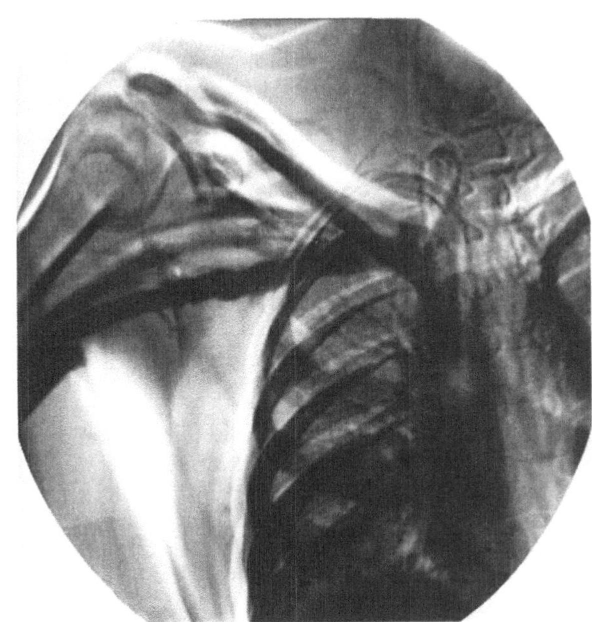

Abb. 3. Komplette Rekanalisation der rechtsseitigen Thrombose in der V. subclavia 10 Tage nach Lysetherapie (Darstellung in DSA-Technik)

linken V. subclavia nach mehrfacher Asparaginasebehandlung im Rahmen der Leukämietherapie. Ein über die rechte V. jugularis plazierter zentraler Broviac-Katheter war nicht mehr rückläufig. Bislang bekannte hereditäre Thrombophiliefaktoren ließen sich bei der Patientin nicht nachweisen. Durch Anwendung von Asparaginase bei der Behandlung der akuten lymphoblastischen Leukämie im Kindesalter kommt es zu einer Imbalance des Gerinnungssystems (Semeraro et al. 1990; Leone et al. 1993). Diese durch verminderte Proteinsynthese erklärte Störung führt im wesentlichen zu Veränderungen im fibrinolytischen System (Just et al. 1986; Göbel et al. 1982; Nowak-Göttl et al. 1995), wodurch die Ausbildung von Thrombosen begünstigt werden soll (Kucuk et al. 1985; Mitchell et al. 1994; Nowak-Göttl et al. 1994).

Unter Asparaginase war jedoch gleichzeitig eine Hypofibrinogenämie eingetreten, welche eine extrem niedrige Einstiegsdosis des rt-PA von 0,1 mg/kg und Tag rechtfertigte. Trotz weiterer Erniedrigung des Fibrinogens kam es zu einer Zunahme der Venenverschlußsymptomatik. Eine Bolusgabe von 0,2 mg/kg und eine Steigerung der kontinuierlichen Dosis auf 2,4 mg/kg führte zu einer raschen lokalen Besserung, jedoch auch zu einem massiven Absinken des Fibrinogens und daher zu einer klinisch relevanten Blutungsneigung. Eine erneute Dosisreduktion auf 0,5 mg/kg und Tag war erforderlich. Die komplette Rekanalisierung wurde nach 5 Tagen Therapiedauer mit relativ niedriger Dosierung von 0,5–1,0 mg/kg und Tag erreicht. Im Kindesalter wird zur Behandlung von arteriellen und venösen Thrombosen bei Lysetherapie mit rt-PA die Dosierung zwischen 0,8 und 6 mg/kg und Tag angegeben (Anderson et al.1991; Guerin et al. 1991; Kennedy et al. 1990; Levy et al. 1991; Nowak-Göttl et al. 1991; Schranz et al. 1991; Zenz et al. 1993).

Zusammenfassung

Bei der Patientin konnte eine klinisch ausgeprägte Subklaviathrombose unter Chemotherapie trotz massiver Hypofibrinogenämie mittels niedrigdosierter rt-PA-Lyse erfolgreich behandelt werden. Somit muß bei onkologischen Patienten die Dosierung des rt-PA der individuellen Gerinnungssituation angepaßt werden, wodurch im Einzelfall auch sehr niedrige Dosen für eine erfolgreiche Lyse ausreichend sein können.

Literatur

1. Anderson BJ, Keeley SR, Johnson ND (1991) Caval thrombolysis in neonates using low doses of recombinant human tissue-type plasminogen activator. Anaesth Intensive Care 19: 22–27
2. Göbel U, Jürgens H, von Kries R et al. (1982) L-asparaginase induced antithrombin III and antiplasmin deficiency and hypofibrinogenemia in children with ALL during induction therapy. Eur J Cancer Oncol 18: 1057 (abstr)
3. Guerin V, Boisseau MR, Fayon M (1993) Efficiency of alteplase in the treatment of venous and arterial thromboses in neonates. Am J Hematol 42: 236–237
4. Just C, Jürgens H, von Kries R et al. (1986) Immediate and long-term alterations of haemostasis due to asparaginase. In: Wenzel E, Hellstern P, Morgenstern E et al. (eds) Ra-

tional diagnosis and treatment of haemorrhagic diatheses and thromboembolic disorders. Schattauer, Stuttgart New York, pp 5.18–5.21
5. Kennedy LA, Drummon WH, Knight ME et al. (1990) Successful treatment of neonatal aortic thrombosis with tissue plasminogen activator. J Pediatr 116: 798–801
6. Kucuk O, Kwan HC, Gunnar W et al. (1985) Thromboembolic complications associated with L-asparaginase therapy. Cancer 55: 702–706
7. Levy M, Benson LN, Burrows PE et al. (1991) Tissue plasminogen activator for the treatment of thromboembolism in infants and children. J Pediatr 118: 467–472
8. Leone G, Gugliotta L, Mazzucconi MG et al. (1993) Evidence of a hypercoagulable state in patients with acute lymphoblastic leukemia treated with low dose of E. coli asparaginase. A. GIMEMA study. Thromb Haemost 69: 12–15
9. Mitchell L, Hoogendoorn H, Giles AR et al. (1994) Increased endogenous thrombin generation in children with acute lymphoblastic leukemia: risk of thrombotic complications in L-asparaginase induced antithrombin III deficiency. Blood 33: 386–391
10. Nowak-Göttl U, Kreuz W, Schwabe D et al. (1991) Thrombolyse mit rt-PA bei Kindern mit arteriellen und venösen Thrombosen – ein neuer Therapieansatz. Klin Pädiatr 203: 359–362
11. Nowak-Göttl U, Wolff J, Kuhn N et al. (1994) Enhanced thrombin generation, von Willebrand factor, P-Fibrin, D-dimer and P-Plasminogen-activator inhibitor 1: predictive for venous thrombosis in asparaginase treated children. Fibrinolysis 8: 63–65
12. Nowak-Göttl U, Weber G, Ziemann D et al. (1995). Asparaginase-induced coagulopathy clearly depends on asparaginase activity. In: Scharrer I, Schramm W (eds) 26. Hämophilie-Symposion Hamburg 1995. Springer, Berlin Heidelberg, pp 236–247
13. Schranz D, Haugwitz D, Zimmer B et al. (1991) Erfolgreiche Lysetherapie einer septischen Thrombose der Vena cava superior mit rekombinantem Gewebe-Plasminogen-Aktivator. Klin Pädiatr 203: 363–365
14. Semeraro N, Montemurro P, Giordano P et al. (1990) Unbalanced coagulation-fibrinolysis potential during L-asparaginase therapy in children with acute lymphoblastic leukemia. Thromb Haemost 64: 38–40
15. Zenz W, Muntean W, Beitzke A et al. (1993) Tissue plasminogen activator (alteplase) treatment for femoral artery thrombosis after cardiac catheterisation in infants and children. Br Heart J 70: 382–385

Severe Haemophilia A Patient with Factor V Leiden Homozygosity Associated with Portal Vein Thrombosis and Myocardial Infarction

P. Dulicek, L. Chrobák, V. Rehácek, V. Safárová

Introduction

Haemophilia A is an X-linked recessive bleeding disorder attributable to a decreased blood level of procoagulant factor VIII. The clinical severity of the disorder is related to the residual clotting activity of this factor. Patients with a severe form of haemophilia (less than 1% of normal f VIII activity) bleed frequently with an average number of spontaneous bleeding episodes of 20 to 30 or more a year [1]. There are rare patients whose bleeding manifestations do not match their assayed clotting factor level. The reason for this situation is not clarified. Recently Dahlbäck et al. [2] described a defect in the activated protein C pathway (APC resistance) characterized by a poor inactivation of factor Va. This APC resistance has emerged as the most common hereditary defect in patients with venous thrombosis [2]. We report the case of a man with a severe form of haemophilia A associated with f V Leiden homozygosity.

Case Report

A seventy-year man with a severe form of haemophilia A (factor VIII level of 0.8%) has had episodes of acute haemarthroses and bleeding into the muscles since early childhood. Fresh frozen plasma (FFP) and cryoprecipitate were administered for the treatment of bleeding episodes until 1990. The frequency of haemarthroses and intramuscular haematomas decreased later on but after the age of 40 he developed two episodes of gastrointestinal haemorrhage and one episode of haematuria. At the age of 45 the patient had an episode of myocardial infarction. Heavy smoking and arterial hypertension were two known risk factors for this event. Within the last 10 years the frequency of these bleeding manifestations further decreased and since 1990 the replacement with factor VIII concentrate (Kryobulin, IMMUNO) was needed only after dental extractions and after injuries.

Seropositivity for hepatitis C, hepatitis B attributable to infusions of FFP and cryoprecipitate were found. Seropositivity against hepatitis A was also proven. Elevated transaminase levels – ALT, AST, HCV – RNA positivity (Part a in Table 1) and the finding of chronic active hepatitis in histological specimen obtained by transjugular liver biopsy led us to administration of Interferon alpha (3 mil.u.s.c. three times a week). Due to the intolerance to this treatment – fever, muscle ache,

I. Scharrer/W. Schramm (Hrsg.)
28. Hämophilie-Symposion Hamburg 1997

Table 1. Coagulation and laboratory findings

	Part a (XI/1996)	Part b (IV/1997)
f VIII (%)	0.8	1.7
aPTT (s)	p 72.2 c 32.1	p 101.5 c 30.9
PT (s)	p 13.1 c 13.6	p 17.8 c 13.3
Bilirubin (μmol/l)	23	37
ALT (μmol/l)	1.9	0.8
AST (μmol/l)	1.9	6.4
ELISA Ig anti HAV	+	+
ELISA Ig anti HAC	+	+
ELISA Ig anti HBsAg	+	+
ELISA Ig anti HBcAg	+	+
ELISA Ig anti HBeAg	–	–
ELISA HBeAg	–	–
PCR-HCV-RNA	+	+
ELISA HIV 1+2	–	-
Alpha-fetoprotein IU/ml	10.1	39.7
PCR (Arg506-Gln)	Not done	Homozygosity

joint ache – we discontinued interferon after 4 weeks. One month later the general condition of the patient rapidly deteriorated. He suffered from anorexia and lost weight. Enlargement of the liver together with raised levels of ALT, AST and very high levels of alpha-fetoprotein were very suspicious of liver carcinomatosis. Prothrombin time was slightly prolonged as well (Part b in Table 1).

Ultrasound of the abdomen revealed multifocal liver damage with foci of 1.5 cm in diameter and thrombosis of v. portae. Before planned chemotherapy the second transjugular liver biopsy after f VIII substitution was performed. The histological pattern was that of cirrhosis but no malignancy has been proven and for this reason chemotherapy was postponed. The anticoagulation treatment was not used because there were no signs of extension of thrombosis, and no significant findings in favour of portal hypertension were found in gastroscopy.

During coagulation work-up the homozygosity for f V Leiden was discovered. The patient´s condition deteriorated and he died 2 months later of liver failure.

Discussion

Thrombotic manifestations in haemophiliacs are rare events. So far only occasional cases have been reported. Thrombosis was described in the following situations:

- After the infusion of prothrombin complex concentrates containing factors II, VII and X in addition to factor IX [1].
- In six out of 13 patients with haemophilia B in the postoperative period [3]; the postoperative thrombosis did not occur among 72 patients with haemophilia A who underwent the same operation.
- Deep venous thrombosis occurred in a patient with haemophilia A after administration of f VIII concentrate of intermediate purity [4].

- In coronary artery disease in two patients with a severe form of haemophilia A; one of them died of acute myocardial infarction (heavy smoker) [5].
- The episode of unstable angina associated with the use of fVIII concentrate therapy in a patient with a severe form of haemophilia A was described as well [6].

A lot of attention has been accorded thrombophilia in the last two decades. In 1993 Dahlbäck et al. [2] described APC resistance as a new mechanism leading to thrombosis. Abnormal fV (fV Leiden) predisposes affected individuals to increased risk of thromboembolism. Due to the high prevalence of f V Leiden in the general population (heterozygosity for this mutation ranges between 2%–7%), the simultaneous occurrence of haemophilia and f V Leiden can be expected.

There are several reports about the influence of this mutation in haemophiliacs on bleeding tendency. Arbini et al. [7] did not find higher prevalence of fV Leiden among 17 haemophiliacs A with a severe form of this disease and only with milder bleeding diathesis. This observation is in agreement with those in American haemophiliacs in whom the severity of haemorrhagic symptoms was not found to correlate with the presence of fV Leiden [8]. Arrude also confirmed this fact in three patients with a severe form of haemophilia A and f V Leiden heterozygosity [7].

Negrier et al. [9] described an interesting combination of protein C deficiency and haemophilia B in a boy with severe disease but without a change of clinical manifestation.

In our patient with homozygosity of fV Leiden and with myocardial infarction and portal vein thrombosis the carcinoma of the liver as contributing factor leading to portal thrombosis, as well as heavy smoking and arterial hypertension leading to myocardial infarction should be taken into consideration.

Conclusion

A severe haemophilia A patient with f V Leiden homozygosity, portal vein thrombosis and myocardial infarction has been reported on.

References

1. Arrude VR, Annichino-Bizzacchi JM, Antunes SV, Costa FF (1996) Association of severe haemophilia A and factor V Leiden: report of three cases. Haemophilia 2: 51–53
2. Dahlbäck B, Carlsson M, Svensson P (1993) Familial thrombophilia due to a previously unrecognized mechanism characterized by a poor anticoagulant response to activated protein C: prediction of a cofactor to activated protein C. Proc Natl Acad Sci USA 90: 1004–1008
3. Kasper CK (1973) Postoperative thrombosis in haemophilia B. N Engl J Med 289: 160
4. Ritchie B, Woodman RC, Poon M (1992) Deep venous thrombosis in haemophilia A. Am J Med 93: 699–670
5. Small M, Jack AS, Lowe GDO, Mutch AF, Forbes CD, Prentice CRM (1983) Coronary artery disease in severe haemophilia. Br Heart J 49: 604–607
6. Kopitsky RG, Geltman EM (1986) Unstable angina associated with factor VIII concentrate therapy for haemophilia A. Ann Intern Med 105: 215–216

7. Arbini AA, Mannucci PM, Bauer KA (1995) Low prevalence of the factor V Leiden mutation among „severe" haemophiliacs with a „milder" bleeding diathesis. Thromb Haemost 74: 1255–1258
8. Chan J, Weinmann AF, Thompson AR (1995) Factor V Arg-Gln 506 has no dominant influence on the severity of haemophilia when inherited concurrently (abstract). Thromb Haemost 73: 1793a
9. Negrier C, Berruyer M, Durin A, Philipe N, Dechavanne M (1993) Increased thrombin generation in a child with a combined factor IX and protein C deficiency. Blood 81: 690–695

VI.h Poster: Freie Themen

Influence of Cooling Rate and Composition of the Cryoprotective Solution on the Subsets of Peripheral Blood Progenitor Cells

C. FELDMANN, K. GUTENSOHN, A. SPUTTEK, P. KUEHNL

Introduction

Stem cell transplantation is being used in the treatment of haematological malignancies and solid tumours. As autologous PBPC have to be stored until reinfusion, cryopreservation is the only method available for the maintenance of blood cells for longer periods of time [1]. Usually the cells are cryopreserved with dimethyl sulfoxide (DMSO) at a concentration of 10% and a cooling rate of about 1 K/min [2-5] or with a mixture of 5% DMSO and 6% HES at 5 K/min.

Cell surface antigens of peripheral blood progenitor cells (PBPC) characterize the differentiation and lineage commitment of the CD34-positive cells, e.g. CD33 is assigned to the earliest detectable myeloid-lineage differentiation antigen. The CD38 antigen is brightly expressed on early T lymphocytes. The coexpression of the glycoprotein CD41, respectively, is lineage-associated of megakaryocytic cells. Characterization of a primitive progenitor population by flow cytometry indicates a low forward light scatter (FSC) characteristics and expresses a low or undetectable level of HLA-DR. The surface molecule CD_w90 (Thy-1) seemed to be enriched in an immature subset of the CD34-positive cells [6–10].

In this study, the influence of various freezing protocols on antigens of CD34-positive cells was investigated. The freezing protocols varied with regard to the cooling rates (1, 5, 10, 15, 20, 160 K/min) and cryoprotective solutions [dimethyl sulfoxide (DMSO)/hydroxyethyl starch (HES); 10/0, 7.5/2.5, 5/6, 2.5/7.5 (%/%)]. Surface antigens of subsets of CD34-positive cells (CD33, CD38, CD41a, CD_w90, and HLA-DR) were analysed by multiparameter flow cytometry. The freezing protocols were compared to PBPC, frozen with 10% DMSO and a cooling rate of 1 K/min ("standard" procedure).

Materials and Methods

Aliquots of leukapherese products were obtained from 7 patients with haematological malignancies and solid tumours, and one healthy donor. In this study the haematopoiesis was stimulated with 10–24 µg/kg granulocyte colony-stimulating factor (G-CSF) for 5 days.

The freezing protocols varied with regard to the cooling rate (1, 5, 10, 15, 20, 160 K/min) and the cryoprotectant mixture [DMSO/HES: 10/0, 7.5/2.5, 5/6, 2.5/7.5 (%/%)].

I. Scharrer/W. Schramm (Hrsg.)
28. Hämophilie-Symposion Hamburg 1997

A volume of 750 µl (in three aliquots of 250 µl) of the cryoprotective solution was added within 5 min to an equal volume of the leukapherese product at 40°C. The samples were frozen at different cooling rates: a computer-controlled freezer (Planer/Messer Griesheim KRYO 10–16/11; 10–22, Krefeld, Germany) was used for the cooling rates 1, 10, and 15 K/min. A cooling rate of 5 K/min was achieved in a -80°C mechanical refrigerator. Samples placed in the vapour phase over liquid nitrogen cooled down at 20 K/min, those submersed into liquid nitrogen at 160 K/min, respectively. Storage was performed for all samples in the vapour phase over liquid nitrogen below -150°C.

Thawing was performed at 37°C in a water bath (shaking frequency: 1.5 Hz, horizontal position). For cryoprotectant removal 10 ml washing solution 1 [30% ACD-A, 10% fetal calf serum (FCS), 10% heparin solution (75 I.U./ml), 50% RPMI 1640] was added stepwise to 1 ml aliquot. Centrifugation took place for 5 min at 200 g. The cell pellet was carefully resuspended and washed again with 10 ml washing solution 2 [10% ACD-A, 10% FCS, 10% heparin solution (75 I.U./ml), 70% RPMI 1640]. MNC recovery was determined by means of a Coulter-Counter.

The samples were labelled with mononuclear antibodies CD45, CD34 and the subset antibodies CD33, CD38, CD41 CD_w90 K and HLA-DR. After incubation for 15 min in the dark, the erythrocytes were lysed with ammonium chloride. The cell suspension was washed twice with PBS puffer and analysed on a FACScan cytometer [Becton Dickinson (BD), Heidelberg, Germany]. CD45 was used to discriminate between leukocytes and debris, and FSC and sideward-light scatter (SSC) to identify the lymphocytes. Only cells within the lymphoid cell region were accepted as CD34-positive cells. One thousand events of all CD45- and CD34-positive cells were counted for estimation of the subsets. In the case of very low CD34-positive cell concentrations in the sample, the analysis was terminated at 12 min. CellQuest software (BD) was used for dot-plot analysis of the data.

Results and Discussion

The total numerical mononuclear cell (MNC) recovery was influenced by the cooling rate and less pronounced by the composition of the cryoprotective solution. MNC recovery decreased significantly at cooling rates above 20 K/min (Fig. 1).

The percentage of all progenitor subsets investigated (i.e. CD33, CD38, CD41, CD_w90, and HLA-DR), however, was not influenced by the different freezing protocols (Wilcoxon´s rank sum test, significance differences would require $p < 0.05$). But there was a considerable variation between subsets from different patients. Neither cooling rates in the range from 1 K/min to 160 K/min nor various compositions of the cryoprotective solution had significant influences, when compared with the "cooling protocols of choice" (i.e. 1 K/min, 10% DMSO; 5 K/min, 5% DMSO and 6% HES). Figures 2 and 3 show the results obtained for the progenitor subsets CD_w90 and CD33, respectively. Similar results were obtained for the other subsets (CD38, CD41 and HLA-DR; data not shown).

For lineage-specific engraftment it is not necessary to choose a specific freezing protocol but with regard to the total MNC recovery the above mentioned protocols

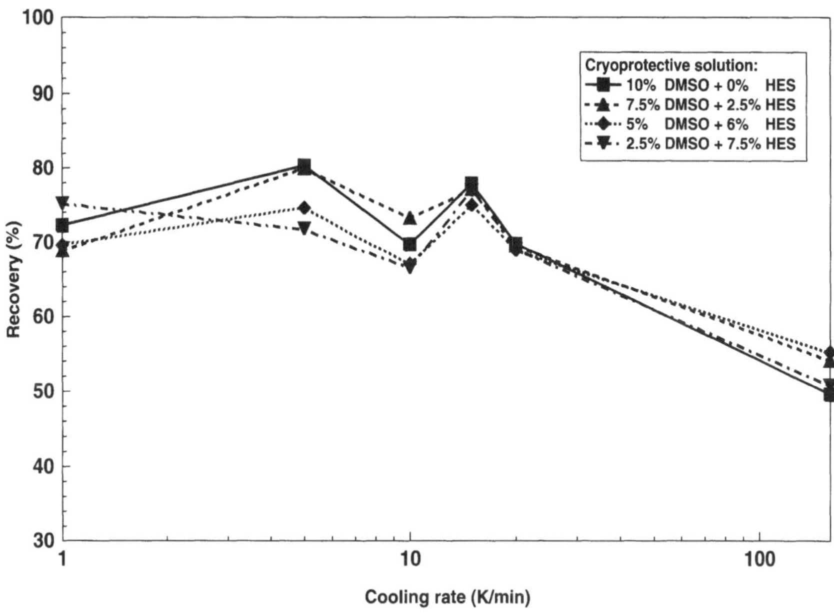

Fig. 1. MNC recovery after thawing compared to pre-freeze values (n =8); significant drop at cooling rates >20 K/min

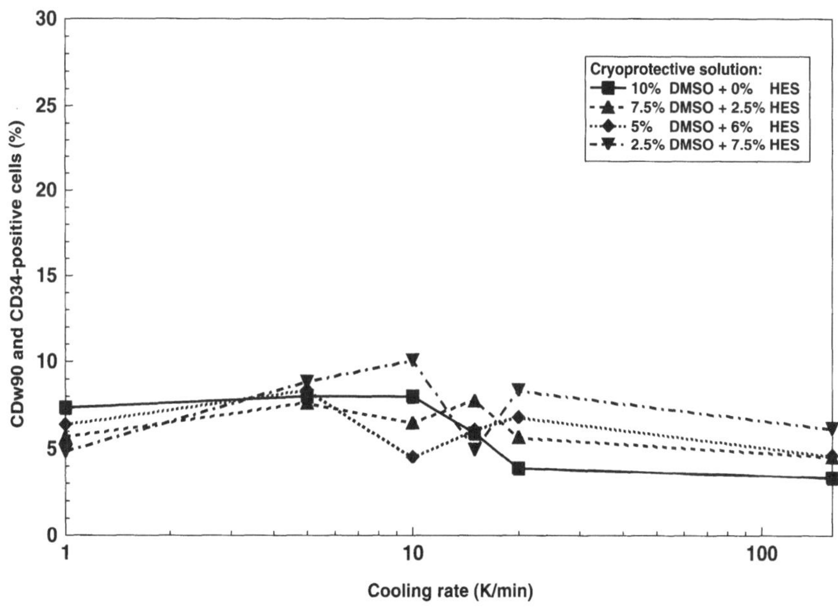

Fig. 2. Subset of CD_w90 and CD34-positive cells (means, n = 8), no significant differences

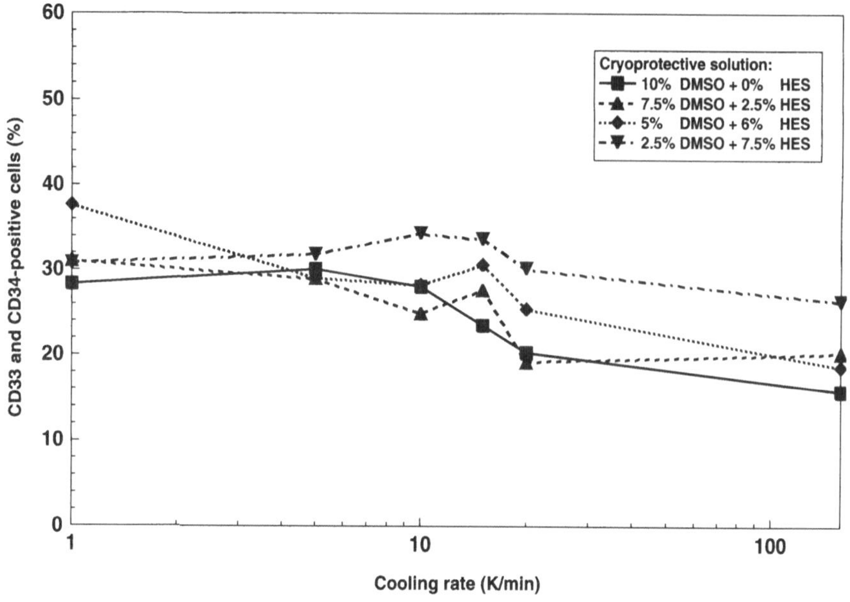

Fig. 3. Subset of CD33 and CD34-positive cells (means, $n = 8$), no significant differences

are the „cooling protocols of choice". Furthermore, flow cytometry provides an appropriate facility for estimation of haematopoietic progenitors and their subset antigens in freezing/thawing samples.

References

1. Rowley SD (1992) Hematopoietic stem cell cryopreservation: a review of current techniques. J Hematother 1: 233
2. Sputtek A, Körber C (1991) Cryopreservation of red cells, platelets, lymphocytes, and stem cells. In: Fuller BJ, Grout BWW (eds) Clinical applications of cryobiology. CRC Press, Boca Raton, p 95
3. Stiff PJ, Murgo JA, Zaroulis CG, DeRisi MF, Clarkson BD (1983) Human marrow cell preservation using dimethyl sulfoxide and hydroxyethyl starch. Cryobiology 20: 17
4. Takue Y, Abe T, Kawano Y, Suzue T, Saito S, Hirao A, Sato J, Makimoto A, Kawahito M, Watanabe T, Shimokawa T, Kuroda Y (1994) Comparative analysis of engraftment after cryopreservation of peripheral blood stem cell autografts by controlled- versus uncontrolled-rate methods. Bone Marrow Transplant 13: 801
5. Rowley SD (1996) Cryopreservation of blood stem cells in dimethyl sulfoxide (DMSO) with or without hydroxyethyl starch (HES). Abstracts 24th Congress of the ISBT. Makuhari Messe (Japan), p 15
6. Knapp W, Strobl H, Scheinecker C, Bello-Fernandez C, Majdic O (1995) Molecular characterization of CD34+ human hematopoietic progenitor cells. Ann Hematol 70: 281
7. Bender JG, Unverzagt K (1993) Flow cytometric analysis of peripheral blood stem cells. J Hematother 2: 421

8. Serke S, Säuberlich S, Abe Y, Huhn D (1991) Analysis of CD34-positive hemopoietic progenitor cells from normal human adult peripheral blood: flow-cytometrical studies and in-vitro colony (CFU-GM, BFU-E) assays. Ann Hematol 62: 45
9. Bowman CA, Yu M, Cottler-Fox M (1996) Evaluation of methods for preparing and thawing cryopreserved CD34+ and CD34-cell lines for use as reagents in flow cytometry of hematopoietic progenitor cells. Transfusion 36: 985
10. Terstappen LWMM, Huang S, Safford M, Landsdorp PM, Loken MR (1991) Sequential generations of hematopoietic colonies derived from single nonlineage-committed $CD34^+CD38^-$ progenitor cells. Blood 77: 1218

Molekulare Charakterisierung humaner, monoklonaler IgG-Antikörper-Fab von einem Patienten mit Evans-Syndrom

N. Jendreyko, M. M. Uttenreuther-Fischer,
G. Gaedicke, P. Fischer

Die Autoimmunthrombozytopenie (AITP) ist eine schwere Erkrankung sowohl im Kindes- als auch im Erwachsenenalter mit noch immer unklarer Ätiologie. Die Krankheit ist durch verstärkten Thrombozytenabbau im RES, besonders in der Milz, gekennzeichnet, wobei die Neuproduktion der Plättchen in der Regel erhöht ist. Spezifische Autoantikörper (AAk) für bestimmte Plättchenantigene wurden in AITP-Patienten beschrieben, insbesondere mit Bindung an den Fibrinogenrezeptor gpIIb/IIIa (CD61/CD41) und an den vWF-Rezeptor gpIb/IX (CD42) (McMillan 1995; McMillan et al. 1987). Zwar wurden AAk gegen diese Moleküle auch im Serum von Gesunden nachgewiesen, aber im Gegensatz hierzu waren die krankheitsrelevanten, thrombozytenassoziierten Antikörper von Patienten mit AITP durch andere, konformationsabhängige Epitopspezifitäten charakterisiert (Fujisawa et al. 1992, 1993).

Trotz aller Anstrengungen war es bisher nicht möglich nachzuweisen, ob AAk die einzige Krankheitsursache sind. Auch dann würde die Frage noch bestehen bleiben, was die Produktion solcher AAk verursacht, was autoaggressive von den natürlichen anti-Thrombozyten-Antikörpern unterscheidet und wie die unterschiedlichen Krankheitsverläufe der AITP (transient/selbstlimitierend oder chronisch) zu erklären sind. Ein diagnostisches Problem stellt dabei das Fehlen klinischer Parameter zur individuellen Verlaufsprognose bei der AITP dar.

Da es bisher keine spezifische Therapie für die AITP gibt, beschränkt sich die gegenwärtige Auswahl an therapeutischen Maßnahmen auf die klinische Beobachtung, die Gabe von Kortikosteroiden und anderen Immunsuppressiva, die Infusion von IVIG und letztendlich die Splenektomie (Gaedicke 1994; Imbach et al. 1995, 1985; Imholz et al. 1988). In großen klinischen Studien konnte ein positiver Effekt von IVIG bei AITP nachgewiesen werden. Die Thrombozytenzahl nahm in der mit IVIG therapierten Patientengruppe schneller zu als in der mit Kortikosteroiden behandelten Vergleichsgruppe (Gaedicke 1994; Imbach et al. 1985; Imholz et al. 1988). Die Wirkung von IVIG ist nicht völlig geklärt (Fischer u. Gaedicke 1995 a, b). Therapeutische Langzeiteffekte und der Anstieg von Serum-IgM nach der IVIG-Applikation (Imbach et al. 1985; Imholz et al. 1988) lassen sich allerdings nicht allein durch unspezifische Mechanismen wie Fc-Rezeptorblockade erklären (Nugent 1989; Ronda et al. 1993).

Um einen Vergleich zwischen chronischer und transienter ITP zu ermöglichen und die Bindung von IVIG an Autoantikörper zu untersuchen, klonierten wir daher in dieser Studie eine Phagen-Display-Bibliothek von einem Patienten mit transienter AITP und AIHA (N.K.) und verglichen diese mit der eines chronisch an AITP

I. Scharrer/W. Schramm (Hrsg.)
28. Hämophilie-Symposion Hamburg 1997

erkrankten Patienten (L.O.). Der Patient N.K. hatte nach einer initialen Autoimmunhepatitis eine transiente AITP und chronische AIHA mit Wärmeantikörpern entwickelt. Diese Form von AIHA ist durch pathologische IgG-Antikörper gegen Erythrozyten, insbesondere gegen den Rh-Komplex und Blutgruppenantigene, charakterisiert. Diese AAk führen zu einer verstärkten Elimination der Erythrozyten durch Phagozytose und CDC.

Methoden

Von dem Patienten mit Evans-Syndrom (N.K.) wurden mittels einer Phagen-Display-Bibliothek (Abb. 1) (Duchosal et al. 1992; Fischer 1996; Fischer et al. 1994; Yang et al. 1997) Antikörper-Fab-Fragment exprimierende Bakteriophagen (Fab-Phagen) kloniert und in einem Biopanning spezifisch mit IVIG in einer antiidiotypischen Interaktion (Abb. 2) selektiert. Die Detektion spezifisch gebundener Fab-Phagen erfolgte im ELISA in IVIG-beschichteten Platten mit anti-M13-POD-markierten Antikörpern. Alle IVIG-bindenden Klone wurden bezüglich ihrer Reaktivität mit Thrombozyten im ELISA und FACS getestet. Sequenzhomologien der IVIG-spezifischen Fab zu bekannten Antikörpern wurden mittels Datenbanksuche ermittelt (EMBL/GenBank, Kabat, Vbase). Homologe Sequenzen wurden miteinander detailliert verglichen, mit besonderem Augenmerk auf die CDR-Regionen. Durch den Vergleich mit den Keimbahngensequenzen wurde die Anzahl der Mutationen ermittelt. Diese Daten wurden mit denen eines Patienten (L.O.) mit chronischer ITP aus einer früheren Studie (Fischer et al., zur Publikation eingereicht) verglichen.

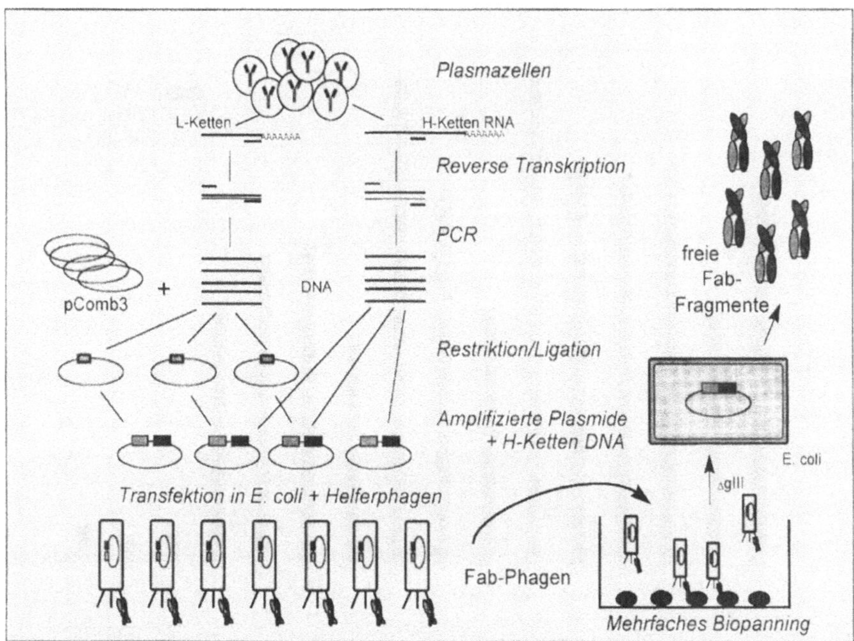

Abb. 1. Übersicht über das Phagen-Displaysystem mit pComb3. (Aus: Fischer u. Gaedicke 1995b)

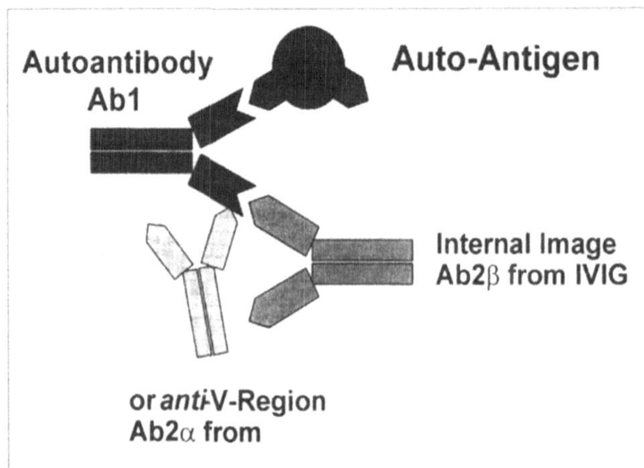

Abb. 2. Antiidiotypische Interaktion von IVIG mit (Auto)-Antikörpern. IVIG kann die Autoantikörper antiidiotypisch sowohl im Paratop ("internal image") als auch außerhalb des Paratops, aber spezifisch in der V-Region einer der beiden Antikörperketten binden

Ergebnisse

- Von dem Patienten N.K. mit AIHA/ITP wurden humane IgG-Fab kloniert, die spezifisch mit IVIG reagierten (Abb. 3). Einige Fab-Phagen zeigten eine ebenso starke Bindung an Fc-Fragmente, dabei handelte es sich offenbar um Rheumafaktoren. Die geringere Kreuzreaktivität der anderen Klone war auf Reste von $(Fab')_2$ in der Fc-Präparation zurückzuführen (HPLC-Analyse).
- Der Klon NK22 reagierte im ELISA mit Thrombozyten unterschiedlicher Blutspender (Abb. 4). Die Thrombozytenbindung konnte in der fluoreszensaktivierten Durchflußzytometrie (FACS) bestätigt werden (nicht gezeigt).

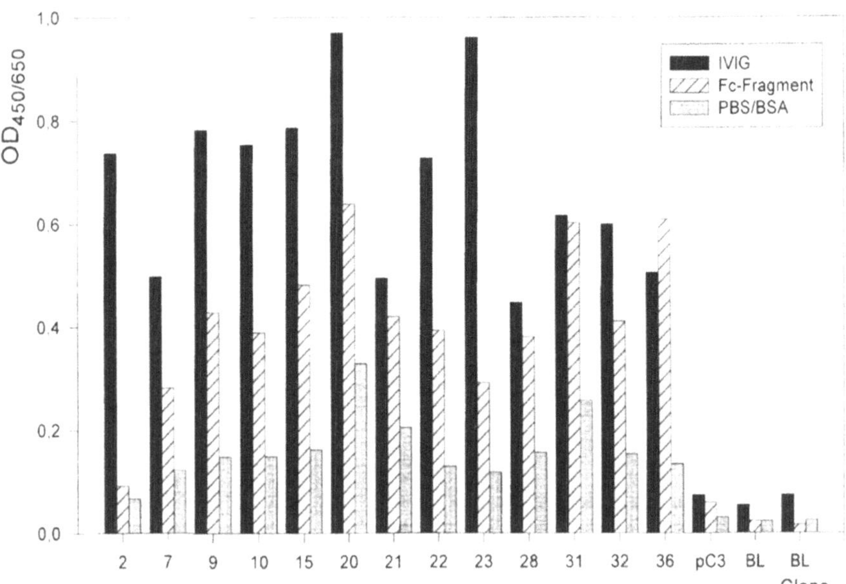

Abb. 3. ELISA mit Fab-Phagen aus der IVIG-selektierten NK-Phagen-Display-Bibliothek auf IVIG und Fc-Fragmenten

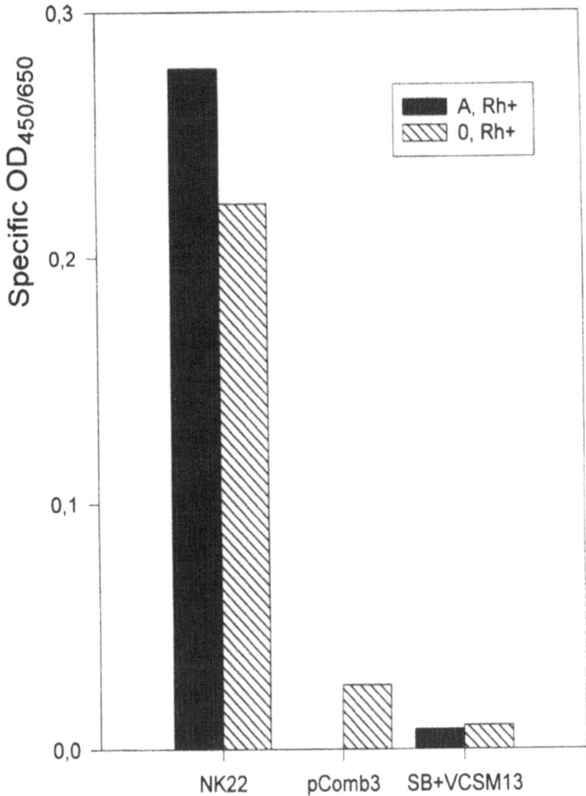

Abb. 4. ELISA mit Fab-Phagen des Klons NK22 und Kontrollen auf Thrombozyten von Blutspendern mit unterschiedlichen Blutgruppen

```
                       10               CDR1                    40          CDR2>
lolie31     1 PSVSAAPGQK VTISCSGSSS  NIGNNY-VSW  YQQLPGTAPK  LLIYQNDKRP
S79247      1 PSVSAAPGQK VTISCSGSSS  NIGNNY-VSW  YQ-LPGTAPK  LLIYDNNKRP
nklib02     1 PSVSGAPGQR VTISCTGSSS  NIGADYDVHW  YQQFPRKAPK  LLIYGNSNRP

          CDR
           2           60          70          80       CDR3          100
lolie31    51 SGIPDRFSGS KSGTSATLGI  TGLQTGDEAE  YYCGAWDSSL  SAVVFGGGTK
S79247     51 SGIPDRFSGS KSGTSATLGI  TGLQTGDEAD  YYCGTWDSSL  SAVVFGGGTK
nklib02    51 SGVPDRFSGS KSGTSATLAI  TGLQTGDEGD  YYCGTWDSSL  SALVFGGGTK

                      110
lolie31   101 LIVLGQPKAA ..........  ..........  ..........  ..........
S79247    101 LTVLGQPKAA ..........  ..........  ..........  ..........
nklib02   101 LTVLGQPKAA ..........  ..........  ..........  ..........
```

Abb. 5. Alignment von L-Ketten-V-Regionen aus 2 verschiedenen Phagen-Display-Bibliotheken mit starker Homologie zu dem IgG IIb/IIIa-Inhibitor (S79247). Die L-Kettensequenz des chronischen ITP-Klons (lolie31) zeigt, insbesondere in der CDR1, größere Identität zu S79247 als der transiente ITP/AIHA Klon (nklib02)

Tabelle 1. Homologie der IVIG-bindenden Klone zu bekannten anti-RhD- und anti-Thrombozyten-Antikörpern in der EMBL-Gendatenbank

Klon	anti-RhD (anti-platelet)/List #/Score[a] schwere Ketten	anti-RhD (anti-platelet)/List #/Score leichte Ketten
02	U43763/32/1360 Boucher: RhD antibody V region, heterohybridoma X64157/33/1318 U43757/50/1332 U43759/51/1332 X64151/65/1257 X64154/73/1346 X64149/92/1295 X64158/98/1288	none
	M85255/77/1449 *Kunicki: ITP 2E7 IgM a-gp IIb/IIIa*	*S79247/15/964* *Ishida: IgG-Phab OG a-gpIIb/IIIa from Glanzmann thrombasthenia*
07	U43759/1/1317 Boucher: RhD antibody V region, heterohybridoma U43763/4/1291 U43757/5/1288 X64154/30/1316 X64149/35/1281 X64158/40/1283 U43755/54/1192 U43761/60/1191 X64157/71/1312 X64155/86/1216 X64151/96/1270	U43769/18/1202 Boucher: RhD antibody V region, heterohybridoma X64161/20/1200 Bye: monoclonal anti-RhD X64165/24/1182 X64166/25/1034 X64160/29/1018 X64167/31/1110 X64169/61/611 S42404/94/451
	M85255/9/1348 *Kunicki: ITP 2E7 IgM a-gp IIb/IIIa*	*S71522/7/1292* *Jahn: ITP IgM a-platelet*
22	none	X64169/9/1359 Bye: monoclonal anti-RhD X64166/93/685 X64165/95/689
	L06023/23/881 *Denomme: normal IgM a-platelet (STO)* *S79246/52/1049* *Ishida: IgG-Phab OG a-gpIIb/IIIa from Glanzmann thrombasthenia* *U38663/64/578* *Olee: ITP-IGG a-IIb/IIIa* *L06021/95/822* *Denomme: normal IgM a-platelet (STO)*	*S71522/52/685* *Jahn: ITP IgM a-platelet*

[a] Accession Code list #, homology score, author name and antibody description are indicated.

- Die Analyse der Sequenzen untereinander ergab, daß es sich um unterschiedliche Klone handelte. Keimbahngenanalysen ergaben eine hohe Anzahl von Austauschmutationen in den CDRs von 2/3 Klonen (nicht gezeigt).
- BLAST-Sequenz-Alignments bei der Datenbanksuche ergaben hohe Homologien zu bekannten anti-RhD- und anti-Thrombozyten-Antikörpern (Tabelle 1). Interessanterweise zeigte die schwere Kette des thrombozytenreaktiven Klons NK22 bei dieser Sequenzanalyse nur Homologien zu bekannten anti-Thrombozyten-Antikörpern und nicht zu anti-RhD-Antikörpern.
- Beim detaillierten Vergleich einer Sequenz dieser Antikörperbibliothek (nklibo2) und einer Sequenz des Patienten L.O. mit chronischer AITP (lolie31) mit einem bekannten anti-Thrombozyten-Isoantikörper aus einem Patienten mit Glanzmann-Thrombasthenie (S79247) zeigte sich, daß der Klon nklibo2 eine geringere Homologie, insbesondere auch in der CDR1, aufwies als der Klon lolie31 (Abb. 5). Ähnliches wurde auch für andere Sequenzen beobachtet.

Diskussion

Durch die Kombination der Phagen-Display-Technik mit dem antiidiotypischen Biopanning auf IVIG gelang es erstmals, gemeinsam in dieser Studie sowie in der vorhergehenden mit der chronischen AITP (Fischer et al., zur Publikation eingereicht) eine größere Zahl humaner Autoantikörpern (Fab) der IgG-Klasse gegen Thrombozyten (Kunicki u. George 1989) zu klonieren. Die bisher publizierten Klonierungen von humanen anti-Thrombozyten-Antikörper aus Normalprobanden oder AITP-Patienten resultierten jeweils in IgM-Antikörpern. Details über den einzigen uns bekannten, kreuzreaktiven, humanen monoklonalen IgG anti-IIb/IIIa (U38662) von T. Olee et al. (1997) sind kürzlich publiziert worden. Alle anderen IgG-Thrombozyten-Autoantikörper sind in Mäusen durch Hyperimmunisierung produziert worden (Woods u. McMillan 1984), lediglich allo- oder isoreaktive, humane IgG konnten von Patienten nach Immunisierung mit allogenen Thrombozyteninfusionen kloniert werden (Gruel et al. 1995).

Die meisten IVIG-reaktiven Klone ergaben in der Sequenzanalyse eine signifikant große Homologie, z. T. auch in allen 3 CDR, zu bekannten anti-Thrombozyten-Antikörpern aus Hybridomen von Normalpersonen und AITP-Patienten. Bezüglich der therapeutischen Effizienz von IVIG postulieren wir daher, IVIG könnte spezifisch an die niedrig-affinen Antigenrezeptoren solcher B-Zellen binden, die Vorläufer der Plasmazellen sind, welche die autoaggressiven, pathogenen anti-Thrombozyten-Antikörper produzieren. Durch diese Interaktion könnte IVIG die Aktivierung und Proliferation der niedrig-affinen, autoreaktiven B-Zellen inhibieren. Zahlreiche Mechanismen für die Induktion von B-Zelltoleranz nach dem Kontakt mit löslichen Antigenen oder Immunkomplexen kommen dafür in Betracht (Klinman 1996). Alternativ könnte die Spezifität der autoreaktiven (unreifen) B-Zellen durch das sog. "Rezeptorediting" geändert werden. In aktuellen In-vitro-Experimenten wurde gezeigt, daß Rezeptorediting in Knochenmark B-Zellen durch Ligation des B-Zellantigenrezeptors mit anti-Immunglobulin (z. B. anti-κ) induziert werden kann. In dieser Publikation wurde die Hypothese aufgestellt, daß

Rezeptorediting anstelle von Apoptose der dominierende Mechanismus der Toleranzentstehung für unreife B-Zellen im Knochenmark sei (Herz u. Nemazee 1997).

Diese potentiellen Interaktionen für IVIG unterstützen die Hypothese (s. Abb. 2) eines über die V-Regionen verknüpftes Netzwerks (Chen et al. 1994; Dietrich et al. 1992; Jerne 1974; Kazatchkine u. Coutinho 1993). IVIG könnte bei Patienten mit AITP helfen, das normale Antikörperrepertoire kurzzeitig wiederherzustellen und dadurch die Proliferation natürlicher, AAk produzierender B-Zellen zu kontrollieren (Dietrich et al. 1992). Warum das bei chronischer AITP meistens nur vorübergehend funktioniert, bedarf weiterer Untersuchungen.

Der direkte Sequenzvergleich ähnlicher Antikörper aus beiden Bibliotheken zeigte, daß der Klon des an chronischer AITP erkrankten Patienten eine größere Homologie zu einem IgG-gpIIb/IIIa-Inhibitor (von einem Patienten mit Glanzmann-Thrombastenie; Ishida et al. 1995) hatte als der homologe Klon aus der akuten AITP. Weitere (nicht gezeigte) Beispiele machten die unterschiedliche Entwicklung (somatische Mutationen) der homologen Autoantikörper bei chronischer und transienter AITP deutlich. Sollte sich in zukünftigen Studien mit anhand unserer Sequenzdaten hergestellten DNA-Sonden bei Kindern mit chronischer und akuter AITP ein unterschiedliches AAk-Repertoire ergeben, hätte dies möglicherweise auch eine direkte Bedeutung für die Differentialdiagnose (Buchanan 1989) und konsequenterweise auch für die Wahl der Therapieoptionen.

Längerfristig könnte die Identifizierung und Expression von Autoantikörpergenen als Basis für neue therapeutische Ansätze dienen. Es wäre z. B. eine gezielte Therapie mit kompetitiven Fab-Fragmenten, die kein Komplement oder Effektorzellen aktivieren, denkbar. Mit Hilfe der klonierten Fab versuchen wir die anti-idiotypischen, inhibierenden Antikörper aus dem Repertoire Gesunder zu klonieren, die anstelle von IVIG die autoreaktiven B-Zellen spezifisch inaktivieren könnten. Vorstellbar ist auch eine Vakzination (Minenkova et al. 1993) von AITP-Patienten mit autoreaktiven Fab-Phagen, um inhibierende anti-Idiotypen zu induzieren.

Zusammenfassung

Mit dem Phagen-Display-System klonierten wir IVIG-reaktive Antikörper von einem Patienten mit transienter AITP und AIHA (Evans-Syndrom). Einer dieser Antikörper reagierte mit Thrombozyten. Alle Klone hatten eine hohe Homologie zu bekannten anti-RhD- und anti-Thrombozyten-Antikörpern. Dabei zeigten sich jedoch charakteristische Unterschiede zu den Sequenzen von Patienten mit chronischer AITP. Unsere Daten lassen insgesamt vermuten, daß IVIG durch die spezifische Bindung an B-Zellrezeptoren die Aktivierung und Proliferation autoreaktiver B-Zellen inhibieren könnte. Zukünftige Studien werden zeigen müssen, ob die hier beschriebenen CDR-Sequenzen als Marker für eine frühzeitige Unterscheidung zwischen transienter und chronischer ITP eingesetzt werden können.

Danksagung Wir danken H. Lerch für die ausgezeichnete technische Assistenz und Dr. C. Barbas III vom Scripps Research Institute für die Bereitstellung des Vektors pComb3. Diese Arbeit wurde durch die Deutsche Forschungsgemeinschaft unterstützt.

Literatur

1. Buchanan GR (1989) Overview of ITP treatment modalities in children. Blut 59: 96–104
2. Chen PP, Carson DA, Fischer P, Handley HH, Leu SJC, McMillan R, Novotny W, Olee T, Woods VL (1994) Molecular genetics of human autoantibodies. Pathol Biol 42: 798–800
3. Dietrich G, Kaveri SV, Kazatchkine MD (1992) Modulation of autoimmunity by intravenous immune globulin through interaction with the function of the immune/idiotypic network. Clin Immunol Immunopathol 62: S73–S81
4. Duchosal MA, Eming SA, Fischer P, Leturcq D, Barbas CFI, McConahey PJ, Caothien RH, Thornton GB, Dixon FJ, Burton DR (1992) Immunization of hu-PBL-SCID mice and the rescue of human monoclonal Fab fragments through combinatorial libraries. Nature 355: 258–262
5. Fischer P (1996) Expression des humanen Antikörperrepertoirs mit Bakteriophagen: Techniken, Anwendungen und Perspektiven. Biospektrum 2: 26–29
6. Fischer P, Gaedicke G (1995a) 7S-Immunglobulintherapie beim Kawasaki-Syndrom. In: Zierz S, Langner G, Nass WP (eds) Immunmodulatorische Therapie mit Immunglobulinen bei Infektionen und Autoimmunerkrankungen. Universitätsverlag, Jena, pp 162–175
7. Fischer P, Gaedicke G (1995b) Molekulare Immunologie: Neue Konzepte zur Ätiologie und Therapie von Autoimmunerkrankungen in der Pädiatrie. In: Gaedicke G (ed) Jahrbuch der Kinderheilkunde 1995. Biermann, Zülpich, pp 81–99
8. Fischer P, Leu SJC, Yang YY, Chen PP (1994) Rapid simultaneous screening for DNA integrity and antigen specificity of clones selected by phage display. Biotechniques 16: 828–830
9. Fujisawa K, Tani P, McMillan R (1993) Platelet-associated antibody to glycoprotein IIb/IIIa from chronic immune thrombocytopenic purpura patients often binds to divalent cation-dependent antigens. Blood 81: 1284–1289
10. Fujisawa K, Tani P, O'Toole TE, Ginsberg MH, McMillan R (1992) Different specificities of platelet-associated and plasma autoantibodies to platelet GPIIb-IIIa in patients with chronic immune thrombocytopenic purpura. Blood 79: 1441–1446
11. Gaedicke G (1994) Childhood autoimmune thrombocytopenia: to treat or not to treat. In: Sutor AH, Thomas K (eds) Thrombocytopenia in childhood. Schattauer Verlag, Stuttgart, pp 129–139
12. Gruel YJ, Nugent DJ, Kunicki TJ (1995) Molecular specificity of anti-IIb/IIIa human antibodies. Semin Thromb Hemostasis 21: 60–67
13. Herz M, Nemazee D (1997) BCR ligation induces receptor editing in IgM+IgD-bone marrow B cells in vitro. Immunity 6: 429–436
14. Imbach P, Akatsuka J, Blancheite V, Burekkozlowska A, Bussel J, Gaedicke G, Gianellaborradori A, Gugler E, Hirt A, Imholz B, McMillan R, Morell A, Newland A, Nugent D, Schoni MH, Wagner HP (1995) Immunthrombocytopenic purpura as a model for pathogenesis and treatment of autoimmunity. Eur J Pediatr 154: S60–S64
15. Imbach P, Wagner HP, Berchtold W, Gaedicke G, Hirt A, Joller P, Mueller-Eckhardt C, Muller B, Rossi E, Barandun S (1985) Intravenous immunoglobulin versus oral corticosteroids in acute immune thrombocytopenic purpura in childhood. Lancet 2: 464–468
16. Imholz B, Imbach P, Baumgartner C, Berchtold W, Gaedicke G, Gugler E, Hirt A, Hitzig W, Mueller-Eckhardt C, Wagner HP (1988) Intravenous immunoglobulin (i.v. IgG) for previously treated acute or for chronic idiopathic thrombocytopenic purpura (ITP) in childhood: a prospective multicenter study. Blut 56: 63–68

17. Ishida F, Gruel Y, Brojer E, Nugent DJ, Kunicki TJ (1995) Repertoire cloning of a human IgG inhibitor of alpha(IIb)beta(3) function. The OG idiotype. Mol Immunol 32: 613–622
18. Jerne NK (1974) Towards a network theory of the immune system. Ann Immunol (Paris) 125C: 373–389
19. Kazatchkine MD, Coutinho A (1993) Clonal taxonomy versus network physiology - are lymphocytes concerned with our definition of idiotypes? Immunol Today 14: 513–515
20. Klinman NR (1996) The "clonal selection hypothesis" and current concepts of B cell tolerance. Immunity 5: 189–195
21. Kunicki TJ, George JN (1989) Platelet Immunobiology. Molecular and clinical aspects. Lippincott, Philadelphia
22. McMillan R (1995) Clinical role of antiplatelet antibody assays. Semin Thromb Hemost 21: 37–45
23. McMillan R, Tani P, Millard F, Berchtold P, Renshaw L, Woods VLJ (1987) Platelet-associated and plasma anti-glycoprotein autoantibodies in chronic ITP. Blood 70: 1040–1045
24. Minenkova OO, Ilyichev AA, Kishchenko GP, Petrenko V A (1993) Design of specific immunogens using filamentous phage as the carrier. Gene 128: 85–88
25. Nugent DJ (1989) Human monoclonal antibodies in the characterization of platelet antigens. In: Kunicki TJ, George JN (eds) Platelet Immunobiology. Molecular and clinical aspects. Lippincott, Philadelphia, pp 273–290
26. Olee T, En J, Lai CJ, Mo L, Cho CS, Wei X, Wang XF, Woods VL, Chen PJ (1997) Generation and analysis of an IgG anti-platelet autoantibody reveals unusual molecular features. Br J Haematol. 96: 836–845
27. Ronda N, Hurez V, Kazatchkine MD (1993) Intravenous immunoglobulin therapy of autoimmune and systemic inflammatory diseases. Vox Sang. 64: 65–72
28. Woods VLJ, McMillan R (1984) Platelet autoantigens in chronic ITP. Br J Haematol 57: 1–4
29. Yang YY, Fischer P, Leu SJC, Olee T, Carson DA, Chen PP (1997) IgG rheumatoid factors isolated by surface displaying phage library technique. Immunogenetics 45: 301–310

Platelet Antigens and Platelet-Leukocyte Interaction During Apheresis and in Platelet Concentrates During Storage

A. Alisch, K. Gutensohn, C. Rauhoeft, I. Carrero,
K. Geidel, P. Kuehnl

Introduction

Supportive and prophylactic transfusions of platelet concentrates have significantly improved the management of patients suffering from congenital or acquired platelet or hemostatic disorders, and diminished hemorrhagic complications and mortality [1].

When platelets are removed from the circulation and are exposed to unphysiological conditions in collection and storage systems, various changes occur, collectively referred to as platelet storage lesion [2]. These changes are also reflected by alterations of membrane glycoproteins (GP). The degree of modifications has been shown to be dependent on the biomaterials, techniques, and devices applied. By using monoclonal antibodies against specific membrane epitopes, flow cytometry has proven to be a powerful technique to investigate these alterations of the antigenic determinants [3].

In this study, the influence of a new cell separator on platelet glycoproteins and the interaction of platelets with leukocytes during apheresis were analyzed. In addition, platelet antigens were examined in single-donor platelet concentrates (PC) prepared by cytapheresis during an experimentally extended storage time of 7 days.

Materials and Methods

Plateletpheresis was performed on an AMICUS cell separator (Baxter Healthcare Corp., USA) in 11 healthy and drug-free volunteer donors (five females, mean age 28.6 years, six males mean age 31.8 years). ACD was used as anticoagulant at a ratio of 1:9. The mean procedure time was 62 min (range: 47–90 min).

During apheresis, blood samples were obtained via a sample connector from the inlet line, immediately after starting the procedure, at 5, 10, 15, 30 min and at 5 min prior to the end of apheresis. PCs were stored on a horizontal flatbed agitator. Samples from the platelet concentrates were taken daily at 24 h intervals over a period of 7 days.

For flow cytometric analyses of platelet antigens, aliquots were immediately fixed and stabilized with glyoxale, paraformaldehyde, and phosphate buffer, thereafter diluted with phosphate buffer containing glycine. A direct labelling was

I. Scharrer/W. Schramm (Hrsg.)
28. Hämophilie-Symposion Hamburg 1997

performed with monoclonal antibodies against fibrinogen, CD41a, CD62p, CD63, and CD42b, respectively (Coulter-Immunotech, Hamburg, FRG). White blood cells were detected by CD3, CD19, CD14, and CD45, respectively (Coulter-Immunotech).

Flow cytometric analysis was performed on a FACScan cytometer (Becton Dickinson, Mountain View, USA). In platelet analyses, 10,000 signals were analyzed. For the analysis of platelets bound to WBC subpopulations, 2,500–5,000 events were acquired. After subtraction of the controls, results were expressed as mean channel fluorescence intensity (MCFI) or percentage-positive platelets. Analysis of flow cytometric data was performed using CELLQuest software (Becton Dickinson).

Results

During apheresis, no significant changes could be detected for the structural antigen CD41a (GPIIb-IIIa; $p = 0.06$). Mean channel fluorescence intensity (MCFI) of CD42b (GPIb-V-IX) slightly increased from 178.6 ± 68.3 to 231.5 ± 97.9 ($p<0.05$). Activation-dependent antigens increased moderately: CD62p (P-selectin; Fig. 1) from 2.0 ± 0.9% to 9.9 ± 3.9% ($p<0.05$), CD63 (GP53) from 1.7 ± 0.7% to 7.9 ± 2.6% ($p<0.05$), and fibrinogen from 1.9 ± 0.8% to 10.5 ± 2.6% ($p<0.05$).

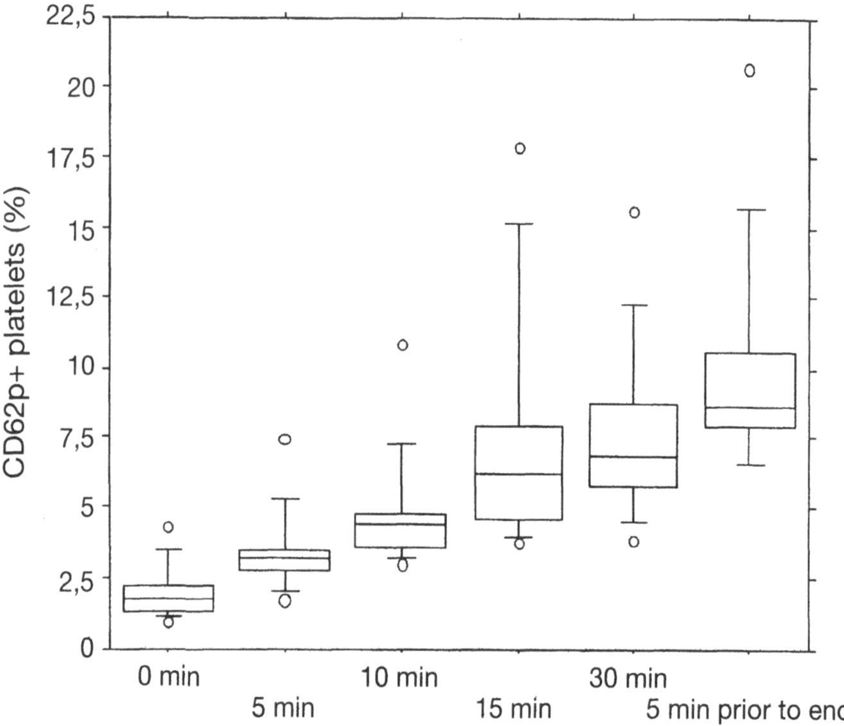

Fig. 1. Increase in CD62p (P-selectin) expression during apheresis

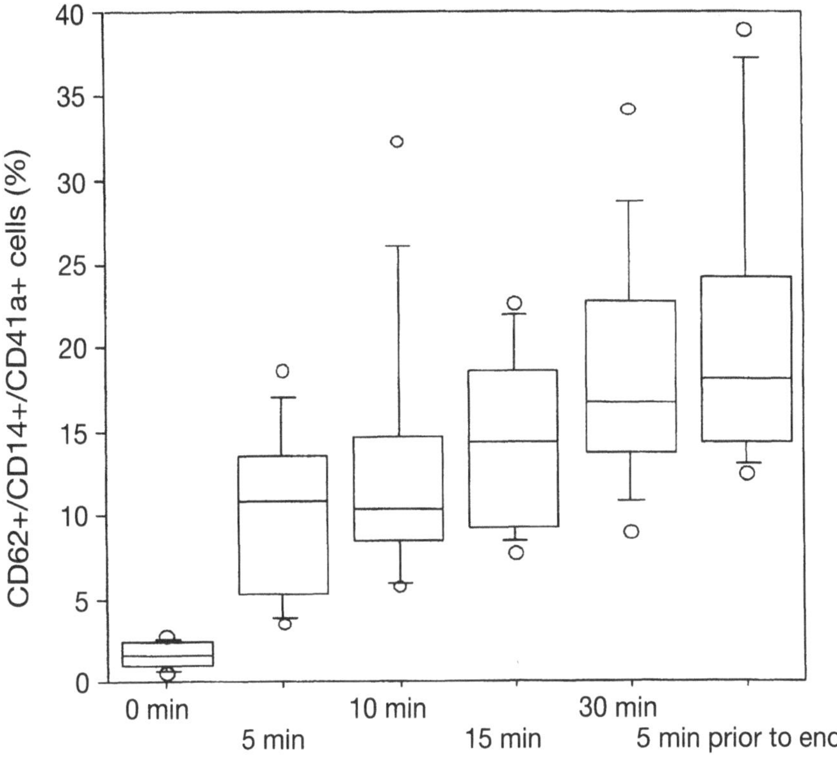

Fig. 2. Binding of CD41a+ platelets to CD14+ monocytes during apheresis

An increase in platelet-leukocyte binding was detected in CD14+ monocytes (Fig. 2; $p<0.05$), and in CD45+ granulocytes ($p<0.05$). The binding of platelets to CD3+ T- and CD19+ B-cells was not significant.

During storage, MCFI remained stable from day 1 until day 7 for CD41a (179.0 ± 54.0 and 160.9 ± 37.9, respectively; $p=0.9$), CD42b (128.0 ± 67.3 and 117 ± 61.7, respectively; $p=0.2$). Also, the other antigens did not change significantly: CD62p (24.4 ± 12.5% and 23.1 ± 11.3%, respectively; $p=0.3$), CD63 (17.1 ± 7.6% and 10.5 ± 6.4%, respectively; $p=0,5$), and fibrinogen binding (Fig. 3; 24.1 ± 26.9% and 18.0 ± 5.2%, respectively; $p = 0.3$).

Discussion

In this study, we could demonstrate that platelets become slightly activated during apheresis. The expression of P-selectin, CD63, and the binding of fibrinogen to platelets progressively increased over the course. Probably, these changes in cellular antigenic expression reflect the effect of shear forces and contact of blood to artificial surfaces [8]. However, there exist significant differences regarding the

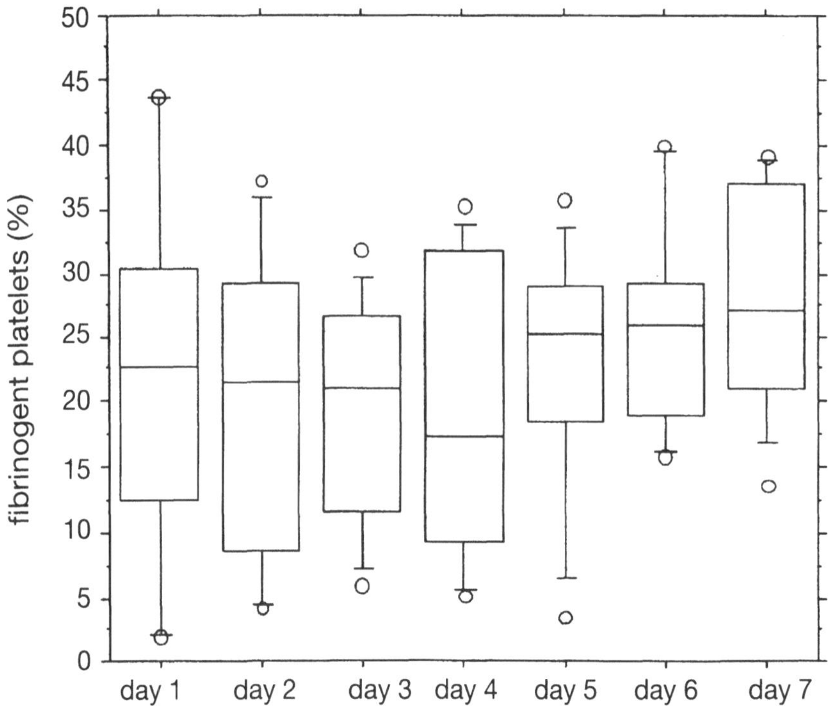

Fig. 3. Binding of fibrinogen to platelets during the storage of platelet concentrates

device and set applied. As shown in previous studies with other cell separators, platelet activation can reach high levels during apheresis and storage [9].

The binding of platelets to white blood cells (WBC) increased moderately during the procedure. Platelets interact with monocytes and neutrophil granulocytes, but not with CD3+ T-cells and CD19+ B-lymphocytes [4, 5]. The binding of platelets to WBC is associated with the expression of P-selectin on platelets. This glycoprotein represents a rapidly inducible receptor for WBCs and mediates platelet-leukocyte binding by interaction with sialylated, fucosylated lactosamino-glycans [6]. The variations in the degree of binding can be explained by differences in the expression of ligands on corresponding leukocytes, and differences in diffusion, re-adherence and dissociation rates [7].

During storage, platelets are usually known to undergo morphological and functional changes and become activated [2]. This condition reflects an impairment of platelet function [10]. In addition, earlier observations demonstrated that activated platelets appear to be preferentially removed after transfusion by clearance through the mononuclear-phagocyte system, or by trapping of activated platelets in the microcirculation [11, 12]. Thus, the in-vivo efficacy of these platelet concentrates is decreased [10, 13, 14]. However, in this study no significant changes could be detected in structural and activation-dependent antigens over the storage period of 7 days. This indicates that platelet antigens are well preserved in these products.

Conclusions

- During apheresis with the AMICUS cell separator, only minimal changes in platelet antigens can be detected.
- During cytapheresis, P-selectin, CD63, and the binding of fibrinogen to platelets slightly increases; no significant changes occurred in structural antigens.
- During the procedure, platelets interact with monocytes and neutrophil granulocytes, but not with CD3+ or CD19+ lymphocytes.
- During storage, no significant alterations of platelet antigens can be detected.
- This study demonstrates the high level of biocompatibility of the cell separator and the storage container as analyzed by flow cytometry.

References

1. Slichter SJ (1990) Hematol Oncol Clin North Am 4: 291–311
2. George JN (1992) Blood Cells 18: 501–511
3. Shattil JS et al. (1987) Blood 70: 307315
4. Del Maschio A et al. (1993) Ann Hematol 67: 23–31
5. Larsen E et al. (1989) 59: 305–312
6. McEver RP, Martin MN (1984) J Biol Chem 259: 9799–9804
7. Bevilacqua MP, Nelson RM (1993) J Clin Invest 91: 379–387
8. Ikeda H et al. (1990) Prog Clin Biol Res 337: 503–506
9. Gutensohn K et al. (1997) Transfusion 37: 809–815
10. Rinder HM et al. (1991) Transfusion 31: 409–414
11. Fincher KJ (1992) Clinical Hematology. Lippincott, Philadelphia, pp 680ff
12. Rinder HM et al. (1991) Blood 78: 1730–1737
13. Ikeda H et al. (1990) Prog Clin Biol Res 337: 503–506
14. Triulzi DJ et al. (1992) Transfusion 32: 529–533

Platelet-Leukocyte Interaction During PTCA (Percutaneous Transluminal Coronary Angioplasty)

J. Bau, K. Gutensohn, A. Keck, C. Rauhoeft, J. Stein, P. Kuehnl, K. H. Kuck

Introduction

Percutaneous transluminal coronary angioplasty (PTCA) is an established therapy for patients with symptomatic coronary stenosis. However, the success of this procedure is limited by acute and subacute occlusion of the vessel [1].

During PTCA and other interventional cardiological procedures, platelets are activated. This subpopulation of platelets plays a key role in ischemic thrombotic complications. In addition, activated platelets bind to white blood cells (WBC), hereby increasing the thromobgeneic potential.

In this study, we therefore examined the extent of platelet-leukocyte interaction during PTCA by flow cytometry.

Materials and Methods

Ten patients with proven coronary heart disease (CHD) and a hemodynamically significant stenosis of >75% of the coronary vessel were enrolled in this study. Furthermore, only patients with a primary manifestation of CHD and de novo stenosis were enrolled.

Elective PTCA was performed by use of standard procedures and materials. For anticoagulation, ASA and heparin (10,000 IU) were administered. Ultravist 370 was used as contrast media (B. Braun, Melsungen, FRG). The PTCA was considered successful with a residual stenosis of <50% of the native vessel diameter.

Blood samples were taken via the PTCA catheter from the coronary artery before and after PTCA. Thirty minutes after the procedure, a third sample was obtained. For flow cytometry, aliquots were immediately fixed and stabilized with 40% glyoxale (Merck, Darmstadt, FRG), 10% paraformaldehyde (Serva, Heidelberg, FRG) and 0.15 M phosphate buffer (Merck, Darmstadt, FRG), thereafter diluted 1:10 with phosphate buffer containing 0.2% w/v of glycine (Serva, Heidelberg, FRG), and stored at +4°C [3]. Platelets were detected by the monoclonal antibody CD41a. White blood cells (WBC) were detected by CD3, CD19, CD14 and CD45, respectively (Coulter-Immunotech, Hamburg, FRG).

Analysis was performed on a FACScan cytometer (Becton Dickinson, Mountain View, USA) within 2 h after blood collection. In each WBC subpopulation 5,000 events were acquired. The results of platelets bound to leukocytes was expressed

I. Scharrer/W. Schramm (Hrsg.)
28. Hämophilie-Symposion Hamburg 1997

as percentage positive WBC for CD41a. Analysis of flow cytometric data was performed using Cellquest software (Becton Dickinson).

Results

During the procedure, an increase in platelet-white blood cell binding could be detected. However, there was a difference in the degree of binding regarding the different leukocyte subpopulations.

CD41a+ platelets could be detected in 2.18% of CD3+ cells (Fig. 3) before PTCA, in 2.14% of CD3+ cells after PTCA, and in 2.12% of CD3+ events 30 min following PTCA ($p>0.6$). CD 19+ B-lymphocytes showed a similar result. CD41 a was positive in 1.05% of CD19+ cells before, in 0.99% of CD19+ cells after, and in 0.96% of CD19+ events 30 min after PTCA ($p>0.1$).

In contrast, an increase in the number of platelets bound to neutrophil granulocytes (NG) could be detected (Fig. 1). Compared to the baseline results before PTCA (4.18% of CD45+ NG), 5.34% of NGs carried platelets after the procedure ($p<0.05$), and 7.46% of NGs 30 min after the PTCA ($p<0.05$).

Furthermore, for CD14+ monocytes there was an increase in platelet binding (Fig. 2) from 4.31% before, to 5.81% after the PTCA ($p<0.05$), and to 9.05% 30 min after PTCA ($p<0.05$).

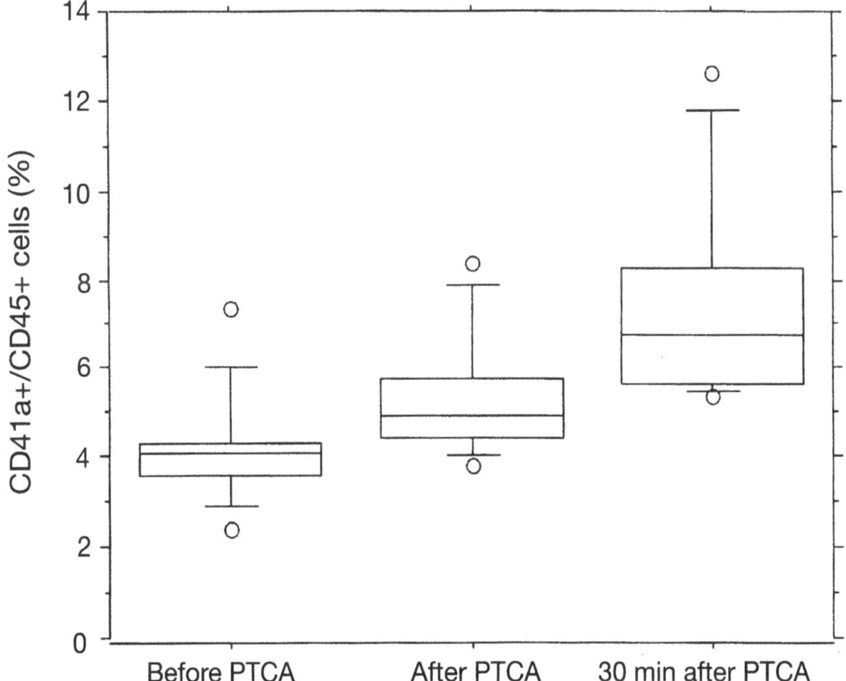

Fig. 1. Adherence of platelets to neutrophil granulocytes during PTCA

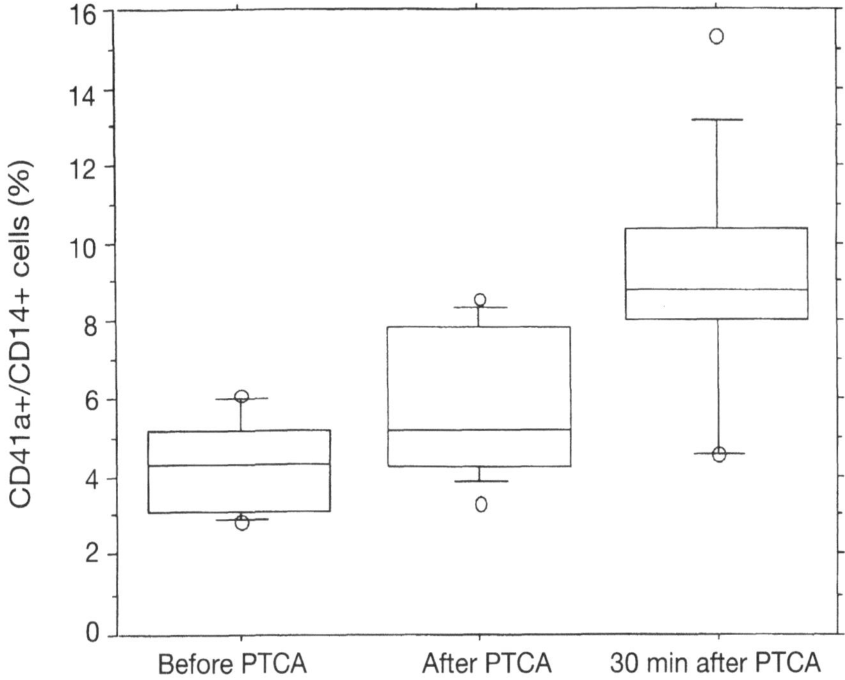

Fig. 2. Binding of CD41+ platelets to CD14+ monocytes

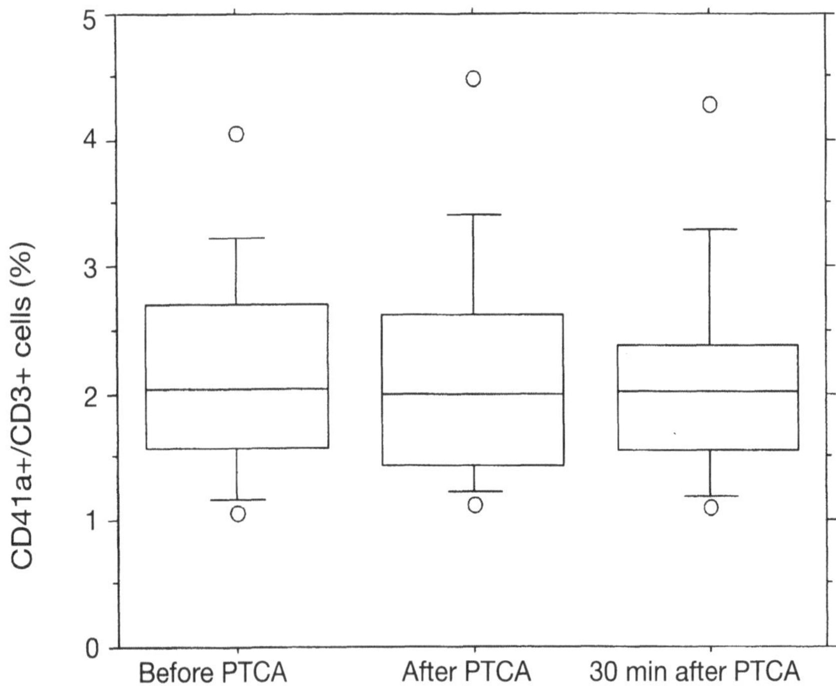

Fig. 3. Binding of CD41a+ platelets to CD3+ T-lymphocytes

Discussion

In spite of considerable progress in antithrombotic therapy, interventional cardiological therapy is still complicated by a substantial rate of thrombotic occlusions and restenosis [5]. Both events have been shown to be associated with an increase in platelet activation [2, 6].

In this study, we could demonstrate that platelets become activated during PTCA. The expression of P-selectin, CD63, and the binding of fibrinogen to platelets progressively increased. Parallelwise, the binding of platelets to white blood cells increased during the procedure. However, there exist differences regarding the degree of binding. During PTCA there was a significant increase in the degree of binding of platelets to monocytes and neutrophil granulocytes. As shown in other studies, CD3+ T-cells and CD19+ B-lymphocytes did not show a significant level of interaction [9].

P-selectin (CD62p) plays the key role in the binding process of platelets with leukocytes. This glycoprotein represents a rapidly inducible receptor for white blood cells on activated platelets and mediates platelet-leukocyte binding by interaction with sialylated, fucosylated lactosaminoglycans [8]. The variations in the degree of binding can be explained by differences in the expression of ligands on corresponding leukocytes, and differences in diffusion, re-adherence and dissociation rates [4].

Patients undergoing coronary angioplasty procedures are known to be at a higher risk for occlusion and restenosis of the vessel when platelets express increased numbers of activation-dependent antigens [2, 7]. However, not only the increase of these glycoproteins, like P-selectin, may be responsible for this side effect, but also the consecutive interaction of platelets with white blood cells seems to be associated with an increase in thrombotic risk in vivo [9, 10].

References

1. De Feyter PJ, van den Brand M, Laarman GJ et al. (1993) Acute coronary occlusion during and after percutaneous transluminal coronary angioplasty: frequency, prediction, clinical course, management, and follow-up. Circulation 83: 927–936
2. Tschoepe D, Schultheiss HP, Kolarov P, Schwippert B, Dannehl K, Nieuwenhuis HK, Kehrel B, Strauer B, Gries FA (1993) Platelet membrane activation markers are predictive for increased risk of acute ischemic events after PTCA. Circulation 88: 37–42
3. Ruf A, Patscheke H (1995) Flow cytometric detection of activated platelets. Comparison of determining shape change, fibrinogen binding and P-selectin expression. Semin Thromb Hemost 21: 150
4. Bevilacqua MP, Nelson RM (1993) Selectins. J Clin Invest 91: 379–387
5. Bittl JA (1996) Advances in coronary angioplasty. N Engl J Med 335: 1290–1302
6. Scharf RE, Torner A, Marzec UM, Teirstein PS, Ruggeri ZM, Harker LA (1992) Activation of platelets in blood perfusing angioplasty damaged coronary arteries. Arteriosclerosis 12: 1487
7. Itoh T, Nakai K, Ono M, Hiramori K (1995) Can the risk for acute cardiac events in acute coronary syndrome be indicated by platelet membrane activation marker P-selectin? Coron Artery Dis 6: 645–650

8. McEver RP, Martin MN (1984) A monoclonal antibody to a membrane glycoprotein binds only on activated platelets. J Biol Chem 9799–9804
9. Del Maschio A, Dejana E, Bazzoni G (1993) Bidirectional modulation of platelet and polymorphnuclear leukocyte activities. Ann Hematol 67: 23–31
10. Hamburger SA, McEver RP (1990) GMP-140 mediates adhesion of stimulated platelets to neutrophils. Blood 75: 550–554

Significant Reduction in Thrombogenicity of Intracoronary Stents by Diamond-Like Carbon Coating

K. Gutensohn, C. Beythien, M. Brockmann, J. Bau, T. Fenner, K. Padmanaban, R. Koester, C. W. Hamm, P. Grewe, P. Kuehnl

Introduction

The application of intracoronary stents improves the clinical results of percutaneous transluminal coronary angioplasty (PTCA) [1]. However, thrombogenicity of metallic stents has proven to be a significant limiting feature in the management of patients undergoing coronary stent placement [2]. Still, acute or subacute occlusion or restenosis occurs in 3%–8% of cases within hours to months [3].

Coating of endovascular stents offers the opportunity of improving current stent designs by selectively altering their surface characteristics. By this approach, biocompatibility may be improved. However, so far only ionic coating was possible.

In this study, a new intracoronary stent was tested for thrombogenicity and cell toxicity. We describe the first results of stents, coated with diamond-like carbon (DLC).

Materials and Methods

Diamond-Like Coated Stents

Stainless steel stents (316 L) were coated with diamond-like carbon (DLC) using the radio frequency plasma-derivated assisted chemical vapor deposition method (Phytis L.D.A., Funchal, Portugal).

Flow Cytometry

Platelet-rich plasma (PRP; 6 ml) was diluted (final concentration 50 plt/nl) and filled into an in vitro system as described elsewhere [4]. In each test, non-coated, DLC-coated stents, and an empty control system were tested parallelwise ($n = 10$). After recalcification to a final concentration of 5 mmol/l, plasma was moved with a roller pump at a flow rate of 8 ml/min at 37°C. Aliquots of 100 µl PRP were drawn at 1, 2, 4, 6, 8, and 10 min, and immediately fixed and stabilized [5]. For flow cytometric analysis, samples were directly labelled with monoclonal antibodies CD41a, CD42b, CD62p, and CD63.

I. Scharrer/W. Schramm (Hrsg.)
28. Hämophilie-Symposion Hamburg 1997

Cellular Proliferation and Growth Assays

Proliferation of human smooth muscle (SMC) and endothelial cells (EC; HUVEC) was tested by cell culture assays in 24 well plates. SMC and EC were incubated with medium. Then, non-coated or DLC-coated stents were added. After 3, 5, and 7 days of incubation, cells were enzymatically detached from the wells and counted by an automated cell counter.

Video-Supported Morphometric Analysis

Morphometric measurements were performed using digitalized video pictures (VIDAS, Zeiss, FRG).

Scanning Electron Microscopy (SEM)

SEM analyses were performed with 1,000- to 2,000-fold magnifications (Zeiss, FRG), followed by X-ray supported elementary microanalysis (EDX) for semi-quantitative detection of metal compositions of the stent surface.

Atomic Adsorption Spectrophotometry

For AAS and ICP-MS, stents were placed in human plasma for 4 days. Daily aliquots were taken. For nickel and chromium analyses, a Perkin Elmer Zeeman 5100 PC atomic adsorption spectrometer was used (PE, Überlingen, FRG).

OCP-Mass Spectroscopy (ICP-MS)

For the detection of manganese and molybdenum, samples were concentrated with 30% hydrogen peroxide and diluted with destilled water. ICP-MS (HP 4500, Waldbronn, FRG) was then used after calibration with internal standards (Rhodium).

Results

Flow Cytometry

Only low levels of platelet activation (PA) could be detected in DLC-coated stents. Over the course, CD62p and CD63 increased from 12.8 ± 1.1 to 38.9 ± 4.7 MCFI (mean channel fluorescence intensity), and from 13.1 ± 1.0 to 31.2 ± 2.3 MCFI ($p < 0.05$ for both antigens). CD41a and CD42b did not show significant changes ($p = 0.69$ and $p = 0.15$). Differences could also be detected between the DLC and non-coated (NC) stents where PA was significantly, higher ($p < 0.05$). Time until stent occlusion was 11.7±1.6 min for NC stents, 18.6 ± 1.8 min for DLC, and 23.0 ± 2.7 min for DLC stents with additional heparin coating ($p < 0.05$).

Cellular Proliferation and Migration

DLC-coated stents did not show toxic effects on smooth muscle or endothelial cells. Furthermore, proliferation was not inhibited.

Video-Supported Morphometric Analysis

Total length of the unexpanded stent was 8.78 mm, of the main segment 1.44 mm (inside) and 0.19 mm (outside), the filaments were 1.54 mm long, the diameter was 1.54 mm (outside). The surface consisted of metal (Fe 65%, Cr 19.8%, Ni 12.0%, S 3.0%) and was coated with a carbon layer of a few nanometers and could therefore not be detected by EDX.

Scanning Electron Microscopy (SEM)

SEM analyses revealed the construction of the DLC-coated stent with six twisted ring structures. Main segments in longitudinal direction were connected with six metal filaments. All segments and filaments showed an ultrasmooth surface. All edges were well rounded and finished.

Atomic Adsorption Spectrophotometry

Compared to NC stents, the release of nickel and chromium ions was significantly lower in DLC-coated stents ($p<0.05$). Only minimal release occurred over the 4-day period in DLC-coated stents (Fig. 1): nickel release was 14.3 ± 3.5 ng/8 ml plasma on day 1 and 7.1±4.4 ng/8 ml plasma on day 4; in non-coated stents the release was 100.7±72.0 ng/8 ml plasma and 29.4 ± 29.5 ng/8 ml plasma, respectively. Chromium release was 1.5±0.5 ng/8 ml plasma (day 1) vs 1.4 ± 0.3 ng/8 ml plasma (day 4) in DLC stents, and 26.8±8.2 ng/8 ml plasma vs 17.0 ± 16.0 ng/8 ml plasma in NC stents (Fig. 2).

ICP-Mass Spectroscopy (ICP-MS)

Also in ICP-MS analyses, a significant difference in manganese and molybdenum ions release could be detected ($p < 0.05$). The release for manganese was 1.3 ± 0.3 ng/8 ml plasma vs 1.4 ± 0.5 ng/8 ml plasma in DLC stents, and 13.5 ± 6.1 ng/8 ml plasma (day 1) vs 4.1 ± 1.9 ng/8 ml plasma (day 4) in NC stents. For DLC stents, the molybdenum release was 2.9 ± 1.9 ng/8 ml plasma (day 1) vs 2.4 ± 0.9 ng/8 ml plasma (day 4), for NC stents 27.1 ± 11.0 ng/8 ml plasma (day 1) vs 18.7 ± 3.7 ng/8 ml plasma (day 4).

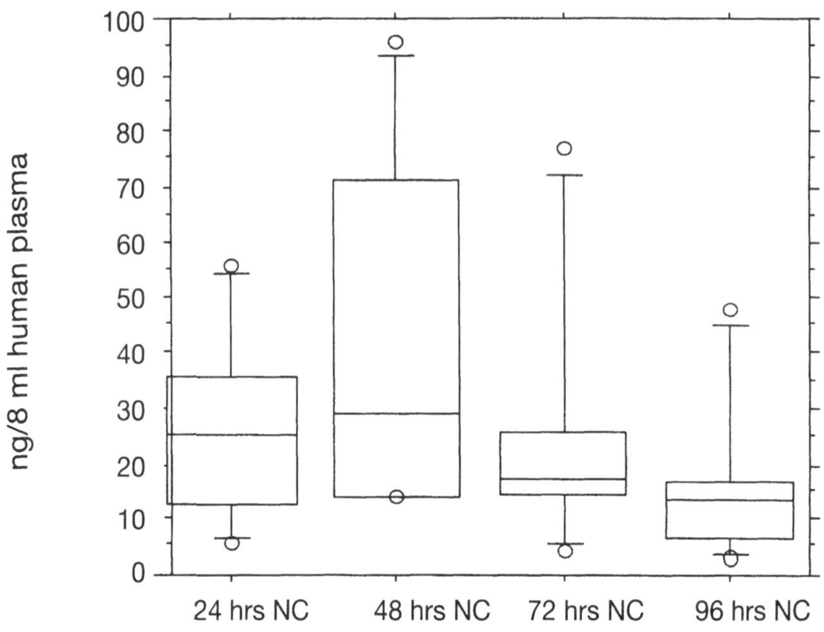

Fig. 1. Atomic adsorption spectrophotometric analysis of chromium release of non-coated stents

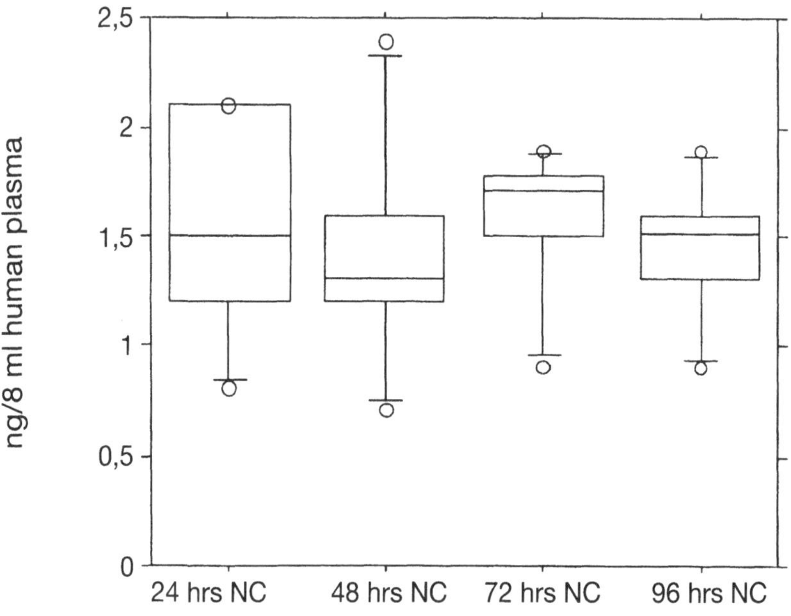

Fig. 2. Chromium release in DLC-coated stents

Discussion

The number of stent implantations in coronary arteries has steadily increased in recent years [1]. Nevertheless, given the actual number of stent thromboses and restenosis, there is still significant capacity for reducing the thrombogenic potential and improving the safety of this procedure [6].

To further improve the clinical results, attention was directed to coating these biomedical devices with drugs that would minimize the risk of abrupt stent closure [7]. In addition, a direct modulation of the metal surface is possible by coating. In this in vitro study we tested a new diamond-like carbon (DLC) stent.

DLC is an amorphous form of carbon that adheres strongly to a wide range of materials [8]. The stents used showed a smooth surface in SEM analyses. Hereby, shear forces of the biomaterial are reduced. This could be confirmed with flow cytometry. Compared to other stents tested in previous studies, or non-coated steel stents, platelet activation was low in DLC-covered stents. Even sensitive markers like CD62p and CD63 did only show minimal expression following in vitro circulation. We could also confirm that DLC has no toxic effects on living cells [8].

Aside from shear forces, biomaterials may interact in many ways with blood [9]. The DLC coating of the stent significantly reduced the release of metal ions. Metal ions can directly activate platelets [10]. In vivo, activated platelets are an important trigger mechanism in thrombus formation as these platelets adhere to the synthetic surface and cells, and consecutively promote thrombus formation [11].

We conclude that DLC-coated stents show a significant reduction in thrombogenicity, and hereby an improvement in biocompatibility.

Conclusions

- DLC stents are not cytotoxic.
- The DLC stent surface is smooth and well finished, hereby reducing shear forces.
- In DLC stents, the release of metal ions is significantly reduced.
- DLC-coated stents show a significant reduction in platelet activation as measured by flow cytometry.
- This finding may be due to the reduction in shear forces and the low release of metal ions that can directly activate platelets.
- Thrombogenicity of stents and other biomaterials can be reduced by DLC coating.

References

1. Bittl JA (1997) Advances in coronary angioplasty. N Engl J Med 335: 1290–1302
2. Roubin GS, King SB, Douglas JS et al. (1990) Intracoronary stenting during percutaneous transluminal angioplasty. Circulation 81: IV-92–IV-100
3. De Feyter PJ, van den Brand M, Laarman GJ et al. (1993) Acute coronary occlusion during and after percutaneous transluminal coronary angioplasty: frequency, prediction, clinical course, management, and follow-up. Circulation 83: 927–936

4. Beythien C, Terres W, Hamm CW (1994) In vitro model to test the thrombogenicity of coronary stents. Thromb Res 75: 581–590
5. Ruf A, Patscheke H (1995) Flow cytometric detection of activated platelets. Comparison of determining shape change, fibrinogen binding and P-selectin expression. Semin Thromb Hemost 21: 150
6. MacDonald RG, Hendersson MA, Hirshfeld JJ et al. (1990) Patient related variables and restenosis after percutaneous transluminal coronary balloon angioplasty: a report from the M-HEART group. Am J Cardiol 66: 926–931
7. Serruys PW, Emanuelsson H, van der Giessen W et al. (1996) Heparin-coated Palmaz-Schatz stents in human coronary arteries. Circulation 93: 412–422
8. Lu L, Jones MW (1993) Diamond-like carbon as biological compatible material for cell culture and medical applications. Biol Med Mater Engin 3: 223–228
9. Courtney JM, Lamba NMK, Sundaram S, Forbes CD (1994) Biomaterials for blood-contacting applications. Biomaterials 15: 737–744
10. Klein CL et al. (1994) The role of metal corrosium in inflammatory processes: induction of adhesion molecules by heavy metal ions. J Mater Sci Mater Med 5: 798–807
11. Majerus PW, Miletich JP (1978) Relationships between platelets and coagulation factors in hemostasis. Annu Rev Med 29: 41–49
12. Bauer KA, Rosenberg RD (1987) The pathophysiology in the prethrombotic state in humans: insights gained from studies using markers of hemostatic system activation. Blood 70: 343–350

Faktor-XIII-Aktivität in Plasma und Plättchen

B. Stephan, J. Gross, H. Zhu, J. F. Schenk, S. Perkins, A. Zimmer, K. Erdlenbruch, U. T. Seyfert, E. Wenzel

1994 (Wagner: Thromb-Res 74:169–174) publizierten wir die Referenzwertbereiche gesunder Blutspender für die Faktor-XIII-Aktivität im plättchenarmen Plasma (PPP), im plättchenreichen Plasma (PRP) und im kryolysierten PRP. Zur Bestimmung der Faktor-XIII-Aktivität wurde ein kommerzieller Testkit (Berichrom, Behring, Marburg) verwendet. Es ergaben sich in der Endpunktmessung folgende Referenzbereiche: PPP 60–144% und PRP 67–153%, kryolysiertes PRP 120–236%.

1996 begannen wir eine Studie bei Patienten mit hämorrhagischen Diathesen bzw. Thrombophilie ohne klinische Hinweise auf Faktor-XIII-Defekte. Bis Juni 1997 wurden 98 Patienten unserer Ambulanz in diese Studie eingeschlossen. Der Berichrom-Test wurde am BCS-Behring-Gerät adaptiert und kinetisch gemessen. In 8,9% der Patienten war Faktor XIII in PPP vermindert (unter 60%), in 10% höher als 144%, in 9% wurde ein abnormes Verhältnis zwischen PPP und PRP nachgewiesen.

Außerdem wurde ein 5 Jahre alter Knabe mit vererbtem Faktor-XIII-Defekt mit Faktor-XIII-Konzentraten (Fibrogammin, Centeon, Marburg) behandelt und das Recovery von Faktor XIII gemessen. Hierbei wurde – unter ambulanter Substitutionstherapie – eine interessante Abweichung im Verhältnis von Plättchenfaktor XIII zu Plasmafaktor XIII gegenüber Normalpersonen gefunden.

Eine kürzlich begonnene Untersuchung basiert auf obiger Methodik.

Methodik

22 gesunden Blutspendern des von der Abteilung betriebenen Blutspendedienstes, 7 weiblich und 15 männlich, im Alter von 19–53 Jahren, wurde 10 ml Zitratblut entnommen. Aus den jeweils 10 ml Zitratblut wurde plättchenreiches Plasma (PRP) durch 20minütige Zentrifugation mit 200 g und plättchenarmes Plasma (PPP) durch 20minütige Zentrifugation mit 2000 g hergestellt. Aus diesem frischen PRP (fPRP) bzw. PPP (fPPP) wurde eine Verdünnungsreihe mit folgender Verdünnung hergestellt:

4 Teile fPRP auf 1 Teil fPPP, 3 Teile fPRP auf 2 Teile fPPP, 2 Teile fPRP auf 3 Teile fPPP, 1 Teil fPRP auf 4 Teile fPPP, und daraus wurden jeweils Thrombozytenkonzentration und Faktor-XIII-Aktivität mittels Berichrom-Test (Behring , Marburg) bestimmt.

Der Rest der Proben von PRP und PPP wurde kryokonserviert für spätere Messungen und zur Herstellung von Kryolysat aus PRP. Das Kryolysat aus PRP wurde durch mehrmaliges Einfrieren (-20°C) und Auftauen (im Wasserbad bei 37°C) gewonnen.

I. Scharrer/W. Schramm (Hrsg.)
28. Hämophilie-Symposion Hamburg 1997

Auf gleiche Weise wurde die Faktor-XIII-Aktivität in PRP, PPP und im Kryolysat des PRP bei dem bereits oben erwähnten 1990 geborenen Knaben (L.M.) mit vererbtem Faktor-XIII-Mangel über einen Zeitraum von 2 Jahren analysiert. Die Probenentnahme erfolgte unmittelbar vor und 15 min nach Substitution mit Faktor-XIII-Konzentrat (Fibrogammin) sowie an 1–122 Tagen nach Substitution.

Ergebnisse

Die Ergebnisse in der Verdünnungsreihe (Mittelwerte!) deuten in Richtung einer Korrelation zwischen Zahl der Thrombozyten und Faktor-XIII-Aktivität (Abb. 1).

Die Faktor-XIII-Aktivität in den unmittelbar nach Herstellung analysierten Plasmen fPRP und fPPP war bei 2 der 22 gesunden Probanden oberhalb des damals ermittelten Referenzbereiches für PRP, einer oberhalb des Referenzbereiches für PPP (Tabelle 1).

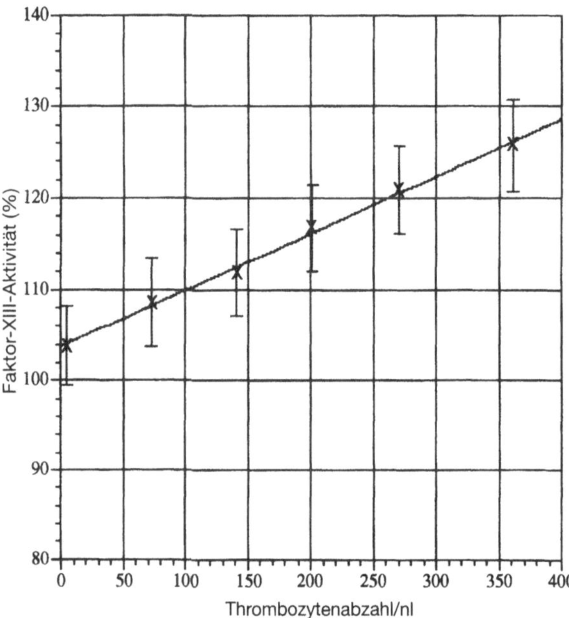

Abb. 1. Korrelation zwischen Thrombozytenzahl und Faktor-XIII-Aktivität 22 Gesunder, dargestellt als Mittelwert und Standardfehler. Der Korrelationskoeffizient ist 0,998

Tabelle 1. Deskriptive Statistik zur Faktor-XIII-Aktivität der 22 gesunden Blutspender in der Verdünnungsreihe von fPRP zu fPPP

Faktor-XIII-Aktivität [%]	fPRP	4 fPRP 1 fPPP	3 fPRP 2 fPPP	2 fPRP 3 fPPP	1 fPRP 4 fPPP	fPPP
Mittelwert	125,73	120,86	116,77	111,82	108,59	103,77
Standardabweichung	23,91	21,94	21,91	22,18	23,02	20,22
Standardfehler	5,10	4,68	4,67	4,73	4,91	4,31
Minimum	95,00	84,00	82,00	77,00	71,00	74,00
Maximum	200,00	179,00	194,00	187,00	182,00	169,00

Die Streuung der Zahl der Thrombozyten in PRP und Faktor-XIII-Aktivität in PRP, PPP und kryolysiertem PRP Gesunder ist in den Histogrammen der Abb. 2-5 dargestellt. Hierbei lagen 7 der 22 gesunden Probanden oberhalb des Referenzbereiches für PRP, einer oberhalb des Referenzbereiches für PPP und alle innerhalb bezüglich des kryolysierten PRP (Tabelle 2).

Als weiteres wurden bei den gesunden Probanden die Relationen von PRP zu PPP und PRP zu kryolysiertem PRP gemessen und diese neben die entsprechenden Werte des mittlerweile 7 Jahre alten Kindes mit vererbtem Faktor-XIII-Mangel vor und nach Substitution mit Faktor-XIII-Konzentrat gestellt (Abb. 6-8). Hierbei fällt bei dem kindlichen Patienten die Verschiebung der Relation zugunsten des fPRP, insbesondere nach Faktor-XIII-Substitution, gegenüber den gesunden Probanden auf, wohingegen die zuvor tiefgefrorenen Proben eine Verschiebung zuungunsten des PRP zeigen.

Tabelle 2. Deskriptive Statistik zur Faktor-XIII-Aktivität der 22 gesunden Blutspender in PRP, in PPP und in kryolysiertem PRP

Faktor-XIII-Aktivität [%]	PRP	PPP	Kryolysat
Mittelwert	143,91	100,45	171,36
Standardabweichung	27,46	16,04	20,39
Standardfehler	6,05	5,36	4,65
Minimum	84,00	61,00	143,00
Maximum	195,00	177,00	200,00

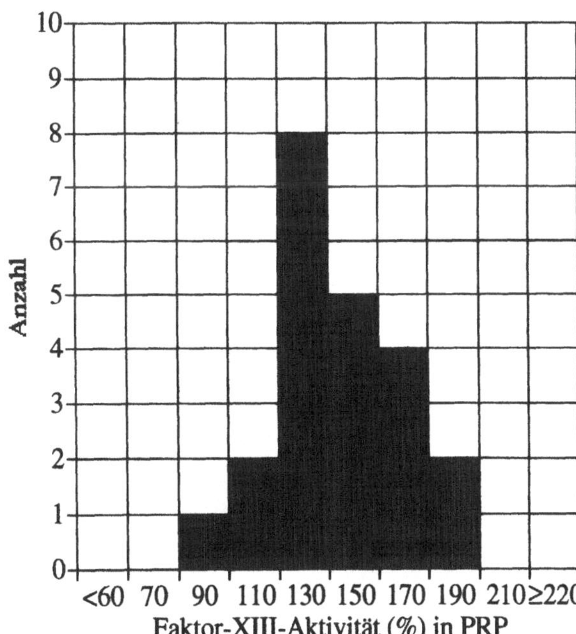

Abb. 2. Histogramm zur Verteilung der Faktor-XIII-Aktivität [%] in PRP der 22 gesunden Probanden

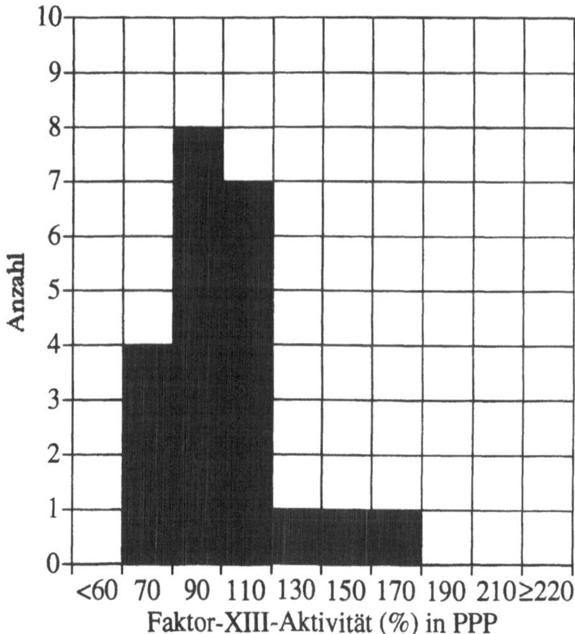

Abb. 3. Histogramm zur Verteilung der Faktor-XIII-Aktivität (%) in PPP der 22 gesunden Probanden

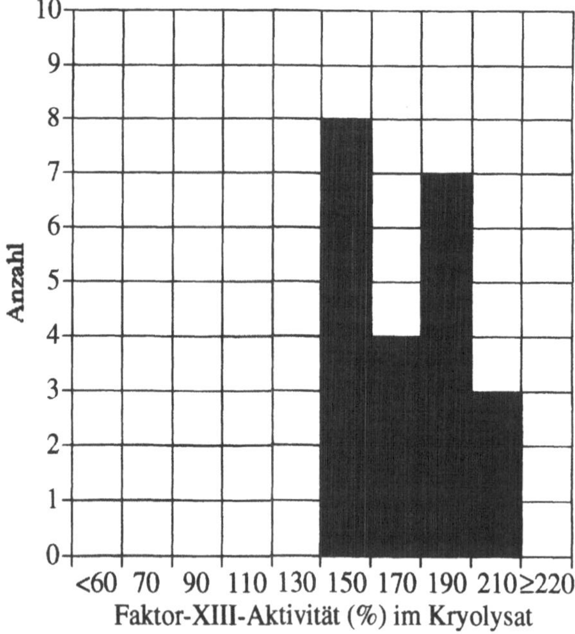

Abb. 4. Histogramm zur Verteilung der Faktor-XIII-Aktivität [%] im Kryolysat des PRP der 22 gesunden Probanden

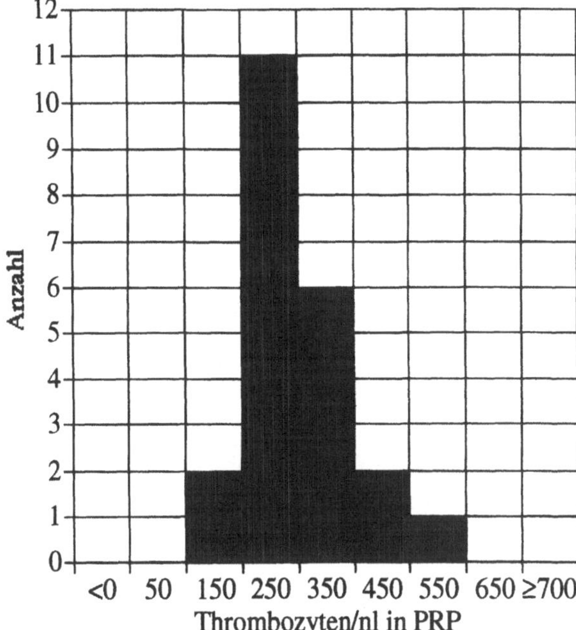

Abb. 5. Histogramm zur Verteilung der Thrombozyten/nl der 22 gesunden Probanden

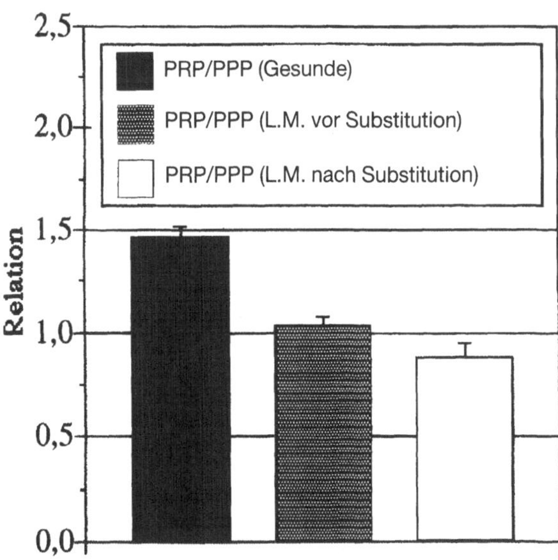

Abb. 6. Relation PRP/PPP Gesunder und des Kindes mit Faktor-XIII-Mangel vor und nach Faktor-XIII-Substitution, dargestellt als Mittelwert und Standardfehler

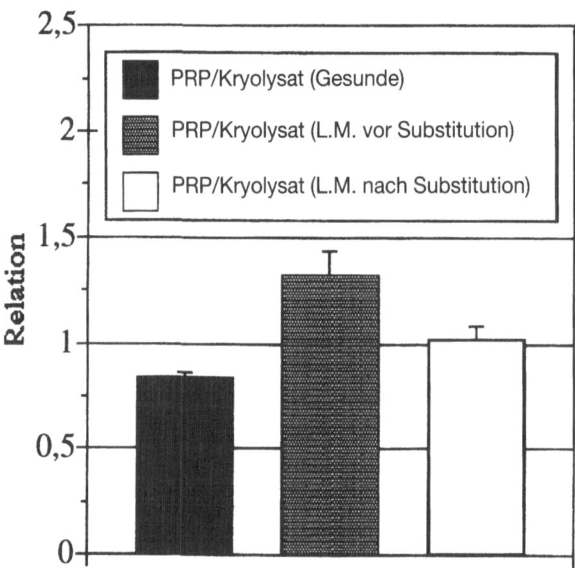

Abb. 7. Relation PRP/Kryolysat von PRP Gesunder und des Kindes mit Faktor-XIII-Mangel vor und nach Faktor-XIII-Substitution, dargestellt als Mittelwert und Standardfehler

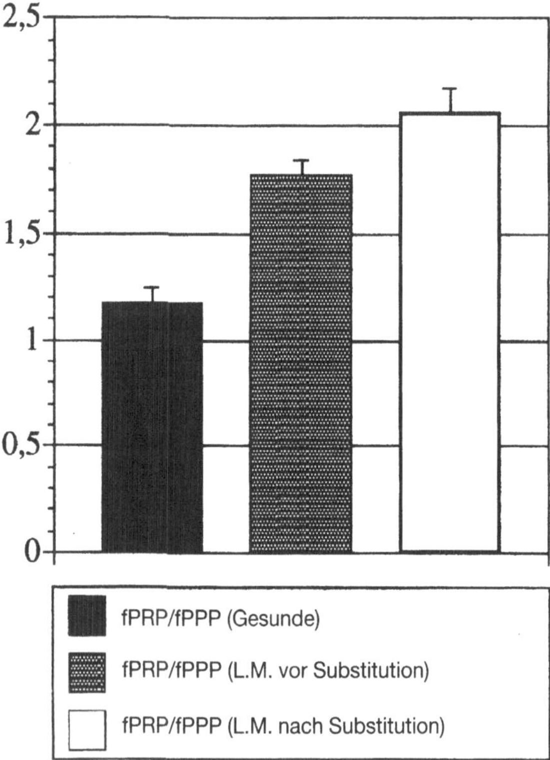

Abb. 8. Relation fPRP/fPPP Gesunder und des Kindes mit Faktor-XIII-Mangel vor und nach Faktor-XIII-Substitution, dargestellt als Mittelwert und Standardfehler

Schlußfolgerung

Neben der plasmatischen und intrathrombozytären Faktor-XIII-Aktivität erscheint ein bedeutender Anteil der Faktor-XIII-Aktivität an Thrombozyten adsorbiert, und diese scheint anderen Einflüssen zu unterliegen als die nicht adsorbierte. Sie entzieht sich der Erfassung bei ausschließlicher Bestimmung der Faktor-XIII-Aktivität aus PPP. Das Monitoring einer Substitutionstherapie bei Patienten mit hereditärem Faktor-XIII-Mangel sollte diese Erkenntnisse berücksichtigen.

Die unterschiedlichen Faktor-XIII-Aktivitäten in den frisch gemessenen Proben zu den zuvor tiefgefrorenen erklärt sich möglicherweise aus der Freisetzung intrathombozytären Faktors XIII aus durch die Kälte zerstörten Thrombozyten.

Präzisere Ergebnisse erwarten wir nach Ausweitung der Studie auf mehr Probanden.

Plasma Protein Z-Verminderung – Perioperatives Blutungsrisiko bei kieferchirurgischen Eingriffen

B. Kemkes-Matthes, A. Rettig-Gammler,
W. Hoerster, K. J. Matthes

Protein Z ist ein in der Leber synthetisiertes, Vitamin-K-abhängiges Glykoprotein [1, 2]. Die mittlere Plasmakonzentration beträgt beim erwachsenen Menschen 2.900 µg/l, die Halbwertszeit 2,5 Tage [3]. Bovines Protein Z wurde 1977 durch Prowse u. Esnouf [2] beschrieben, die Reinigung von humanem Protein Z gelang Broze und Miletich im Jahr 1984. Die Aminosäurensequenz wurde 1990 von Sejima [4] und Ichinose [5] aufgeklärt. Während über die physiologische Funktion des Proteins lange Zeit nur spekuliert werden konnte, beschrieben Hogg u. Stenflo 1991 [6], daß Thrombin sich in Anwesenheit von Protein Z an Phospholipidoberflächen anlagert, nicht jedoch in Abwesenheit von Protein Z. Dieser Mechanismus ließ vermuten, daß Thrombin in Anwesenheit von Protein Z am Ort einer Gefäßläsion gehalten wird und folglich Patienten mit Protein Z-Mangelzuständen unter einer Blutungsneigung leiden müßten. 1995 gelang uns der Nachweis, daß bei Patienten mit Blutungsneigung anderweitig unklarer Genese gehäuft niedrige Protein Z-Werte gefunden werden [7]. Neben positivem Rumpel-Leede-Test und Hämatomneigung waren post- bzw. perioperative Blutungsneigung charakteristisch für Patienten mit Protein Z-Mangel.

Ziel der vorliegenden Untersuchung war, anhand einer fest definierten Operation mit relativ hohem Blutungsrisiko herauszufinden, ob eine Korrelation zwischen Stärke der Blutung und Höhe des Protein Z-Spiegels besteht.

Patienten

Insgesamt wurden 85 Patienten mit normalen Quick-, PTT- und Thrombozytenwerten, darunter 58 Frauen und 27 Männer im mittleren Alter von 19 ± 4 Jahren untersucht. Bei allen Patienten wurden operative Zahnentfernungen durch Osteotomien im Ober- oder Unterkieferbereich durchgeführt. 36 Patienten hatten sich bereits vorher Operationen unterzogen, ohne daß es zu Blutungskomplikationen gekommen war. Von allen Patienten wurden umfangreiche Anamnesebögen bezüglich Eigen- und Familienanamnese, Vorerkrankungen und Medikamenteneinnahme ausgefüllt. Bei keinem Patienten war eine hämorrhagische Diathese vorbekannt, es wurden keine gerinnungshemmenden Medikamente eingenommen, alle Patienten hatten eine normale Leberfunktion.

I. Scharrer/W. Schramm (Hrsg.)
28. Hämophilie-Symposion Hamburg 1997

Methoden

Zur Abschätzung der perioperativen Blutung wurde ein Protokoll angefertigt, das mit Hilfe eines Punktesystems sowohl das Auftreten von intraoperativen als auch von postoperativen Blutungen erfaßt:

Operation
- 0 Punkte: normaler komplikationsloser Verlauf
- 1 Punkt: diffuse Blutung
- Blutung durch intraoperative Knochengefäßarrosion galt als Ausschlußkriterium (2 Patienten)

Postoperativer Verlauf
- Nachblutung: 0 – 1 Punkt
- Hämatome: 0 – 2 Punkte
- Schwellung: 0 – 2 Punkte

Blutung bei Tamponadewechsel
- 0 – 2 Punkte

Minimal erreichbare Punktzahl war 0 (keine Blutung), maximale 8 (sehr starke bzw. multiple Blutungen).

Protein Z wurde mit Hilfe des Asserachrome-Protein-Z-ELISA-Tests der Firma Diagnostika Stago, Frankreich, gemessen.

Ergebnisse

Von insgesamt 85 untersuchten Patienten waren 76 auswertbar. 2 Patienten schieden wegen intraoperativer Knochengefäßarrosion aus, bei den übrigen 7 Patienten waren Anamnese- und/oder Beurteilungsbogen nicht ausgefüllt. Die gemessenen Protein Z-Werte lagen zwischen 320 und 3.360 μg/l. Die erreichte „Blutungspunktzahl" lag zwischen 0 und 7. Es ergab sich eine eindeutige Abhängigkeit zwischen Ausmaß der Blutung, gemessen in „Blutungspunkten", und Höhe der Protein Z-Werte (vgl. Abb. 1 und Tabelle 1). Quick-Wert, PTT und Thrombozyten waren bei

Tabelle 1. Blutungsrisiko und Gerinnungsuntersuchungen bei Patienten mit kieferchirurgischen Eingriffen

Punkte	n	Protein Z [μg/l]	Quick (%d.N.)	PTT [s]	Thrombozyten [G/l]
0 bis 1	5	2348 ± 581	98 ±10	38 ± 6	243 ± 72
2	20	1872 ± 643	102 ± 11	34 ± 3	265 ± 75
3	18	1863 ± 555	98 ± 7	33 ± 3	257 ± 64
4	20	1779 ± 449	97 ± 12	35 ± 4	229 ± 57
5	9	1586 ± 670	95 ± 8	34 ± 3	282 ± 40

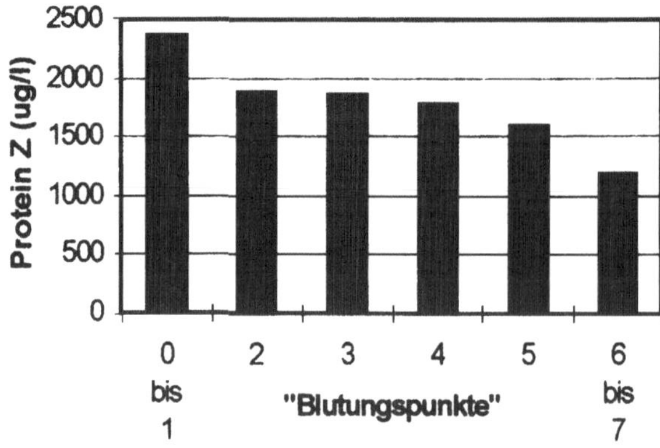

Abb. 1. Blutungsrisiko bei kieferchirurgischen Eingriffen

allen Patienten normal (vgl. Tabelle 1) und zeigten keine Korrelation zum Ausmaß der Blutung.

Schlußfolgerung

Das Ausmaß perioperativer Blutungen bei Zahnentfernungen durch Osteotomien zeigte eine signifikante Abhängigkeit vom Plasma Protein Z-Spiegel der Patienten. Präoperative Protein Z-Messung erscheint daher zur Abschätzung des Blutungsrisikos sinnvoll.

Literatur

1. Broze GJ, Miletich JP (1984) Human Protein Z. J. Clin Invest 73:933–938
2. Prowse VC, Esnouf MP (1977) The isolation of a new warfarin-sensitive protein from bovine plasma. Biochem Soc Trans 5:255–256
3. Miletich JP, Broze GJ jr. (1987) Human plasma protein Z antigen: range in normal subjects and effect of warfarin therapy. Blood 69:1580–1586
4. Sejima H, Hayashi T, Deyashiki Y, Nishioka J, Suzuki K (1990) Primary structure of vitamin K-dependent human protein Z. Biochem Biophys Res Comm 171: 661–668
5. Ichinose A, Takeya H, Espling E, Iwanaga S, Kisiel W, Davie EW (1990) Amino acid sequence of human protein Z, a vitamin K-dependent plasma glycoprotein. Biochem Biophys Res Comm 172:1139–1144
6. Hogg PJ, Stenflo J (1991) Interaction of human protein Z with thrombin: Evaluation of the species differences in the interaction between bovine and human protein Z and thrombin. Biochem Piophys Res Comm 178: 801–807
7. Kemkes-Matthes B, Matthes KJ (1995) Protein Z deficiency: a new cause of bleeding tendency. Thromb Res 79(1): 49–55